伴侶動物の皮膚科・耳科診療

監修 村山信雄 アジア獣医皮膚科専門医

緑書房

序　文

　伴侶動物の臨床現場において，皮膚および耳の疾患に遭遇する機会は多い。アニコムホールディングス(株)が発表している『家庭どうぶつ白書』の2018年版をみても，疾患(大分類単位)別請求割合において，犬では皮膚疾患が第1位(24.9%)，耳の疾患は第3位(16.0%)に位置している。猫ではやや少なくなるが，それでも皮膚疾患が第3位(9.0%)，耳の疾患は第7位(3.6%)にある。この比率は一次診療施設の実感と合致するだろう。

　本書『伴侶動物の皮膚科・耳科診療』は，一次診療施設において押さえておきたい，皮膚の構造・機能・免疫といった基礎知識から，診断・治療の総論，そして疾患別の各論に至るまでを網羅したものである。疾患別の各論では，病態，臨床徴候，検査・診断，治療，予後などについて，豊富な図版とともに分かりやすく解説されている。特徴として，各項の最後に「インフォームド・コンセントにおける注意点」がコンパクトにまとめられているが，それは皮膚科・耳科診療においては治療が長期あるいは生涯にわたることも多く，コンプライアンスあるいはアドヒアランスの維持・向上が欠かせないからである。時間に限りがある診療のなかで，飼い主に対し適切な情報を分かりやすく伝達するためのツールとしてぜひ活用していただきたい。

　本書は，月刊CAPの連載「どうみる？　どう治療する？　皮膚科診療」(2016～2017年，全19回)をベースとしている。書籍化にあたっては，連載時の内容を加筆・修正するとともに，新規項目を大幅に追加した。新規項目は全体の約半分に及ぶのだが，ウサギが加わり，耳科の情報がとても充実したことから，書名に伴侶動物(犬・猫にとどまらない)，耳科が盛り込まれている。執筆者には，アジア獣医皮膚科専門医，日本獣医皮膚科学会認定医など14名が並び，本邦の獣医皮膚科領域を牽引している，あるいは将来，重要な役割を担っていく専門家ばかりである。本邦の臨床現場に即した視点で，充実した情報を盛り込んでいただいたことに感謝したい。

　また，月刊CAPでの連載開始にあたっては，東京農工大学の西藤公司先生に全体の構成などについて貴重なアドバイスをいただいた。この場をお借りし，深く謝意を表したい。

　本書は，伴侶動物の皮膚科・耳科診療に総合的に貢献できる一冊になったと信じている。多くの臨床現場で日常的に活用いただくことを期待している。

2019年初夏

村山信雄

監修者・執筆者一覧

[監修者]
村山信雄　MURAYAMA Nobuo
犬と猫の皮膚科

[執筆者(五十音順)]
今井昭宏　IMAI Akihiro ……………………Part2 C2-1, 2-2, 2-3, 3-1, 3-2, 3-3, 3-4, 3-5
東京大学大学院農学生命科学研究科 獣医学専攻 獣医臨床病理学研究室

伊從慶太　IYORI Keita ……………………………………………………Part1 C3-1, 7-2
Vet Derm Tokyo

大嶋有里　OSHIMA Yuri …………………………………………Part1 C5-2, 7-3, 8-2
犬と猫の皮膚科

大隅尊史　OSUMI Takafumi ………………………Part1 C2-1, 2-2, Part2 C1-1
東京農工大学農学部附属動物医療センター 皮膚科

大森啓太郎　OHMORI Keitaro ……………………………………………Part1 C1-2, 2-4
東京農工大学農学部共同獣医学科

加納　塁　KANO Rui ………………………………………………………Part1 C3-2, 3-3
日本大学生物資源科学部獣医学科 獣医臨床病理学研究室

神田聡子　KANDA Satoko ………………………………………………………Part1 C8-3
Vet Derm Tokyo

柴田久美子　SHIBATA Kumiko ……………………………Part1 C2-3, 5-1, 5-3, 7-1
DVMsどうぶつ医療センター横浜二次診療センター 皮膚科, YOKOHAMA Dermatology for Animals

下ノ原　望　SHIMONOHARA Nozomi ………………………………………Part1 C9-1, 9-2
アイデックス ラボラトリーズ株式会社

関口麻衣子　SEKIGUCHI Maiko ………………………………………………Part1 C1-1
アイデックス ラボラトリーズ株式会社

三輪恭嗣　MIWA Yasutsugu ……………………………………Part1 C10-1, 10-2, 10-3
みわエキゾチック動物病院, 東京大学附属動物医療センター

村山信雄　MURAYAMA Nobuo …………………………………Part1 C2-5, 3-4, 8-1
上掲

森　啓太　MORI Keita …………………………………………Part1 C4-1, 4-2, 4-3, 4-4
犬と猫の皮膚科

藪添敦史　YABUZOE Atsushi ……………………………………………Part1 C6-1, 6-2
藪添動物病院

(所属は2019年3月現在)

目次

序文 …………………………………………………… 2
監修者・執筆者一覧 ………………………………… 3

Part 1　皮膚科診療

Chapter 1　皮膚の構造・機能・免疫 …………… 17
1　皮膚の正常構造・機能 …………………………… 18
　1）皮膚の構造 …………………………………… 18
　2）表皮 …………………………………………… 18
　　2-1）基底層
　　2-2）有棘層
　　2-3）顆粒層
　　2-4）淡明層
　　2-5）角質層
　3）基底膜 ………………………………………… 20
　4）真皮 …………………………………………… 21
　5）皮下組織 ……………………………………… 21
　6）脈管と神経 …………………………………… 22
　　6-1）血管
　　6-2）リンパ管
　　6-3）神経
　7）毛包と毛幹 …………………………………… 23
　　7-1）毛周期
　8）付属器 ………………………………………… 26
　　8-1）脂腺
　　8-2）汗腺
　　8-3）立毛筋
2　皮膚の免疫 ……………………………………… 28
　1）皮膚免疫における恒常性維持機構：皮膚免疫を構成する主な細胞 ……………………………………… 28
　　1-1）ケラチノサイト
　　　1-1-1）皮膚バリアにおけるケラチノサイトの役割
　　　1-1-2）皮膚免疫におけるケラチノサイトの役割
　　1-2）樹状細胞
　　　1-2-1）ランゲルハンス細胞
　　　1-2-2）真皮樹状細胞
　　1-3）マスト細胞
　2）皮膚免疫における恒常性維持機構：皮膚におけるケラチノサイトを介した免疫細胞の活性化と皮膚浸潤機構 ……………………………………………… 30
　3）皮膚におけるアレルギー反応のメカニズム …… 32
　4）皮膚免疫をターゲットとした分子標的治療 …… 33
　　4-1）オクラシチニブ
　　4-2）Lokivetmab

Chapter 2　皮膚科の診断および治療の総論 …… 35
1　シグナルメントとヒストリーの聴取 …………… 36
　1）皮膚科診察の流れ …………………………… 36
　2）シグナルメント（プロフィール） …………… 36
　　2-1）品種に特徴的な皮膚疾患
　　2-2）年齢に特徴的な皮膚疾患
　　2-3）性別に特徴的な皮膚疾患
　　2-4）毛色に特徴的な皮膚疾患
　3）ヒストリーの聴取 …………………………… 41
　　3-1）聴取項目と意義
　　3-2）問診票の活用法
2　皮膚科身体検査 ………………………………… 45
　1）身体検査 ……………………………………… 45
　　1-1）一般身体検査
　　1-2）皮膚病変の分布
　2）皮膚科検査とその流れ ……………………… 47
　　2-1）①皮膚および被毛の詳細な観察（視診，触感，温度）
　　2-2）②耳道・鼓膜の評価
　　2-3）③発疹の評価
　　2-4）④皮膚病変の形状の評価
　3）記録票の活用 ………………………………… 48
　4）診断・治療プランの作成（診断的な皮膚科検査の決定） ……………………………………………… 52
3　皮膚疾患の診断学的検査法 …………………… 54
　1）臨床徴候を利用した検査 …………………… 54
　　1-1）耳介足反射
　　　1-1-1）方法
　　　1-1-2）評価
　　1-2）硝子圧法
　　　1-2-1）方法
　　　1-2-2）評価
　2）皮膚一般検査 ………………………………… 54
　　2-1）櫛検査
　　　2-1-1）方法
　　　2-1-2）主な評価対象
　　2-2）毛検査
　　　2-2-1）方法
　　　2-2-2）主な評価対象
　　2-3）皮膚掻爬検査
　　　2-3-1）方法
　　　2-3-2）主な検出対象
　　2-4）耳垢検査
　　　2-4-1）方法
　　　2-4-2）主な検出対象
　　2-5）細胞診
　　　2-5-1）採材方法
　　　2-5-2）染色
　　2-6）ウッド灯検査
　　　2-6-1）方法
　　　2-6-2）主な検出対象
　3）培養検査 ……………………………………… 60
　　3-1）細菌培養検査
　　　3-1-1）方法
　　3-2）真菌培養検査
　　　3-2-1）方法
　4）皮膚生検 ……………………………………… 61

    4-1) 方法
- **4 IgE検査とリンパ球反応検査** ……………… 63
  - 1) アレルゲン特異的IgE検査(犬・猫) ……… 63
    - 1-1) 検査の目的
    - 1-2) 測定の原理：ELISA法
    - 1-3) 方法
    - 1-4) 結果の解釈と注意点
    - 1-5) 検査前に必要な薬剤の休薬期間
  - 2) リンパ球反応検査(犬のみ) ……………… 64
    - 2-1) 検査の目的
    - 2-2) 測定の原理
    - 2-3) 方法
    - 2-4) 結果の解釈
    - 2-5) 注意事項
- **5 皮膚疾患の治療薬** ……………………………… 66
  - 1) 抗菌薬 ……………………………………… 66
    - 1-1) 抗菌薬と抗生物質
    - 1-2) ペニシリン系抗菌薬
    - 1-3) セファム系抗菌薬
    - 1-4) ホスホマイシン系抗菌薬
    - 1-5) テトラサイクリン系抗菌薬
    - 1-6) クロラムフェニコール
    - 1-7) フルオロキノロン系抗菌薬
  - 2) 抗炎症薬 …………………………………… 67
    - 2-1) グルココルチコイド
      - 2-1-1) 犬での使い方・注意点
      - 2-1-2) 猫での使い方・注意点
    - 2-2) シクロスポリン
      - 2-2-1) 有害事象
    - 2-3) オクラシチニブ(犬)
  - 3) 外用薬 ……………………………………… 68
    - 3-1) クロルヘキシジン
    - 3-2) 過酸化ベンゾイル
    - 3-3) 乳酸エチル
    - 3-4) 硫黄(サルファ)サリチル酸
    - 3-5) セラミドまたは合成セラミド

Chapter 3　感染症 ……………………………… 71

- **1 細菌性疾患：犬の膿皮症** ……………………… 72
  - 1) 概要，病態理解 …………………………… 72
    - 1-1) *Staphylococcus pseudintermedius*
    - 1-2) 膿皮症の病態
  - 2) 症状，特徴的な所見 ……………………… 72
    - 2-1) 表在性膿皮症
      - 2-1-1) 膿痂疹
      - 2-1-2) 表在性拡大性膿皮症
      - 2-1-3) 細菌性毛包炎
    - 2-2) 深在性膿皮症
  - 3) 鑑別疾患 …………………………………… 74
    - 3-1) 表在性膿皮症の鑑別疾患
      - 3-1-1) 皮膚糸状菌症
      - 3-1-2) 毛包虫症
      - 3-1-3) 落葉状天疱瘡
      - 3-1-4) 多形紅斑，皮膚薬物有害反応
    - 3-2) 深在性膿皮症の鑑別疾患
      - 3-2-1) 深在性真菌症
      - 3-2-2) 異物肉芽腫
      - 3-2-3) 感染症以外が起因する脂肪織炎
      - 3-2-4) 無菌性／化膿性肉芽腫症候群
      - 3-2-5) 腫瘍
  - 4) 表在性膿皮症の診断 ……………………… 77
    - 4-1) 細胞診
    - 4-2) 毛検査，皮膚掻爬物直接鏡検
    - 4-3) 細菌培養検査・薬剤感受性検査
    - 4-4) なぜ細菌培養検査が診断時に必要なのか？
    - 4-5) 検査会社の選択
      - 4-5-1) *S. pseudintermedius*を同定可能か？
      - 4-5-2) メチシリン耐性ブドウ球菌を同定可能か？
      - 4-5-3) 検査結果は明記されているか？
  - 5) 深在性膿皮症の診断 ……………………… 79
  - 6) 治療と管理法 ……………………………… 81
    - 6-1) 治療原則
    - 6-2) 治療法
      - 6-2-1) 外用療法
      - 6-2-2) 全身療法
      - 6-2-3) その他の治療
  - 7) 予後(および予防) ………………………… 83
- **2 犬のマラセチア** ………………………………… 85
  - 1) 概要，病態 ………………………………… 85
  - 2) 症状 ………………………………………… 85
  - 3) 診断法 ……………………………………… 86
  - 4) 治療および管理法 ………………………… 86
    - 4-1) 基礎疾患の治療
    - 4-2) 皮膚の外用療法
      - 4-2-1) シャンプー療法
      - 4-2-2) 抗真菌薬の塗布
      - 4-2-3) 消毒薬の塗布
      - 4-2-4) 抗真菌薬による全身療法
      - 4-2-5) 副腎皮質ホルモン
  - 5) 予後 ………………………………………… 87
- **3 真菌性疾患** ……………………………………… 88
  - 1) 皮膚糸状菌症 ……………………………… 88
    - 1-1) 犬・猫に感染する皮膚糸状菌
    - 1-2) 感染経路と好発条件
    - 1-3) 臨床症状
    - 1-4) 検査
      - 1-4-1) 皮膚掻爬物検査(直接鏡検)
      - 1-4-2) ウッド灯検査
      - 1-4-3) 真菌培養検査
    - 1-5) 治療
      - 1-5-1) シャンプー療法
      - 1-5-2) 外用療法
      - 1-5-3) 全身療法
    - 1-6) 予後と予防法
  - 2) クリプトコックス症 ……………………… 93
    - 2-1) クリプトコックス症による皮膚炎の症状
    - 2-2) 診断法
      - 2-2-1) 抗原検査
      - 2-2-2) 病原検査
      - 2-2-3) 病理組織学的検査
      - 2-2-4) 分離培養検査
    - 2-3) 治療

目次

　　　　2-3-1）フルコナゾール
　　　　2-3-2）イトラコナゾール
　　　　2-3-3）ボリコナゾール
　　2-4）人への感染予防
　3）スポロトリコーシス……………………………95
　　3-1）診断法
　　　3-1-1）病原検査
　　　3-1-2）病理組織学的検査
　　　3-1-3）分離培養検査
　　3-2）治療
　　　3-2-1）イトラコナゾール
　　　3-2-2）塩酸テルビナフィン
　　　3-2-3）水溶のヨードカリ
4　犬の外部寄生虫疾患……………………………98
　1）犬のニキビダニ症………………………………98
　　1-1）症状，特徴的な所見（臨床徴候）
　　1-2）検査および診断
　　　1-2-1）ニキビダニが検出されない場合
　　　1-2-2）背景疾患の精査
　　1-3）治療および管理法
　　　1-3-1）駆虫
　　　1-3-2）毛包環境の修正
　　　1-3-3）背景疾患の管理
　　1-4）予後
　2）犬疥癬……………………………………………101
　　2-1）症状，特徴的な所見（臨床徴候）
　　2-2）検査および診断
　　2-3）治療および管理法
　　　2-3-1）駆虫
　　　2-3-2）シャンプー療法
　　　2-3-3）痒みの管理
　　2-4）予後
　3）ノミアレルギー性皮膚炎……………………104
　　3-1）症状，特徴的な所見（臨床徴候）
　　3-2）検査および診断
　　3-3）治療および管理法
　　　3-3-1）駆虫
　　　3-3-2）痒みの管理
　　3-4）予後
　4）ツメダニ症……………………………………105
　　4-1）症状，特徴的な所見（臨床徴候）
　　4-2）検査および診断
　　4-3）治療
　　4-4）予後

Chapter 4　犬のアレルギー性皮膚炎……………107

1　犬アトピー性皮膚炎……………………………108
　1）病態………………………………………………108
　　1-1）遺伝的素因
　　1-2）皮膚バリア機能の低下
　　1-3）免疫学的異常
　2）症状………………………………………………108
　　2-1）すべては痒みから始まる
　　2-2）急性？　慢性？
　　2-3）いつ痒い？
　　2-4）背中が痒いのにアトピー？
　3）診断………………………………………………109
　　3-1）除外診断
　　3-2）アレルギー検査はやるべきか？
　4）治療………………………………………………113
　　4-1）急性期
　　4-2）慢性期
　　4-3）局所かつ軽度の場合
　　4-4）広範囲あるいは重度の場合
　　4-5）プロアクティブ療法
　　4-6）アレルゲン特異的免疫療法
　5）まとめ……………………………………………114
2　食物アレルギー…………………………………116
　1）病態………………………………………………116
　2）症状………………………………………………116
　　2-1）どこが痒い？
　　2-2）毎月痒い！
　　2-3）お腹は大丈夫？
　3）診断および治療…………………………………116
　　3-1）どうする，アレルギー検査
　　3-2）犯人の手がかり
　　3-3）除去食の選択
　　3-4）本当に"除去"できているか？
　　3-5）除去食試験はいつまで？
　　3-6）負荷試験も忘れずに
　4）まとめ……………………………………………119
3　ノミアレルギー性皮膚炎………………………121
　1）病態………………………………………………121
　2）症状………………………………………………121
　3）診断………………………………………………122
　　3-1）ノミ取り櫛検査
　　3-2）アレルギー検査
　4）治療………………………………………………122
　　4-1）ノミの駆虫
　　4-2）痒みの管理
4　その他のアレルギー性皮膚炎…………………124
　1）蕁麻疹／血管浮腫………………………………124
　　1-1）病態
　　1-2）診断
　　1-3）治療
　2）アレルギー性接触皮膚炎……………………125
　　2-1）病態
　　2-2）症状
　　2-3）診断
　　2-4）治療

Chapter 5　犬の脱毛症……………………………127

1　先天性の脱毛症…………………………………128
　1）カラーダイリューション脱毛症，黒色被毛毛包形成
　　異常症……………………………………………128
　　1-1）病態
　　1-2）臨床徴候
　　1-3）検査および診断
　　1-4）治療および管理法
　　1-5）予後

2）パターン脱毛症 …………………………………… 129
　　　2-1）病態
　　　2-2）臨床徴候
　　　2-3）検査および診断
　　　2-4）治療および管理法
　　　2-5）予後
  2 後天性の脱毛症：内分泌疾患 ……………………………… 131
　　1）内分泌疾患と脱毛症 ……………………………… 131
　　2）甲状腺機能低下症 ………………………………… 131
　　　2-1）病態
　　　2-2）臨床徴候
　　　2-3）検査および診断
　　　2-4）治療および管理法
　　　2-5）予後
　　3）クッシング症候群 ………………………………… 134
　　　3-1）病態
　　　3-2）臨床徴候
　　　3-3）検査および診断
　　　　3-3-1）ACTH刺激試験
　　　　3-3-2）病因の評価
　　　3-4）治療および管理法
　　　3-5）予後
　　4）性ホルモン失調 …………………………………… 136
　　　4-1）病態
　　　4-2）臨床徴候
　　　4-3）検査および診断
　　　4-4）治療および管理法
　　　4-5）予後
  3 後天性の脱毛症：その他 …………………………………… 139
　　1）毛周期停止 ………………………………………… 139
　　　1-1）病態
　　　1-2）臨床徴候
　　　1-3）検査および診断
　　　1-4）治療および管理法
　　　1-5）予後
　　2）成長期・休止期脱毛 ……………………………… 140
　　　2-1）病態
　　　2-2）臨床徴候
　　　2-3）検査および診断
　　　2-4）治療および管理法
　　　2-5）予後
　　3）犬の腸部（側腹部）脱毛症 ……………………… 141
　　　3-1）病態
　　　3-2）臨床徴候
　　　3-3）検査および診断
　　　3-4）治療および管理法
　　　3-5）予後
　　4）剃毛後脱毛症 ……………………………………… 142
　　　4-1）病態
　　　4-2）臨床徴候
　　　4-3）検査および診断
　　　4-4）治療および管理法
　　　4-5）予後

Chapter 6　犬の自己免疫性皮膚疾患・免疫介在性疾患 …………………… 145

  1 比較的遭遇する自己免疫性皮膚疾患 ……………………… 146
　　1）自己免疫性皮膚疾患とは ………………………… 146
　　2）天疱瘡群 …………………………………………… 146
　　3）天疱瘡群：落葉状天疱瘡 ………………………… 146
　　　3-1）病態
　　　3-2）症状
　　　3-3）検査
　　　　3-3-1）膿疱の細胞診
　　　　3-3-2）病理組織学的検査
　　　　3-3-3）蛍光抗体法
　　　3-4）診断
　　　3-5）治療
　　　　3-5-1）グルココルチコイドの経口投与
　　　　3-5-2）他の免疫抑制剤による併用治療
　　　　3-5-3）外用療法
　　　3-6）予後
　　4）天疱瘡群：尋常性天疱瘡 ………………………… 153
　　　4-1）病態
　　　4-2）症状
　　　4-3）検査
　　　　4-3-1）細胞診
　　　　4-3-2）病理組織学的検査
　　　　4-3-3）蛍光抗体法
　　　4-4）診断
　　　4-5）治療
　　　4-6）予後
　　5）その他の天疱瘡群 ………………………………… 155
　　　5-1）腫瘍随伴性天疱瘡
　　　5-2）増殖性天疱瘡
　　　5-3）紅斑性天疱瘡
　　　5-4）薬剤誘発性天疱瘡
　　6）自己免疫性表皮下水疱症 ………………………… 155
　　　6-1）病態
　　　6-2）症状
　　　6-3）検査および診断
　　　6-4）治療
　　　6-5）予後
　　7）エリテマトーデス ………………………………… 156
　　　7-1）全身性エリテマトーデス（SLE）
　　　　7-1-1）病態
　　　　7-1-2）臨床症状
　　　　7-1-3）検査および診断
　　　　7-1-4）治療
　　　　7-1-5）予後
　　　7-2）円板状エリテマトーデス（DLE）
　　　　7-2-1）病態
　　　　7-2-2）臨床症状
　　　　7-2-3）検査および診断
　　　　7-2-4）治療
　　　　7-2-5）予後
　　　7-3）水疱性皮膚エリテマトーデス（VCLE）
　　　　7-3-1）病態
　　　　7-3-2）臨床症状

目次

   7-3-3) 検査および診断
   7-3-4) 治療
   7-3-5) 予後
  7-4) 剥脱性皮膚エリテマトーデス(ECLE)
   7-4-1) 病態
   7-4-2) 臨床症状
   7-4-3) 検査および診断
   7-4-4) 治療
   7-4-5) 予後
 8) その他の自己免疫性皮膚疾患 …………………… 159
  8-1) ぶどう膜皮膚症候群
  8-2) 円形脱毛症
2　比較的遭遇する免疫介在性疾患 …………………… 162
 1) 薬疹 …………………… 162
  1-1) 病態
  1-2) 臨床症状
  1-3) 検査および診断
  1-4) 治療
 2) 多形紅斑(EM) …………………… 163
  2-1) 病態
  2-2) 臨床症状
  2-3) 検査および診断
  2-4) 治療
 3) 中毒性表皮壊死症(TEN) …………………… 165
  3-1) 病態
  3-2) 臨床症状
  3-3) 検査および診断
  3-4) 治療
 4) 脂腺炎，肉芽腫性脂腺炎 …………………… 166
  4-1) 病態
  4-2) 臨床症状
  4-3) 検査および診断
  4-4) 治療
 5) 無菌性結節性脂肪織炎 …………………… 168
  5-1) 病態
  5-2) 臨床症状
  5-3) 検査および診断
  5-4) 治療

Chapter 7　その他の皮膚疾患 …………………… 173

1　犬の角化症 …………………… 174
 1) 本態性脂漏症 …………………… 174
  1-1) 病態
  1-2) 臨床徴候
  1-3) 検査および診断
  1-4) 治療および管理法
   1-4-1) 乾性脂漏症
   1-4-2) 油性脂漏症
   1-4-3) 脂漏性皮膚炎
  1-5) 予後
 2) 亜鉛反応性皮膚症 …………………… 177
  2-1) 病態
  2-2) 臨床徴候
  2-3) 検査および診断
  2-4) 治療および管理法

  2-5) 予後
 3) ビタミンA反応性皮膚症 …………………… 177
  3-1) 病態
  3-2) 臨床徴候
  3-3) 検査および診断
  3-4) 治療および管理法
  3-5) 予後
 4) 鼻肢端角化亢進症 …………………… 178
  4-1) 病態
  4-2) 臨床徴候
  4-3) 検査および診断
  4-4) 治療および管理法
  4-5) 予後
2　犬と猫の爪・肉球の疾患 …………………… 180
 1) 爪の疾患 …………………… 180
  1-1) 概要，病態理解
   1-1-1) 外傷
   1-1-2) 感染症
   1-1-3) 腫瘍
   1-1-4) 免疫介在性／自己免疫性疾患
   1-1-5) その他
  1-2) 症状，特徴的な所見
   1-2-1) 爪の徴候
   1-2-2) 症状の分布
   1-2-3) 代表的な疾患における爪およびその他の徴候
  1-3) 検査および診断
  1-4) 検査の手法と適応
   1-4-1) 爪基質の直接鏡検
   1-4-2) 細胞診
   1-4-3) 生検(病理組織学的検査)
  1-5) 代表的な疾患における治療および管理法
   1-5-1) 爪の処置
   1-5-2) 細菌および真菌感染
   1-5-3) 落葉状天疱瘡
   1-5-4) 犬の対称性ループス様爪異栄養症
   1-5-5) 虚血性皮膚症
  1-6) 予後
 2) 肉球の疾患 …………………… 185
  2-1) 概要，病態理解
   2-1-1) 落葉状天疱瘡
   2-1-2) 多形紅斑
   2-1-3) 壊死性遊走性紅斑
   2-1-4) 猫の形質細胞性肢端皮膚炎
  2-2) 症状，特徴的な所見
   2-2-1) 落葉状天疱瘡
   2-2-2) 多形紅斑
   2-2-3) 壊死性遊走性紅斑
   2-2-4) 猫の形質細胞性肢端皮膚炎
  2-3) 検査および診断
  2-4) 代表的な疾患における治療および管理法
   2-4-1) 落葉状天疱瘡
   2-4-2) 多形紅斑
   2-4-3) 壊死性遊走性紅斑
   2-4-4) 猫の形質細胞性肢端皮膚炎
  2-5) 予後
3　犬の先天性・遺伝性疾患 …………………… 189
 1) 魚鱗癬 …………………… 189

1-1)犬種傾向
　　1-2)臨床徴候
　　1-3)検査および診断
　　1-4)治療および管理法
　　1-5)予後
　2)先天性表皮水疱症……………………………191
　　2-1)犬種傾向
　　2-2)臨床徴候
　　2-3)検査および診断
　　2-4)治療および管理法
　　2-5)予後
　3)エーラスダンロス症候群……………………192
　　3-1)犬種傾向
　　3-2)臨床徴候
　　3-3)検査および診断
　　3-4)治療および管理法
　　3-5)予後
　4)家族性皮膚筋炎………………………………193
　　4-1)犬種傾向
　　4-2)臨床徴候
　　4-3)検査および診断
　　4-4)治療および管理法
　　4-5)予後

Chapter 8　猫の痒み行動と猫特有の皮膚疾患 … 197

1　猫の痒み行動①〜臨床病型別のアプローチ〜………198
　1)頭頸部搔破痕………………………………198
　　1-1)猫疥癬
　　　1-1-1)症状，特徴的な所見(臨床徴候)
　　　1-1-2)検査および診断
　　　1-1-3)治療および管理法
　　　1-1-4)予後
　　1-2)耳疥癬
　　　1-2-1)症状，特徴的な所見(臨床徴候)
　　　1-2-2)検査および診断
　　　1-2-3)治療および管理法
　　　1-2-4)予後
　　1-3)猫アクネとは
　　　1-3-1)症状，特徴的な所見(臨床徴候)
　　　1-3-2)検査および診断
　　　1-3-3)治療および管理法
　　　1-3-4)予後
　2)粟粒性皮膚炎………………………………200
　　2-1)蚊過敏症
　　　2-1-1)症状，特徴的な所見(臨床徴候)
　　　2-1-2)検査および診断
　　　2-1-3)治療および管理法
　　　2-1-4)予後
　　2-2)皮膚糸状菌症
　　　2-2-1)症状，特徴的な所見(臨床徴候)
　　　2-2-2)検査および診断
　　　2-2-3)治療および管理法
　　　2-2-4)予後
　3)好酸球性肉芽腫群…………………………201
　4)外傷性脱毛…………………………………202

　　4-1)猫ニキビダニ症(Demodex gatoi)
　　　4-1-1)症状，特徴的な所見(臨床徴候)
　　　4-1-2)検査および診断
　　　4-1-3)治療および管理法
　　　4-1-4)予後
2　猫の痒み行動②〜過敏性疾患と免疫介在性疾患〜 …204
　1)猫のノミアレルギー性皮膚炎………………204
　　1-1)臨床徴候
　　1-2)検査および診断
　　1-3)治療および管理法
　　1-4)予防
　2)猫の食物有害反応…………………………205
　　2-1)臨床徴候
　　2-2)検査および診断
　　2-3)治療および管理法
　　2-4)予防
　3)猫の落葉状天疱瘡…………………………206
　　3-1)臨床徴候
　　3-2)検査および診断
　　3-3)治療および管理法
　　3-4)予防
3　猫特有の皮膚疾患…………………………208
　1)ウイルス感染症………………………………208
　　1-1)FeLV陽性猫の巨細胞性皮膚症
　　　1-1-1)病態
　　　1-1-2)猫種傾向
　　　1-1-3)臨床症状
　　　1-1-4)診断
　　　1-1-5)鑑別診断
　　　1-1-6)治療と予後
　　1-2)猫ヘルペスウイルス関連性皮膚炎
　　　1-2-1)病態
　　　1-2-2)猫種傾向
　　　1-2-3)臨床症状
　　　1-2-4)診断
　　　1-2-5)鑑別診断
　　　1-2-6)治療
　　　1-2-7)予後
　2)その他の疾患………………………………209
　　2-1)剥脱性皮膚炎
　　　2-1-1)病態
　　　2-1-2)猫種傾向
　　　2-1-3)臨床症状
　　　2-1-4)診断
　　　2-1-5)鑑別診断
　　　2-1-6)治療
　　　2-1-7)予後
　　2-2)猫の変性性ムチン沈着性毛包上皮炎
　　　2-2-1)病態
　　　2-2-2)猫種傾向
　　　2-2-3)臨床症状
　　　2-2-4)診断
　　　2-2-5)鑑別診断
　　　2-2-6)治療
　　　2-2-7)予後
　　2-3)腫瘍随伴性脱毛症
　　　2-3-1)病態

目次

  2-3-2）猫種傾向
  2-3-3）臨床症状
  2-3-4）診断
  2-3-5）鑑別診断
  2-3-6）治療
  2-3-7）予後
 2-4）後天性皮膚脆弱症候群
  2-4-1）病態
  2-4-2）猫種傾向
  2-4-3）臨床症状
  2-4-4）診断
  2-4-5）鑑別診断
  2-4-6）治療
  2-4-7）予後
 2-5）形質細胞性肢端皮膚炎
  2-5-1）病態
  2-5-2）猫種傾向
  2-5-3）臨床症状
  2-5-4）診断
  2-5-5）鑑別診断
  2-5-6）治療
  2-5-7）予後

Chapter 9　皮膚腫瘍 ……… 215

1　犬の皮膚腫瘍 ……… 216
 1）概要 ……… 216
 2）扁平上皮癌 ……… 216
  2-1）病態
  2-2）臨床症状
  2-3）検査および診断
   2-3-1）細胞診
   2-3-2）病理組織学的検査
 3）毛芽腫 ……… 222
  3-1）病態
  3-2）臨床症状
  3-3）検査および診断
   3-3-1）細胞診
   3-3-2）病理組織学的検査
 4）脂肪腫 ……… 222
  4-1）病態
  4-2）臨床症状
  4-3）検査および診断
   4-3-1）細胞診
   4-3-2）病理組織学的検査
 5）軟部組織肉腫 ……… 223
  5-1）病態
  5-2）臨床症状
  5-3）検査および診断
   5-3-1）細胞診
   5-3-2）病理組織学的検査
 6）犬皮膚組織球腫 ……… 225
  6-1）病態
  6-2）臨床症状
  6-3）検査および診断
   6-3-1）細胞診
   6-3-2）病理組織学的検査
 7）肥満細胞腫 ……… 226
  7-1）病態
  7-2）臨床症状
  7-3）検査および診断
   7-3-1）細胞診
   7-3-2）病理組織学的検査
 8）上皮（表皮）向性リンパ腫 ……… 227
  8-1）病態
  8-2）臨床症状
  8-3）検査および診断
   8-3-1）細胞診
   8-3-2）病理組織学的検査

2　猫の皮膚腫瘍 ……… 231
 1）扁平上皮癌 ……… 231
  1-1）病態
  1-2）臨床症状
  1-3）検査および診断
   1-3-1）細胞診
   1-3-2）病理組織学的検査
  1-4）治療，予後
 2）多中心性上皮内扁平上皮癌（ボーエン病様疾患）… 236
  2-1）病態
  2-2）臨床症状
  2-3）検査および診断
   2-3-1）細胞診
   2-3-2）病理組織学的検査
  2-4）治療，予後
 3）アポクリン導管腺腫 ……… 238
  3-1）病態
  3-2）臨床症状
  3-3）検査および診断
   3-3-1）細胞診
   3-3-2）病理組織学的検査
  3-4）治療，予後
 4）線維肉腫，猫の注射部位肉腫 ……… 238
  4-1）病態
  4-2）臨床症状
  4-3）検査および診断
   4-3-1）細胞診
   4-3-2）病理組織学的検査
  4-4）治療，予後
 5）肥満細胞腫 ……… 241
  5-1）病態
  5-2）臨床症状
  5-3）検査および診断
   5-3-1）細胞診
   5-3-2）病理組織学的検査
  5-4）治療，予後
 6）猫の進行性（樹状細胞）組織球症 ……… 242
  6-1）病態
  6-2）臨床症状
  6-3）検査および診断
   6-3-1）細胞診
   6-3-2）病理組織学的検査
  6-4）治療，予後

Chapter10　ウサギでよくみられる皮膚疾患 … 247

1　ウサギの皮膚構造および皮膚疾患の概要 … 248
　1）ウサギの被毛と皮膚の特徴 … 248
　2）ウサギの皮膚疾患の発生状況 … 250

2　ウサギの主要な皮膚疾患とその治療 … 254
　1）湿性皮膚炎（流涙，流涎，尿焼けなど）… 254
　　1-1）疾患概要
　　1-2）症状
　　1-3）診断
　　1-4）治療
　2）外部寄生虫症（ノミ，ダニ，ハエウジ，その他）… 257
　　2-1）疾患概要
　　2-2）症状
　　2-3）診断
　　2-4）治療
　3）皮膚糸状菌症 … 261
　　3-1）疾患概要
　　3-2）症状
　　3-3）診断
　　3-4）治療
　4）トレポネーマ症 … 262
　　4-1）疾患概要
　　4-2）症状
　　4-3）診断
　　4-4）治療
　5）足底皮膚炎 … 263
　　5-1）疾患概要
　　5-2）症状
　　5-3）診断
　　5-4）治療
　6）外耳炎 … 267
　　6-1）疾患概要
　　6-2）症状
　　6-3）診断
　　6-4）治療

3　ウサギの皮膚腫瘍・膿瘍 … 271
　1）皮膚腫瘍 … 271
　　1-1）疾患概要
　　1-2）症状
　　1-3）診断
　　1-4）治療
　2）膿瘍 … 273
　　2-1）疾患概要
　　2-2）症状
　　2-3）診断
　　2-4）治療
　3）その他の疾患 … 278

Part 2　耳科診療

Chapter 1　耳介の皮膚疾患 … 285

1　犬の耳介の皮膚疾患 … 286
　1）概要，病態理解，症状 … 286
　2）検査および診断 … 286
　3）外部寄生虫性疾患 … 292
　　3-1）疥癬
　　3-2）ミミダニ症
　　3-3）ニキビダニ症
　4）感染性疾患 … 292
　　4-1）皮膚糸状菌症
　　4-2）犬の類レプラ様肉芽腫症候群
　　4-3）膿皮症，細菌の増殖，マラセチア症
　5）免疫介在性疾患 … 294
　　5-1）落葉状天疱瘡
　　5-2）紅斑性天疱瘡
　　5-3）水疱性類天疱瘡
　　5-4）薬疹
　　5-5）血管炎
　6）アレルギー性疾患 … 295
　　6-1）犬アトピー性皮膚炎（CAD），皮膚食物有害反応（CAFR）
　7）虚血性疾患 … 295
　　7-1）クリオグロブリン血症・クリオフィブリノゲン血症
　　7-2）血管炎
　　7-3）虚血性皮膚症
　　7-4）耳介の増殖性血栓性血管性壊死
　8）その他の脱毛性疾患 … 297
　　8-1）パターン脱毛症
　　8-2）ステロイド皮膚症
　　8-3）内分泌疾患
　9）腫瘍性疾患 … 298
　　9-1）皮膚組織球腫
　　9-2）その他の腫瘍性疾患
　10）その他の疾患 … 299
　　10-1）耳輪皮膚症
　　10-2）耳血腫
　　10-3）ミニチュア・ダックスフンドの末梢浮腫
　11）治療および予後 … 300
　　11-1）血流改善作用を期待できる外用薬
　　11-2）血流改善作用を期待できる全身薬
　　11-3）寒冷を避ける

Chapter 2　外耳炎 … 303

1　外耳炎の概要 … 304
　1）外耳炎の基本 … 304
　　1-1）外耳炎の臨床徴候を捉える
　　1-2）外耳炎を分類する
　　　1-2-1）経過による分類
　　　1-2-2）分布による分類
　　　1-2-3）性状による分類
　　1-3）外耳炎の病態を考える
　　　1-3-1）素因

目次

    1-3-2)主因
    1-3-3)副因
    1-3-4)持続因子
    1-3-5)臨床診断
  2)外耳炎の病理発生をイメージする……307
  3)外耳炎を治療する……310
   3-1)コンプライアンスとアドヒアランス
2 急性外耳炎の診断と治療……312
  1)急性外耳炎を診る……312
   1-1)問診をとる
   1-2)身体検査をする
   1-3)耳鏡検査をする
   1-4)臨床診断を考える
   1-5)検査を行う
    1-5-1)顕微鏡検査
  2)急性外耳炎を治療する……314
   2-1)耳洗浄
    2-1-1)直接手でマッサージする方法
    2-1-2)フィーディングチューブによる洗浄
   2-2)局所療法
    2-2-1)グルココルチコイド
    2-2-2)抗菌薬
    2-2-3)抗真菌薬
    2-2-4)抗寄生虫薬
   2-3)内服療法
  3)フォローアップ……319
3 慢性外耳炎の診断と治療……321
  1)慢性外耳炎を診る前に……321
  2)慢性外耳炎を診る……321
   2-1)問診をとる
   2-2)身体検査・耳鏡検査を実施する
   2-3)臨床診断を考える
  3)検査を行う……322
   3-1)顕微鏡検査
   3-2)細菌培養検査と薬剤感受性検査
   3-3)画像検査
   3-4)皮膚科検査
  4)慢性外耳炎を治療する……323
   4-1)耳洗浄
   4-2)局所療法
    4-2-1)グルココルチコイド
    4-2-2)抗菌薬
   4-3)内服療法
    4-3-1)緑膿菌
    4-3-2)抗真菌薬
    4-3-3)抗炎症薬
   4-4)フォローアップ
  5)慢性外耳炎の外科的管理……327

Chapter 3 中耳炎……331

1 中耳炎の概要……332
  1)中耳を知る……332
   1-1)防御機構
   1-2)障害による中耳の変化
  2)中耳炎の臨床症状を捉える……334

  3)中耳炎を分類する……334
  4)中耳炎を診断する……335
  5)中耳炎を治療する……336
2 犬と猫の(急性・慢性)中耳炎の診断と治療……337
  1)中耳炎とは……337
   1-1)定義
   1-2)病因と病態
    1-2-1)猫
    1-2-2)犬
   1-3)シグナルメント
  2)臨床症状……338
  3)検査……338
   3-1)耳鏡検査
   3-2)画像検査
    3-2-1)X線検査
    3-2-2)CT検査
    3-2-3)MRI検査
  4)診断……341
  5)鼓膜穿刺術……341
   5-1)鼓膜穿刺術の手順
  6)治療……342
  7)治療:中耳内洗浄……342
   7-1)中耳内へのアクセス
   7-2)サンプルを採取する
   7-3)細胞診と細菌培養検査
   7-4)中耳内洗浄の手技
   7-5)薬液の注入
   7-6)処置後の耳洗浄
   7-7)処置後のグルココルチコイド
   7-8)処置後の抗菌薬
   7-9)疼痛管理
  8)再診……344
  9)バイオフィルム……345
  10)内耳毒性……345
  11)予後……346
3 犬の真珠腫の診断と治療……348
  1)真珠腫とは……348
   1-1)定義
   1-2)病因と病態
   1-3)シグナルメント
  2)臨床症状……349
  3)検査……350
   3-1)耳鏡検査
   3-2)画像検査
    3-2-1)X線検査
    3-2-2)CT検査
    3-2-3)MRI検査
   3-3)病理組織学的検査
  4)診断……351
  5)治療……351
   5-1)外科的治療
   5-2)保存的治療
    5-2-1)全身療法
    5-2-2)TEP
  6)予後……352
4 犬の滲出性中耳炎の診断と治療……354
  1)滲出性中耳炎とは……354

1-1) 定義
　　1-2) 病因と病態
　　1-3) シグナルメント
　2) 臨床症状……………………………………355
　3) 検査………………………………………355
　　3-1) 耳鏡検査
　　3-2) 画像検査
　　3-3) 聴性脳幹誘発反応試験
　4) 診断………………………………………356
　5) 治療………………………………………356
　6) 予後………………………………………357
5　猫の炎症性ポリープの診断と治療……………359
　1) 炎症性ポリープとは…………………………359
　　1-1) 定義
　　1-2) 病因と病態
　　1-3) シグナルメント

　2) 臨床症状……………………………………359
　3) 検査………………………………………360
　　3-1) 耳鏡検査
　　3-2) 画像検査
　　　3-2-1) X線検査
　　　3-2-2) CT検査
　　　3-2-3) MRI検査
　4) 診断………………………………………360
　5) 治療………………………………………363
　　5-1) 単純牽引除去術
　　5-2) 内視鏡ガイド下牽引除去術
　　5-3) 内視鏡ガイド下牽引除去術およびレーザー蒸散術
　　5-4) 外科的治療：腹側鼓室胞切開術の適応について
　6) 予後………………………………………364

索引……………………………………………366

〈ご注意〉

本書中の診断法，治療法，薬用量については，最新の獣医学的知見をもとに，細心の注意をもって記載されています。しかし獣医学の著しい進歩からみて，記載された内容がすべての点において完全であると保証するものではありません。実際の症例へ応用する場合は，使用する機器，検査センターの正常値に注意し，かつ用量・用法等はチェックし，各獣医師の責任の下，注意深く診療を行ってください。また，人用医薬品等を用いた適用外処方の場合においても，各獣医師の責任の下，慎重に使用してください。本書記載の診断法，治療法，薬用量による不測の事故に対して，著者，監修者，編集者ならびに出版社は，その責を負いかねます。　　　（株式会社緑書房）

Part 1
皮膚科診療

Chapter 1　皮膚の構造・機能・免疫
Chapter 2　皮膚科の診断および治療の総論
Chapter 3　感染症
Chapter 4　犬のアレルギー性皮膚炎
Chapter 5　犬の脱毛症
Chapter 6　犬の自己免疫性皮膚疾患・免疫介在性疾患
Chapter 7　その他の皮膚疾患
Chapter 8　猫の痒み行動と猫特有の皮膚疾患
Chapter 9　皮膚腫瘍
Chapter10　ウサギでよくみられる皮膚疾患

Chapter 1

皮膚の構造・機能・免疫

1　皮膚の正常構造・機能
2　皮膚の免疫

Chapter 1-1 皮膚の正常構造・機能

　皮膚は体の最外層を覆うバリアであり，最大の臓器でもある。物理的バリアを担うだけでなく，免疫学的バリアとしても重要である。角質や毛幹を常に生みだし，汗や皮脂を分泌し，ビタミンDを産生している。肌や毛は個体識別にもつながる特徴を示す。また常在する細菌，真菌，寄生虫が存在している。皮膚は非常にユニークな構造と重要な機能を備えた，たいへん興味深い臓器である。

1）皮膚の構造

　皮膚は，解剖学的には表皮，真皮，皮下組織の3層から構成される（**図1**）。その重量は犬の新生子では24％程度を占め，成熟後は12％程度を占めるようになる。皮膚の厚さは，体幹背側で厚く，体幹腹側あるいは四肢端に向かうにつれ薄くなる傾向がある。また犬の皮膚の厚さが0.5〜5 mmとされるのに対し，猫では0.4〜2 mmと犬よりも全体的に薄い傾向がある。

2）表皮

　表皮は，皮膚の最も外側に位置する薄い層である（**図2**）。毛に覆われていない人の表皮は，約0.2 mm，角化細胞層は10〜15層程度とされているが，犬の被毛部の表皮の厚さは0.05〜0.1 mm程度，角化細胞層は2〜3層とされる。つまり犬の被毛部の表皮は人よりも薄く，約1/3程度である。犬では被毛が発達していることから，皮表に直接接触する様々な

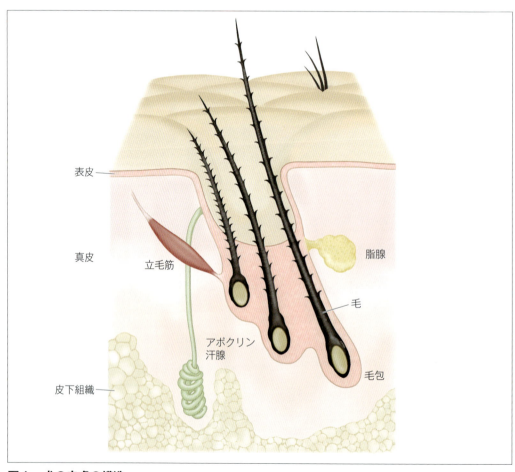

図1　犬の皮膚の構造

刺激が少ないために，表皮を厚くする必要がないのかもしれない。一方，被毛がなく外部からの刺激を受けやすい部位，すなわち鼻平面や肉球の表皮は1.5 mmを超える厚さになっている。

表皮は，生きた細胞層である有核の角化細胞層と死んだ細胞層である無核の角質細胞層に大別される（図3）。角化細胞層は基底膜側から表層に向かって成長し，最終的には死んで膜状の角質細胞からなる層（角

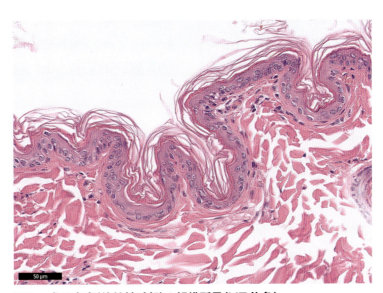

図2　犬の表皮（体幹被毛部）の組織所見（HE染色）
緩やかな波状を示している。2〜3層の角化細胞層と，その上にかご編み模様状の角質層が認められる。

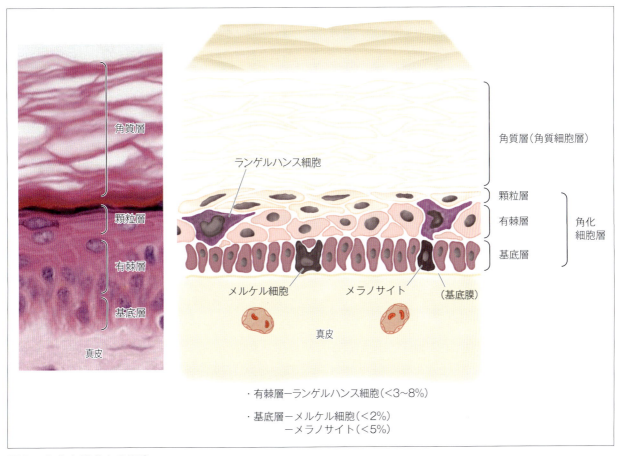

図3　表皮を構成する細胞

質層)となり，剥がれて脱落する。基底層〜角質層までのこの成長周期をターンオーバーと呼び，犬では約22日と考えられている。角化細胞層は，基底層，有棘層，顆粒層，淡明層と成長，分化しながら角質細胞層に至る。

2-1) 基底層

基底層は最も基底膜側の角化細胞層であり，角化細胞の産生と分化はここから始まる。基底層は円柱状の角化細胞からなる単一な層であり，隣接する細胞同士はデスモゾームという接着構造で接着している。底部はヘミデスモゾームという接着構造で基底膜と接着している。ここにはメラノサイトとメルケル細胞も散在している。

2-2) 有棘層

基底層が成長し，上層に移ると有棘層となる。有棘層は，被毛部の表皮では1〜2層の角化細胞層からなるが，主に有棘層の厚さが表皮の厚さを決めており，鼻平面や肉球では有棘層が数十層以上にも及ぶ。多角形〜扁平な長方形をした細胞層であり，やはり隣接する細胞同士はデスモゾームで接着している。この細胞間の接着している状態(細胞間橋)が，顕微鏡でみると棘状の構造で結びついているようにみえるため，有棘層と呼ばれている。

有棘層，特に有棘層上方と顆粒層のデスモゾームにはデスモグレイン1(Dsg 1)という接着蛋白が多く分布し，Dsg 1を標的抗原とする自己免疫性疾患である落葉状天疱瘡では，有棘層上方と顆粒層の細胞間接着が傷害され角化細胞同士がバラバラになる，すなわち棘融解が起こる。これに伴って角質層下膿疱が生じ，膿疱内にはバラバラに遊離した角化細胞，すなわち棘融解細胞を混在している病理組織学的検査所見が得られる。また有棘層にはランゲルハンス細胞という免疫担当細胞が散在している。

2-3) 顆粒層

有棘層からさらに成長が進むと，顆粒層と呼ばれる層になる。この層は扁平な1〜2層の角化細胞層であり，顕微鏡でみると細胞質内に好塩基性の顆粒が認められることから，顆粒層と呼ばれている。ただし，顆粒層はすべての被毛部に認められるわけではなく，表皮がより厚い部位，例えば鼻平面や肉球などでは明瞭にみられる傾向がある。苔癬化して肥厚した皮膚でも明瞭にみられることが多い。

顆粒層の顆粒には，ケラトヒアリン顆粒と層板顆粒の2種類がある。ケラトヒアリン顆粒は，プロフィラグリンという物質を豊富に含んでいる。このプロフィラグリンがフィラグリンに変換され，フィラグリンは角質細胞の細胞骨格であるケラチン線維を束ねる役割を果たしている。層板顆粒は角質細胞間を埋める脂質(角質細胞間脂質)の主体となるセラミドの形成にかかわっている。

2-4) 淡明層

顆粒層の直上は角質層になるが，特に表皮の厚い部位，鼻平面や肉球では顆粒層と角質層の間に淡明層と呼ばれる層が認められることがある。この層は死んだ角化細胞の層である。

2-5) 角質層

角質層では角化細胞からなる膜状の層とその間隙を埋める脂質の層，すなわち角質細胞間脂質層からなる。顕微鏡ではかご編み模様状にみえる。角質細胞間脂質層にはセラミドを主体とする脂質分子が多く含まれ，この脂質分子がまた層をなしている。脂質分子の層の間には水分子の層があり，角質細胞間脂質層も脂質層と水層の緻密なラメラ構造をなしている。

表皮は皮膚の最も外側に位置していることから，その異常は皮疹の臨床所見に最も反映する。表皮内に膿が貯留すれば膿疱となり，角質が過剰に産生されれば鱗屑となる。増生角質と膿が混在して皮表に固着すれば痂皮となる。表皮の有棘層が肥厚すれば苔癬化が生じ，表皮が剥離すればびらんが生じる。

3) 基底膜

表皮と真皮の境界を区別する領域に基底膜があり，PAS染色で観察することができる(図4)。基底膜は表皮と真皮の連結，表皮の機能と成長の維持，組織構築の維持，創傷治癒の促進，物理的バリア，表皮-真皮間の栄養学的移動の調整にかかわっている。基底膜の構成は，表皮基底細胞の細胞膜，透明帯(lamina lucida)，基底板(lamina densa)，網状層(sublamina densa)からなる。

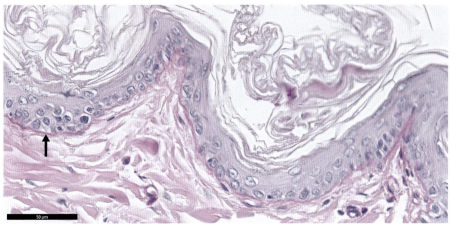

図4　基底膜の組織所見（PAS染色）
表皮と真皮の境界部に沿って赤紫色に染色された基底膜（矢印）が確認できる。

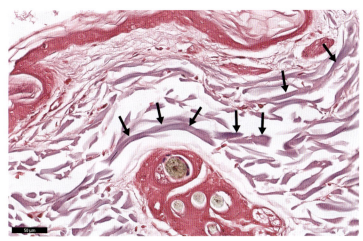

図5　コラーゲン線維の組織所見（マッソントリクローム染色）
真皮浅層のコラーゲン線維が青色に染色されている（矢印）。

4）真皮

表皮の下層に存在する真皮は，主に結合組織からなる層であり，皮膚の伸長性と柔軟性にかかわる組織である。線維性物質としては不溶性線維と可溶性線維がある。前者は主に膠原線維（コラーゲン線維），弾性線維（エラスチン）から構成され，真皮の構築を支持している。膠原線維はマッソントリクローム染色で青色に染まる（**図5**）。可溶性線維は主にプロテオグリカンとヒアルロン酸の組み合わせからなり，真皮の基質を構成している。線維性物質の約90％は膠原線維が占めており，その組成はコラーゲンⅠ型（87％），Ⅲ型（10％），Ⅴ型（3％）からなる。

真皮内に細胞成分は少ないが，線維芽細胞，真皮樹状細胞は真皮全体にわたって比較的多く分布する。真皮浅層の血管周囲および毛球周囲にメラノサイトが分布し，同じく真皮浅層の血管周囲と毛包付属器周囲に肥満細胞が分布している。その他には，ごくわずかに好中球，好酸球，リンパ球，組織球，形質細胞が認められることがある。

5）皮下組織

皮膚の最深部の層として皮下組織がある。部位によって厚さが異なり，体幹では厚く，口唇，頬，眼瞼，外耳，肛門には認められない。皮下組織は脂肪細胞の小葉状構造からなり，各小葉間を区画する線維性隔壁は真皮と連絡している。毛包が発達している部位の皮下組織は，毛包基部を包むように真皮側へ突出している（**図6**）。皮下組織の脂質成分の90％はトリグリセリドである。エネルギーの貯蔵，保温と耐熱，外力からの保護，ステロイドの貯蔵と代謝などにかかわる。

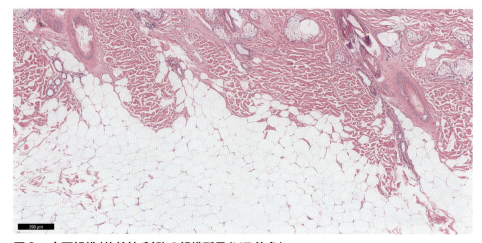

図6　皮下組織（体幹被毛部）の組織所見（HE 染色）
脂肪細胞の小葉状構造からなり，毛包基部(図の上方)に向かって真皮側へ突出している。

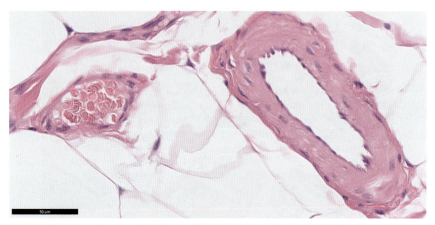

図7　深部血管叢の動脈（右側）と静脈（左側）の組織所見（HE 染色）

6）脈管と神経

6-1）血管

真皮および皮下組織内に深部血管叢（deep plexus），中間部血管叢（middle plexus），浅部血管叢（superficial plexus）の3つの血管叢が認められる。

深部血管叢は真皮と皮下組織の境界面付近に分布しており，動脈と静脈を区別することができる（図7）。この層から下方へは皮下組織に，上方へは毛包基部とアポクリン汗腺に分布し，さらに中間部血管叢へと連絡する。中間部血管叢は脂腺のレベルに分布しており，脂腺，毛包中央部，立毛筋に分布し，浅部血管叢へと連絡する。浅部血管叢は毛包上部に分布し，さらに表皮直下で毛細血管ループを形成して表皮に栄養を供給している（図8）。

6-2）リンパ管

真皮表層と付属器周囲に分布している毛細リンパ管網から生じ，皮下リンパ管叢へ連絡する。リンパ管は皮膚の微小循環の制御を担っており，皮膚で生じた老廃物や過剰産物の排出，組織から血中に蛋白質や細胞を戻す，皮膚と末梢リンパ節との連絡などの役割がある。

6-3）神経

皮膚には，知覚神経と運動神経が分布している。知覚神経は，触感，熱感，冷感，圧力，振動，深部感覚（プロプリオセプション），痛み，痒みを感知する。運動神経は，血管抵抗，立毛筋反射，腺分泌を調整している。この他に，神経は皮膚の様々な炎症，増殖，修復の過程にもかかわっている。

皮膚の神経は，血管，角化細胞，肥満細胞，線維芽細胞，ランゲルハンス細胞などと近接しており，これらの標的細胞に対して様々な神経ペプチド（例：サブスタンスP，ニューロキニンA，カルシトニン遺伝子関連ペプチド，血管作動性腸管ペプチド，ニューロペプチドY，ソマトスタチン，下垂体アデニル酸シク

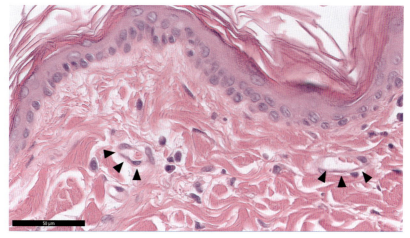

図8 浅部血管叢の毛細血管（矢頭，HE染色）

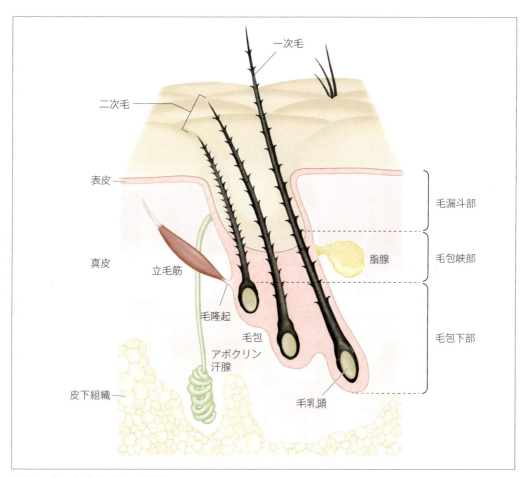

図9 犬の皮膚と毛包の構造

ラーゼ活性化ポリペプチド）が作用する。さらに皮膚には特殊な神経終末器官が分布しており，表皮には温度受容体が，真皮領域には機械的受容体（パチニ小体，ルフィニ小体など）が分布する。

7）毛包と毛幹

　表皮から連続して真皮側に落ち込むように細長い袋状の構造をなしているのが毛包である。毛包は表層から毛漏斗部，毛包峡部，毛包下部に区分されており，毛漏斗部は表皮表層から脂腺開口部までの領域，毛包峡部は脂腺開口部から立毛筋付着部までの領域，そして毛包下部は立毛筋付着部から毛乳頭までの領域を示している（図9）。なお，立毛筋付着部位は少し隆起していることから毛隆起と呼ばれている。

　毛孔からは太く大型の一次毛（主毛）が複数本出てお

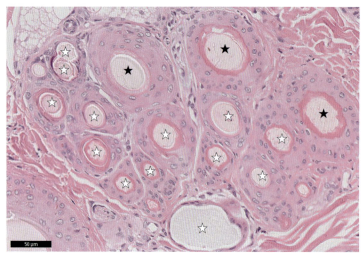

図10 毛包峡部付近の横断面（HE染色）
3つの主毛（★）とこれに寄り添う多数の副毛（☆）。

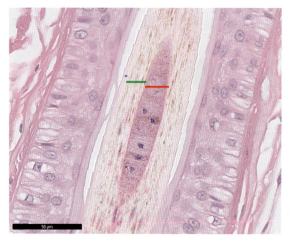

図11 毛包管腔内の拡大所見（HE染色）
管腔内の毛幹は外側から毛小皮（青線），毛皮質（緑線），毛髄（赤線）の3層構造をなしている。

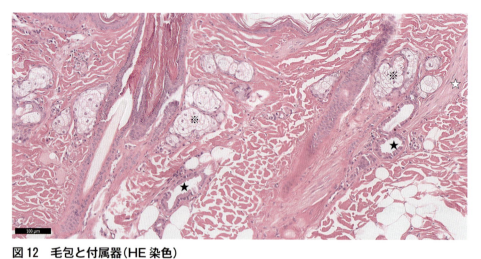

図12 毛包と付属器（HE染色）
毛包峡部付近に脂腺（※），毛包下部付近にアポクリン汗腺（★）を認める。斜めに傾く毛包の鈍角側に立毛筋（☆）を認める。

り，それぞれの一次毛にはさらに複数〜数十本を超える二次毛（副毛，下毛）が寄り添っている（図10）。毛幹は外側から毛小皮（cuticle），毛皮質（cortex），毛髄質（medulla）の3層からなる（図11）。最外層である毛小皮は，3層の中で最も薄い層である。扁平で無核の細胞が，屋根瓦や鱗のように重なりあって配列している。毛小皮は一次毛よりも二次毛でより明瞭に認められる。毛小皮の内側の毛皮質は，3層の中で最も厚い層で，毛幹の強度にかかわる。紡錘形の細胞が毛幹の長軸方向に対して平行に配列している。またこの層に

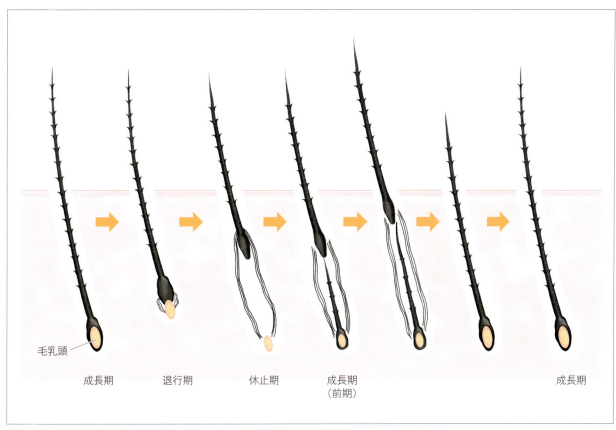

図13 毛の成長する周期：毛周期

は多くのメラニンが分布しており，毛色に反映する。毛髄質は毛幹の最も中心部の層で，毛基部側から毛先端側に向かって扁平〜立方状の空隙（細胞）が配列している。この層はグリコーゲンを多く含むため，PAS染色で陽性を示す。毛髄質は一次毛では太く，二次毛では細い。毛包には毛包付属器として脂腺，アポクリン汗腺，立毛筋が付属する（**図12**）。

毛包の構造をさらに細かくみると，以下の5構造からなる。すなわち，毛乳頭，毛母，毛幹，内毛根鞘，外毛根鞘である。毛乳頭は，真皮結合組織が伸長して毛包基部に挿入したものであり，基底膜に覆われている。毛乳頭は毛包の発生と毛周期にかかわる重要な組織であり，毛乳頭細胞，血管，神経，結合組織などを含んでいる。その大きさも毛周期にあわせて変動し，最も成熟した成長期で最大に，休止期で最小になる。毛乳頭を覆うようにして毛母が存在し，ここを起点として毛が成長している。毛母にはメラノサイトも多く存在し，毛色にかかわっている。

7-1）毛周期

毛の成長のサイクルを毛周期（hair cycle）と呼んでいる。これまで人や犬などの被毛をもつ動物の毛周期

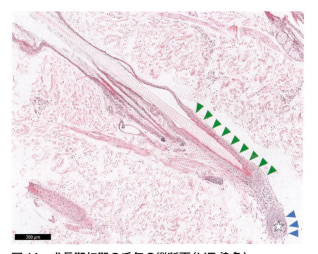

図14　成長期初期の毛包の縦断面（HE染色）
休止期毛包（緑矢頭）の下方に，毛乳頭（☆）をもった新たな成長期毛包（青矢頭）が出現している。

については大まかに成長期（anagen），退行期（catagen），休止期（telogen）の3段階に区分され，この順番に進行し繰り返すものとされている（**図13，14**）。近年では，これらの他に脱毛期（exogen）という新たな段階が提唱され[4-7]，この脱毛期を加えて毛周期を区分するようになってきている。

これらの毛周期ごとに毛包（毛根）の形状は変化するが，この変化は毛包下部（立毛筋付着部である毛隆起

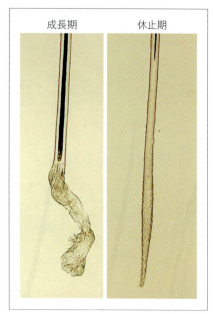

図15 毛検査所見：
毛周期による毛基部の違い

よりも下方)のみに認められ，上部(毛漏斗部および毛包峡部)は変化しない。よって毛周期の観点から毛包構造をみた場合，毛包下部は変動部，上部は固定部と呼ばれている。成長期の毛を抜いて顕微鏡でみた所見は，毛の基部は膨らみがあって太く，少し湾曲しているが，休止期の毛の所見は，毛の基部が細く尖っており，湾曲はなくまっすぐである(図15)。

8)付属器

毛包付属器には脂腺，汗腺，立毛筋がある。

8-1)脂腺

脂腺は泡沫状の豊富な細胞質をもつ脂腺上皮細胞の小葉状構造からなり，毛漏斗部〜毛包峡部にある。分岐したそれぞれの小葉辺縁には基底細胞様芽細胞が配列し，さらに外側を基底膜が覆っている。小葉の中心(導管側)に向かって全分泌を行う腺であり，導管は毛漏斗部に連絡している。この分泌はホルモンによって調整されていると考えられており，脂腺はアンドロゲンによって発達し，エストロゲンやグルココルチコイドによって退縮する。

脂腺の分泌物は皮脂の主要な成分をなし，表皮表層や毛幹表面を柔軟で滑らかにさせ，潤いをもたせて乾燥を予防する。また，ホルモン作用のあることが知られている。さらに，脂腺分泌物が毛漏斗部でリパーゼ産生菌(*Staphylococcus* spp., *Propionibacterium* spp.)によって分解され産生された脂肪酸(リノレン酸，ミリスチン酸，オレイン酸，パルミチン酸など)は抗菌作用をもつことが知られている。脂腺は粘膜皮膚境界部，指間，頚背部，腰背部，下顎，尾背部で発達しており，鼻平面と肉球には分布しない。

8-2)汗腺

汗腺にはアポクリン腺とエクリン腺があるが，動物の毛包に付属する汗腺はアポクリン腺であり，肉球にのみエクリン腺が分布する。

アポクリン腺はコイル状に曲がりくねった囊状〜管状の腺で，導管は毛漏斗部(脂腺導管開口部の上)に開口し，ここから毛包基部まで伸び，下部が分泌部になっている(図9)。アポクリン腺は1層の扁平〜立方状のアポクリン上皮細胞が内張りしており，この外側を紡錘形の筋上皮細胞が覆い，さらに基底膜が取り巻いている。アポクリン腺は粘膜皮膚境界部，指間，頚背部〜腰背部で発達しており，また疎毛部で発達している傾向がある。

8-3)立毛筋

立毛筋は平滑筋からなり，真皮浅層〜毛包中央部にまで伸びており，頚背部と腰背部で発達している。コリン反応性であり，エピネフリンとノルエピネフリンによって収縮し，毛を立ち上げる。これによっておそらく体温調節，脂腺分泌物の排泄補助，威嚇のアピールなどの作用があると考えられる。

> 皮膚の病変は，皮膚の正常な構造と機能からの逸脱を反映している。表皮の成長が異常に早まれば過剰な鱗屑を生じ，表皮基底膜付近に沿って強い炎症があれば深いびらんや水疱を形成する。毛穴の奥で炎症が続けば毛穴付近の過角化が亢進して，いずれ脱毛する。皮膚の正常な構造と機能を理解することは，皮膚病変の成り立ちや原因を予測する上で非常に重要である。

◆ 参考文献 ◆

1) Miller WH, Griffin CE, Campbell KL. Muller and Kirk's small animal dermatology, 7th ed. Saunders. 2013.
2) Paterson S. 犬と猫の皮膚病治療マニュアル第2版. 長谷川篤彦監訳. インターズー. 2010.
3) 清水宏. あたらしい皮膚科学第2版. 中山書店. 2011.
4) Milner Y, Sudnik J, Filippi M, et al. Exogen, shedding phase of the hair growth cycle: characterization of a mouse model. *J Invest Dernatol* 2002, 119(3), 639-644.
5) Higgins CA, Westgate GE, Jahoda CA. From telogen to exogen: mechanisms underlying formation and subsequent loss of the hair club fiber. *J Invest Dermatol* 2009, 129(9), 2100-2108.
6) Stenn KS, Paus R, Filippi M. Failure of topical estrogen receptor agonists and antagonists to alter murine hair follicle cycling. *J Invest Dermatol* 1998, 110(1), 95.
7) Stenn KS, Cotsarelis G. Bioengineering the hair follicle: fringe benefits of stem cell technology. *Curr Opin Biotechnol* 2005, 16(5), 493-497.

(関口麻衣子)

(図1・3・9・13 イラスト・LAIMAN)

Chapter 1-2 皮膚の免疫

　皮膚は外界と接しているため，微生物やアレルゲンなどの様々な刺激に常に曝されている。しかしながら，皮膚におけるバリア機能と免疫反応が，異物やアレルゲンの侵入を常に監視し防御しているため，健常な状態では皮膚からの感染やアレルギー反応が起こることはない。本稿では，皮膚免疫による恒常性維持機構とその破綻に伴うアレルギー発症メカニズム，そして皮膚免疫をターゲットとした分子標的治療について概説する。

1）皮膚免疫における恒常性維持機構：皮膚免疫を構成する主な細胞

1-1）ケラチノサイト

　表皮を構成するケラチノサイトは，外界からの刺激に対する物理化学的なバリアとして機能するが，皮膚免疫の形成においても重要な役割を担っている。皮膚バリアおよび皮膚免疫におけるケラチノサイトの役割として，以下の機能がある。

1-1-1）皮膚バリアにおけるケラチノサイトの役割

- **角質層の形成**：角質層は表皮の最外層を構成し，生体と外界との境界になっている。角質層の細胞（角質細胞）は，顆粒層の細胞が脱核し，細胞内小器官や細胞膜を失ってできたもので，何層にも折り重なっている。角質細胞は非常に硬い蛋白質でつくられており，他の細胞にくらべ非常に頑丈である。また，角質細胞同士は密に接着している。このような特徴を有する角質細胞によって構成される角質層は，外界からの刺激に対する強固な物理的バリアを形成している（図1）。

- **角質細胞間脂質の分泌**：角質層の大きな特徴の1つは，角質細胞の間隙が脂質によって満たされていることである（図1）。この脂質は，角質層の下の顆粒層細胞から分泌されたもので，セラミド（約50％），コレステロール（約30％），遊離脂肪酸などにより構成されている。角質細胞間脂質は，水に浮かぶ油の膜のように作用し，外界からの異物の侵入と生体からの水分の蒸発を防ぎ，皮膚バリアとして重要な役割を果たしている。

- **密着結合による接着**：ケラチノサイトは，特殊な構造によって互いに接着している。皮膚バリア機能においては，特に2層目の顆粒層細胞の密着結合と呼ばれる構造が重要である（図1）。密着結合は，単に物理的なバリアとして機能するだけでなく，様々なイオンや異なる大きさの分子に対して選択性を有する。そのため，顆粒層細胞の密着結合は，細胞外液の漏出を防ぐとともに，密着結合の内側と外側で成分の異なる2つの液体層を形成することが可能である。この異なる成分の液体層は，ケラチノサイトの分化・成熟にとって不可欠であり，皮膚バリア機能の維持にとって重要である。

- **フィラグリンの産生**：表皮の顆粒層細胞内にある顆粒には，プロフィラグリンと呼ばれる蛋白質が多量に貯蔵されている。このプロフィラグリンは，顆粒層細胞が角化する際にフィラグリンに分解される。フィラグリンは，角質層上層でさらに細かくアミノ酸にまで分解される。このアミノ酸は天然保湿因子と呼ばれ，皮膚の保水機能や紫外線吸収機能をもち，皮膚バリア機能を維持している（図1）。人のアトピー性皮膚炎患者の一部においては，フィラグリンをコードする遺伝子に変異が検出されている。フィラグリン遺伝子に変異があると，フィラグリンの発現量が減少し皮膚バリア機能が低下して，アトピー性皮膚炎が発症・増悪すると考えられている。犬のアトピー性皮膚炎においては，フィラグリン遺伝子に変異は報告されていないが，フィラグリン蛋白質の発現異常が病態に関与していることが示唆されている。

1-1-2）皮膚免疫におけるケラチノサイトの役割

- **パターン認識受容体の発現**：ケラチノサイトは，パターン認識受容体と呼ばれる微生物特有の分子構造を認識する受容体を発現し，皮膚からの病原体の侵入をいち早く察知している。主なパターン認識受容体としてトール様受容体（toll like receptor：TLR）

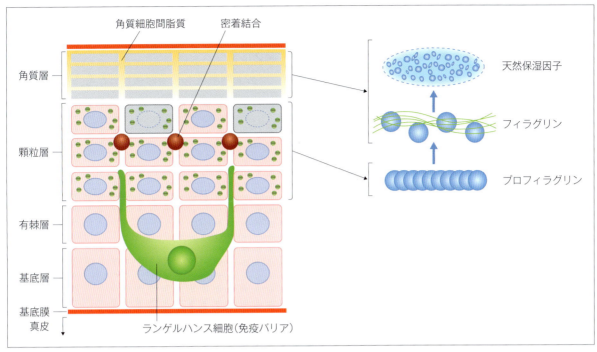

図1　皮膚バリア
身体の最前線である表皮において，角質層，フィラグリン，顆粒層細胞の密着結合，ランゲルハンス細胞などが互いに連携することで皮膚バリアを形成し，身体の防御と監視を行っている。
文献1，2より引用・改変

などがある。ケラチノサイトは，TLRをはじめとするパターン認識受容体を介して，細菌，真菌，ウイルスなどの微生物を認識し，後述の抗菌ペプチドやサイトカイン，ケモカインを産生するようになる。
・抗菌ペプチドの産生：抗菌ペプチドは30数個前後のアミノ酸により構成されるペプチドで，皮膚においてはケラチノサイトだけではなく，好中球，マスト（肥満）細胞などの免疫細胞，そして汗腺などから産生される。抗菌ペプチドは，細菌の細胞膜および細胞壁を破壊することで抗菌作用を発揮する。また，微生物の代謝干渉作用や細胞内成分に対する阻害作用もあるため，細菌だけではなくウイルスや真菌に対しても広域スペクトラムの抗微生物作用を示すと考えられている。抗菌ペプチドや皮膚バリア機能などの宿主側の要因と，細菌側のバランスが保たれることで，皮膚における常在細菌叢が形成され，過剰な細菌増殖や感染が起こらないように保たれている。
・サイトカインおよびケモカインの産生：ケラチノサイトは定常状態でもサイトカインを産生するが，外界からの刺激を受けて活性化すると様々なサイトカインを大量に産生し，皮膚に存在する免疫細胞を活性化する。さらに，ケラチノサイトはケモカイン（細胞を遊走させることができるサイトカインの1種）を産生することで，炎症に伴い免疫細胞を皮膚に呼びよせる作用もある。刺激を受けたケラチノサイトから産生されるサイトカインやケモカインの種類によって，その後に発生する皮膚炎の種類や程度が決定される。

1-2）樹状細胞

樹状細胞は，細胞表面に樹状突起をもち，外来抗原を細胞内に取り込み（貪食），T細胞へと抗原を提示する能力をもつ細胞で，全身の組織に広く分布している。皮膚においては特有の樹状細胞（ランゲルハンス細胞，真皮樹状細胞）が存在し，皮膚免疫反応の誘導や増強，様々な皮膚疾患の病態形成において重要な役割を果たしている。

1-2-1）ランゲルハンス細胞

表皮の有棘層に存在する樹状細胞で，ケラチノサイトと結合して存在している。表皮の約2〜4％を占め，表皮1 mm^{2}あたり約1,000個程度存在する。表皮においてネットワークを形成し，外来抗原に対する見張り役として機能している（図1）。正常な皮膚においては，表皮有棘層上部に存在する顆粒層細胞間の密着結合を越えてランゲルハンス細胞が手を伸ばし抗原を

貪食することはないが、様々な刺激で活性化されると、密着結合を越えて樹状突起を伸ばし、密着結合より外側の抗原を貪食する。ランゲルハンス細胞は、抗原を貪食すると表皮から離れ、リンパ管を通って所属リンパ節に移動してT細胞に抗原提示を行う。ランゲルハンス細胞を主体とする免疫バリアは、皮膚バリアの構成因子として重要であると考えられている。

1-2-2) 真皮樹状細胞

真皮上層に存在する樹状細胞で、分子量が小さく表皮の間隙を通って真皮まで達した抗原や、通常の大きさの抗原であっても、皮膚炎や掻破行動によってバリア機能が破壊された表皮の間隙を通って真皮に達した抗原を貪食し、リンパ節においてT細胞に抗原提示を行う。真皮樹状細胞は、ランゲルハンス細胞と近縁の樹状細胞であると考えられているが、ランゲルハンス細胞とは異なる細胞表面マーカーを発現している。また、抗原貪食時の所属リンパ節への遊走時間やリンパ節における局在が、ランゲルハンス細胞とは異なることが知られている。そのため、真皮樹状細胞は、皮膚免疫応答においてランゲルハンス細胞とは異なる役割を果たしていると考えられている。

1-3) マスト細胞

マスト細胞は骨髄の造血幹細胞に由来する免疫細胞で、顆粒をもたないマスト細胞前駆細胞の状態で骨髄から遊離し、末梢血液を介して皮膚、気道、腸管など主に外界と接する末梢組織に移動する。末梢組織において分化・成熟を完了したマスト細胞は、細胞質内に顆粒をもつようになる。マスト細胞の特徴の1つは、末梢組織において分化・成熟を完了したマスト細胞でも、周囲組織からの刺激を受けて再度増殖することができることである。また、成熟マスト細胞の寿命は、数週間〜数カ月あるいはそれ以上と、他の血液細胞にくらべてきわめて長いこともその特徴として挙げられる。

マスト細胞はアレルゲンとIgEによる刺激を受けて脱顆粒するが、IgE以外の刺激、例えばサブスタンスPと呼ばれる神経ペプチドもマスト細胞を直接脱顆粒させることができる。サブスタンスPは痛みを伝達する知覚神経の末端から遊離し、血管に作用して、血管拡張、血管透過性の亢進、血漿成分の漏出などを引き起こし、紅斑や膨疹を惹起する(神経原性炎症)。知覚神経から遊離したサブスタンスPは、マスト細胞の脱顆粒も引き起こし、ヒスタミンなどのケミカルメディエーターを遊離させ、痒み神経に発現している受容体を介してさらに痒みを誘発・増強する(図2)。

マスト細胞はIgE受容体以外にも、病原体の構成成分を直接認識することができる受容体を複数発現している。これらの受容体を介して細菌、真菌、ウイルスなどを認識することで、マスト細胞は脱顆粒することなく活性化し、様々なサイトカインやケモカインを産生して、好中球やマクロファージを感染局所に動員する。

マスト細胞は皮膚に常在し、定常状態で7,000〜10,000個/mm^3もの成熟したマスト細胞が真皮に分布している。マスト細胞は真皮上層の血管周囲や神経線維の近傍に存在し、前述のようにIgEおよびIgE以外の刺激を介して、炎症反応、血管透過性、痒みなど皮膚における様々な現象に関与している。真皮を構成する線維芽細胞などからは、幹細胞因子(stem cell factor : SCF)をはじめとする様々なマスト細胞分化・増殖因子が定常状態でも産生されているため、これらの因子により皮膚におけるマスト細胞の生存が維持されている。感染や炎症が発生した際には、皮膚に常在するマスト細胞が他の免疫細胞に先駆けて活性化し、感染局所へ他の免疫細胞を動員する役目を担っている。

2) 皮膚免疫における恒常性維持機構：皮膚におけるケラチノサイトを介した免疫細胞の活性化と皮膚浸潤機構(図3)

皮膚において、皮膚バリアや抗菌ペプチドでは対応できないような病原体が表皮内に侵入すると、ケラチノサイトからインターロイキン(IL)-1や顆粒球単球コロニー刺激因子(GM-CSF)と呼ばれるサイトカインが産生される。これらのサイトカインは、表皮に存在するランゲルハンス細胞を活性化し、貪食能や抗原提示能を増強させる。刺激を受けたケラチノサイトはさらに、IL-1α、腫瘍壊死因子(TNF)-α、IL-6などのサイトカインを産生し、これらが血管内皮細胞に作用して接着因子を発現させる。血管内を流れている白血球は、血管内皮細胞に発現した接着因子に弱く結合しながらローリングを始める。ケラチノサイトからは刺激に伴い様々なケモカインが産生されるが、ケモカ

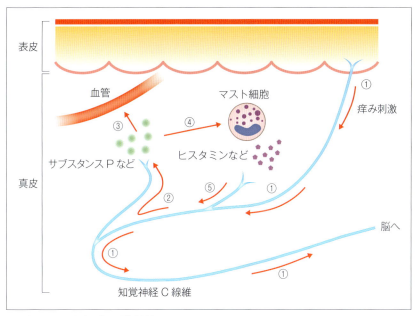

図2　神経ペプチドによるマスト細胞の脱顆粒
①皮膚に分布している知覚神経C線維が痒み刺激によって活性化し，脳に痒みシグナルを伝達する．
②痒みを伝達した知覚神経C線維は，反射により別の神経末端からサブスタンスPを遊離する．
③サブスタンスPは血管に作用し，血管拡張，血管透過性の亢進，血漿成分の漏出などを引き起こし，紅斑や膨疹を惹起する（神経原性炎症）．
④サブスタンスPはまた，IgE非依存性にマスト細胞の脱顆粒を引き起こし，ヒスタミンなどのケミカルメディエーターを遊離させる．
⑤ヒスタミンなどのケミカルメディエーターは，知覚神経C線維に発現している受容体を介してさらに痒みを誘発・増強する．

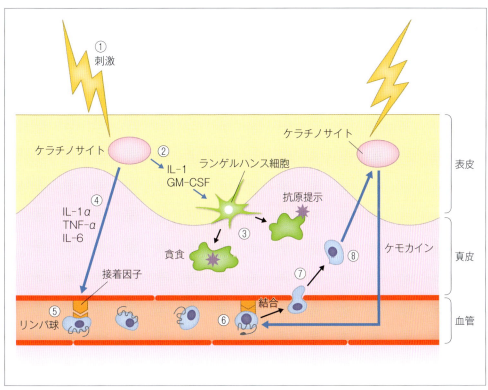

図3　皮膚におけるケラチノサイトを介した免疫細胞の活性化と皮膚浸潤機構
①細菌の侵入などに伴い表皮が刺激を受ける．
②ケラチノサイトからIL-1やGM-CSFなどのサイトカインが産生される．
③これらのサイトカインは表皮に存在するランゲルハンス細胞を活性化し，貪食能や抗原提示能を増強させる．
④刺激を受けたケラチノサイトはさらに，IL-1α，TNF-α，IL-6などのサイトカインを産生し，これらが血管内皮細胞に作用して接着因子を発現させる．
⑤血管内を流れている白血球（この図ではリンパ球）は，血管内皮細胞に発現した接着因子に弱く結合しながらローリングを始める．
⑥ケラチノサイトから産生されたケモカインが血管内に到着すると，リンパ球を活性化し血管内皮細胞に発現した接着因子と強く結合するようになる．
⑦リンパ球はケモカインの作用によって血管内皮の間隙から血管外へ出ていく．
⑧リンパ球は，ケモカインの濃度勾配に従って刺激を受けた表皮へと集簇する．
文献3より引用・改変

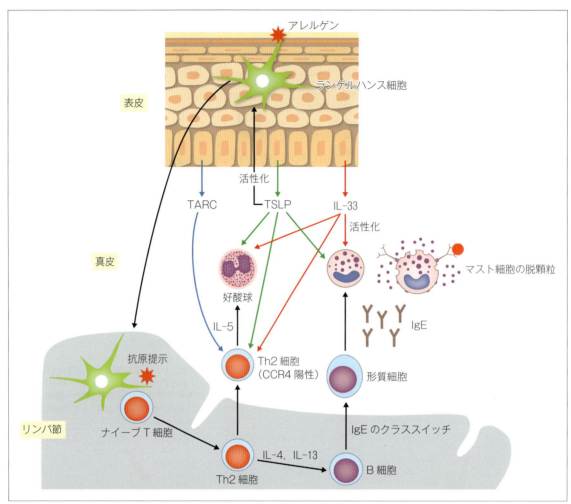

図4 皮膚におけるアレルギー反応のメカニズム
文献4より引用・改変

インが血管内に到着すると、白血球を活性化し血管内皮細胞に発現した接着因子と白血球が強く結合するようになる。白血球は、ケモカインの作用によって血管内皮の間隙から血管外へ出ていき、ケモカインの濃度勾配に従って細菌が侵入してきた表皮へと集簇し病原体を排除する。皮膚においては、このような免疫細胞の活性化と皮膚浸潤機構により、その恒常性が維持されている。

3) 皮膚におけるアレルギー反応のメカニズム(図4)

皮膚バリア機能が低下し、ハウスダストマイトなどのアレルゲン刺激を受けたケラチノサイトは、TSLP (thymic stromal lymphopoietin) やIL-33などのサイトカインを産生する。アレルゲンを貪食し、TSLPにより刺激を受けたランゲルハンス細胞はリンパ節へと移動し、ナイーブT細胞をアレルギーにおいて重要なTh2細胞へと分化させる。Th2細胞は、IL-4やIL-13などのサイトカインを産生し、B細胞をIgE産生形質細胞へと分化させる。さらに、Th2細胞はIL-5を産生して、皮膚局所において好酸球を活性化する。

形質細胞から産生されたIgEは、皮膚に存在するマスト細胞と結合する。IgEにアレルゲンが架橋すると、マスト細胞は脱顆粒し、ヒスタミンなどのケミカルメディエーターを産生してI型アレルギーの即時相を引き起こす。活性化したマスト細胞はケモカインも産生し、Th2細胞や好酸球を皮膚に呼びよせ、さらに炎症反応が持続する(遅発相)。

アレルゲン刺激を受けたケラチノサイトから産生されたTSLPやIL-33などのサイトカインは、皮膚に常在しているマスト細胞や、皮膚に浸潤してきたTh2細胞や好酸球などを活性化する。また、アレルゲン刺激を受けたケラチノサイトは、TARC (thymus and activation-regulated chemokine) と呼ばれるケモ

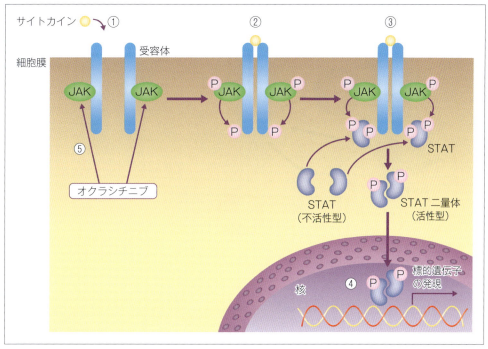

図5 オクラシチニブのJAK阻害作用
① JAKはサイトカイン受容体に会合している蛋白質で，サイトカインが受容体に結合すると，受容体に会合しているJAKがリン酸化（活性化）する。
② 活性化したJAKは，会合しているサイトカイン受容体をリン酸化し，この部位にSTAT蛋白質が結合する。
③ 活性化したJAKは，STAT蛋白質もリン酸化して，細胞質内でSTATの二量体が形成される。
④ 二量体となったSTATは核内に移行し，転写因子として標的遺伝子の上流に結合し，標的遺伝子を発現させる。
⑤ オクラシチニブは，4つあるJAKのうち主にJAK1を阻害することで，JAK1依存性のサイトカイン（IL-2，IL-4，IL-6，IL-13，IL-31など）の機能を選択的に抑制する作用がある。

カインを産生し，受容体であるCCR4を発現したTh2細胞を病変部へ集簇させる。

このように複雑に形成されるネットワークによって，皮膚におけるアレルギー反応が起こると考えられている。

4）皮膚免疫をターゲットとした分子標的治療

伴侶動物医療においては，皮膚免疫をターゲットとした分子標的治療薬が日本および海外で利用可能である。ここでは，ヤヌスキナーゼ（JAK）阻害薬であるオクラシチニブと，抗イヌIL-31抗体であるLokivetmabについて解説する。

4-1）オクラシチニブ

オクラシチニブは，サイトカイン受容体下流のシグナル伝達分子JAKのうち，主にJAK1の機能を選択的に阻害する（**図5**）。JAK1依存性のサイトカインとして，直接痒みを引き起こすことができる後述のIL-31や，炎症やアレルギーに深く関与するIL-2，IL-4，IL-6，IL-13などがある。オクラシチニブはこれらのサイトカインの機能を阻害することで，犬アトピー性皮膚炎の痒みおよび炎症を緩和すると考えられている。

4-2）Lokivetmab

犬アトピー性皮膚炎を標的に開発された抗体医薬品で，犬のIL-31に特異的に結合し中和するイヌ化抗体（抗体分子のほとんどが犬由来）である。

IL-31は免疫細胞やケラチノサイトに作用し，これらの細胞から様々なサイトカインやケモカインが産生される。ケモカインによって皮膚に新たな免疫細胞が動員され，また，新しく産生されたサイトカインによって免疫細胞が活性化し，さらに炎症反応が増悪する（**図6**）。IL-31受容体は，免疫細胞だけではなく，皮膚内の神経線維や脊髄の後根神経節（DRG）にも発現している。末梢性の痒みシグナルは，皮膚に存在する知覚神経C線維の末端からDRGを介して脊髄に伝達されるため，IL-31がこれらの神経を介して痒みの発現に重要なはたらきをしている（**図6**）。このように，IL-31は皮膚において炎症と痒みを誘発し，痒み

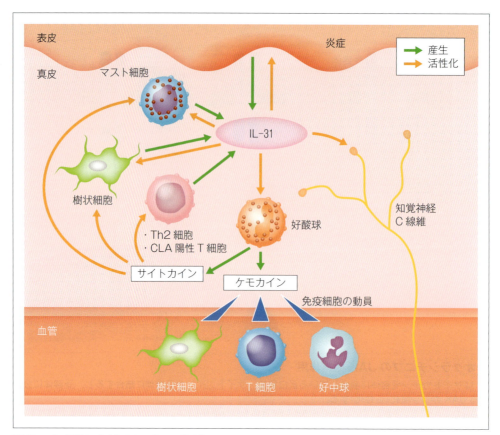

図6　皮膚炎におけるIL-31の役割

－掻破サイクルにおける重要なサイトカインとして機能する。

　Lokivetmabは、IL-31の作用のうち、痒み誘発作用を阻害することで臨床効果を発揮すると考えられている。一方、前述のオクラシチニブもIL-31受容体下流のJAK1を阻害するが、その作用はIL-31だけに限定したものではない。

> 　本稿で解説した犬アトピー性皮膚炎に対するJAK阻害薬やIL-31を標的とした抗体医薬品は、獣医皮膚科学領域において開発された新しい分子標的治療薬で、人医療に先行して行われている治療法である。今後も皮膚免疫の理解を通じて、伴侶動物における様々な疾患の病態解析や新しい治療法の開発が進められていくことが予想される。

◆ 参考文献 ◆

1) Kubo A, Nagao K, Amagai M. Epidermal barrier dysfunction and cutaneous sensitization in atopic diseases. *J Clin Invest* 2012, 122(2), 440-447.
2) Kabashima K. New concept of the pathogenesis of atopic dermatitis: interplay among the barrier, allergy, and pruritus as a trinity. *J Dermatol Sci* 2013, 70(1), 3-11.
3) 戸倉新樹. ファーストステップ皮膚免疫学. 中外医学社. 2010.
4) 長谷川篤彦, 増田健一　監修. 獣医臨床のための免疫学. 学窓社. 2016.
5) 河本宏. もっとよくわかる！免疫学. 羊土社. 2011.
6) 清水宏. あたらしい皮膚科学（第2版）. 中山書店. 2011.
7) 玉置邦彦, 塩原哲夫. 皮膚免疫ハンドブック（改訂2版）. 中外医学社. 2005.
8) 医療情報科学研究所編. 病気がみえる〈vol. 6〉免疫・膠原病・感染症(Medical Disease : An Illustrated Reference). メディックメディア. 2009.
9) Gonzales AJ, Bowman JW, Fici GJ, et al. Oclacitinib (APOQUEL®) is a novel Janus kinase inhibitor with activity against cytokines involved in allergy. *J Vet Pharmacol Ther* 2014, 37(4), 317-324.
10) Marsella R, Olivry T, Carlotti DN. Current evidence of skin barrier dysfunction in human and canine atopic dermatitis. *Vet Dermatol* 2011, 22(3), 239-248.
11) Michels GM, Ramsey DS, Walsh KF, et al. A blinded, randomized, placebo-controlled, dose determination trial of lokivetmab (ZTS-00103289), a caninized, anti-canine IL-31 monoclonal antibody in client owned dogs with atopic dermatitis. *Vet Dermatol* 2016, 27(6), 478-e129.
12) Otsuka A, Kabashima K. Mast cells and basophils in cutaneous immune responses. *Allergy* 2015, 70(2), 131-140.

（大森啓太郎）

Chapter 2

皮膚科の診断および治療の総論

1 シグナルメントとヒストリーの聴取

2 皮膚科身体検査

3 皮膚疾患の診断学的検査法

4 IgE 検査とリンパ球反応検査

5 皮膚疾患の治療薬

Chapter 2-1 シグナルメントとヒストリーの聴取

「皮膚疾患は，獣医師が最も治療にやりがいを感じるか，もしくは最も苛立ちを感じやすい疾患と成り得る」という言葉がある。皮膚疾患は様々な基礎原因によって引き起こされる反面，異なる疾患でも同じような症状を呈することも多いので診断が難しい。そして，皮膚疾患の経過は飼い主に一目瞭然であるため，飼い主が望むような成果が出ないとすぐに獣医師不信につながりやすい。

この皮膚疾患の治療成功には，何よりもまず正しく診断することが重要である。曖昧な診断のままでは，最初はうまく治療できているようにみえても長期的なコントロールは難しくなってくる。したがって，皮膚疾患を上手に治療するためには，まず診断技術を磨く必要がある。

先にお話したいのが，診断技術を磨くために獣医師が特に意識して勉強すべきことは，この「シグナルメントとヒストリーの聴取」とPart1 C2-2「皮膚科身体検査」である。診断的皮膚科検査（皮膚掻爬検査やアレルギー検査など）を重要視したくなるが，それらはあくまで確認のための検査として考えた方がよい。実際，皮膚科を得意としている獣医師は，「診断的検査」を行う前の時点でわずかな鑑別診断リストにまで絞れていることが多い。そのため，診断的検査も必要最低限のみ集中して実施することができ，短時間に的確な診断に至ることができる。この診断ステップの話は抽象的な分野なので頭に入りにくいかもしれないが，これを機会に理解を深めていただけると幸いである。

1）皮膚科診察の流れ（図1，2）

初診時にはまずシグナルメント・ヒストリーの聴取，皮膚科身体検査を実施し，これらをもとに診断のための検査をプランニングする。繰り返すが，皮膚科を得意としている獣医師は図1の5番の時点で大方の診断はついていることが多い。

2）シグナルメント（プロフィール）

一般的な品種，年齢，性別だけでなく毛色も確認する。これらを確認する作業はカルテや問診票で瞬時にできるため，大切なことはそれらの情報をもとに鑑別疾患を絞り込む作業である。残念ながら簡単なアルゴリズムで説明できるものではないため，それぞれの表をもとに順々に絞り込んでいくしかない。実際，皮膚科医の頭にはこれら最低限の表が入っているため，診察台の上で鑑別診断リストを絞り込みやすい。どうやったらこの表が頭に入るのかというと，それは単純に反復した学習が必要かもしれない。筆者も学生のころはカラーアトラスなどで一般的な疾病を読み込んで，「○○といえば○○病，○○病といえば○○種」と答えられるように反復していた。本稿ではその具体的な表を示すので，学習のきっかけにしていただければ幸いである。

2-1）品種に特徴的な皮膚疾患

品種は初期の優先的な鑑別診断リストを作成する手掛かりになる。ただし，好発種だからといって他の疾患の可能性を無視すると，思い込みによる誤診の原因となることにも注意する必要がある。

また，これらの情報は地域によって異なる場合がある。実際，欧州の成書に記載されている好発種は本邦ではほとんどみることがなく[1]，また本邦のみでの好発疾患もいくつか知られているがこれらについては欧米の成書には記載がない[2,3]。今回，成書に記載されている好発種リストをもとに，本邦で飼育頭数の多い犬・猫の品種順（表1[4]，2[5]）に並べた疾患リスト（表3，4）を作成したので，日本の臨床家の皆さんが学ぶ際には参考になるのではなかろうか（図3）。

項　目	内　容
1. 主訴	飼い主が気付き病院に来るきっかけとなっている症状は，診断の最大のヒントとなる
2. シグナルメント	一般的な品種，年齢，性別に加え，毛色も確認する。これらの情報をもとに鑑別疾患を絞り込む。特に品種と年齢を聞いて思い浮かぶ疾患は多い
3. ヒストリーの聴取（現病歴・治療歴）	原発の部位と広がり，これまでの治療に対する反応，痒みの程度，他の動物や人の状況，季節性，飼い主の予想を聴取する 過去と現在の投薬内容とそれに対する効果や有害事象を把握する
4. 皮膚科身体検査	まずは一般身体検査を行い，全身の状態をチェックする 病変の分布を確認。皮膚および被毛の詳細な観察，耳道・鼓膜の評価，皮疹の評価，病変の形状を確認する
5. 初期鑑別診断リスト	ここまでの情報から鑑別診断リストの優先順位を決定する
6. 初期プランニング（飼い主と相談）	飼い主と初期鑑別診断リストについて考察し，スクリーニング臨床検査が必要となる理論的根拠を説明する
7. スクリーニング臨床検査 ※ここではじめて皮膚検査を行う	簡単で安価な検査(皮膚搔爬検査，皮膚細胞診，耳垢細胞診，被毛検査) 皮膚疾患ではしばしばこれらの検査が診断や除外の助けとなる
8. 最終鑑別診断リスト	スクリーニング臨床検査の結果からより少数の鑑別診断リストを作成し，必要な追加検査もしくは治療内容を明確にする
9. 最終プランニング	スクリーニング臨床検査の結果を飼い主と協議し，追加検査もしくは治療内容を決定する
10. 追加検査 or 再評価	確定診断が得られるまで，鑑別診断リストを狭めるための追加検査を行う 治療を開始する場合，治療反応の評価のためのスケジュールを決める

図1　皮膚科診療の流れ

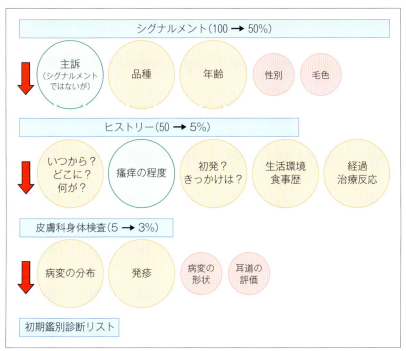

図2　筆者の鑑別診断リスト作成のイメージ

図1や本文では成書などにある大まかな流れを記載しているが，実際の頭の中ではこのようなイメージである。

大きい丸は各ステップで特に重要視しているもの。シグナルメントに関する評価はなかなか頭に入らないが，これを参考にすると，実際の診察では品種と年齢を表3～5から各1ブロックずつ確認するだけである。ヒストリーでは重要なことが多い印象である。

またステップ内に記載している％表示は，筆者の中で全体的候補の疾患が絞れていくイメージである。主訴とシグナルメントから少し予想をつけ，ヒストリー聴取の時点で多くの疾患が除外的となり，身体検査をもって当初の約10％程度の初期鑑別診断リストに絞っていく。重要なのは，いかに少ない初期鑑別診断リストまで正確に絞れるかである。

Chapter 2　皮膚科の診断および治療の総論

表1　（一社）ジャパンケネルクラブ（JKC）に登録されている犬種別頭数 Top50
文献4より引用・改変

順位	犬種	頭数
1	プードル（トイ 79,991，ミニチュア 145，ミディアム 94，スタンダード 658）	80,888
2	チワワ	53,630
3	ダックスフンド（カニーンヘン 5,775，ミニチュア 23,533，スタンダード 60）	29,368
4	ポメラニアン	15,596
5	柴	12,454
6	ヨークシャー・テリア	11,902
7	シー・ズー	9,371
8	マルチーズ	8,588
9	ミニチュア・シュナウザー	7,994
10	フレンチ・ブルドッグ	7,075
11	ゴールデン・レトリーバー	6,108
12	ウェルシュ・コーギー・ペンブローク	5,612
13	パピヨン	5,291
14	ジャック・ラッセル・テリア	4,334
15	パグ	4,310
16	ラブラドール・レトリーバー	4,085
17	キャバリア・キング・チャールズ・スパニエル	3,788
18	ミニチュア・ピンシャー	3,353
19	ペキニーズ	3,047
20	ビーグル	3,017
21	ボーダー・コリー	2,881
22	ビション・フリーゼ	2,193
23	シェットランド・シープドッグ	2,157
24	ボストン・テリア	1,909
25	イタリアン・グレーハウンド	1,776
26	アメリカン・コッカー・スパニエル	1,501
27	バーニーズ・マウンテン・ドッグ	1,463
28	ブルドッグ	1,116
29	シベリアン・ハスキー	770
30	日本スピッツ	715
31	狆	654
32	ウエスト・ハイランド・ホワイト・テリア	579
33	グレート・ピレニーズ	482
34	フラットコーテッド・レトリーバー	441
35	ノーフォーク・テリア	396
36	ドーベルマン	394
37	ボルゾイ	391
38	グレート・デーン	372
39	秋田	370
40	ジャーマン・シェパード・ドッグ	365
41	イングリッシュ・コッカー・スパニエル	312
42	ダルメシアン	267
43	チャイニーズ・クレステッド・ドッグ	266
44	ボクサー	257
45	ウィペット	232
46	セント・バーナード	220
47	ロットワイラー	194
48	ミニチュア・ブル・テリア	187
49	ワイマラナー	166
50	サモエド	162

2014年（1～12月）：全138犬種，306,438頭

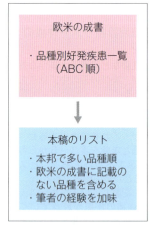

図3　本稿のリスト作成について

表2　本邦における飼育頭数の多い猫種順（n＝1,265）
文献5より引用・改変

順位	猫種	全体に占める割合（％）
1	アメリカン・ショートヘアー	4
2	スコティッシュフォールド	2.5
3	ペルシャ	1.4
4	アビシニアン	1.3
5	メインクーン	1.3
6	ロシアンブルー	1
7	シャム	0.5
8	ノルウェージャンフォレストキャット	0.3
	純血その他	2.6
	雑種	79.6

2015年

表3 成書に記載されている犬種別好発疾患：JKC登録数ランキング順（※は成書に記載がないため筆者が作成）

★は筆者が本邦の臨床現場で特に重要と考えている疾患。
なお，和訳は「日本獣医皮膚科学会ホームページ：獣医皮膚科用語集」を引用。

順位	犬種	疾患
1	プードル	★アレルギー性皮膚炎
		★流涙症
		★脂漏症（※）
		★毛周期停止（※）
		先天性貧毛症
		外胚葉欠損
		表皮水疱症
		毛包異型性
		★副腎皮質機能亢進症
		★甲状腺機能低下症
		パターン脱毛症
		★脂腺炎
		ワクチン誘発性脱毛症
2	チワワ	★脂漏症（※）
		ニキビダニ症
		淡色被毛脱毛症
		パターン脱毛症
		耳介血栓性血管性壊死
3	ダックスフンド	耳介辺縁皮膚症
		★無菌性結節性脂肪織炎
		★ブドウ球菌性毛包炎
		★マラセチア皮膚炎
		★耳介脱毛症／血管炎
		★パターン脱毛症
		★落葉状天疱瘡
		黒色表皮腫
		無菌性化膿性肉芽腫症候群
		淡色被毛脱毛症
		円形脱毛症
		ニキビダニ症
		類皮嚢腫
		副腎皮質機能亢進症
		★甲状腺機能低下症
		特発性爪異栄養症
		趾間毛包炎／せつ腫症
		若年性蜂窩織炎
		★胸骨胼胝
		血管炎
4	ポメラニアン	★毛周期停止
		ワクチン誘発性脱毛症
5	柴（※）	★食物過敏症
		★犬アトピー性皮膚炎
		★心因性脱毛症
		★甲状腺機能低下症
6	ヨークシャー・テリア	★淡色被毛脱毛症
		★耳介脱毛症
		★皮膚糸状菌症
		ニキビダニ症
		毛包異型性
		黒皮症および脱毛症
		牽引性脱毛
		ワクチン誘発性脱毛症
7	シー・ズー	★原発性脂漏症（※）
		★マラセチア皮膚炎
		★犬アトピー性皮膚炎
		脂腺炎
8	マルチーズ	★アレルギー性皮膚炎
		牽引性脱毛
		ワクチン誘発性脱毛症
9	シュナウザー	★甲状腺機能低下症
		★シュナウザー面皰症候群
		副腎皮質機能亢進症
		犬アトピー性皮膚炎
		黄金毛症
		犬側腹部脱毛症
		★薬疹
		ウイルス性色素性局面（※）
		偽半陰陽
		角層下膿疱症
		★無菌性膿疱性紅皮症
		ビタミンA反応性皮膚症
10	フレンチ・ブルドッグ（※）	★食物過敏症
		★犬アトピー性皮膚炎
		★ブドウ球菌性毛包炎／せつ腫症
		★趾間皮膚炎／せつ腫症
		★間擦疹
		★肥満細胞腫
11	ゴールデン・レトリーバー	★犬アトピー性皮膚炎
		★甲状腺機能低下症
		★ブドウ球菌性毛包炎／せつ腫症
		★急性湿性皮膚炎
		★肢端舐性皮膚炎
		足底部角化亢進症
		魚鱗癬
		皮膚リンパ腫
		若年性蜂窩織炎
		鼻色素脱失
		化膿性外傷性毛包炎／せつ腫症
		無菌性化膿性肉芽腫症候群
		毛縦裂症
14	ジャック・ラッセル・テリア	★犬アトピー性皮膚炎
		黒色被毛毛包形成異常症
		ニキビダニ症
		皮膚糸状菌症
		血管炎
15	パグ	★ウイルス性色素性局面
		★肥満細胞腫
		★顔皺襞間擦疹
		尾皺壁間擦疹
		★犬アトピー性皮膚炎
		ニキビダニ症
		甲状腺機能低下症
16	ラブラドール・レトリーバー	★犬アトピー性皮膚炎
		★食物過敏症
		★甲状腺機能低下症
		ブドウ球菌性毛包炎／せつ腫症
		★マラセチア皮膚炎
		★急性湿性皮膚炎
		鼻角質増殖症
		★肢端舐性皮膚炎
		淡色被毛脱毛症
		先天性貧毛症
		免疫介在性疾患
		原発性脂漏症
		ビタミンA反応性皮膚症
		白斑
		supracaudal gland alopecia
		ウェルズ症候群
17	キャバリア・キング・チャールズ・スパニエル	★脊髄空洞症（アーノルド・キアリ症候群）
		★原発性脂漏症
		★原発性滲出性中耳炎
		黒色被毛毛包形成異常症
		魚鱗癬
18	ミニチュア・ピンシャー	毛包異型性
		★パターン脱毛症（※）
		白斑

表4　成書記載の猫種別好発疾患（飼育頭数ランキング順）

なお，和訳は「日本獣医皮膚科学会ホームページ：獣医皮膚科用語集」を引用。

順位	猫種	疾患
3	ペルシャ	★皮膚糸状菌症 顔皺襞間擦疹 ★特発性顔面皮膚炎 ツメダニ症 もつれ毛 原発性脂漏症
4	アビシニアン	心因性脱毛および皮膚炎 毛包異型性 特発性耳垢性外耳炎
7	シャム	食物過敏症 貧毛症 眼周囲白毛症 心因性脱毛および皮膚炎 白斑

表6　性別により発生率の異なる疾患

性別	疾患
雄	精巣腫瘍による雌性化症候群 大型の雄犬：ブラストミセス症や他の全身性真菌症 喧嘩咬傷による膿瘍の増加
雌	皮膚病の症状と発情周期の関連を確認する プロジェステロン誘発性末端肥大症 全身性紅斑性エリテマトーデスのリスクがわずかに高い

表7　毛色による疾患群

毛色など	疾患名
明るい毛色，薄い被毛	日光皮膚炎 光線角化症 日光誘発性血管腫 血管肉腫 扁平上皮癌
白い耳（猫）	耳介の日光皮膚炎 耳介の扁平上皮癌
淡色被毛	淡色被毛脱毛症
黒色被毛	黒色被毛毛包形成異常症

表5　成書記載の典型的な皮膚疾患と年齢関連発症時期

なお，和訳は「日本獣医皮膚科学会ホームページ：獣医皮膚科用語集」を引用。

発症年齢	疾患
4カ月齢未満	★先天異常 （例：外胚葉異常，皮膚無力症，貧毛症，リンパ浮腫） ★ニキビダニ症 ★皮膚糸状菌症 ★食物過敏症 ★皮膚筋炎 表皮水疱症 魚鱗癬 膿痂疹 若年性蜂窩織炎 下垂体性小人症 チロシン血症
4～12カ月齢	★食物過敏症 ★組織球腫 痤瘡 淡色被毛脱毛症 ノミアレルギー 毛包異型性 ウイルス性乳頭腫症（口腔） 大型種の亜鉛反応性皮膚症
1～3歳齢	★毛周期停止 ★犬アトピー性皮膚炎 ★組織球腫 ★原発性脂漏症 淡色被毛脱毛症 北方種の亜鉛反応性皮膚症
3～8歳齢	★免疫介在性疾患 ★甲状腺機能低下症 ★食物過敏症 ★副腎皮質機能亢進症 精巣腫瘍に伴う雌性化症候群
8歳齢以上	★皮膚腫瘍 ★副腎皮質機能亢進症 猫の腫瘍随伴性脱毛 壊死性遊走性紅斑 皮膚脆弱症

2-2) 年齢に特徴的な皮膚疾患

年齢によって起こりやすい皮膚疾患があるので**表5**に示す。好発年齢一覧は他の項目より覚えやすい内容であり、かつたいへん重要なため、意味を理解しながらこの機会に覚えてしまうとよいかもしれない。

2-3) 性別に特徴的な皮膚疾患(表6)

性別によって起こりやすい疾患もあるが、近年では多くの犬・猫が避妊・去勢手術を行っているため、遭遇する機会は減っていると思われる。これらの手術済みの動物で同様の症状があった場合は、卵巣遺残や潜在精巣の可能性を再検討する。

2-4) 毛色に特徴的な皮膚疾患(表7)

毛色によって起こりやすい疾患があるため、皮膚科では毛色にも注意する。しかし、これらはごく一部の診断では重要となるが、多くの場合はそれほど大した意味をもたないと感じている。

3) ヒストリーの聴取

「獣医師は探偵である」という言葉が成書にある。ヒストリーの聴取は非常に重要な仕事であり、より詳細に経過を把握することができれば、鑑別診断リストをさらに絞ることができる反面、間違って情報を解釈してしまうと誤診へとつながる可能性があるので注意が必要である。また、一度飼い主が答えたことについても、聞き方を変えてみると違った答えが返ってくることもある(例:Q1 食べ物はドッグフードだけですか?→A はい、Q2 それではおやつはあげていないのですか?→A おやつは犬用のジャーキーしかあげていません、など)。したがって、これらヒストリーの聴取には多くの時間を必要とし、細かく詳細を聞いていると1時間以上かかるかもしれない。これでは他の診察ができないので、ついつい問診が簡潔になってしまいがちな獣医師も多いと思われるが、皮膚科問診票(**図4**)をうまく活用することによって必要な問診がより短時間で実施できる。以下に問診のポイントを説明する。

3-1) 聴取項目と意義

1. 既往歴の確認

いかなる場合も既往歴を聴取し忘れてはならない。現在の皮膚病変と関連がある疾患がないか確認する(例:骨折プレート部位を舐めているなど)。

2. 主訴

問診によって様々な情報が入ってくるが、忘れてはならないのが主訴である。飼い主が気付き病院に来るきっかけとなっている症状は、診断の最大のヒントとなる。

3. 発症時期

以前からあるのか、最近発症したのかによっても鑑別診断リストは大きく異なる。長期的に症状が継続しているのであれば継続している原因がみつかる可能性があるが、発症したばかりでは原因を絞り切ることが難しい。

4. 発症部位

最初に発症した部位も重要な情報である。原発疹の好発部位から疾患を想像できることがある(Part1 C2-2「皮膚科身体検査」参照)。

5. 発症の様子

問診では適切に判断できないが、紅斑や丘疹があったのか、脱毛から始まったのか、痒みから始まったのか、原発疹の種類を想像する。

6. 病変の広がりの有無

初診時にすでに改善中の場合もある。また、拡大傾向が強い疾患もある。病変の広がりの程度によって、連想できる疾患は異なる。

7. 痒みの有無

瘙痒性の疾患と非瘙痒性の疾患では鑑別疾患は大きく異なる。また、二次的な瘙痒も多いので、原疾患が瘙痒の原因なのか、二次感染が瘙痒の原因なのかを特定するために検査や治療を行う。

8. 外耳炎の既往歴の有無

アレルギー性皮膚炎や脂漏症の症状として外耳炎を既往歴にもつ場合が多い。初診時には病変がなくとも、過去の外耳炎既往歴を把握する。

Chapter 2 皮膚科の診断および治療の総論

皮膚科問診票　　　　　年　　月　　日

飼い主様のお名前：　　　　　　　　　　　ペットのお名前：　　　　　　　　ちゃん
犬種・猫種：　　　　　　　年齢：　　　才　性別：オス・メス（去勢/避妊：有・無）毛色：

① 気になる皮膚の症状と場所を簡単に教えて下さい

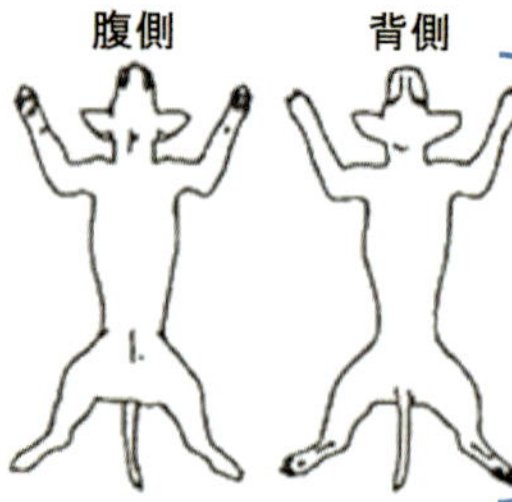

腹側　背側

獣医師チェック欄
痒みスコア　　　/10
0　　　　　　　　10

症状と経過

かゆそうな様子はありますか？（いいえ、はい→部位：　　　　　　　　　　　）
いつ症状に気が付きましたか？　　　　　　　くらい前
何かきっかけは思い浮かびますか？（いいえ、はい→　　　　　　　　　　　）
季節によって症状は変わりますか？（いいえ、はい→悪化する時期は：　　　月頃）
② 外耳炎と言われた事がありますか？（ない、不明、ある→　　　　才頃）
③ 同居の動物やヒトに皮膚の症状はありますか？（ない、ある→　　　　　　）
④ どのくらい屋外に行きますか？（室内　　　％/屋外　　　％）
⑤ 散歩の頻度は？　　日　回　（アスファルトのみ、草むらに入る、土の上を歩く）
⑥ 他の動物と触れ合う機会はありますか？※同居動物を除く（いいえ、はい→　　　）
⑦ ノミ・ダニ予防はしていますか？（いいえ、はい→商品名：　　　最終：　　月）
⑧ 食事内容を教えて下さい
　　ペットフード：
　　手作り食：
　　おやつ：
　　ヒトの食べ物：

来院の理由

1. 発症が3歳以下　□
2. 室内飼育　□
3. 痒みが最初　□
4. 前肢端に病変　□
5. 耳介に病変あり　□
6. 耳辺縁に病変なし　□
7. 腰背部に病変なし　□
8. ステロイドに反応　□
　　該当：　　　　項目

⑨ 皮膚が悪くなる前に食事やおやつを変更しましたか？（いいえ、はい）
⑩ これまで使用した薬、シャンプーなどの印象はどうでしたか？

⑪ 以下のうち、何か気がつく症状はありますか？
　　元気消失、食欲不振、咳、嘔吐、下痢、多飲、多尿、歩き方、発情、その他：
⑫ 現在の治療内容

	飲み薬	付け薬	シャンプー	その他
種類				
使い方（頻度）			最後にしたのは　　日前	

⑬ その他気になること、検査治療に関しての希望などがありましたらご記入下さい

図4　筆者が用いる皮膚科問診票の例

9. 季節による変化の有無

季節性の有無によって鑑別診断リストは異なる。
・アトピー性皮膚炎：季節性があることが多い
・食物過敏症：通年性のことが多い

10. 同居動物の症状の有無

動物同士で感染する疾患かどうかは，鑑別のヒントとなる。

11. 飼い主の家族(人)での症状の有無

人にも症状を呈する疾患を疑うヒントとなる。

12. 飼育環境

室内飼いか外飼いかにより鑑別疾患は大きく異なる。

13. 散歩コース

どのくらい散歩に行くのか，草むらや芝生に入るのかによって，多くは寄生虫性疾患の鑑別のヒントとなる。

14. 他の動物との接触の有無

屋外で他の動物と接触する場合は，あらゆる感染性疾患を否定しきれない。

15. ノミ・ダニの通常予防

ノミアレルギー性皮膚炎やマダニ症の可能性がどれだけ高いかのヒントとなる。必ず商品名と投与頻度まで確認する。

16. 食事内容(詳細に)

食事内容は特に重要である。筆者はドッグフード，おやつ，人の食べ物と分けて聞くことにより，聞き逃しのないようにしている。

17. 食事変更の有無

発症前，発症後に食事やおやつを変更していないか正確に聴取する。発症前に変更していた場合は，食事が関与している可能性について十分に検討する。

18. これまでの治療歴とその反応

治療歴とその反応はきわめて重要な情報である。また，少しよくなったのか，完全に改善したのかなど反応の程度も重要である。

19. 現在の投薬内容(内服，外用)

現在の投薬内容も重要である。また，それはいつから始めたのか，始めてから反応はどうなのかも聴取する。

20. 現在のシャンプーの種類と頻度

投薬だけでなく，シャンプーの種類・頻度も正確に聞く。また，最後にシャンプーをした日付を忘れないように記録し，実施する検査への影響を判断する。

21. 現在の補助療法の有無

病院で処方されているもの以外にも，様々な補助療法を行っている可能性がある。それらに関しても，すべて把握できるようにする。

22. 現在の一般状態

忘れがちであるが，全身状態の把握は必須であり，場合によっては皮膚疾患の原因となる可能性もある。こちらから聞かなければ，飼い主の自己判断によって話してもらえないことも多い。

3-2) 問診票の活用法

上述のとおり，皮膚科問診票を活用することで短時間に十分な問診が行え，かつ記録として残る。病院，飼い主によって適したフォームは異なると思われるため，聴取項目数，フォント，字の大きさ，備考欄の有無などを調整し作成することが望ましい。実際，筆者もこれまで何回か問診票を使いやすいものへとリニューアルしており，診療する施設によってもその病院にあったものを用いるようにしている(例：飼い主がお年寄りの場合は大きい字で項目を減らし，追加で必要なものは口頭で聞いてこちらで記載するなど)。

また再診の際も問診票は役立つ。すでに診断はついている場合も多いので，現在の状況や投薬ができていたかの確認などは再診用の問診票を活用することで問診の時間が短縮できる。

> 「シグナルメントとヒストリーの聴取」を解説したが，実際の診察台上ではこれらに引き続き「皮膚科身体検査」を行う。そして，診断的皮膚科検査をプランする。

◆ 参考文献 ◆

1) Miller WH, Griffin CE, Campbell KL. Muller & Kirk's small animal dermatology. Elsevier. 2013.
2) Yamagishi C, Momoi Y, Kobayashi T, et al. A retrospective study and gene analysis of canine sterile panniculitis. *J Vet Med Sci* 2007, 69(9), 915-924.
3) Mitsuda C, Oda H, Ito M, et al. Juvenile-onset, severe peripheral edema in miniature Dachshunds. 獣医臨床皮膚科 2010, 16(3), 133-136.
4) 犬種別犬籍登録頭数 2014年(1月～12月). (一社)ジャパンケネルクラブ. http://www.jkc.or.jp/modules/publicdata/index.php?content_id=17.
5) 猫 飼育・給餌実態. 平成27年 全国犬猫飼育実態調査. (一社)ペットフード協会. http://www.petfood.or.jp/data/chart2015/04.html.

（大隅尊史）

Chapter 2-2 皮膚科身体検査

Part1 C2-1「シグナルメントとヒストリーの聴取」に引き続き，本稿では「皮膚科身体検査」について解説する。繰り返すが，診療台の上で行うこれらの工程は，皮膚病の診断や治療ができるようになるための特に重要なポイントである。最終的に行う診断的皮膚科検査の質を高めるためにも，診察台の上で少ない鑑別疾患まで絞ることを目標に勉強していただきたい。

1）身体検査

1-1）一般身体検査

皮膚病の動物を前にすると忘れがちになるが，まずは一般的な身体検査を行い，動物の全身状態を把握する必要がある。基本的な項目（体重，ボディ・コンディション・スコア，体温，心拍数，呼吸数）の確認だけでなく，聴診，触診，視診によって呼吸音，腹腔内臓器の腫大，体表リンパ節の腫大，乳頭や生殖器の状態，関節の可動域などを注意深く観察し，皮膚症状との関連や治療の際に影響がないか評価する（例1：避妊雌で対称性脱毛＋乳頭や外陰部の腫脹→卵巣遺残症候群，例2：成犬で四肢端の脱毛＋体表リンパ節の腫脹→ニキビダニ症および基礎疾患としてリンパ腫の存在を疑う，など）。

1-2）皮膚病変の分布

皮膚病変の分布によって，ある程度鑑別診断リストを絞り込むことができる。まずは病変を「①限局性」「②特定の部位で多発性」「③全身に多発性（汎発性）」の3つに分類することと，左右対称性か非対称性についても評価する（図1）。

病変を呈している体の部位は重要な手掛かりとなり，成書には好発部位や特に症状が強く出る部位について，部位別の鑑別診断リストが掲載されている（表1）[1]。また左右対称性の病変は，通常，内因性の問題（例：アレルギー，内分泌疾患，免疫介在性疾患）と関連していることが多く，非対称性の病変は感染，寄

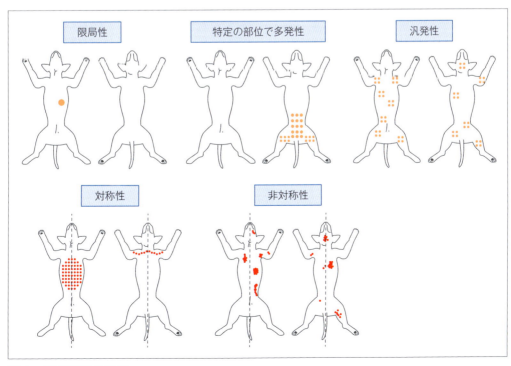

図1　皮膚病変の分布

Chapter 2 皮膚科の診断および治療の総論

表1 部位別鑑別疾患リスト

文献1より引用・改変

部位	一般的な疾患	珍しい疾患
頭	ニキビダニ症 皮膚糸状菌症 顔皺襞間擦疹 猫の食物過敏症 細菌性毛包炎 猫疥癬	皮膚筋炎 猫のレプラ病 好酸球性せつ腫症 ペルシャの特発性顔面皮膚炎 若年性蜂窩織炎 リーシュマニア症 紅斑性天疱瘡 落葉状天疱瘡 スポロトリコーシス 無菌性化膿性肉芽腫症候群 全身性エリテマトーデス 血管炎 亜鉛反応性皮膚症
耳	アトピー 食物過敏症 ニキビダニ症 皮膚糸状菌症 ハエ刺咬性皮膚炎 外耳炎 ミミダニ症 疥癬(犬, 猫) 耳輪脂漏症 皮膚筋炎	パターン脱毛症 水疱性類天疱瘡 犬の類レプラ様肉芽腫症候群 寒冷凝集素病 薬物反応 凍傷 ヨークシャー・テリアの黒皮症 　および脱毛症 落葉状天疱瘡 紅斑性天疱瘡 耳介の増殖性血栓性血管性壊死 猫の日光皮膚炎 無菌性好酸球性耳介毛包炎 ツツガムシ病 血管炎, 血管症
眼瞼	ニキビダニ症 皮膚糸状菌症 細菌性毛包炎 脂漏性眼瞼炎 眼瞼内反 霰粒腫 麦粒腫 睫毛重生 睫毛乱生	エリテマトーデス 皮膚筋炎 ぶどう膜皮膚症候群
鼻鏡	円板状エリテマトーデス 薬物反応 多形紅斑 落葉状天疱瘡 鼻・趾端の角化亢進症 紅斑性天疱瘡	犬ジステンパー 接触皮膚炎 皮膚糸状菌症 ラブラドール・レトリーバーの 　遺伝性鼻不全角化症 遺伝性鼻化膿性肉芽腫, 血管炎 リーシュマニア症 鼻動脈炎 スポロトリコーシス 無菌性化膿性肉芽腫症候群 ぶどう膜皮膚症候群 白斑
口唇	ニキビダニ症 猫の無痛性潰瘍 口唇間擦疹 エリテマトーデス 細菌性鼻口部せつ腫症 ぶどう膜皮膚症候群 犬の口腔乳頭腫症 白斑様病変	カンジタ症 接触皮膚炎 若年性蜂窩織炎 細菌性粘膜皮膚膿皮症
口腔	円板状エリテマトーデス 好酸球性肉芽腫(犬, 猫) 猫の好酸球性局面 化学性びらん 猫のウイルス性びらん 多形紅斑 歯肉肥大症 猫の無痛性潰瘍 周辺性歯肉炎 形質細胞性口内炎 壊疽性口内炎 vegetative glossitis	水疱性類天疱瘡 カンジタ症 尋常性天疱瘡 全身性エリテマトーデス タリウム中毒

部位	一般的な疾患	珍しい疾患
皮膚粘膜 境界部	上皮向性リンパ腫 多形紅斑 粘膜皮膚膿皮症 全身性エリテマトーデス 白斑	水疱性天疱瘡 カンジタ症 尋常性天疱瘡 黒色菌糸症 タリウム中毒 中毒性表皮壊死症 水疱性皮膚エリテマトーデス
下顎	ニキビダニ症 猫の好酸球性肉芽腫 細菌性せつ腫症 若年性蜂窩織炎	皮膚糸状菌症 マラセチア皮膚炎
頚部	いわゆる猫のアトピー 猫のノミ刺咬性過敏症 注射部位反応 猫の食物過敏症 マラセチア皮膚炎 類皮腫洞	接触皮膚炎 線状表皮下腺維症を伴う 　潰瘍性皮膚炎(猫)
下胸部	細菌性毛包炎 胸骨胼胝	接触皮膚炎 ペロデラ皮膚炎
腋窩	黒色表皮腫 アトピー 細菌性毛包炎 食物過敏症 マラセチア皮膚炎	水疱性類天疱瘡 接触皮膚炎 多形紅斑 尋常性天疱瘡 水疱性皮膚エリテマトーデス
背部	アトピー シュナウザー面皰症候群 猫のノミ刺咬性過敏症 細菌性毛包炎 食物過敏症 甲状腺機能低下症 猫の心因性皮膚炎/脱毛症 本態性脂漏症	皮膚石灰沈着症 ツメダニ症 シラミ症
体幹	汎発性ニキビダニ症 細菌性毛包炎 副腎皮質機能亢進症 甲状腺機能低下症 脂腺炎	雌の高エストロゲン症 低ソマトトロピン症 無菌性脂肪織炎 無菌性好酸球性膿疱症 角質下膿疱性皮膚症 ビタミンA反応性皮膚症
腹部	いわゆる猫のアトピー 猫の好酸球性局面 細菌性毛包炎 猫の食物過敏症 副腎皮質機能亢進症 膿痂疹 無菌性脂肪織炎 猫の心因性皮膚炎/脱毛症 線状包皮紅斑 犬の日光皮膚炎 ツツガムシ病	水疱性類天疱瘡 皮膚石灰沈着症 接触皮膚炎 多形紅斑 鉤虫皮膚炎 猫のマイコバクテリア症 ペロデラ皮膚炎 水疱性皮膚エリテマトーデス
尾	ノミ刺咬性過敏症 尾腺過形成 猫の心因性皮膚炎/脱毛症 化膿性外傷性皮膚炎 尾端外傷 猫の全身性脱毛 機械的刺激	寒冷凝集素病 皮膚筋炎 凍傷 血管炎
肛門	肛門嚢疾患 肛門周囲瘻 マラセチア皮膚炎	水疱性類天疱瘡 食物過敏症 壊死性遊走性紅斑 尋常性天疱瘡 肛門周囲腺過形成

(次頁に続く)

(表1つづき)

部位	一般的な疾患	珍しい疾患
四肢	細菌性肢端せつ腫症 肢端舐性皮膚炎 接触皮膚炎 ニキビダニ症 皮膚糸状菌症 肘の胼胝 肘の胼胝性膿皮症 猫の好酸球性肉芽腫 ヒグローマ ジャーマン・シェパード・ドッグの中足骨瘻管 犬の疥癬	褥瘡性潰瘍 猫のレプラ病 リンパ管炎(細菌性,真菌性) リンパ浮腫 ペロデラ皮膚炎
肢端	アトピー ニキビダニ症 皮膚糸状菌症 指肉球角化亢進症 食物過敏症 趾間異物 趾間化膿性肉芽腫 マラセチア皮膚炎 落葉状天疱瘡 猫の形質細胞性肢端皮膚炎 無菌性化膿性肉芽腫症候群 外傷 ツツガムシ病	肢端切断 ジャーマン・シェパード・ドッグの肉球の膠原病 接触皮膚炎 鉤虫性皮膚炎 リーシュマニア症 蚊刺咬性過敏症 菌腫 壊死性遊走性紅斑 ペロデラ皮膚炎 黒色菌糸症 肉球亀裂症 チロシン血症 水疱性皮膚エリテマトーデス 白斑 亜鉛反応性皮膚症
爪	猫の甲状腺機能亢進症 ループス様爪異栄養症 爪周囲炎(細菌性,外傷性,猫白血病) 外傷	動静脈瘻 水疱性類天疱瘡 リーシュマニア症 爪真菌症 落葉状天疱瘡 尋常性天疱瘡 全身性エリテマトーデス 血管炎 白斑

生虫性疾患,腫瘍などによって起こりやすい.筆者もこれらのリストから鑑別疾患を絞っていくのだが,注意しなければいけないのは,これらはあくまでも優先順位をつける作業であり,完全に除外できるわけではなく,ときには非典型症例も存在するということである.

2) 皮膚科検査とその流れ

身体検査の後は皮膚科検査として,より接近した皮膚の観察を行う.成書の定義を参考にすると,皮膚科検査は①皮膚および被毛の詳細な観察(視診,触感,温度),②耳道・鼓膜の評価,③発疹の評価,④皮膚病変の形状の評価を行い,鑑別疾患を絞った上で必要に応じて⑤診断的な皮膚科検査を行うとされている.①～④は診察台の上での検査であり,広義の意味では皮膚科身体検査ともいえる.⑤についてはPart1 C2-3「皮膚疾患の診断学的検査法」を参照していただき,本稿では①～④の流れとポイントを紹介する.

2-1) ①皮膚および被毛の詳細な観察 (視診,触感,温度)

まずはできるだけ近くで皮膚をよく観察し,飼い主が訴えている部位以外に微かなヒントが隠れていないか確認する.腹部,趾間,爪周囲,口腔粘膜,肛門などは見落としがちな部位である.また,動物が立位のまますべての部位をよく観察することは非常に難しいので,飼い主や保定者に協力してもらい,最低1回は動物を横臥位にして観察することがポイントである.筆者も横臥位にして初めて病変をみつけることがしばしばある.被毛に関しては触感,粗さ,乾燥,脂性,抜けやすさ,脱毛部位について,皮膚に関しては触感,弾力,厚さ,温度などを記録する.スライド圧平テストやニコルスキーテストなども必要であればここで行う.

2-2) ②耳道・鼓膜の評価

ついつい忘れがちになるが,耳道と鼓膜を丁寧に観察することも忘れてはいけない.日常的に一般身体検査で耳道を評価している先生も多いと思うが,耳鏡を使って鼓膜までしっかり評価していないことも多いのではなかろうか.皮膚疾患では耳道や鼓膜の状態が診断や治療に大きくかかわることがあるので,耳鏡だけで評価が不十分であれば,必要に応じてビデオオトスコープやCT・MRI検査を用いて評価する必要がある.

2-3) ③発疹の評価

発疹の評価は診断において欠かすことのできない,重要な項目である.実際は,発疹を知らなくても診断できる疾患はあるが,深く理解できていた方が診断につながるヒントに気付くことができる.ただし,各発疹の詳細を覚えることは確かに簡単ではない.筆者も皮膚を学び始めたころは発疹(発疹学)が大きな壁のように感じていたが,一度きっちりと理解してみると案外すっきりするかもしれない.ポイントとしてはまず「原発疹」,「原発もしくは続発疹」,「続発疹」の分類の意味を理解し,各発疹がどれに相当するか確認する(表2).ちなみに,原発疹は原疾患による直接的な反応によって発現するもの,続発疹は原発疹に続いて二次的に発現する変化,原発疹もしくは続発疹は疾患によって原発疹と続発疹のどちらにも相当する場合があ

表2 発疹の分類
文献1より引用・改変

原発疹	原発もしくは続発疹	続発疹
斑	脱毛	表皮小環
丘疹	鱗屑	瘢痕
局面	痂皮	表皮剥離
膿疱	毛包円柱	びらん
水疱	面皰	潰瘍
膨疹	色素異常	亀裂
結節		苔癬化
嚢腫		胼胝

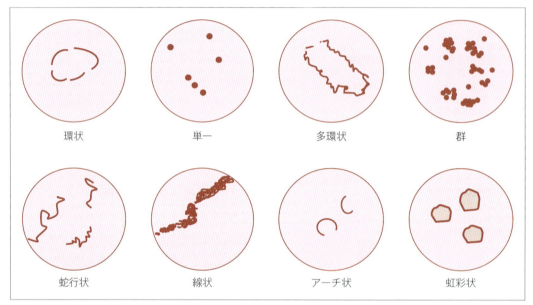

図2 病変の形状
文献1より引用・改変

る発疹のことを指す．次に各発疹の皮膚病理組織像を想像できるようにして，その組織変化がどのような疾患で起こるのかを理解できれば，皮膚に起こっている病態が想像しやすい．成書には各発疹の組織病態とその発疹を認めた際の鑑別疾患リストが掲載されている（**表3〜5**）[1]．

実際にこれら発疹をもとに考えると，鑑別疾患をかなり絞り込むことができる．皮膚科を得意とする獣医師はこの発疹を診る力に長けているといっても過言ではない．ただし発疹ばかりを勉強しても，これまで紹介してきた他の項目をおろそかにしていると何もつかめない．発疹は距離的に皮膚に一番近づいた評価であるため，必ず，問診，一般身体検査，病変分布の評価などを行った後に評価する．「木を見て森を見ず」にならないように注意する．

2-4）④皮膚病変の形状の評価

病変の形状も，ときに診断の助けとなる．単一の病変であれば異物肉芽腫などを疑い，線状病変であればひっかき傷や脈管に関与した病変を疑うように，特徴的な形状から鑑別疾患を絞ることができる（**図2**）．

3）記録票の活用

初診時には①〜④を診察台の上で速やかに行うのだが（おそらく5分程度），これらの身体検査所見をすべて暗記してチェックしていくことは不可能である．したがって，記録票を活用することが有用である．**図3**に筆者の使用している記録票を紹介するが，筆者は診察する施設により使い分けている．本稿を参考に，使いやすい診察記録票をぜひ自分でつくってみるとよいだろう．

表3 原発疹

文献1より引用・改変

発疹と定義	外観・模式図	意義・コメント	鑑別診断
斑〈はん〉 色調の変化した触知できない平坦な病変 直径1cm以上の場合はPatchとも呼ばれる	（紅斑／表皮／真皮／毛細血管）	色素の変化： 　メラニンの増加または減少 毛細血管拡張症：血管拡張 静脈拡張：静脈の拡張 点状出血： 　出血によるわずかな斑 紫斑：皮内出血	紅斑：炎症 色素脱失： 　白斑，円板状エリテマトーデス，ぶどう膜皮膚症候群，粘膜皮膚膿皮症 色素沈着： 　黒子，色素性母斑，炎症 出血： 　外傷，血管炎，血管障害，血液凝固障害
丘疹〈きゅうしん〉 直径1cm以下の限局性隆起性病変	（丘疹<1cm／充実性丘疹／毛細血管／浸潤(増殖)細胞／浸潤細胞）	限局的な細胞浸潤または表皮過形成 漿液性，充実性，角化性，痂皮性または 毛包一致性，非毛包一致性に分類	アレルギー反応 外部寄生虫に対する反応 細菌感染の早期段階 免疫介在性疾患 薬物反応
局面〈きょくめん〉 直径1cm以上の平坦な隆起性病変	（浸潤細胞／毛細血管）	丘疹が集簇癒合して扁平に隆起した病変（疣贅と呼ばれる場合もある）	慢性炎症性疾患
膿疱〈のうほう〉 表皮内，表皮下，毛包に位置する膿を含む皮膚の限局性隆起	（膿）	ほとんどが好中球で満たされるが，好酸球，リンパ球も含まれうる 膿瘍： 　真皮下，皮下における膿の蓄積に起因する区画された変動性病変	膿皮症 外部寄生虫症 膿痂疹 毛包炎 天疱瘡群 角層下膿疱症 無菌性好酸球性膿疱症
水疱〈すいほう〉 直径1cm以上の透明な液体で満たされた，天蓋に皮膜を有する境界明瞭な表皮の隆起性病変 直径1cm以下の場合は小水疱ともいう	（透明な液体）	壊れやすいので犬と猫ではほとんど確認できない	ウイルス性疾患 免疫介在性疾患 刺激性
膨疹〈ぼうしん〉 皮膚の限局性浮腫による境界明瞭な隆起病変 通常数分〜24時間以内に消失する	（浮腫／毛細血管拡張）	アレルギー反応や外傷に関連 通常数分〜数時間で発生および消失する スライド圧平テストで白くみられる 蕁麻疹とも呼ばれる 口唇や眼瞼における広範囲な蕁麻疹は血管浮腫と呼ばれる	蕁麻疹 虫刺症 皮内反応での陽性反応
結節〈けっせつ〉 直径1cm以上の通常皮膚深層まで広がる固形隆起性病変	（>1cm／毛細血管／浸潤細胞）	真皮および皮下組織における大量の炎症細胞もしくは腫瘍細胞の浸潤 フィブリンや結晶物質の蓄積も腫瘤を形成する	腫瘍性 肉芽腫性（細菌性または真菌性） 黄色腫 皮膚石灰沈着症
嚢腫〈のうしゅ〉 上皮に内張りされた液体または固形物を含む腔 病変はなめらかで境界明瞭な波動性/充実性の隆起	（液体や角質）	皮膚の嚢腫は通常，付属器上皮に隣接し（毛包，脂腺，外毛層），角化上皮の破片や，皮脂，外毛層の分泌物で満たされている	通常，毛包または他の付属器疾患に由来

表4　原発もしくは続発疹

文献1より引用・改変

発疹と定義	外観・模式図	意義・コメント	鑑別診断
脱毛〈だつもう〉 部分的もしくは完全に被毛が失われる状態		被毛や毛包の傷害 毛周期異常	原発性： 　内分泌疾患（甲状腺機能低下症，副腎皮質機能亢進症），毛包異形成，休止期脱毛，成長期脱毛 続発性： 　瘙痒，細菌性毛包炎，皮膚糸状菌症，ニキビダニ症
鱗屑〈りんせつ〉 角質層から剥がれた角化細胞が皮膚面に蓄積		普通の落屑は，不可視の薄い鱗屑からなるが，異常な角化または落屑ではより大きい鱗屑を認める 形状（branny, fine, powdery, flaky, platelike, greasy, dry, loose, adhering, nitilike） 色（白，銀，黄色，茶色，灰色）	原発性： 　原発性特発性脂漏症，魚鱗癬，毛包異形成の一部 続発性： 　慢性炎症
痂皮〈かひ〉 乾燥した滲出液，血清，膿汁，細胞，鱗屑，または薬剤などの肌表面への付着・蓄積		被毛の多い部分では，被毛の少ない部分にくらべ，異常な厚さの痂皮を認めることがある	原発性： 　原発性脂漏症，表在性壊死性皮膚炎，亜鉛反応性皮膚症 続発性： 　膿皮症，ハエ刺咬症，瘙痒
毛包円柱〈もうほうえんちゅう〉 毛孔付近の毛幹に付着した角質や毛包内物質			原発性： 　ビタミンA反応性皮膚症，原発性脂漏症，脂腺炎 続発性： 　ニキビダニ症，皮膚糸状菌症
面皰〈めんぽう〉 脱毛し膨張した毛包内に角化細胞や脂腺由来物質が充満		脂漏性疾患，油性薬剤による毛穴の閉鎖，コルチコステロイドの全身性や局部の塗布によって二次的に形成 猫の痤瘡における初期病変で，細菌性毛包炎の要因となる	原発性： 　猫の痤瘡，ビタミンA反応性皮膚症，シュナウザー面皰症候群，内分泌性皮膚疾患，先天性乏毛症，特発性脂漏性疾患 続発性： 　ニキビダニ症，皮膚糸状菌症
色素異常〈しきそいじょう〉 様々な色素によって引き起こされる皮膚の色調変化		黒： 　表皮中に存在するメラニン 青： 　メラノサイトやメラノファージ中のメラニン 灰色： 　色素失調に関連する黒皮症 茶： 　血色素症は主にメラニンによるもので，ヘモデリンによるものではない 赤／紫： 　皮内出血は，初期は赤色となり，経時的に暗い紫となる 黄緑色： 　胆汁色素の蓄積（黄疸）	・色素脱失 原発性：白斑様疾患 続発性：炎症後変化 ・色素沈着 表皮または真皮のメラニンが増加 メラノファージが表層の真皮にみられる場合もある 内分泌疾患による色素増加症は拡散傾向にあり，炎症後色素増加症は格子模様を呈する 被毛の過剰色素は黒毛症と呼ばれる

表5 続発疹

文献1より引用・改変

発疹と定義	外観・模式図	意義・コメント	鑑別診断
表皮小環〈ひょうひしょうかん〉円形に剥離した角質による特殊な鱗屑		局所炎症反応による水疱／膿疱の天蓋や丘疹，角化亢進の遺残物よりなる丘疹や膿疱を伴う場合もあり	膿皮症 免疫介在性疾患 まれに真菌症 虫刺症 アレルギー性疾患
瘢痕〈はんこん〉損傷した真皮や皮下組織が結合組織性肉芽組織によって修復された状態		過去の外傷もしくは皮膚傷害（潰瘍や熱傷）	過去の外傷 過去の皮膚傷害（潰瘍や熱傷）
表皮剥離〈ひょうひはくり〉外傷や掻破，自咬によって形成されるびらんや潰瘍		自己傷害性の病変であり通常は瘙痒が原因となる しばしば線状のパターンをとる 二次感染の原因となりやすい	外部寄生虫症 アレルギー性疾患 刺激 他の瘙痒性疾患
びらん〈びらん〉基底層に到達しない浅い表皮欠損		破裂した表皮病変もしくは自傷	外部寄生虫症 アレルギー性疾患 刺激 他の瘙痒性疾患 免疫介在性疾患 外傷
潰瘍〈かいよう〉基底膜の連続性が消失し，表皮欠損が真皮〜皮下組織に達した状態		より深い病型 硬さ，深さ，滲出液の種類を観察する 侵食，線維化，肥厚，壊死など	猫の無痛性潰瘍 重度の深在性膿皮症 血管炎 免疫介在性疾患 壊死性疾患
亀裂〈きれつ〉疾患や外傷によって生じる表皮深層〜真皮に達する線状の細い裂隙		厚く非弾性の皮膚が炎症や外傷によって突然腫脹した際に発現 特に可動領域の皮膚で好発（耳介辺縁，眼，鼻，口，肛門の粘膜皮膚境界部）	慢性皮膚疾患 犬ジステンパー 亜鉛反応性皮膚症 その他の角化障害
苔癬化〈たいせんか〉皮膚が肥厚し硬結した結果，皮溝や皮丘の形成がはっきり認められるようになった状態		しばしば，慢性的摩擦や炎症に対する反応 角化亢進を伴うことが多い 細菌やマラセチアの増殖を伴うことが多い	マラセチア皮膚炎 腋窩の黒色表皮腫 間擦疹 慢性アレルギー性疾患 その他の角化障害
胼胝〈べんち〉不整に肥厚し，角化亢進，脱毛，苔癬化を伴う局面		骨隆起上領域など，圧力や慢性的低摩擦を伴う部位で発達	肘部，膝部，臀部，胸部の胼胝

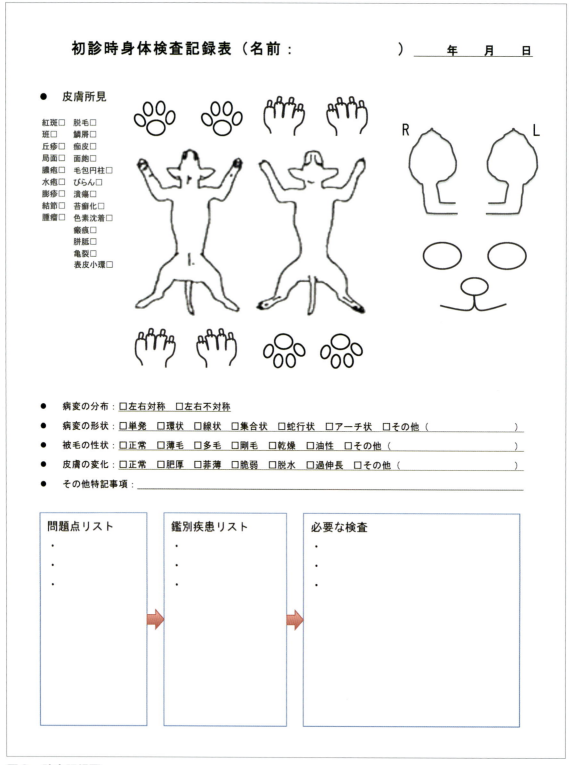

図3　診察記録票

4）診断・治療プランの作成
　　（診断的な皮膚科検査の決定）

　集めた情報をもとに，最終的には他に診断的な検査を勧めるか，試験的治療を行うかを決定する必要がある。他疾患と同様に，基本的にはいわゆる問題志向型診療記録(Problem-Oriented Medical Record：POMR)に基づいた診察を行っていくことが理想的であり，長期的なプランニングや問題点の修正が行いやすい(図4)。まずは問題点を列挙し(重要なものから順に)，続いてそれぞれの問題点に関しての鑑別診断リストを挙げる(疑わしいものから順に)。そして最後に確定診断に必要な検査を列挙し，それぞれどのタイミングで行うのか，飼い主とともにプランニングする。

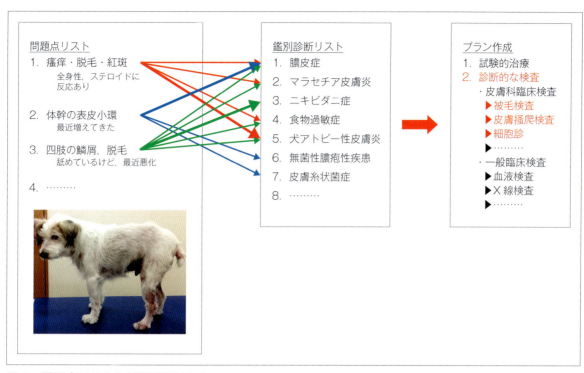

図4 問題点リストと鑑別診断リスト
問題点に対する鑑別診断リストを矢印で指している。太線は特に重要な鑑別疾患。これらの鑑別疾患を整理していくためにさらに検査が必要であれば，そのプランを飼い主に説明する。この症例の場合は問題点が多すぎるので，もちろん診断的皮膚科検査(筆者なら被毛検査，皮膚掻爬検査，細胞診)の対象となる。

　皮膚疾患におけるポイントとして，筆者は問題点を症状や発疹単位で挙げている。例えば，図4のような四肢端と体幹に瘙痒を伴う犬がいるとしよう。まずは問題点を①全身性の瘙痒，②体幹の表皮小環，③四肢端の鱗屑，脱毛のように列挙する。この場合，特に全身性の瘙痒の原因を知りたいのだが，それぞれの問題点に関する上位鑑別としては①犬アトピー性皮膚炎，食物過敏性，膿皮症，マラセチア皮膚炎，②膿皮症，無菌性膿疱性疾患，皮膚糸状菌症，③ニキビダニ症，膿皮症，マラセチア皮膚炎，食物過敏性，犬アトピー性皮膚炎，というように，各症状を呈しうる鑑別疾患を挙げる。最終的に，①・②に関しては二次感染の評価，③に関してはニキビダニおよび二次感染の評価を行えば確定診断までの道が開けることになるので，皮膚細胞診と四肢端の皮膚掻爬検査や被毛検査が必要であると飼い主に伝えることができる。

　Part1 C2-1および本稿で皮膚科診断ステップの「シグナルメントとヒストリーの聴取」と「皮膚科身体検査」を紹介したが，診察台の上で少ない鑑別疾患まで絞る感覚が少しでもつかめただろうか？　診断的皮膚科検査はこれら鑑別疾患を確定していくための検査であり，鑑別診断リストなくして質の高い検査は成し得ない。実際は，すぐに身に付くものではないかもしれないが，日頃の皮膚科診療でこれらのことを意識して診察すると徐々に身に付いていくと思う。

◆ 参考文献 ◆
1) Miller WH, Griffin CE, Campbell KL. Muller & Kirk's small animal dermatology, 7ed. Saunders. 2013.

(大隅尊史)

Chapter 2-3 皮膚疾患の診断学的検査法

　皮膚疾患の診断は，病歴，身体検査により作成した鑑別診断リストをもとに行う。検査の目的は，リストに挙げた皮膚疾患に特異的な所見による確定診断，あるいは除外診断である。皮膚疾患の検査は多種多様であるが，本稿では診察室内で行う臨床徴候を利用した検査，皮膚一般検査，細菌および真菌培養検査，皮膚生検について解説する。

1) 臨床徴候を利用した検査

1-1) 耳介足反射
　耳介の非特異的な痒みの臨床的評価を行う検査で，主に疥癬の診断補助を目的に行われる。

1-1-1) 方法
　耳輪縁を軽く擦り，後肢の動きを観察する。犬の疥癬では，50〜90％の症例で耳介足反射が陽性であったとの報告がある[1]。

1-1-2) 評価
　後肢で体を掻く動作が誘導されれば陽性と判断する。

1-2) 硝子圧法
　紅斑と紫斑を区別する検査。紅斑および紫斑は肉眼的に皮膚の赤い変化を示すが，紅斑の病態は血管拡張であり，紫斑は出血である。色調のみで両者の判断が困難なときに行う。

1-2-1) 方法
　スライドグラスを皮膚の赤い部分に押し当てる。

1-2-2) 評価
　紅斑は血管拡張であるためスライドグラスで圧迫することで退色するが，紫斑は退色しない（図1）。

2) 皮膚一般検査

　皮膚一般検査は診察室内で実施できる簡便な検査であり，検査対象は主に感染症である。皮膚一般検査は検出対象となる寄生体の寄生部位，大きさにより検査方法が異なる。よって，皮膚一般検査は皮膚疾患に対しルーチンに行う検査ではなく，病歴や身体検査などにより関連が予想される寄生体を検討した上で，その寄生体を検出するための検査方法を選択する必要がある（表）。

2-1) 櫛検査
　ノミ取り櫛で採取できる大きさの，毛や皮表に寄生する外部寄生虫を検出する。

2-1-1) 方法
　ステンレス製のノミ取り櫛を用い（図2），毛の向きに沿って毛を梳く。櫛についた毛や寄生体を肉眼的に

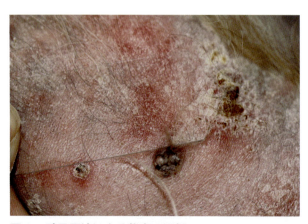

図1　硝子圧法による紫斑の評価
紅斑はスライドグラスによる圧迫で赤色が消退するが，紫斑は変化しない。

表　皮膚一般検査

皮膚一般検査	検出目的
櫛検査	ノミ，シラミ類，ツメダニなど
毛検査	毛構造，トリコグラム，皮膚糸状菌，ニキビダニ
皮膚掻爬検査（浅い掻爬）	ヒゼンダニ，皮膚糸状菌
皮膚掻爬検査（深い掻爬）	ニキビダニ
耳垢検査	ミミダニ，ニキビダニ
細胞診	細菌，マラセチアなどの微生物，細胞の形態学的評価
ウッド灯検査	皮膚糸状菌（*Microsporum canis*）

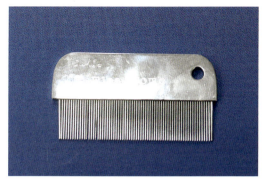

図2 櫛検査に使用するノミ取り櫛
プラスチック製品は静電気が立ち，皮表を傷つけやすいため，ステンレス製が推奨される。

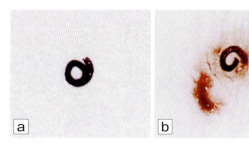

図3 ノミの糞
a：色調は黒色～暗褐色で，肉眼では砂状を呈することが多い。
b：生理食塩水で溶解したノミの糞。主成分が血液であるため，溶けて赤褐色を呈する。

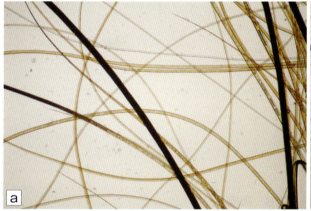
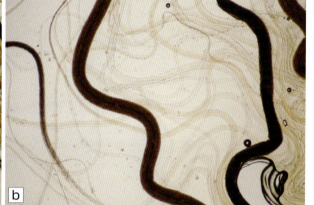

図4 KOHを用いた毛検査（健常な犬の毛）
浸漬直後は毛構造に変化はない(a)。30分後に観察すると，毛が膨化・透明化する(b)。

観察する。顕微鏡下で観察する場合は，スライドグラスの上にミネラルオイルか流動パラフィンを滴下し，採材した毛を載せカバーグラスをかけて検鏡する。

2-1-2) 主な評価対象

- ノミ：ノミ虫体は肉眼的に観察する。寄生数が少ないときは，ノミの糞の検出が有用である。ノミの糞は黒い小さな顆粒ないし線状，ときにドーナツ状の物質であり，肉眼的には砂などと区別がつかないが，ノミの糞の主成分は宿主の血液であるため，濡らした白い紙やアルコール綿に載せると溶けて赤褐色を呈する（図3）。
- ツメダニ："歩くフケ"と称され，櫛で採材したフケを黒い板の上に載せると，細かい鱗屑様にみえるダニが動くとされているが，実際に肉眼で観察することは困難である。顕微鏡下で観察する場合は，採材した鱗屑を検鏡する。
- シラミ，ハジラミ：肉眼的に，毛に付着した白い虫体や毛に生みつけられた虫卵を観察することができる。

2-2) 毛検査

毛の構造の評価，毛および毛漏斗部の寄生体を検出する。

2-2-1) 方法

モスキート鉗子や毛引き鉗子を用い，患部の毛を抜いて採材する。スライドグラスの上にミネラルオイルか流動パラフィンを滴下し，採材した毛を載せてカバーグラスをかけて検鏡する。皮膚糸状菌の観察には，ミネラルオイルの代わりに水酸化カリウム液（KOH）を使用すると，毛が膨化・透明化し，毛幹に感染している糸状菌が観察しやすくなる。KOHを使用する場合は，30分以上静置した後に観察する（図4）。

2-2-2) 主な評価対象

- 毛構造

トリコグラム：毛根部の構造により，毛周期を評価する。成長期毛では毛根部が毛幹より太く（図5a），休止期毛では毛根部が先細りとなる（図5b）。

先端の構造：外的刺激があると，毛の先端が断裂し，

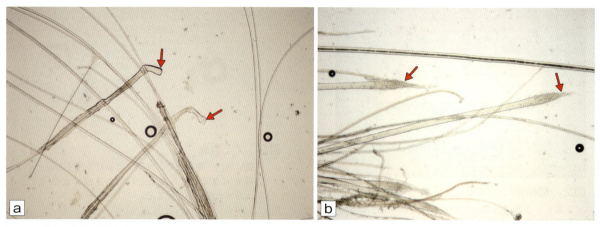

図5　トリコグラム（犬）
成長期毛は毛根部（矢印）が太く（a），休止期毛は細い（b）。

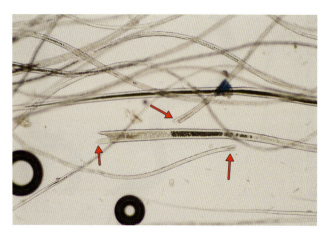

図6　裂毛
健常な毛は先端が先細りしているが，先端が折れていることにより（矢印）外的刺激が加わっていることが示唆される。

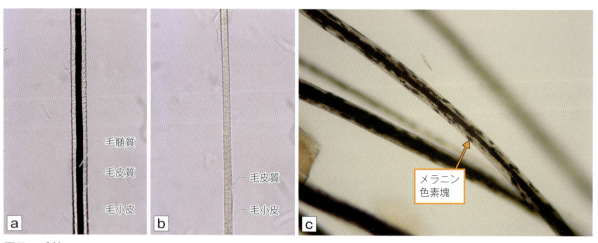

図7　毛幹
a：犬の第1毛。透明な毛皮質と中心部の毛髄質で構成され，表面は鱗状の毛小皮で覆われている。
b：犬の第2毛。毛髄質がない。
c：カラーダイリューション脱毛症の犬にみられたメラニン色素塊。

裂毛を生じる（図6）。

毛幹：健常な毛の表面は鱗状の毛小皮で覆われており，第1毛は毛皮質と毛髄質（図7a）よりなるが，第2毛には毛髄質がない（図7b）。

　有色毛の毛皮質には微細なメラニン色素が均一に分布するが，カラーダイリューション脱毛症（淡色被毛脱毛症），黒色被毛毛包形成異常症では，毛皮質に粗大なメラニン色素塊（メラニンクランプ）が観察され，毛小皮の形成も悪いことがある（図7c）。

・皮膚糸状菌：犬や猫では，皮膚糸状菌は主に毛に寄生する。犬と猫で最も発症頻度の高い*Microsporum canis*感染症では，毛幹に垂直方向に発育した

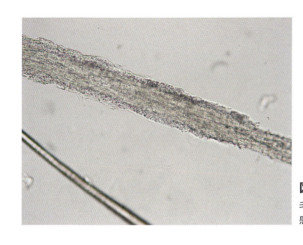

図8 皮膚糸状菌
毛検査（流動パラフィン）で観察した *Microsporum canis* 感染毛（上）と健常な毛（下）。

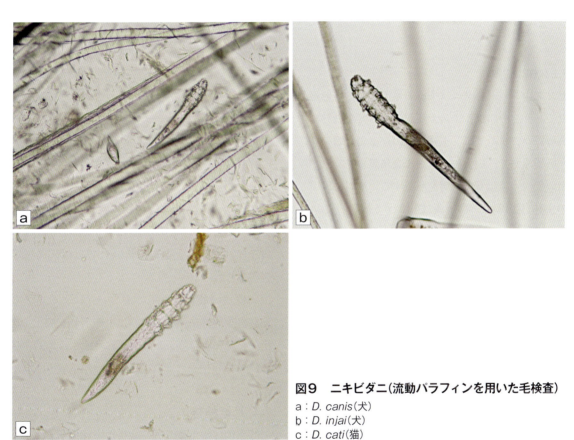

図9 ニキビダニ（流動パラフィンを用いた毛検査）
a：*D. canis*（犬）
b：*D. injai*（犬）
c：*D. cati*（猫）

菌糸と石垣状に充満した胞子が観察される（図8）。毛検査では採取できる毛が少なく，寄生していない毛を採材してしまうことがあり，毛検査が陰性であっても皮膚糸状菌症を否定することはできない。

- ニキビダニ：犬の *Demodex canis*（図9a），*D. injai*（図9b），猫の *D. cati*（図9c）は，主に毛漏斗部に寄生しており，毛検査では毛漏斗部の角質とともに採取できることがある。特に，口囲や眼囲，肢端など皮膚掻爬検査の実施が困難な病変での採材には毛検査が有用である。

2-3）皮膚掻爬検査

毛，角質層あるいは毛漏斗部の寄生体を検出する。

2-3-1）方法

角質層の寄生体を検出する場合は，円刃のメス刃や金属製のブレードを用い，皮表を広く浅く掻爬し，鱗屑を採取する。スライドグラスの上にミネラルオイルか流動パラフィンを滴下し，採材した鱗屑を載せてカバーグラスをかけて検鏡する。

毛漏斗部の寄生体を検出する場合は，鋭匙あるいは円刃のメス刃や金属製のブレードを用い，深く掻爬し採材する。掻爬中に出血がみられたら，真皮浅層に到達していると判断する。

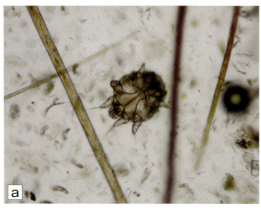
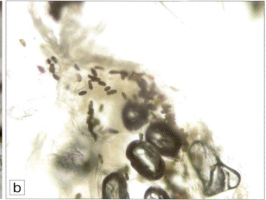

図10　イヌセンコウヒゼンダニ（皮膚掻爬検査）
a：イヌセンコウヒゼンダニの成ダニ。
b：鱗屑中にみられた糞。

2-3-2）主な検出対象

- **ヒゼンダニ**：ヒゼンダニは疥癬の原因となる外部寄生虫であり，そのライフステージのすべてを動物の角質層で過ごす。ヒゼンダニの検出には角質層の採取が必要であり，円刃のメス刃や金属製のブレードを用いて浅く掻爬して鱗屑を収集する。鱗屑にはダニの虫体（**図10a**），卵，糞（**図10b**）があり，厚い鱗屑の中にヒゼンダニが移動しながら形成したトンネル構造が観察されることもある。

　角化型疥癬は若齢の動物や皮膚バリア機能の低下した動物に発症し，顕著な鱗屑形成とともに多数のヒゼンダニが寄生しているため，虫体を容易に検出できる。

　一方で，成犬に発症する通常疥癬は，激しい痒みを生じるが鱗屑はわずかであり，ヒゼンダニの寄生数が少ないため，ダニの検出には広範な病変部からなるべく多くの鱗屑を採取する必要がある。通常疥癬における皮膚掻爬検査でのダニ検出率は，20～50％との報告があり[1]，皮膚掻爬検査が陰性であっても疥癬を否定することはできない。

- **皮膚糸状菌**：皮膚糸状菌が寄生した毛は，健常な毛にくらべて折れやすい。円刃のメス刃や金属製のブレードで病変部付近を広く浅く掻爬すると，折れた感染毛を効率よく採取できるため，毛検査より検出率が高い。

- **ニキビダニ**

深い皮膚掻爬検査：毛漏斗部に寄生する犬の *D. canis*，*D. injai*，猫の *D. cati* は，鋭匙や円刃のメス刃で出血がみられるまで掻爬して検出する。皮膚にミネラルオイルを滴下し，さらに毛孔を絞り出すように皮膚を揉んでから掻爬すると，検出率が高くなるとの報告がある[2]。

浅い皮膚掻爬検査：猫の *D. gatoi* によるニキビダニ症は，下腹部に顕著な痒みによる広範な裂毛を生じる疾患である。*D. gatoi* は皮表に寄生するため，広く浅い皮膚掻爬検査により検出する。

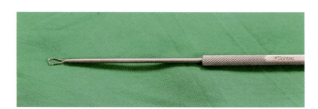

図11　金属ループ
耳道を傷つけずに耳垢を採取できる。

2-4）耳垢検査

耳道内に寄生する外部寄生虫を検出する。

2-4-1）方法

綿棒あるいは金属ループ（**図11**）を用いて耳垢を採材し，ミネラルオイルか流動パラフィンを滴下したスライドグラスの上に載せ，オイル内で耳垢の塊を崩してから，カバーグラスをかけて検鏡する。

2-4-2）主な検出対象

- **ミミダニ**：ミミダニは主に耳道内の皮表に寄生し，黒褐色の耳垢が多量に認められることが多い。ときにミミダニの寄生数が少ない場合があり，耳垢検査が陰性であってもミミダニ症を否定することはできない。

- **ニキビダニ**：まれに耳垢検査で検出されることがある。

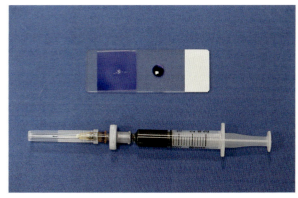

図12 ニューメチレンブルー染色
使用前に結晶を濾過する必要があり，ミリポアフィルターが簡便である。

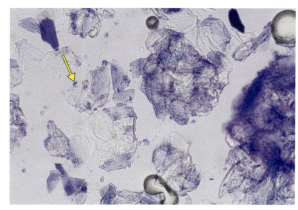

図13 ニューメチレンブルー染色を用いた皮表細胞診
酵母様真菌（マラセチア，矢印）が描出されている。

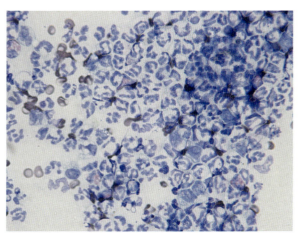

図14 ディフ・クイック染色を用いた膿疱内容物の細胞診
好酸球を混じた好中球主体の細胞浸潤と球菌の貪食像。

2-5）細胞診

細菌や酵母様真菌などの微生物，病変部への浸潤細胞を評価する。採材した標本は染色して観察する。

2-5-1）採材方法

・**皮表細胞診**：皮表や潰瘍，びらんの欠損病変の表面に，直接スライドグラスを押し当て，スライドグラスに付着した材料を採取，あるいは綿棒で病変部を擦り取り綿棒に付着した材料をスライドグラスに塗布する。口角部や指間などスライドグラスを使用しにくい部位では，セロハンテープを病変部に接着して粘着面に付着した材料を観察する方法が簡便である。

・**膿疱や水疱など液状内容物の細胞診**：膿疱の細胞診では，25Gなどの細い注射針で膿疱の天蓋を破り，スライドグラスを押し当てて採材する。

・**針吸引生検（FNA）**：結節，腫瘤などの充実性病変では，5mLの注射器に23Gあるいは25Gの注射針を装着し，病変部を吸引して採材し，内容物をスライドグラスやカバーグラスに塗布する。細胞が脆弱な独立円形細胞腫瘍などでは，注射針のみで穿刺し，注射針の根部を指で塞いで引き抜く。

2-5-2）染色

細菌，酵母様真菌の有無，細胞核の形態のみを観察するのであれば，ニューメチレンブルー染色が簡便である。ニューメチレンブルー液は結晶化するため，染色前に濾過する必要がある（図12）。材料を塗布しスライドグラスにニューメチレンブルー液を滴下し，カバーグラスをかけて観察する（図13）。

細胞内の構造も含め観察し，永久標本を作製する場合は，ライト・ギムザ染色やディフ・クイック染色などの簡易法を用いる（図14）。耳垢や皮脂の多い材料を染色する場合は，アルコール固定をすると塗布した材料が剥離してしまうため，火炎固定を行う。なお，細菌の評価には上記染色による菌の形態の評価に加え，グラム染色が有用である。

2-6）ウッド灯検査

ウッド灯とは，紫外線の波長をコバルトやニッケルのフィルターで調整したもので[1]，360 nm，365 nmの製品が汎用されている。

2-6-1）方法

暗室の中でウッド灯を病変部に照射する。波長を安定させるためには，スイッチを入れてからランプの温度が安定するまで5分ほど待つ（図15a）。

2-6-2）主な検出対象

・**皮膚糸状菌**：*M. canis*に感染した毛が黄緑色の蛍光を発する。他に，鱗屑，痂皮，ホコリなども蛍光を発するため，発色している部位に注意が必要である

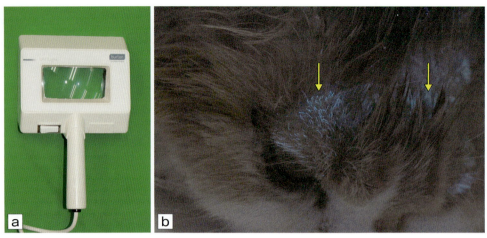

図15 ウッド灯検査
a：ウッド灯。中央にレンズが装着されており，病変部を拡大して観察することができる。
b：猫の M. canis 感染症のウッド灯による感染毛の検出。毛が蛍光色を呈していることに注目（矢印）。

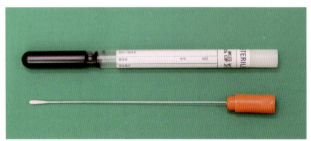

図16 細菌培養検査に用いるシードスワブ

（図15 b）。確定診断のためには，ウッド灯検査で蛍光を発する毛を採取して，毛検査や真菌培養検査で M. canis を確認する必要がある。

3）培養検査

3-1）細菌培養検査

病変に関与する細菌の同定およびその薬剤感受性を評価する。犬の膿皮症や皮表から侵入した細菌感染症の起因菌は主にブドウ球菌であり，細胞診でブドウ球菌の関与が予想される場合は，必ずしも細菌培養検査を実施せずエンピリック療法（経験的療法）が選択されることが多い。しかし，近年世界的に多剤耐性ブドウ球菌の出現が問題となり，細菌培養検査および薬剤感受性検査の必要性が高まっている。

3-1-1）方法

皮表の常在細菌の混入を避けるため，なるべく皮表が破壊されていない膿疱や膿瘍の内容物を採材する。採材には滅菌綿棒と培地チューブがセットになったシードスワブなどを用い（図16），検査機関に送付する。なお医療系の検査機関では，犬の膿皮症の主な起因菌である Staphylococcus pseudintermedius は人に病原性がないことから，検出対象とならないため，検出目的菌を明記する必要がある。

3-2）真菌培養検査

マラセチアやカンジダなど酵母様真菌，皮膚糸状菌を同定する。皮膚糸状菌検出培地（DTM 培地）は，サブローブドウ糖寒天培地に抗菌薬とフェノールレッドを添加した培地である。フェノールレッドは，皮膚糸状菌が培地内の蛋白質を優先的に分解しアルカリ性代謝物を産生することにより赤く変色する（図17）。しかし，他の真菌も 10〜14 日以降になると蛋白質を分解することがあり，細菌も蛋白質を分解するため[1]，培地の色の変化のみで判定すると誤診することがある。

3-2-1）方法

皮膚糸状菌は，毛検査あるいは浅い皮膚掻爬検査の手技で病変部の毛を採取し，培地に接種する。キャリアーの保菌状態を確認するには，未使用の歯ブラシを用い，全身をブラッシングするようにして採材するマッケンジーブラシ法が有用である。皮膚糸状菌の培養は 27℃ 前後で 10〜14 日間培養する。同定は，培地

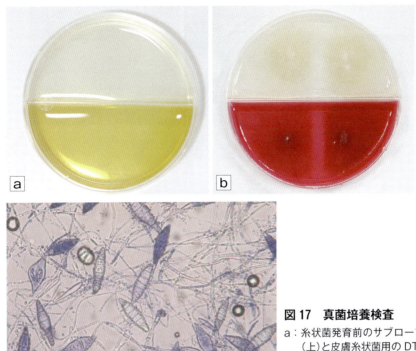

図 17 真菌培養検査
a：糸状菌発育前のサブローブドウ糖寒天培地（上）と皮膚糸状菌用の DTM 培地（下）。
b：培地で発育した M. canis。DTM 培地（下）が赤く変色している。
c：M. canis の大分生子（ニューメチレンブルー染色）。

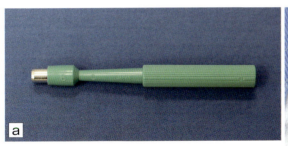
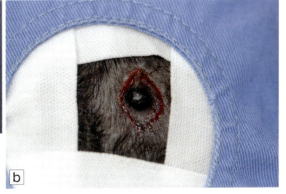

図 18 皮膚生検に用いる器具
a：6mm 生検パンチ。
b：スピンドル法による皮膚生検。病変部を中心にメス刃でくさび形に切皮する。

の色調変化に加え，コロニーの色調と形態，大分生子と菌糸の形状により行う（図 17c）。大分生子や菌糸の観察にはラクトフェノールコットンブルー染色を用いるが，ニューメチレンブルー染色でも観察可能である。

4）皮膚生検

皮膚の病理組織学的構造を評価する検査である。病理組織学的検査で診断に有用な病変は原発疹であるが，様々な病変がみられる場合は，健常部，続発疹も含め，複数の病変を採材した方がよい。

病理組織学的検査が診断に有用な代表的な疾患には，角化症，付属器疾患，ニキビダニ症を含む深在性感染症，免疫介在性疾患や腫瘍などがある。一方で多くのアレルギー性皮膚炎，内分泌疾患は，組織学的変化が非特異的である。

皮膚の採材は，通常 6mm の生検パンチを用いる（図 18a）。6mm で採材が困難な鼻鏡，耳介，肉球などでは 4mm や 3mm の生検パンチを用いることがあるが，病変の首座が表皮や毛包にある疾患では，組織片が小さいと診断が難しくなる。大きな病変を採材する場合はスピンドル法（図 18b）で採材する。採取部位や動物の性格により全身麻酔が必要な場合があるが，通常は局所麻酔で実施可能である。

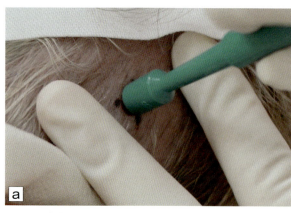
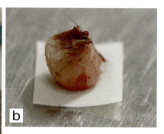

図19　皮膚生検方法
a：6mm生検パンチは皮膚に垂直に当て，一方向に回転させて切皮する。
b：採材した組織片は固定時の変形を避けるため，真皮を下にして濾紙などに固着させた後，10%中性緩衝ホルマリン溶液に浸漬する。

4-1）方法

①採材部に印を付ける。

②採取する病変が有毛部であれば，病変の皮表を傷つけないよう毛刈り鋏で採材部の毛を切る。

③全身麻酔をしない場合は，採材部直下にリドカイン（キシロカイン®注射液）などの局所麻酔薬を注入する。

④生検パンチを皮膚に垂直に当て，一方向に回転させ，皮下脂肪織まで切皮する（**図19a**）。

⑤皮下脂肪織を鋏で切り，採取した組織片を遊離させる。組織片を取り扱う際には，病変部を変形させないように，無鉤鑷子で潰さないように軽く挟む。

⑥真皮を下にして，濾紙の上に数分間静置する（**図19b**）。

⑦組織片ごとに別の容器を用意し，組織片の体積の20倍以上の10%中性緩衝ホルマリン溶液を用いて固定し，送付する。ホルマリン固定した組織は必ず常温で保存する。

　皮膚一般検査は検出する寄生体や目的によって方法が異なるため，やみくもに検査を実施しても診断に有効な結果を得ることは難しい。検査による診断の精度と効率を高め，飼い主や動物の負担を最小限にするためには，検査をルーチンワークとして行うのではなく，鑑別診断リストに基づき検査目的を明確にした上で実施することが重要である。

◆参考文献◆

1) Miller WH, Griffin CE, Campbell KL. Anagen and telogen efflvium. *In*: Muller & Kirk's small animal dermatology, 7th ed. Scott DW, Miller WH, Griffin CE, eds. WB Saunders. 2013.

2) Beco L, Fontaine J, Bergvall K, et al. Comparison of skin scrapes and hair plucks for detecting Demodex mites in canine demodicosis, a multicenter, prospective study. *Proc ESVD-ECVD* 2007, 110.

（柴田久美子）

Chapter 2-4 IgE 検査とリンパ球反応検査

　犬および猫のアレルギー疾患に対しては，様々な検査法がある。本稿では，日本の伴侶動物医療において測定可能な in vitro アレルギー検査法として，アレルゲン特異的 IgE 検査およびリンパ球反応検査を取り上げ，それらの測定原理，方法，結果の解釈などについて解説する。

1）アレルゲン特異的 IgE 検査（犬・猫）

1-1）検査の目的
　アレルギー疾患が疑われる犬，猫，および犬アトピー性皮膚炎と診断した犬において，環境アレルゲンおよび食物アレルゲンに対する IgE を介した感作の有無を検出するために測定する。

1-2）測定の原理：ELISA 法（図1）
・検査項目となるアレルゲンをプラスチックプレートに固相化する。
・症例の血清を添加し培養する。血清中に存在するアレルゲン特異的抗体（IgE だけではなく IgG などすべてのクラスの抗体）がアレルゲンに結合する。
・酵素や蛍光色素などで標識した抗イヌまたは抗ネコ IgE 抗体，または高親和性 IgE 受容体 α 鎖（マスト［肥満］細胞や好塩基球に発現する IgE に対する受容体の一部）の組換え蛋白質を添加し，アレルゲンと結合した IgE だけを特異的に検出する。
※アレルゲンに結合した IgE だけを感度および特異度が高く検出できるかによって，検査の精度が決まる。

1-3）方法
・症例から血液を採取し，血清または血漿（各検査会社により異なる）を分離する。
・血清または血漿を検査会社に送付する（室温保存か冷蔵保存かは各検査会社により異なる）。

1-4）結果の解釈と注意点
・陽性反応が検出されたアレルゲンに対して，IgE を介した感作が成立することが推測される。
・犬アトピー性皮膚炎の症例においては，アレルゲン特異的免疫療法に用いるアレルゲンや，生活環境から回避すべきアレルゲンを選別することができる。
・アレルゲン特異的 IgE 検査で陽性反応が認められても，アレルゲンに対する I 型アレルギーが実際に起こっているかどうかを判定することはできない。特に，食物アレルギーについては，除去食試験および食物負荷試験を行って診断する。

1-5）検査前に必要な薬剤の休薬期間
　犬においては，抗ヒスタミン薬，短時間作用型グルココルチコイド（プレドニゾロンなど），グルココルチコイドの外用薬・点耳薬，およびシクロスポリンの投薬は検査結果に影響しない。長時間作用型グルココルチコイド（メチルプレドニゾロンなど）を使用している場合は，最大で28日間の休薬が必要である（表1）。オクラシチニブや他の免疫抑制剤については，検査に及ぼす影響は明らかになっていないため，検査前に必要な休薬期間は不明である。

　猫においては，検査前に必要な休薬期間は不明である。

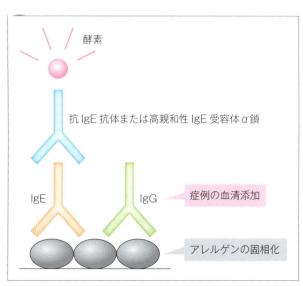

図1　アレルゲン特異的 IgE 検査の原理

表1　アレルゲン特異的IgE検査前の各種薬剤の最適および最低限必要な休薬期間（犬）
文献1より引用・改変

薬剤の種類	薬剤の例	最適な休薬期間（日）	最低限必要な休薬期間（日）
抗ヒスタミン薬（経口薬）	検証されていない	不明	0
グルココルチコイド（経口薬，短時間作用型）	プレドニゾン，プレドニゾロン	0	0
グルココルチコイド（注射薬，長時間作用型）	メチルプレドニゾロン	<28	不明
グルココルチコイド（外用薬または点耳薬）	検証されていない	不明	0
シクロスポリン（経口薬）	シクロスポリン	0	0

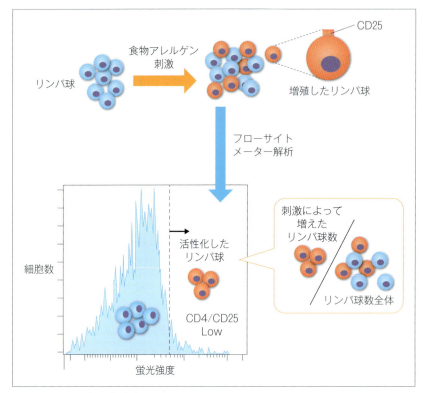

図2　リンパ球反応検査の原理
文献2より引用・改変

2）リンパ球反応検査（犬のみ）

2-1）検査の目的

食物アレルギーが疑われる犬において，食物アレルゲンに対するリンパ球（ヘルパーT細胞）の活性化の有無を検出する。

2-2）測定の原理（図2）

・症例犬の血液から分離した単核球（リンパ球や単球）に食物アレルゲンを添加し培養する。
・単球などの抗原提示細胞から抗原提示を受けた食物アレルゲン特異的リンパ球が活性化する。
・活性化したリンパ球を，CD25（IL-2受容体）を活性化マーカーとしてフローサイトメトリー法により検出する。

2-3）方法

・主要食物アレルゲンパネルおよび除去食アレルゲンパネル（表2）に対し，症例犬からEDTA加全血を2mLずつ採血する。
・検査会社に冷蔵で送付する。

2-4）結果の解釈（図3）

●主要食物アレルゲンパネル（食物アレルギーの原因

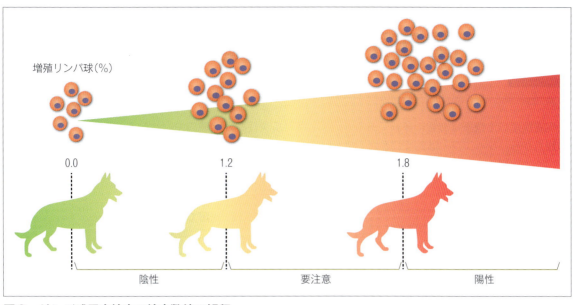

図3　リンパ球反応検査の検査数値の解釈
・陰性：食物抗原に対しリンパ球が反応していない。
・要注意：健常犬でも，まれに検出されることがある範囲。
・陽性：食物抗原に対しリンパ球が反応しているため，陽性となった食物の回避が推奨される。
文献2より引用・改変

表2　リンパ球反応検査における主要食物アレルゲンパネルと除去食アレルゲンパネル

文献3より引用・改変

主要食物 アレルゲンパネル	除去食 アレルゲンパネル
牛肉	羊肉
豚肉	馬肉
鶏肉	七面鳥
卵白	アヒル
卵黄	サケ
牛乳	タラ
小麦	エンドウ豆
大豆	ジャガイモ
トウモロコシ	米

としてよく報告されている食物)に対する陽性反応：
陽性となった食物アレルゲンに対するⅣ型アレルギー反応が起こっている可能性が考えられる。
●除去食アレルゲンパネル(低アレルギー療法食によく用いられている食物)に対する陽性反応：
陽性となった食物アレルゲンを含有しない低アレルギー療法食またはホームメイド食を用いて除去食試験を実施することが推奨される。

2-5)注意事項

グルココルチコイド，シクロスポリン，アザチオプリンなどの抗炎症薬・免疫抑制剤は，検査結果に影響を及ぼす可能性があるので休薬が必要である。必要な休薬期間については不明であるが，検査会社からは最低2週間の休薬が推奨されている。

> アレルギー検査だけで確定診断できるアレルギー疾患はない。必ず検査の目的，原理，適応疾患および検査の限界を理解して，犬および猫におけるアレルギー疾患の診断や治療に活用していくことが重要である。

◆ 参考文献 ◆
1) 増田健一　監修．犬と猫のアレルギー診療　セオリーは臨床で活かせる！．緑書房．2017．
2) 動物アレルギー検査株式会社．AACLニュース．
3) 動物アレルギー検査株式会社．アレルギー検査，リンパ球反応検査．http://www.aacl.co.jp/inspection/lymphocyte.html
4) Olivry T, Saridomichelakis M. International Committee on Atopic Diseases of Animals (ICADA). Evidence-based guidelines for anti-allergic drug withdrawal times before allergen-specific intradermal and IgE serological tests in dogs. *Vet Dermatol* 2013, 24 (2), 225-e49.

（大森啓太郎）

Chapter 2-5 皮膚疾患の治療薬

皮膚疾患の治療薬は非常に多彩であるが，抗菌薬と抗炎症薬が治療の中心となる。さらに，スキンケアの観点から，シャンプーは外すことができない治療の1つである。

1）抗菌薬[1]

1-1）抗菌薬と抗生物質

抗菌薬とは，細菌の増殖を抑制したり殺菌したりする機能を有する化学療法剤のことである。すなわち抗菌薬には，微生物が産生する抗生物質，人工的に合成された合成抗菌性物質，また一部は微生物に，一部は人工的に合成された半合成抗菌性物質が含まれる。

抗生物質とは，微生物が産生する化学物質のことであり，他の微生物の増殖を抑制する物質の総称である。すなわち抗生物質には，微生物の産生物に由来する抗菌薬，抗ウイルス薬，および抗がん剤などが含まれる。

1-2）ペニシリン系抗菌薬

βラクタム環を共有するβラクタム系抗菌薬の1種であり，ペニシリン結合蛋白質に作用する細胞壁合成阻害薬である。獣医皮膚科領域においては，これまでの臨床研究からペニシリンやアンピシリンは効果に乏しく，βラクタマーゼ阻害薬配合ペニシリン抗菌薬であるアモキシシリン・クラブラン酸が広く使用されている。

1-3）セファム系抗菌薬

ペニシリン系抗菌薬同様，セファム系抗菌薬はβラクタム系抗菌薬の1種であり，ペニシリン結合蛋白質に作用する細胞壁合成阻害薬である。セファム系抗菌薬は，開発時期にあわせてグループ分けされている。一般的に，第一世代から第三世代へと世代が新しくなるにつれ，グラム陰性菌に対するカバーが改善されていく。しかし，グラム陽性菌のカバーに関しては世代が新しくなるにつれ低下していく。第四世代は第一世代と第三世代の長所を合わせもつ特徴がある。

すなわち獣医皮膚科領域では，主な対象がグラム陽性ブドウ球菌である *Staphylococcus pseudintermedius* であることから，第一世代セファム系抗菌薬であるセファレキシンが汎用されている。長時間持続型注射製剤であるセフォベシンナトリウムは第三世代セファム系抗菌薬であるが，第一世代と似たような抗菌作用をもつことから，*S. pseudintermedius* の治療薬として汎用されている。

1-4）ホスホマイシン系抗菌薬

ホスホマイシン系抗菌薬には，ホスホマイシンが含まれる。ホスホマイシンは細胞壁合成阻害薬であり，細胞壁前駆物質合成にはたらくUDP-GlcNAc-ホスホエノールピルビン酸転移酵素に対して，不可逆的に結合することで酵素を不活化させる。ホスホマイシンは，能動輸送系で効率的に菌体内に取り込まれる。メチシリン耐性 *S. pseudintermedius* に対して使用する機会が多いが，耐性獲得が容易なことから，細菌培養検査および薬剤感受性試験に基づいて使用する。猫に対しては腎毒性を認めることがあるので，投与禁忌である。

1-5）テトラサイクリン系抗菌薬

テトラサイクリン系抗菌薬は，粗面小胞体に付着したリボゾームに作用する蛋白質合成阻害薬である。グラム陽性菌，グラム陰性菌，嫌気性菌，クラミジア，マイコプラズマ，リケッチア，レジオネラ，マラリアなどの原虫や，また炭疽菌の治療や予防にも効果がある広域な抗菌薬である。

テトラサイクリン系抗菌薬にはテトラサイクリン，ドキシサイクリン，ミノサイクリンがあり，臨床の現場で使用されるのはドキシサイクリンとミノサイクリンである。脂質への溶解の程度は，ドキシサイクリンはテトラサイクリンの5倍，またミノサイクリンはドキシサイクリンの5倍といわれており，ミノサイクリ

ンは組織への移行性がよいことが知られている。

1-6) クロラムフェニコール

クロラムフェニコールは,粗面小胞体に付着したリボゾームに作用する蛋白質合成阻害薬である。グラム陽性菌,グラム陰性菌,嫌気性菌,クラミジア,マイコプラズマ,リケッチアなどにも効果がある広域な抗菌薬である。人では,クロラムフェニコールは2種類の骨髄抑制機能があることが報告されている。1つは用量依存性の骨髄抑制であり,貧血および白血球や血小板の減少がみられるものの,投与中止後,骨髄抑制は消退する。もう1つは,少量投与でも発症する非再生性貧血がある。近年,クロラムフェニコールに関する副作用の報告では,骨髄抑制はみられなかったが,消化器症状と後躯の震えがみられたとされている[2]。

獣医皮膚科領域では近年,メチシリン耐性 *S. pseudintermedius* の問題から使用される機会があり,犬では50 mg/kg 1日3回投与が推奨されている。

1-7) フルオロキノロン系抗菌薬

フルオロキノロン系抗菌薬は,グラム陽性菌に対してDNAの合成酵素であるトポイソメラーゼⅣに作用するDNA合成酵素阻害薬である。ちなみにグラム陰性菌に対しては,トポイソメラーゼⅡ(DNAジャイレース)に作用する。

フルオロキノロン系抗菌薬は生物学的利用率が高く,一般的に経口投与で注射投与とほぼ同等の効果が期待できる。また,組織移行性が非常に高い抗菌薬である。しかし,子犬には軟骨形成障害の可能性があるため使用しない。

2) 抗炎症薬

2-1) グルココルチコイド(表)

グルココルチコイドは犬や猫の抗炎症薬として使用されているが,血管収縮作用,膜透過性抑制作用,炎症性ケミカルメディエーターの遊離抑制作用,ホスホリパーゼA抑制によるアラキドン酸低下作用,免疫抑制作用,細胞分裂抑制作用など多角的な効果により炎症を抑制する。

2-1-1) 犬での使い方・注意点

犬で使用される主な薬剤はプレドニゾロンであり,痒みに対する導入量としては0.5〜1 mg/kg,維持療

表 グルココルチコイドの力価および持続時間

薬剤	力価(mg)	持続時間
プレドニゾロン	5	12〜36時間
メチルプレドニゾロン	4	12〜36時間
トリアムシノロン	4	24〜48時間
デキサメサゾン	0.5	48時間以上
ベタメサゾン	0.4	48時間以上

法としては0.25〜0.5 mg/kgで使用する。投与方法として1日1回から導入し,1〜2週間後に隔日投与へ減量する。自己免疫疾患や免疫介在性疾患に対して使用する場合,免疫抑制量として2〜4 mg/kg 1日1回から開始する。維持療法は痒みに対する投与量または投与方法と同様であり,0.25〜0.5 mg/kg隔日投与まで減量する。

犬におけるグルココルチコイドの副作用として,多飲多尿,多食,皮膚または筋肉の萎縮,薄毛または脱毛,細菌性膀胱炎,および肝機能障害などがみられることがある。症例の中には,プレドニゾロンを長期的に連日投与した場合,硬固な丘疹や紅斑を生じる石灰沈着症がみられることもある。グルココルチコイドを長期的に使用する場合には,定期的な身体検査,尿検査,血液検査などが推奨される。

2-1-2) 猫での使い方・注意点

猫でグルココルチコイドを使用する場合には,犬よりも高用量で投与する必要があり,プレドニゾロンでは2 mg/kg 1日1回,症状や症例によってはさらに増量することもある(上限4 mg/kg)。維持量は0.5〜1 mg/kgまで減量する。投与方法として,通常は1日1回で導入および維持することが多く,隔日投与に減量できた場合は,長期にわたる投薬が可能である。長時間作用型のグルココルチコイドであるメチルプレドニゾロンを使用することもあり,効果は3週間〜3カ月程度持続するが,頻回接種により副作用がみられることがあるので,注意が必要である。

猫におけるグルココルチコイドの副作用は犬と同様であるが,それ以外に皮膚脆弱症候群や糖尿病がみられることがある。また,心筋症を発症することがあるので注意が必要である。

2-2) シクロスポリン

シクロスポリンは,Tリンパ球内で細胞質蛋白質の1つであるシクロフィリンと複合体を形成して,カルシニューリンを阻害することによりサイトカイン産

生と遊離を抑制する。さらにシクロスポリンは，Tリンパ球からのサイトカイン産生と遊離の抑制だけではなく，B細胞からの抗体産生抑制作用，肥満細胞の脱顆粒抑制作用やサイトカイン産生抑制作用，ケラチノサイト増殖抑制作用やケラチノサイトからのサイトカイン産生抑制作用，および痒み感覚に作用するC線維の伸張抑制作用なども有している。

動物用医薬品であるシクロスポリン製剤は，犬アトピー性皮膚炎や猫の慢性アレルギー性皮膚炎の治療薬として認可されている有効な薬剤である。犬アトピー性皮膚炎に対する治療効果では，シクロスポリン5 mg/kg 1日1回投与でメチルプレドニゾロンと同等の効果が報告されており，4週間後には約半数の症例が隔日投与へ減量可能，また12週間後には約1/4の症例が週2回以下の投与へ減量可能とされている[3]。猫の慢性アレルギー性皮膚炎では，痒みの消退ととともに，4週間後には約3/4の症例が隔日投与へ減量可能と報告されている。

犬アトピー性皮膚炎に対してきわめて有効な薬剤であり，グルココルチコイド（メチルプレドニゾロン）やオクラシチニブと同等の効果を示す。グルココルチコイドとは異なり，長期投与による重大な有害事象が少ないことから，慢性例に対する治療法として推奨されている。

シクロスポリンの免疫調節作用や免疫抑制作用を期待し，犬アトピー性皮膚炎以外の非感染性炎症性疾患や自己免疫疾患に対しても使用される。非感染性炎症性疾患や自己免疫疾患では，他の免疫抑制剤（プレドニゾロン，アザチオプリンなど）との併用が一般的であるが，これら疾患では高用量の免疫抑制剤を使用しなければならないこともあり，有効性だけではなく，副作用の軽減を目的としてシクロスポリンを使用する。

2-2-1）有害事象

有害事象としては消化器症状があり，投薬1〜2週間で数回程度の嘔吐や下痢がみられる。多くの場合，消化器症状は一過性であり，嘔吐や下痢がみられたとしてもシクロスポリン投与の継続数週間後には嘔吐や下痢は消退する。また，1％未満とされているものの，比較的よく遭遇する有害事象として多毛がある。どの部位が多毛となるかは，個々の症例により異なる。ほぼ全身が多毛となる症例，局所として頭部，腹部，肢端が多毛となる症例などがいる。

その他の有害事象として，皮膚乳頭腫症，歯肉増生，神経毒性，リンパ節腫脹，蕁麻疹，瘙痒，潮紅などがみられる。皮膚乳頭腫症や歯肉増生は可逆的なことから，症状がみられた場合には休薬することによって急速に消退する。

2-3）オクラシチニブ（犬）

オクラシチニブは，サイトカインのヤヌスキナーゼ（JAK）を介した細胞内シグナル伝達を阻害する薬剤である。特に，痒みを惹起するサイトカインであるインターロイキン（IL）-31のシグナル伝達を阻害する。

オクラシチニブの投与量および投与方法は，0.4〜0.6 mg/kg 1日2回14日間投与後，1日1回で投与する。オクラシチニブは速効性のある薬剤であり，少なくとも投与後4時間以内に効果が発現される。犬アトピー性皮膚炎の抗炎症薬として使用されているプレドニゾロンやシクロスポリンと同等の効果がみられる。

オクラシチニブの有害事象として，下痢，嘔吐，食欲不振，真皮や表皮の腫瘤，倦怠感などが報告されている。また長期的な有害事象として，膀胱炎または細菌性膀胱炎が認められることがあるかもしれない。

3）外用薬[4]

外用薬として抗菌薬や抗炎症薬が使用されることもあるが，一般的にシャンプー製剤として様々な成分を汎用している。特に感染症や皮膚炎などでは効果的な成分を使用することによって，治療効果が期待できる。

3-1）クロルヘキシジン

低濃度では，細胞壁を透過し，細胞膜透過性を障害し，静菌的に作用する。高濃度では，細胞内に侵入し，ATPや核酸を凝固し沈殿を生成する。また残留効果があり，洗浄後も比較的長時間，殺菌効果が持続する。犬の膿皮症で汎用され，海外では3〜4％クロルヘキシジングルコン酸塩を使用し，日本では2％クロルヘキシジン酢酸塩，または2％クロルヘキシジングルコン酸塩を用いて洗浄する。

3-2）過酸化ベンゾイル

殺菌効果がある成分であり，犬の膿皮症に使用されている。また毛包洗浄作用や脱脂作用を有し，ニキビダニ症にも汎用されている。頻回洗浄により脱脂が重度にみられることがあり，ときに刺激性も認めること

がある。長時間触れることによって，漂白作用がみられることがあるので注意が必要である。

3-3) 乳酸エチル

皮表で乳酸とアルコールに分解され，主に乳酸が皮膚pHを下げることによって膿皮症に対して静菌作用を有する。乳酸エチルに対する副作用はほとんどみられないが，あくまでも静菌的に作用することから，若齢の症例，またクロルヘキシジンや過酸化ベンゾイルが使用できない場合に用いられることが多い。

3-4) 硫黄（サルファ）サリチル酸

硫黄やサリチル酸は角質溶解または角質形成作用があり，いわゆるフケの管理に使用される。フケが主体の疾患として，犬のニキビダニ症や角化異常などに汎用される。これらはフケの膨化や除去，皮膚ターンオーバーを元に戻す効果がみられる。これら成分での副作用はほとんどみられないが，ときに刺激性を生じることがあるかもしれない。

3-5) セラミドまたは合成セラミド

角質層の細胞間脂質であるセラミド，またはそれと同等な合成セラミドが含有されたシャンプー製剤がある。保湿効果を期待して，犬アトピー性皮膚炎に汎用されることが多い。コロイドオートミールやオーツなどもこれら成分と同様に，保湿効果を期待して使用される。

> 近年，耐性菌を含めて治療が難しい症例に遭遇する機会もあるが，まずは基本を理解しておくことは重要である。

◆ 参考文献 ◆

1) 矢野晴美．絶対分わかる抗菌薬はじめの一歩　一目でわかる重要ポイントと演習問題で使い方の基本をマスター．羊土社．2010.
2) Short J, Zabel S, Cook C, et al. Adverse events associated with chloramphenicol use in dogs: a retrospective study (2007-2013). *Vet Rec* 2014, 175(21), 537.
3) Steffan J, Alexander D, Brovedani F, et al. Comparison of cyclosporine A with methylprednisolone for treatment of canine atopic dermatitis: a parallel, blinded, randomized controlled trial. *Vet Dermatol* 2003, 14(1), 11-22.
4) Mendelsohn C, Rosenkrantz W. Dermatologic therapy. *In*: Muller and Kirk's small animal dermatology, 7th ed. Miller WH, Griffin CE, Campbell KL. Saunders. pp108-183, 2013.

（村山信雄）

Chapter 3

感染症

1　細菌性疾患：犬の膿皮症
2　犬のマラセチア
3　真菌性疾患
4　犬の外部寄生虫疾患

Chapter 3-1 細菌性疾患：犬の膿皮症

本稿では，臨床の現場で遭遇しやすい皮膚疾患である犬の膿皮症について解説する．犬の膿皮症を正確に診断するためには，膿皮症に特徴的な発疹を把握することが基本となるが，膿皮症に類似した症状を示す他の疾患を鑑別することも重要である．また，犬の膿皮症を良好に管理するためには，細菌培養検査，薬剤感受性検査を活用すること，国際治療ガイドラインを把握することが重要となる．

1）概要，病態理解

膿皮症とは，皮膚の細菌感染症を指す用語となる．犬において膿皮症を引き起こす主な原因菌はブドウ球菌（特に Staphylococcus pseudintermedius）であるが，ときに緑膿菌や大腸菌なども原因となる[1]．

1-1) Staphylococcus pseudintermedius

S. pseudintermedius は犬の皮膚や粘膜に常在するコアグラーゼ陽性ブドウ球菌で，膿皮症に罹患した犬の病変部より最も高率に分離される細菌種である[1]．過去30年にわたって犬の膿皮症の病原菌種はS. intermedius であると考えられてきたが，2007年の遺伝子解析で過去にS. intermedius として同定されてきた菌は3つの異なる菌種（S. intermedius, S. delphini, S. pseudintermedius）を含むことが明らかとなり，この3つの菌種をまとめてS. intermedius グループ（SIG）と呼ぶことが提唱された[2,3]．同研究において，犬から高率に分離されるSIG は S. intermedius ではなく，S. pseudintermedius であることが明らかとなった[2,3]．健康な犬あるいは皮膚疾患に罹患した犬から分離されるブドウ球菌種のうち約90％がS. pseudintermedius であるとされるが，その他 S. schleiferi や S. aureus などのブドウ球菌種もまれに分離される[4-6]．S. pseudintermedius は生後間もなく母犬から子犬へ垂直伝播するが[7,8]，犬-犬間の水平伝播は起こりにくい（膿皮症は伝播しにくい？）と考えられている[9]．

1-2) 膿皮症の病態

S. pseudintermedius は S. aureus と同様に様々な病原因子を産生する．病原因子としてはコアグラーゼやサーモヌクレアーゼといった酵素類，クランピング因子やプロテインAといった表面蛋白，サイトトキシンや表皮剥脱毒素，エンテロトキシンといった毒素などが挙げられる[1]．近年同定された S. pseudintermedius 由来の表皮剥脱毒素（ExpA，ExpB）は，犬の表皮角化細胞間接着を障害し，皮膚の表皮剥脱を誘導することが明らかとなった[10-12]．

犬の膿皮症の発症には細菌側の病原因子の他，宿主である犬側の問題も関係している．第一に，人にくらべて表皮細胞層が薄いこと，コンパクトな角質層と細胞間脂質，発達した分泌腺の存在，高い皮膚pHといった犬の皮膚の解剖・生理学的特性が挙げられる．その他，犬種，年齢（幼若齢あるいは老齢），皮膚トラブル（アレルギー性皮膚炎，多汗症，脂漏症など），内科学的疾患（内分泌疾患，内臓悪性腫瘍など），投薬（副腎皮質ホルモン製剤，免疫抑制剤，化学療法など），生活環境（高温多湿な環境），外傷，誤ったスキンケア，栄養状態などの要因が考慮されている[1]．

2）症状，特徴的な所見

犬の膿皮症は病変の深さ（局在）によって表面性膿皮症，表在性膿皮症，深在性膿皮症に分類される（図1）．犬の表面性膿皮症は皮膚表面における細菌の過剰増殖・細菌成分に対する過敏反応が関与する疾患であり，厳密には膿皮症の定義からは外れる．そのため本稿では，犬の表在性膿皮症と深在性膿皮症について解説していく．

2-1) 表在性膿皮症

表在性膿皮症は表皮や毛包内に細菌が侵入／増殖することによって引き起こされる．表在性膿皮症の主な

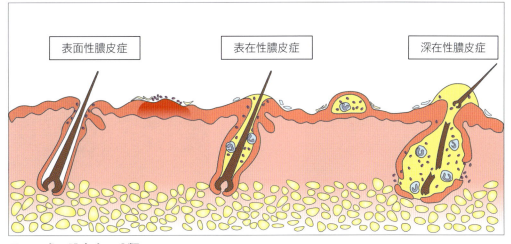

図1 犬の膿皮症の分類
表面性膿皮症は皮膚表面において細菌の増殖が認められるのみで，感染は成立していない。
表在性膿皮症は毛包内あるいは表皮内に病変が局在する状態である。
深在性膿皮症は，感染病変が表皮や毛包内を逸脱して真皮〜皮下組織まで達した状態である。

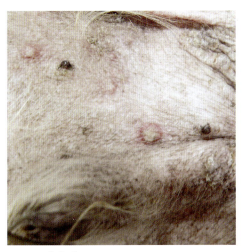

図2 膿痂疹
腹部の被毛が乏しい部分に，毛孔に一致しない大型の膿疱を認める。

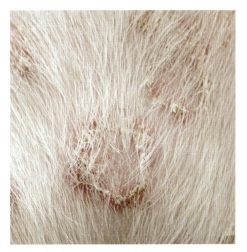

図3 表在性拡大性膿皮症
黄色の鱗屑縁を伴った環状の紅斑（表皮小環）を認める。

臨床病型としては，膿痂疹，表在性拡大性膿皮症，細菌性毛包炎が挙げられる。

2-1-1）膿痂疹

膿痂疹は若齢犬に好発し，被毛の少ない腋窩や鼠径部などに皮膚病変を認める。主に表皮内に病変を形成するため，臨床的には痒みの乏しい，毛孔に一致しない大型の膿疱の形成が特徴である（図2）。

2-1-2）表在性拡大性膿皮症

表在性拡大性膿皮症は体幹部に好発し，毛孔あるいは表皮内の皮膚病変が遠心性に拡大していく。臨床的には様々な程度の痒みを伴った，環状の鱗屑縁を伴う紅斑（表皮小環）の形成が特徴である（図3）。

2-1-3）細菌性毛包炎

細菌性毛包炎は体幹部や四肢外側などに好発し，主に毛包が細菌により傷害される。臨床的には様々な程度の痒みを伴った，毛孔に一致した丘疹や膿疱の形成が特徴である（図4）。イングリッシュ・ブルドッグでは，背部を中心に過剰な鱗屑が特徴的に認められる（図5）。

2-2）深在性膿皮症

深在性膿皮症は，真皮側あるいは皮下組織へ感染病変が波及した状態である。毛包内の病変が真皮側へ波及するせつ腫症，真皮深層〜皮下組織にかけて広範囲に病変が波及する蜂窩織炎に区分される。臨床的には

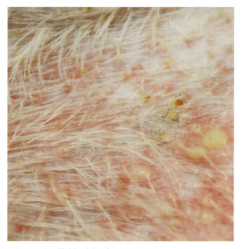

図4　細菌性毛包炎
毛孔に一致した紅色の丘疹，膿疱を認める。丘疹や膿疱の中央から被毛が確認できる場合に，毛孔に一致した発疹と判断する。

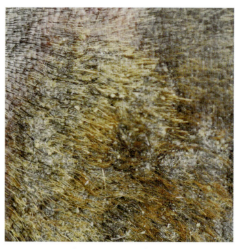

図5　イングリッシュ・ブルドッグの細菌性毛包炎
炎症は乏しいものの，過剰な鱗屑を認める。

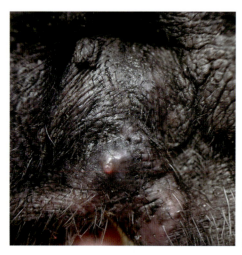

図6　犬の深在性膿皮症
大型犬の趾間に生じたせつ腫症。排膿および瘻管形成を伴った結節を認める。

主に顔面，体幹部，末端部に結節や腫瘤を認め，しばしばびらん〜潰瘍化，瘻管形成や排膿を伴う(図6)。病変部には痒みよりも，疼痛や熱感を伴うことが一般的である。

3) 鑑別疾患

犬の膿皮症の診断フローチャートを図7に示した。第一に臨床症状が表在性あるいは深在性膿皮症に合致するかを確認する。その上で診断計画を立て，鑑別疾患を常に意識しながら各種検査を実施する。犬の膿皮症を診断する際には，膿皮症に類似した症状を示す疾患を鑑別することがきわめて重要である。各鑑別疾患の臨床的な特徴について解説していく。

3-1) 表在性膿皮症の鑑別疾患

表在性膿皮症の主な鑑別疾患は以下の4つが挙げられ，他の感染症や免疫介在性疾患など多様である。

3-1-1) 皮膚糸状菌症(図8)

Microsporum canis, *M. gypseum*, *Trichophyton mentagrophytes* が犬に感染する糸状菌として一般的で，それぞれ，猫，土壌，げっ歯類から感染する。皮膚糸状菌症の皮膚症状は多様性に富むが，表在性膿皮症に類似した環状紅斑，毛孔一致性の丘疹，膿疱を呈することがある。病変は皮膚糸状菌と接触しやすい末端部に分布する傾向がある。皮膚糸状菌症は膿皮症に先行する可能性がある。

3-1-2) 毛包虫症(図9)

偏性寄生虫である毛包虫(主に *Demodex canis*)の増殖により生じ，膿皮症に先行して認められることが多い疾患である。若年発症型では内部寄生虫症や栄養不

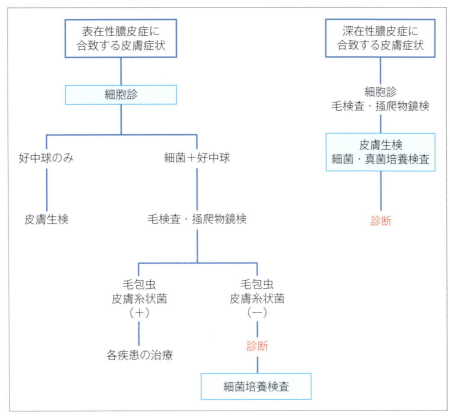

図7　犬の膿皮症の診断フローチャート
表在性膿皮症においては細胞診による診断，診断後の細菌培養検査がキーポイントとなる。一方，深在性膿皮症では皮膚生検，細菌・真菌培養検査を積極的に実施する。

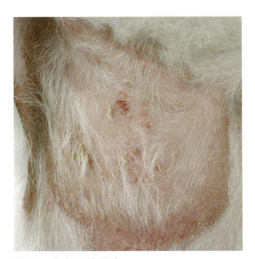

図8　皮膚糸状菌症
土壌由来の *M. gypseum* に感染した症例で，表在性拡大性膿皮症に類似した脱毛，環状の紅斑，黄色の鱗屑を胸部に認める。皮膚糸状菌症は表在性膿皮症と比較すると，境界明瞭で左右不対称な発疹の分布を示す。

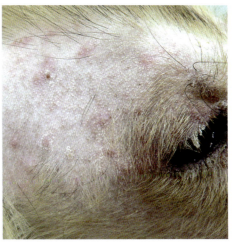

図9　毛包虫症
頭部に毛孔に一致した紅色丘疹，膿疱の形成を認める。また，鱗屑の分布も毛孔に強調されてみられる。本症例は毛包虫症に伴って，細菌性毛包炎が二次的に認められた。

良，成年発症型では内分泌疾患，内臓悪性腫瘍，薬物による後天的な免疫抑制状態が発症要因として考慮されている。毛包虫症は主に毛包の傷害に伴った臨床症状を示すため，細菌性毛包炎に類似した毛孔一致性の丘疹や膿疱を認める。病変は顔面と四肢に好発する。

3-1-3) 落葉状天疱瘡（図10）

表皮角化細胞の細胞間接着装置に対する自己免疫性皮膚疾患である。角化細胞の接着障害により表皮内に膿疱形成を認めるため，臨床的には膿痂疹に類似した毛孔に一致しない膿疱を形成する。また，表在性拡大

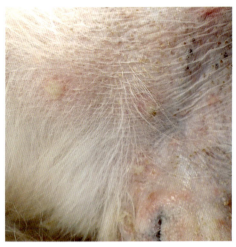

図10 落葉状天疱瘡
下腹部の被毛の薄い部分に，膿痂疹様の毛孔に一致しない大型の膿疱の形成を認める。膿痂疹は若齢で発症する傾向にあるが，落葉状天疱瘡は中高齢で発症する傾向にある。

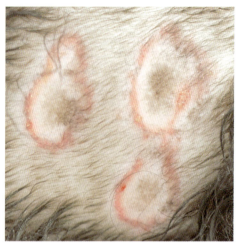

図11 多形紅斑
腹部の皮膚に，表在性拡大性膿皮症に類似した環状の紅斑を認める。多形紅斑では粘膜皮膚境界部に発疹が分布しやすい傾向にあるが，表在性膿皮症ではまれである。

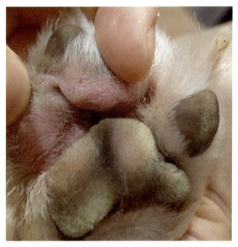

図12 異物肉芽腫
慢性的な舐性行動により毛包が破綻し，毛幹が真皮内に逸脱して肉芽腫が生じた症例。深在性膿皮症に類似した紅色の結節が趾間に認められる。

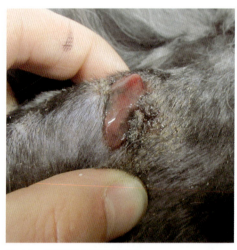

図13 特発性の脂肪織炎
ダックスフンドの体幹部に認められた結節性病変で，深在性膿皮症に類似する。病変部を指で圧迫すると，脂性の膿瘍物が瘻管を通じて排出される。

性膿皮症のように，発疹が環状に配列することもある。病変は皮膚の摩擦が起こりやすい部位（鼻梁，耳介内側，腋窩，腹部，肉球など）に好発する。

3-1-4) 多形紅斑，皮膚薬物有害反応（図11）

多形紅斑は表皮角化細胞の個細胞壊死を特徴とした免疫介在性皮膚疾患であり，主に薬剤，感染症，食事，内臓悪性腫瘍などの要因に関連して発症する。表在性拡大性膿皮症のような環状の紅斑，鱗屑が認められることがある。病変は腹部や粘膜皮膚境界部に好発する。

3-2) 深在性膿皮症の鑑別疾患

深在性膿皮症の鑑別疾患は下記の5つになるが，いずれも臨床的には結節～腫瘤病変を呈する。

3-2-1) 深在性真菌症

上記の皮膚糸状菌症の他，クリプトコックス症，スポロトリコーシス，アスペルギルス症などにより生じる。免疫抑制状態の犬において発症のリスクが高まる。

3-2-2) 異物肉芽腫（図12）

外傷などに起因して異物（植物や石，ガラスなど）が皮膚に刺入した場合の他，毛成分など内因性の異物が真皮内に逸脱して肉芽腫性炎症を惹起することがある。毛に対する異物反応は深在性膿皮症（特にせつ腫症）と併発することもある。

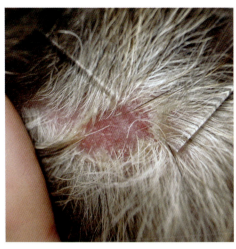

図14 細胞診検体の採取
表在性膿皮症の表皮小環より細胞診の検体を採取する際には，環状に配列した鱗屑を除去し，その下部にスライドグラスを押捺する。

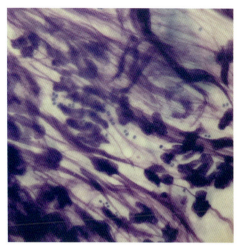

図15 表在性膿皮症の細胞診
菌体の貪食像を伴った好中球の浸潤がみられる。表在性膿皮症の主要な起因菌はブドウ球菌であるため，球菌が認められることが一般的である。浸潤する好中球の多くは変性し，核の破砕物（糸状の構造物）が認められる。

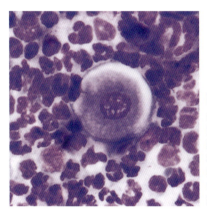

図16 落葉状天疱瘡の細胞診
多数の好中球浸潤を伴っているものの，菌体が認められない。好中球は比較的変性が少なく，角化細胞の周囲を取り囲むように存在する。画面の中央に存在する大型・円形の細胞は，自己抗体により細胞間接着を障害された角化細胞であり，棘融解細胞と呼ばれる。棘融解細胞は落葉状天疱瘡において認められやすい所見だが，表在性膿皮症においても認められることがある。落葉状天疱瘡の診断には皮膚生検・病理組織学的検査が必要である。

3-2-3）感染症以外が起因する脂肪織炎

犬において脂肪織炎は様々な原因で生じる。感染性の他，免疫介在性，ワクチン誘発性，注射後，異物，手術後，熱傷，外傷，栄養性，膵臓疾患，特発性などが挙げられる。特発性の脂肪織炎（無菌性結節性脂肪織炎，図13）はダックスフンドに好発し，体幹部を中心に単発〜多発性の結節〜腫瘤病変を形成する。

3-2-4）無菌性／化膿性肉芽腫症候群

組織球主体の特発性炎症反応に起因する免疫介在性皮膚疾患である。大型犬で多く認められ，頭部や四肢に多発性の局面〜結節病変を形成する。

3-2-5）腫瘍

様々な腫瘍性皮膚疾患が深在性膿皮症に類似した症状を呈するが，病変は個在性であることが一般的である。

4）表在性膿皮症の診断

4-1）細胞診

細胞診は新鮮な丘疹や膿疱から行う。表皮小環から細胞診を行う際は，環状の鱗屑を取り除き，その下部から検体を採取する（図14）。スライドグラスの直接押捺が汎用されるが，スライドグラスを当てにくい部位ではテープやスワブによって検体を採取する。採取した検体はディフ・クイック染色およびグラム染色を行う。表在性膿皮症では，細菌の増殖とともに好中球を主体とした炎症細胞浸潤を認める。浸潤する好中球は変性し，菌の貪食像がみられることが特徴である（図15）。新鮮な発疹より採取した検体において，好中球は認められるものの，菌体を認めない場合には落葉状天疱瘡などを考慮して皮膚生検を実施する（図16）。

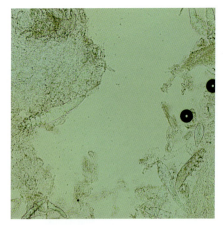

図17 毛包虫
皮膚掻爬物直接鏡検で検出された毛包虫(*D. canis*)。写真には成虫，幼虫，虫卵が確認できる。

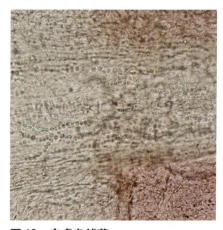

図18 皮膚糸状菌
皮膚掻爬物直接鏡検で検出された皮膚糸状菌の胞子(*M. gypseum*)。数珠状に配列しており，毛の表面に付着している。

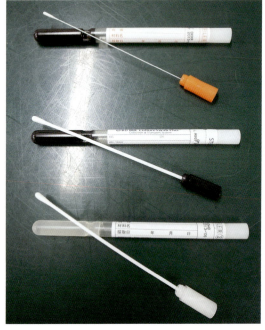

図19 シードスワブ
シードスワブには好気性培養用(上)，嫌気性培養用(中)，好気／嫌気性培養兼用(下)などの種類が存在する。表在性膿皮症では多くの場合，好気培養で対応可能だが，深在性膿皮症では嫌気性菌への対応も考慮しなければならない。

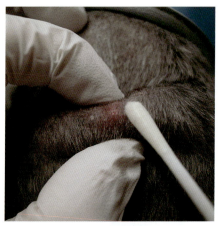

図20 細菌培養検体の採取
病変部周囲を剃毛・消毒する。滅菌グローブを装着した指で丘疹を圧迫して生じた滲出液をスワブで採取する。

4-2) 毛検査，皮膚掻爬物直接鏡検

細胞診において表在性膿皮症に矛盾しない所見が確認された場合は，毛検査および皮膚掻爬物直接鏡検を行い，膿皮症に先行しうる毛包虫症と皮膚糸状菌症の存在を確認する(図17，18)。皮膚糸状菌症のスクリーニングにはウッド灯検査も有用である。毛包虫症と皮膚糸状菌症が否定された場合は，表在性膿皮症と診断する。

4-3) 細菌培養検査・薬剤感受性検査

表在性膿皮症と診断した際には，細菌培養検査・薬剤感受性検査を積極的に実施する。外注検査を依頼する際の検体の採取にはシードスワブ(図19)が便利である(表在性膿皮症は好気性培養用のみで対応可)。

検体の採取時には滅菌グローブを着用し，可能であれば採取する部位の被毛を剃毛する。採取する発疹としては膿疱や丘疹が推奨されるが，細胞診の項目でも触れた表皮小環の鱗屑下部から採取することも可能である。膿疱から検体を採取する際は，膿疱表面および周囲をアルコール綿で慎重に消毒し，その後25Gの注射針を用いて膿疱表面を切開し，膿を圧出させて採取する。丘疹の場合は表面より採取するのではなく，丘疹を指で絞り，滲出液を採取する(図20)。膿疱と比較すると丘疹では十分な菌量が採取できない可能性

もあるため，複数箇所から検体を採取する場合もある。採取が終了したら，症例の情報，採取した部位と発疹名を容器に記入し，外注するまでの間は4℃下で保存する。

4-4）なぜ細菌培養検査が診断時に必要なのか？

表在性膿皮症の主な起因菌である S. pseudintermedius は皮膚常在菌である。常在ブドウ球菌を何らかの抗菌療法により犬の皮膚表面から駆逐することは困難であり，そのため犬の膿皮症は再発する傾向にある。また近年，日本を含めた世界各国でメチシリン耐性ブドウ球菌（S. pseudintermedius［MRSP］）の発生が増加傾向にある[13]。メチシリン耐性ブドウ球菌は mecA 遺伝子によってコードされるβ-ラクタム系抗菌薬との結合親和性が低い細胞壁合成酵素（ペニシリン結合蛋白）を発現することで，すべてのβ-ラクタム系抗菌薬に対して耐性を示すことが知られている[14]。MRSPはβ-ラクタム系抗菌薬のみならず，その他の抗菌薬に対しても耐性を示す多剤耐性ブドウ球菌（S. pseudintermedius）であることが多く，獣医皮膚科臨床では大きな問題となっている。このような背景から，診断時に細菌培養検査を行い，症例が保有するブドウ球菌の性状を知ることは，治療計画上においても公衆衛生学的観点からもきわめて重要となる。

4-5）検査会社の選択

現在，細菌培養検査については様々な検査会社が利用可能であるが，犬の膿皮症検体を外注する際には以下の点に注意する。

4-5-1）S. pseudintermedius を同定可能か？

冒頭に述べたように S. pseudintermedius は，過去に S. intermedius と判定されており，遺伝子解析により S. intermedius として同定されてきた菌は3つの異なる菌種（S. intermedius，S. delphini，S. pseudintermedius）を含むことが明らかとなった。つまり，汎用されるブドウ球菌の生化学性状検査のみで S. pseudintermedius を同定することは困難であり，正確な同定には PCR 法をはじめとした分子生物学的な解析が必要となる。

人の検査機関では S. pseudintermedius が人に病原性を示しにくいため，非病原性のブドウ球菌と扱われる場合や，培養検査結果が陰性となる場合があるため注意が必要である。また，正確な菌種を同定しないクイック感受性検査の使用は推奨されない。

4-5-2）メチシリン耐性ブドウ球菌を同定可能か？

メチシリン耐性の有無を知ることは，犬の膿皮症に対して抗菌薬を用いた治療計画を立てる上できわめて重要となる。メチシリン耐性の判定には，オキサシリン感受性検査や mecA 遺伝子検出 PCR 法が用いられる。

4-5-3）検査結果は明記されているか？

一般的な薬剤感受性検査はディスク拡散法で実施され，結果判定には「ブレイクポイント」と呼ばれる基準（感受性と耐性の分岐点）が用いられる。一般的には臨床検査標準協会（Clinical Laboratory Standard Institute：CLSI）の定めるブレイクポイントが主に使用されるが，動物特有の菌種に関する基準は乏しいのが現状である。そのため，S. pseudintermedius の感受性の判定は主に人の S. aureus の基準が用いられる。しかし，いくつかの抗菌薬においては，S. aureus と S. pesudintermedius のブレイクポイントに差があることが示唆されている。したがって，人の基準で実施した薬剤感受性検査の結果が，必ずしも犬にそのまま外挿できるものではないことを理解しなければならない。薬剤感受性検査の結果が単純に「感受性」「耐性」のみでなく，ディスク法の結果（形成された阻止円の直径）が明記された検査会社を選択することが重要である（図21）。

例えば，S. pseudintermedius においてセファレキシンは阻止円直径が 18 mm 以上で感受性と判断される。実際に形成された阻止円が 18 mm（感受性スレスレ）でも 36 mm（感受性の基準を大きく上回る）でも判定のみの表記では，いずれも「感受性」との表記になる。人と動物由来菌の判定基準に差があった場合でも，形成された阻止円の実数値が判定基準を大きく上回っていれば，感受性の可能性が高くなると予想される（図22）。

5）深在性膿皮症の診断

深在性膿皮症では症状が類似する疾患を肉眼的に鑑別することが困難であり，腫瘍性皮膚疾患が鑑別に含まれることから，皮膚生検と細菌および真菌培養検査を優先して行うことが推奨される。皮膚生検の際は，パンチ生検では深部病変を採取できない可能性があるため，全層生検あるいは病変の全摘出を行う。また，

Chapter 3 感染症

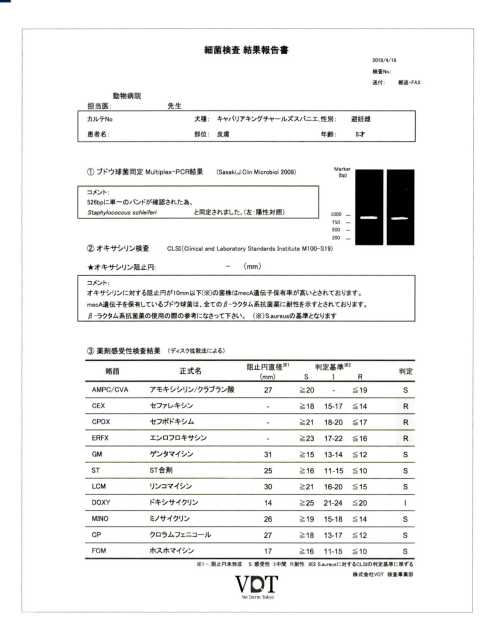

図21 推奨される細菌培養検査
ブドウ球菌種の同定にはPCR法が用いられており，S. pseudintermedius が正確に同定されている。また，オキサシリン感受性検査が実施されているため，メチシリン耐性菌の予測が可能である。また，薬剤感受性検査の結果（阻止円の直径）と基準が明記されているため，抗菌薬を選択する上で有用な指標となる。本症例はオキサシリン感受性検査の結果，MRSPの可能性が疑われ，第1および第3世代セファロスポリンに耐性を示すとともに，多剤耐性傾向を示している。
（(株)VDT 細菌検査事業部 http://www.vdt.co.jp/#lk38r）

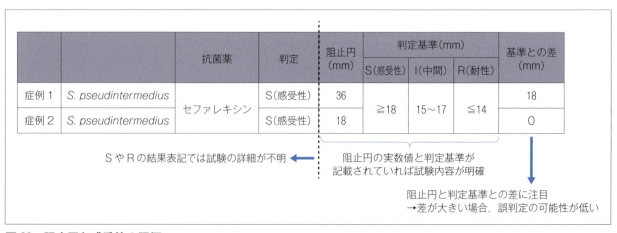

図22 阻止円と感受性の評価

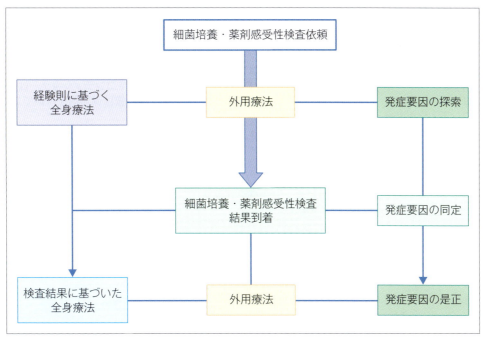

図23 犬の膿皮症の治療・管理フローチャート
細菌培養・薬剤感受性検査の結果が出るまでは，外用療法と発症要因の探索を行う。抗菌薬の全身療法は原則として，薬剤感受性検査の結果に基づいて選択し，経験則に基づいた全身療法は症例の重症度や緊急性に応じて実施する。抗菌療法は全身療法と外用療法を併用し，発症要因の是正もあわせて実施する。

生検した組織を一部切除し，細菌および真菌培養検体に供する。深在性膿皮症の原因菌は表在性膿皮症とは異なり，ブドウ球菌のみならず *Pseudomonas* や *Escherichia* などのグラム陰性桿菌をはじめ，*Nocardia*, *Actinomyces*, *Mycobacterium* など原因菌種が多岐にわたるため，好気性および嫌気性培養を行うことを検討する。

診断に決定的な所見ではないが，病変部からの細胞診では，菌体，好中球の他，マクロファージの浸潤も多く認められる。表在性膿皮症と同様に，毛検査と皮膚掻爬物直接鏡検により皮膚糸状菌や毛包虫の検出をあわせて行う。深在性膿皮症の診断は，生検サンプルの病理組織学的検査によってなされる。

6）治療と管理法

6-1）治療原則

犬の膿皮症の治療フローチャートを**図23**に示す。細菌培養・薬剤感受性検査の結果が出るまでは，基本的に外用療法（外用抗菌薬，洗浄など）を中心に加療を行う。外用療法を行わず，経験則に基づいた抗菌薬の全身療法のみを行うことは推奨されない。経験則に基づいた全身療法の使用は，深在性膿皮症をはじめ，症例の重症度に応じて検討する。細菌培養・薬剤感受性検査の結果が出た際には，その結果に基づいて全身性抗菌薬を選択できるが，外用療法と組み合わせて使用することが重要となる。

また，発症要因の探索も膿皮症を管理する上で重要である。病態の項目で触れたが，膿皮症はアレルギー性皮膚炎，多汗症などの皮膚トラブル，内分泌疾患，薬物（特に副腎皮質ホルモン製剤），外傷，誤ったスキンケア，栄養不良などが発症要因として考慮される。若齢時から膿皮症を繰り返す犬では，アレルギー性皮膚炎（特に犬アトピー性皮膚炎），多汗症などの皮膚トラブルを併発する例が多く見受けられる。高齢になってから発症した表在性膿皮症や深在性膿皮症では，重篤な内臓疾患が隠れていることも少なくないため，スクリーニング検査を積極的に検討する必要がある。何らかの発症要因が同定された場合は，抗菌療法とあわせて管理を行う。

6-2）治療法

現在，小動物臨床において様々な抗菌薬を膿皮症の治療に利用することができる。抗菌薬の選択は，細菌培養および薬剤感受性検査に基づくことが原則であるが，選択可能な薬剤が複数存在する場合もある。2014年に，伴侶動物の感染症に関する国際委員会のガイドライン作成グループにより，抗菌薬の外用および全身

Chapter 3 感染症

表1 犬の表在性膿皮症に対する外用抗菌療法(Hillier ら,2014 年度国際ガイドライン[15],一部改変)

適応病変	基剤	推奨成分	使用法
広範囲,汎発性病変	シャンプー ローション スプレー リンス コンディショナー	消毒剤:クロルヘキシジン,過酸化ベンゾイル,乳酸エチル,ポピドンヨード,トリクロサン	・病変の消失後7日まで週に2〜3回適応 ・その後は週に1回適応 ・シャンプーやコンディショナーは10分間浸漬 ・シャンプー後は保湿剤を用いてコンディショニングを行う
局所病変	ゲル クリーム 軟膏 ローション ワイプ	消毒剤:酢酸,リンゴ酸,過酸化ベンゾイル,スルファジアジン銀 抗菌薬:フシジン酸,ムピロシン,ノボビオシン,バシトラシン,プリスチナマイシン	・病変の消失後7日までは毎日適応 ・その後は病変の発生にあわせて適応 ・フシジン酸とムピロシン →全身性抗菌薬が選択できない多剤耐性菌の対策としてとっておく

表2 犬の表在性膿皮症に対する全身抗菌療法(Hillier ら,2014 年度国際ガイドライン[15],一部改変)

治療選択	適応時(培養・薬剤感受性検査結果以外)	推奨抗菌薬	推奨用量	注意点
1 st tier	経験則に基づいた抗菌薬の選択をする場合	クリンダマイシン	5.5〜10 mg/kg, q12 h	
		リンコマイシン	15〜25 mg/kg, q12 h	
		第1世代セファロスポリン(セファレキシン,セファドロキシル)	15〜30 mg/kg, q12 h	
		ST 合剤	15〜30 mg/kg, q12 h	乾性角結膜炎,肝障害
1 st to 2 nd tier	原則,2nd tier として使用コンプライアンス不良の場合に1 st tier として考慮	セフォベシン	8 mg/kg, q14 days	
		セフポドキシム	5〜10 mg/kg, q24 h	
2 nd tier	1 st tier の抗菌薬や外用療法が奏効しなかった場合	ドキシサイクリン	5 mg/kg, q12 h	
		ミノサイクリン	5〜10 mg/kg, q12 h	
		クロラムフェニコール	40〜50 mg/kg, q8 h	
		リファンピシン	5〜10 mg/kg, q12 h	赤色尿・唾液・涙,肝障害 他の抗菌薬との併用が推奨
		アミカシン	15〜30 mg/kg, q24 h	腎毒性,聴覚毒性
		ゲンタマイシン	9〜14 mg/kg, q24 h	腎毒性
		フルオロキノロン系		
		エンロフロキサシン	5〜20 mg/kg, q24 h	メチシリン耐性菌の選択リスク 他の治療薬が選択できない場合のみ
		マルボフロキサシン	2.75〜5.5 mg/kg, q24 h	
		オルビフロキサシン	7.5 mg/kg, q24 h	
		プラドフロキサシン	3 mg/kg, q24 h	
		シプロフロキサシン	25 mg/kg, q24 h	
3 rd tier	1 st および 2 nd tier が奏効しなかった場合	リネゾリド	原則として動物における使用は推奨されない(公衆衛生学的観点)	
		テイコプラニン		
		バンコマイシン		

療法に関するガイドラインが発表された[15]。本ガイドラインの内容は主に欧米の過去の情報に基づいたものであるため，日本にそのまま外挿できるものではないが，抗菌薬を選択する上での1つの指標として活用できる。

6-2-1）外用療法（表1）

抗菌薬，消毒薬などを配合した外用療法を用いることが可能である。様々な基剤の外用剤が存在し，病変の範囲や部位によって基剤を使い分ける必要がある。

6-2-2）全身療法（表2）

抗菌薬による全身療法の原則としては，薬剤感受性検査結果に基づくこと，体重に基づいた投与量の設定を行うこと，良好なコンプライアンスを維持すること，症状の消失後に追加投与すること，副腎皮質ホルモン製剤を併用しないことが挙げられる。2014年のガイドライン上では，1st～3rd tier（第1～第3選択）といったかたちで，各抗菌薬の治療選択が示されている。

6-2-3）その他の治療

毛孔のクレンジング力のあるサリチル酸を配合した洗浄剤により，毛孔の膿，鱗屑，皮脂汚れを取り除くことが可能である。膿皮症の背景に多汗が認められる場合は，乳酸エチル配合洗浄剤や炭酸泉浴を用いる。一方，皮膚バリア機能低下が病態に関与する犬アトピー性皮膚炎が膿皮症の背景に存在する場合は，低刺激の界面活性剤（アミノ酸系界面活性剤など）や保湿剤（セラミド関連物質など）を用いることが推奨される。背景にある肌トラブルを考慮せず，抗菌成分配合シャンプーのみを漫然と継続すると，膿皮症の管理が困難になることも少なくない。肌質にあわせたスキンケアを併用することが推奨される。

7）予後（および予防）

犬の表在性膿皮症の予後は良好で，適切な抗菌療法により2～3週間で症状の寛解を得る。寛解した後は1週間の追加抗菌療法を行い，発症要因の管理を継続する。一方，深在性膿皮症は表在性膿皮症と比較すると治療が長期化する傾向がある（多くは1カ月以上）。症状が寛解した後は最低2週間の追加抗菌療法を行う。悪性腫瘍など発症要因が重篤な場合は，完治が困難であったり，再発する例も少なくない。また，深在性膿皮症のカテゴリーの中に「ジャーマン・シェパード・ドッグの深在性膿皮症」という病名が確立している。ジャーマン・シェパード・ドッグあるいはその交雑種において家族性に深在性膿皮症が好発し，多くの場合は難治性である。

インフォームド・コンセントにおける注意点

飼い主は，犬の膿皮症が抗菌療法によって"完治する"と誤認しがちである。犬アトピー性皮膚炎など，長期的に管理が必要な膿皮症の発症要因が背景に存在する場合は，膿皮症が再発性となる傾向にある。症状が再発するたびに抗菌薬の全身療法を反復すると，耐性菌の発生リスクが生じることも飼い主に理解してもらわなければならない。したがって，抗菌療法と発症背景に対するケアを併行すること，膿皮症の症状が寛解した後は発症要因に対する管理を継続する必要性を伝えることが重要である。また，深在性膿皮症では治療の長期化や完治が期待できないリスクについても説明する。

◘ 参考文献 ◘

1) Bannoehr J, Guardabassi L. *Staphylococcus pseudintermedius* in the dog : taxonomy, diagnostics, ecology, epidemiology and pathogenicity. *Vet Dermatol* 2012, 23(4), 253-266.

2) Bannoehr J, Ben Zakour NL, Waller AS, et al. Population genetic structure of the *Staphylococcus intermedius* group : insights into agr diversification and the emergence of methicillin-resistant strains. *J Bacteriol* 2007, 189(23), 8685-8692.

3) Sasaki T, Kikuchi K, Tanaka Y, et al. Reclassification of phenotypically identified *Staphylococcus intermedius* strains. *J Clin Microbiol* 2007, 45(9), 2770-2778.

4) Fazakerley J, Nuttall T, Sales D, et al. Staphylococcal colonization of mucosal and lesional skin sites in atopic and healthy dogs. *Vet Dermatol* 2009, 20(3), 179-184.

5) Griffeth GC, Morris DO, Abraham JL, et al. Screening for skin carriage of methicillin-resistant coagulase-positive staphylococci and *Staphylococcus schleiferi* in dogs with healthy and inflamed skin. *Vet Dermatol* 2008, 19(3), 142-149.

6) Hanselman BA, Kruth SA, Rousseau J, et al. Coagulase positive staphylococcal colonization of humans and their household pets. *Can Vet J* 2009, 50(9), 954-958.

7) Saijonmaa-Koulumies LE, Lloyd DH. Colonization of neonatal puppies by *Staphylococcus intermedius*. *Vet Dermatol* 2002, 13(3), 123-130.

8) Saijonmaa-Koulumies LE, Myllys V, Lloyd DH. Diversity and stability of the *Staphylococcus intermedius* flora in three bitches and their puppies. *Epidemiol Infect* 2003, 131(2), 931-993.

9) Yamamoto M, Fujimoto H, Shimizu W, et al. Identification and antimicrobial drug susceptibility of clinical *Staphylococcus spp.* isolates from canine superficial pyoderma at a primary veterinary hospital. *J Vet Dermatol* 2011, 17(2), 99-104.

10) Iyori K, Futagawa-Saito K, Hisatsune J, et al. *Staphylococcus pseudintermedius* exfoliative toxin EXI selectively digests canine desmoglein 1 and causes subcorneal clefts in canine epidermis. *Vet Dermatol* 2011, 22(4), 319-326.

11) Futagawa-Saito K, Makino S, Sunaga F, et al. Identification of first exfoliative toxin in *Staphylococcus pseudintermedius*. *FEMS Microbiol Lett* 2009, 301(2), 176-180.

12) Iyori K, Hisatsune J, Kawakami T, et al. Identification of a novel *Staphylococcus pseudintermedius* exfoliative toxin gene and its prevalence in isolates from canines with pyoderma and healthy dogs. *FEMS Microbiol Lett* 2010, 312(2), 169-175.

13) Frank LA, Loeffler A. Meticillin-resistant *Staphylococcus pseudintermedius* : clinical challenge and treatment options. *Vet Dermatol* 2012, 23(4), 283-291.

14) Chambers HF. Methicillin resistance in staphylococci : molecular and biochemical basis and clinical implications. *Clin Microbiol Rev* 1997, 10(4), 781-791.

15) Hillier A, Lloyd DH, Weese JS, et al. Guidelines for the diagnosis and antimicrobial therapy of canine superficial bacterial folliculitis (Antimicrobial Guidelines Working Group oh the International Society for Companion Animal Infectious Diseases). *Vet Dermatol* 2014, 25(3), 163-175.

（伊從慶太）

Chapter 3-2 犬のマラセチア

マラセチア(Malassezia)は,動物の皮膚や外耳道表面に常在する酵母菌で,宿主の産生する皮脂を栄養源とし,菌から産生される代謝産物や菌体要素が皮膚炎の原因になると考えられている。治療は,シャンプー洗浄,抗真菌薬の塗布または内服が基本である。

1)概要,病態

マラセチア(Malassezia)は,平均長径が約3〜5μmとパン酵母やカンジタにくらべると小型である[1]。形態も特徴的で,ボウリングのピンやピーナッツのような形をしている(図1)。マラセチアは,皮膚から産生する皮脂を栄養源とするため,発育・増殖するためには環境からの脂質が必要である。一方で,脂質の乏しい皮膚以外の環境下では分離されることは少ない。マラセチアは,現在14菌種が報告されているが[1],犬および猫の皮膚炎と関係していると考えられているのは,Malassezia pachydermatisで,犬の皮膚および外耳道や口,肛門周囲粘膜の表面に常在している。

マラセチアは,宿主の皮膚表面からの皮脂の分泌が盛んになると栄養源が豊富になるため,増殖しやすくなる。その後,増殖したマラセチアが分泌する多量の脂質分解酵素や,皮脂を分解することによって生じた脂肪酸などが表皮内へ浸透することによって表皮角化細胞を刺激し,細胞から炎症性サイトカインを分泌させ皮膚炎を惹起させる[2-5]。さらに皮膚内に存在するマクロファージが菌体成分を取り込み,リンパ球へ抗原提示して痒みを伴うアレルギー性皮膚炎へ発展すると考えられている[2-5]。一方,生体側は,マラセチアからの刺激を少なくするため,皮膚や外耳道が肥厚(苔癬化)し,角化が亢進して落屑によって菌の除去を試みるが,排除ができず慢性のマラセチア皮膚炎や外耳炎になると考えられる[3,4]。犬アトピー性皮膚炎では,マラセチア抗原を用いた皮内反応の陽性率および血清IgE抗体価の上昇する症例が多いことから[5],犬アトピー性皮膚炎の増悪因子として考えられている。また犬アトピー性皮膚炎では,皮脂の分泌を伴う湿疹を呈することが多いことから,さらにマラセチアの増殖を伴いやすくなり,慢性化への悪循環をたどる。

好発犬種として,ウエスト・ハイランド・ホワイト・テリア,シー・ズー,アメリカン・コッカー・スパニエル,プードル,柴などが挙げられる。マラセチア皮膚炎を誘発する疾患として,犬アトピー性皮膚炎,特発性脂漏症,ニキビダニ症,クッシング症候群(副腎皮質機能亢進症),甲状腺機能低下症が報告されている。

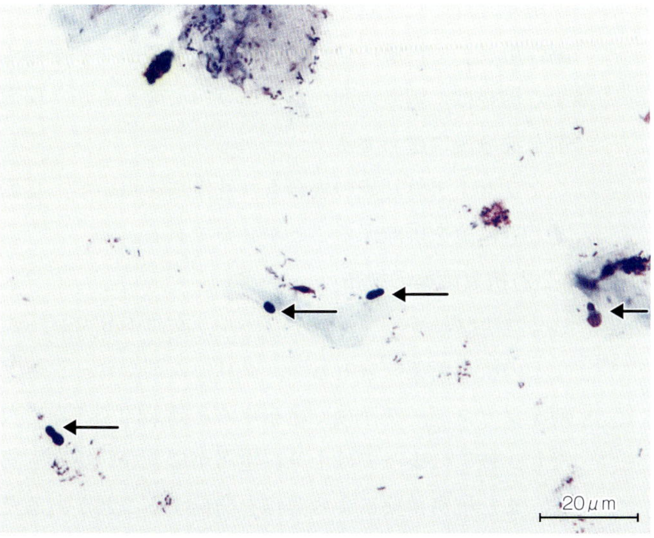

2)症状

犬のマラセチア皮膚炎の好発部位は,外耳,口唇,鼻,肢,指間,頸部腹側,腋窩,内股,会陰部で,主な症状は紅斑,痒み,色素沈着,脱毛,脂漏,落屑,苔癬化,外耳道の肥厚,臭気が認められる[2,3](図2,3)。これらの発症部位と症状は,犬の慢性アトピー性皮膚炎と類似する。またマラセチア皮膚炎と慢性アトピー性皮膚炎の病理

図1 マラセチア皮膚炎のスメア像(ライト染色)
角質とともに多数のピーナッツ状のマラセチア(矢印)が認められる。

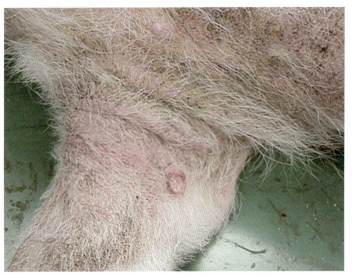

図2　腋窩の脂漏を伴う紅斑，脱毛および慢性マラセチア皮膚炎による苔癬

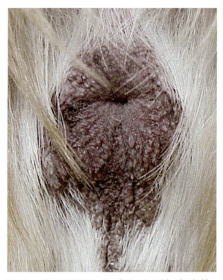

図3　肛門周囲の紅斑および色素沈着

表1　マラセチア皮膚炎の診断

1．臨床症状
2．病変部角質に異常な数の菌体が存在する 　例：押捺標本を検鏡して，400倍視野で複数の菌体を認める（図1）
3．抗真菌薬治療で臨床症状の改善および菌体数の減少
4．血清抗マラセチア IgE の抗体価が高い
5．マラセチア抗原に対する皮内反応陽性

組織所見も，角質表面における菌体の増殖を除けば，角質増殖，表皮肥厚，海綿状変性，表皮の炎症細胞（リンパ球主体）浸潤が一致する。つまり，犬アトピー性皮膚炎とマラセチア皮膚炎は複雑に関与していると考えられる。

また爪周囲炎の場合は，爪の表面が脂っぽくなり，爪の色素脱を引き起こすことが報告されている[2]。

3）診断法

本疾患について確立された診断基準はない。そのため主観的ではあるが，一般的に表1の条項の1～3を満たせば本疾患の可能性が高い[2,3]。項目4，5については未だ確立された手法がないため，補助診断として検討されている[5]。

4）治療および管理法

4-1）基礎疾患の治療

犬アトピー性皮膚炎，特発性および二次性脂漏性皮膚炎，甲状腺機能低下症などの基礎疾患の治療も必要である。

4-2）皮膚の外用療法

4-2-1）シャンプー療法

M. pachydermatis は他のマラセチアと異なり，菌糸状発育をしないため角質内へ侵入ができず，皮膚表面で増殖していると考えられている。そのため界面活性剤添加シャンプーで不要な皮脂とともに洗浄し，物理的に菌を除去することが治療の基本である。除菌効果を高めるために抗菌作用のあるクロルヘキシジン含有シャンプーやミコナゾール含有シャンプーなどが推奨されている。皮脂が多いときには，界面活性剤作用の強いシャンプーを選ぶ。症状が改善するまで週3回は洗浄を行い，症状の経過に従って回数を調節する。副作用として皮膚の過度の乾燥，薬剤刺激などが発現する場合は，刺激の弱いシャンプーに変えるか，保湿剤を洗浄後に塗布する。

マラセチア外耳炎の場合も，洗浄剤を用いて，耳垢とともに菌を排除することが必要である。

4-2-2）抗真菌薬の塗布

ミコナゾール，ケトコナゾール，クロトリマゾールなどの抗真菌薬を含有した，クリーム剤やローション剤をシャンプー洗浄後に塗布すると効果的である。ただし，被毛によっては十分に塗布ができない場合もある。また抗真菌薬による薬疹を発症することがあるため，注意する。

表2　マラセチア皮膚炎の再発予防法

1．抗真菌薬含有シャンプーで週1〜2回は洗浄を行う
2．抗真菌薬の塗布：シャンプー後，必要とあれば塗布を行う
3．内服： 　・ケトコナゾール：5 mg/kg，週3回 　・イトラコナゾール：5 mg/kg，週3回

4-2-3）消毒薬の塗布

抗真菌薬耐性株の出現を抑えるために，クロルヘキシジン，EDTAなどの消毒薬・抗菌薬による除菌が検討されている[6]。

4-2-4）抗真菌薬による全身療法

皮膚症状が重傷または広範囲の場合に行う。ただし角質に浸透する薬剤濃度は，外用薬の濃度よりもはるかに少なく，殺滅するに至らず，耐性化を誘導させてしまう可能性がある。そのため，漫然と長期に使用しない方がよい。必ずシャンプー療法と併用する。

● ケトコナゾール5〜10 mg/kgまたはイトラコナゾール5 mg/kgを1日1回内服させる[2,3]。症状の改善が7〜14日後に認められ，さらに治癒した後も7〜14日間は投薬を続ける。

● 塩酸テルビナフィン30 mg/kgを1日1回内服させる[2,3]。ただしこの濃度では，角質や皮脂への到達濃度が低く，アゾール系薬剤よりも抗菌効果が弱い可能性がある[7]。しかしながら，これ以上の高用量の投与は，消化器症状などの副作用の発現が増加するため，注意が必要である。

4-2-5）副腎皮質ホルモン

マラセチアに対する抗菌効果はないが，痒みを伴う皮膚炎が強い場合に使用する。症状の軽減に伴い，投与量を漸減する。必ず抗真菌薬などで菌のコントロールを行いながら，投与する。

5）予後

皮膚表面のマラセチアが減少すれば症状は改善するが，菌のコントロールができているかどうかは，患部の押捺標本で確認をする。

マラセチアに対する治療を行うと皮膚炎は軽減するが，治療を中止すると再発してしまう場合がある。原因の多くは好発品種，宿主に疾病素因（犬アトピー性皮膚炎，甲状腺機能低下症）がある，ステロイドや免疫抑制剤治療中であり，痒みを伴う炎症を引き起こしやすい。これら再発を繰り返す場合を再発性マラセチア皮膚炎と呼ぶ。再発予防として**表2**の方法が提案されている[2]。

再発が抑えられるのなら，抗真菌薬の投与回数を延長することも可能である。しかしながら長期の抗真菌薬の投与は，耐性株を産生させてしまう可能性がある。そのため，できればシャンプー療法と外用療法だけで予防することが望ましい。

> **インフォームド・コンセントにおける注意点**
>
> マラセチア皮膚炎は，皮膚表面の常在菌のアンバランスによって引き起こされているが，そのアンバランスの原因は，品種，基礎疾患，生活環境など簡単に除去できないことが多い。そのため，慢性化・再発性の経過を取りやすいため，治療には飼い主の理解と協力が必要である。

◆参考文献◆

1) Gueho-Kellermann R, Batra R, Boekhout T. Malassezia Baillon (1889). *In* : The Yeast, a Taxonomic Study Volume 3., Elsevier, Amsterdam. 2011, pp1807-1832.
2) Miller Jr WH, Griffin CE, Campbell KL. Muller & Kirk's Small Animal Dermatology 7th ed. Elsevier Mosby, St. Louis, 2012, pp243-249.
3) Bond R. Malassezia dermatitis. *In* : Infectious Diseases of the Dog and Cat. Green CE, 4ed, Elsevier Saunders, St. Louis, 2012, pp602-606.
4) Hube B, Hay R, Brasch J, et al. Dermatomycoses and inflammation : The adaptive balance between growth, damage, and survival. *J Mycol Med* 2015, 25(1), e44-58.
5) Oldenhoff WE, Frank GR, DeBoer DJ. Comparison of the results of intradermal test reactivity and serum allergen-specific IgE measurement for *Malassezia pachydermatis* in atopic dogs. *Vet Dermatol* 2014, 25(6), 507-511.
6) Cavana P, Peano A, Petit JY, et al. A pilot study of the efficacy of wipes containing chlorhexidine 0.3%, climbazole 0.5% and Tris-EDTA to reduce *Malassezia pachydermatis* populations on canine skin. *Vet Dermatol* 2015, 26(4), 278-e61.
7) Gimmler JR, White AG, Kennis RA, et al. Determining canine skin concentrations of terbinafine to guide the treatment of Malassezia dermatitis. *Vet Dermatol* 2015, 26(6), 411-e96.

〈加納　塁〉

Chapter 3-3 真菌性疾患

国内における主な真菌性感染症には，皮膚糸状菌症，クリプトコックス症，マラセチア皮膚炎，アスペルギルス症，カンジタ症，ムコール症などが散見される。さらに海外では，スポロトリコーシス，ヒストプラズマ症，ブラストミセス症，コクイシジオイデス症などが加わるが，それらの多くは人獣共通感染症であり，獣医師が確実に治療および防疫対策を行わないと，飼い主や獣医療関係者へ感染する可能性が高い。またグローバル化や地球温暖化に伴い，カナダでのクリプトコックス症[1]や，南米や東南アジアにおけるスポロトリコーシス[2]による動物から人への感染拡大など，世界的に真菌症は増加傾向にあるため，防疫における獣医師の役割が重要視されている。

1）皮膚糸状菌症

動物のケラチンに富んだ皮膚および皮膚付属器の角化した組織（爪や毛）に侵入・生息する明調（白，黄，茶色）な糸状菌群を総称して皮膚糸状菌（白癬菌）と呼び，そのうち20種が動物の皮膚に感染するが，ときには皮膚に侵入しないで，被毛にだけ取り付いて，他の動物への感染源になっている場合もある。皮膚糸状菌の先祖は，土壌や塵埃中に生息し，動物の死骸や抜け落ちた被毛などのケラチンに富んだ組織を分解し，窒素源として自然へ還元する糸状菌であったと考えられる（土壌菌，図1a）。その中で，直接動物間で感染するようになり（好獣性菌，図1b），やがて人が現れると，人にだけ感染する種類（好人性菌）も存在するようになった。犬に感染するのは主に土壌菌の一部と好獣性菌であるが，ごくまれに人と密接に生活していると，人から感染する場合がある。

皮膚糸状菌の形態は，腐生形態と感染形態に分かれる。前者は栄養体である菌糸の増殖と，休止体である分生子や有性生殖によって生じた有性胞子など菌種に特徴的な形態を生じるので，同定上重要である（図2～7）。後者は感染した組織内に認められ，菌糸と休止体である分節分生子から形成されるため，各菌種とも類似した形態を呈する（図9）。

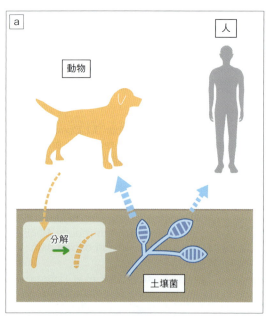
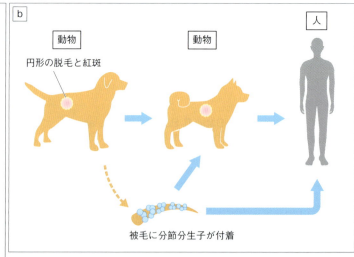

図1 皮膚糸状菌の感染経路
a：土壌菌の感染経路。土壌菌は，土壌中に生息し，動物の被毛を分解している。ときに動物や人へ感染する。
b：好獣性菌の感染経路。好獣性菌は，動物から動物，または汚染した環境から動物へ感染するが，人にも感染する。

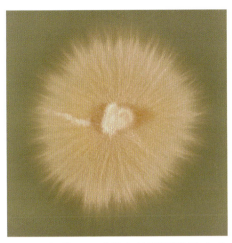

図2 サブローブドウ糖寒天培地上の M. canis の集落
絨毛状で黄色の色素産生が認められる。

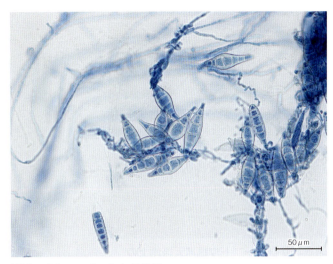

図3 M. canis の大分生子
紡錘形で細胞壁および隔壁が厚い。

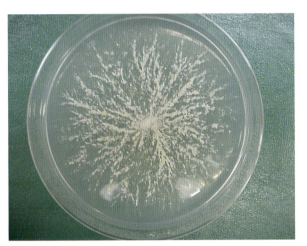

図4 サブローブドウ糖寒天培地上の M. gypseum の集落
白色～薄茶色粉末状の集落。

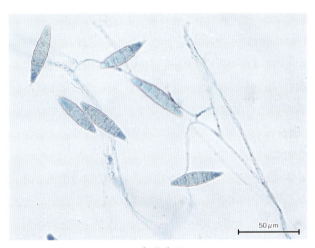

図5 M. gypseum の大分生子
紡錘形であるが，細胞壁および隔壁が薄い。

1-1）犬・猫に感染する皮膚糸状菌

国内では主に原因菌として，犬への感染の約70％が *Microsporum canis* で，*M. gypseum* が 約20％，*Trichophyton mentagrophytes* が約10％といわれている。きわめてまれに *T. rubrum* の感染が報告されている。

猫への感染の約90％以上が *M. canis* であるが，皮膚に感染せずに被毛にだけ生息している例も少なくない。その場合は，汚染した被毛が他の動物や人への感染源となる。その他，*M. gypseum* および *T. mentagrophytes* の感染が報告されている。

○ *M. canis*

M. canis（犬小胞子菌）は，サブローブドウ糖寒天培地上，24℃の培養での発育は急速である。集落は最初白色で薄く，明るい黄色の色素を産生するが，1～2週間後には，表面は淡黄褐色の粉末状ないし綿状となる（**図2**）。

大分生子は紡錘形（60～80μm×15～25μm）で，壁は厚く，粗造で，隔壁によって数室に分けられている（**図3**）。本菌が感染した被毛は，ウッド灯下で蛍光を発するのが特徴である。

本菌は，感染動物から他の動物への直接接触感染および汚染物を介しての間接接触感染も起きるため，集団飼育しているところでは感染が拡大しやすく，除染が難しくなる。

○ *M. gypseum*

M. gypseum（石膏状小胞子菌）は，最近の分類で *Nannizzia gypsea* および *N. incurvata* に分かれたが，両菌とも形態が類似しているため，本稿では一括として記載する。両菌は，サブローブドウ糖寒天培地上，

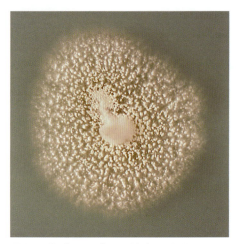

図6 サブローブドウ糖寒天培地上の
T. mentagrophytes
白色扁平な顆粒状集落。

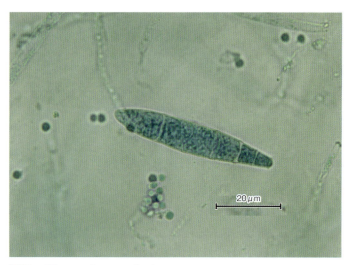

図7 T. mentagrophytes
隔壁が薄い葉巻型の大分生子と球形の小分生子。

24℃の培養で速やかに発育する。集落の表面は扁平で、辺縁部は白色短絨毛性だが表面全体は粉末状を呈する（図4）。多数の大分生子が認められ、形は樽型（45～50μm×10～13μm）で、壁は薄く、表面に棘がある。また隔壁によって3～7室に分けられている（図5）。小分生子は単細胞、棍棒状を呈し、菌糸に側生している。

本菌は、通常土壌中に生息し、特に動物の生活と関係の深い土壌中から高率に分離される。そのため、犬が汚染した土壌と接触すると感染するが、罹患動物から直接人へ感染することは少ないと考えられる。

◯ T. mentagrophytes

好獣性菌のT. mentagrophytes（毛瘡白癬菌）complexは、最近の分類でT. mentagrophytes, T. benhamiae, T. erinaceiに分かれたが、形態が類似しているため、一括として記載する。サブローブドウ糖寒天培地上、24℃で発育良好である。株によって様子は様々で、扁平な顆粒状粉末集落（図6）、隆起と皺壁がある絨毛性ないし短絨毛性の集落、さらに主として扁平な絨毛性の集落である。また産生色素も黄色、赤色、褐色と異なる。

本菌の大分生子は、葉巻型またはソーセージ状を呈し、表面は平滑で4～5室に分かれている（図7）。多数の大分生子が認められる株もあれば、ほとんど認められない株もある。その他、螺旋菌糸や球形の小分生子（図7）なども認められる。

T. benhamiaeとT. erinaceiはウサギ、げっ歯類に蔓延しているため、犬への感染は、野生のげっ歯類の捕食、または愛玩用のウサギやげっ歯類から間接的に起こると考えられている。宿主が異なるためと考えられているが、犬へ感染すると炎症反応が強く、びらん・痂皮を形成して、天疱瘡のような症状を呈する場合がある。

1-2）感染経路と好発条件

皮膚糸状菌の感染は、罹患動物および保菌動物からの直接接触感染や、また菌の生息する土壌、人家および動物の飼育小屋内環境中の汚染した被毛や塵埃、用具（器具）などからの間接接触感染の2つが挙げられる。感染は菌体が傷口（掻傷など）から侵入する場合と、被毛や角質表面で増殖し、やがて毛孔や表皮内へ増殖侵入する場合とが考えられる。

発症は、若齢や多頭飼育の場合に多いが、基礎疾患や薬剤によって免疫抑制状態になると感染しやすくなり、思わぬ発症に注意が必要である。

1-3）臨床症状

皮膚の紅斑や毛包炎から始まり、水疱や膿疱を形成する。やがて周辺皮膚へ炎症が広がると、環状紅斑（表皮小環、リングワーム）を形成する（図8）。

表皮内に侵入した菌体を免疫細胞が撃退することができれば、痂皮や鱗屑とともに排除して治癒する。もし排除することができず真皮内まで感染が拡大すると、炎症が慢性化してマクロファージ、リンパ球や線維芽細胞が菌体を取り巻くように浸潤し、ケロイド状病変（ケリオン）や肉芽腫を形成し、自然治癒が難しくなる。

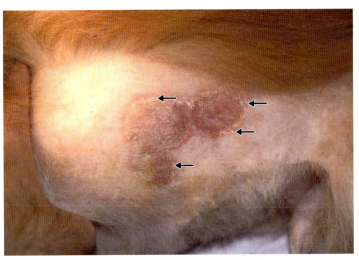

図8　皮膚糸状菌症による環状紅斑
被検材料は矢印の紅斑辺縁部を採取すると菌要素が多い。

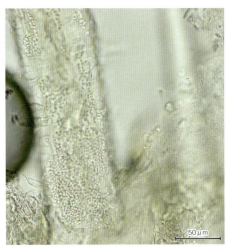

図9　被毛周囲に取り巻くM. canisの球形の分節分生子

1-4) 検査

皮膚糸状菌症の診断には，臨床症状，病変部の皮膚掻爬物検査（直接鏡検），ウッド灯検査，真菌培養検査，病理組織学的検査があるが，最も簡単に，短時間で確定診断できるのは皮膚掻爬物検査である。

1-4-1) 皮膚掻爬物検査（直接鏡検）

皮膚掻爬物検査は，皮膚糸状菌症の検査の他，ニキビダニ症，疥癬の検査にも使用する。必要なものとして，鋭匙，鑷子，カバーグラス，スライドグラス，10〜20％KOH溶液である。鋭匙がなければ，メスの背側を使ってもよい。10〜20％のKOH溶液は，試薬の苛性カリ（試薬一級品で十分）を水道水で10〜20％の濃度に溶解して作製する。痂皮を早く軟化させるために，ジメチルスルホキシド（DMSO）を全体の50％の濃度に加えると軟化が早まる。またブルーのパーカーインクを30％の濃度に添加して，被検材料を染色して観察する方法もあるが，KOH溶液だけでも十分である。

被検材料は，病変部から被毛，落屑を採取する。リングワーム病変の場合は，病変の中心部から採取するのではなく，健常部位との境界部の被毛や落屑を掻爬し採取した方が，菌要素が多い（図8）。

被毛は容易に抜毛可能なものを選ぶ。小水疱の被膜，落屑，増殖した角質も検査対象となる。検出される菌要素は，菌糸と分節分生子である（図9）。また培養時に観察される大分生子は，皮膚糸状菌が寄生しているときには認められないため感染と混同しない。

スライドグラス上に被検材料を置いてから，10〜20％のKOH溶液1〜2滴を滴下し，カバーグラスを

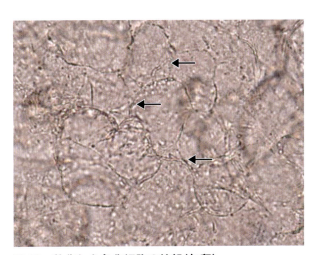

図10　軟化した角化細胞の輪郭（矢印）
菌糸と間違わないこと。辺縁をたどると楕円形であるため，角化細胞と分かる。

載せる。10〜15分間放置し，被検材料が自然に軟化するのを待ってから検鏡する。カバーグラスの上からボールペンの先，ガラス棒などで軽く標本を圧平して，被検材料を伸ばすと観察しやすい。またそのとき，顕微鏡のコンデンサーを下げ，コントラストをつけて菌を検索する。

検索するときは，まず顕微鏡の倍率を弱拡大にして観察する。健常の被毛は形の輪郭が鮮明であるが，皮膚糸状菌によって分解されている被毛は形の輪郭が不鮮明である。また毛根部に菌要素が多いので，毛根部が不鮮明な被毛をみつけたら倍率を上げて，菌糸や分節分生子を検出することにより皮膚糸状菌症と診断される。ただし，出血している病変から採取した場合は，赤血球と間違わないようにする。また角化した細胞が軟化されてバラバラになった場合，細胞の辺縁の

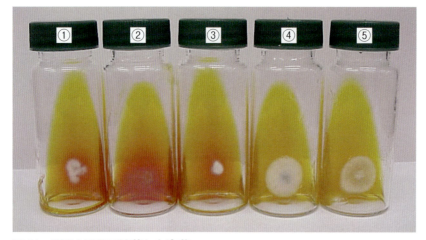

図11 DTM培地で培養した真菌
DTM培地上に真菌を接種し，室温で7日間培養。左から順に① *M. gypseum* 接種，② *M. canis* 接種，③ *T. mentagrophytes* 接種，④ *Aspergillus fumigatus* 接種，⑤ *Fusarium solani* 接種。写真左の3株(①〜③)は，皮膚糸状菌のため培地を赤変させたが，右の2株(④，⑤)を培養した場合は，皮膚糸状菌でないため培地の色に変化が認められない。

輪郭が糸状菌状にみえる場合があるので注意する(**図10**)。

1-4-2) ウッド灯検査

ウッド灯を数分以上発光させ，十分励起させた360 nmの波長の紫外線を *M. canis* が感染している被毛に照射すると，緑色蛍光を発するので診断に応用されている。しかし蛍光を発する化学物質(化粧品など)は多いため，それらによる偽陽性反応と間違いやすい。また *M. canis* 以外の皮膚糸状菌症では，蛍光を発しないので皮膚糸状菌症ではないと診断してはいけない。一方で，*M. canis* が腐生している被毛の検出や培養の効率を上げるためにウッド灯を利用すると便利である。

1-4-3) 真菌培養検査

病変部位の被毛，落屑を，クロラムフェニコールおよびシクロヘキシミド添加サブローブドウ糖寒天培地やマイコセル培地，または dermatophyte test medium(DTM)培地上に接種し，24〜27℃(室温でも培養できる)の条件下で培養し，菌種を同定する。

DTM培地は，培地内に蛋白質とpH指示薬のフェノールレッドが添加され，酸性に調整されているため，黄色を呈している。皮膚糸状菌が増殖するときには蛋白質を分解するため，培地がアルカリ性に傾き，集落部位の培地が赤変することで皮膚糸状菌と他の菌を鑑別する(**図11**)。DTM培地はいくつかの会社から市販されている。ただし，本培地は皮膚糸状菌以外の環境中に存在する真菌も増殖してしまうことや，それらの菌によって培地を赤変させてしまう場合もある。さらに皮膚糸状菌であっても培地が赤変しない場合もある。そのため，DTM培地を使用する場合は，説明書をよく読み，慎重に判定することが必要である。判定の目安は，培養を開始してから7日目で，培地表面に白色〜淡黄色〜茶色で絨毛状〜粉末状の糸状菌の集落を認め，その周辺が赤くなれば皮膚糸状菌の可能性が高い。しかし動物の被毛や落屑を培養すると，皮膚糸状菌とともに環境中の真菌の集落も培養される場合が多いため，培養検査だけで診断するのは危険である。そのため，集落の鏡検による観察が重要である。

一方，クロラムフェニコールおよびシクロヘキシミド添加サブローブドウ糖寒天培地またはマイコセル培地は，皮膚糸状菌が増殖しても培地は赤変しないが，集落形態の観察には適している。

培養された培地上の集落を掻き取り，ラクトフェノールコットンブルー液(または，ラクトフェノールアニリンブルー液)に浸して顕微鏡下で観察し，菌糸，大分生子，小分生子の形状を確認して菌種を同定する(**図3**，**5**，**7**参照)。菌株によっては，分生子産生が少ない場合もあるため，注意が必要である。

1-5) 治療

皮膚糸状菌症は毛包内の感染が多く，病巣が角質層よりも深くまで波及している場合もあり，広範囲の病巣全体まで抗真菌薬を浸透させるためには，主に抗真菌薬の全身療法が行われる。ただし，副作用の発現に

は注意する。

1-5-1) シャンプー療法

シャンプー療法は，皮膚表面を洗い流すだけであるため，汚染源となる被毛や落屑の除去が主な目的である。特に抗真菌薬含有のシャンプー剤を用いた洗浄が有効であるが，薬剤の表皮内浸透は望めない。

1-5-2) 外用療法

各種抗真菌薬が添加されている液剤，クリーム剤，軟膏などがある。しかし，皮膚深部にまで浸透しにくいこと，舐められてしまうなどのおそれもあり，動物への使用には限界がある。

1-5-3) 全身療法

イトラコナゾールを5〜10 mg/kg(犬・猫)で，1日1回内服させる。脂溶性薬剤なので，空腹時よりも脂質(食事)と一緒に内服させると吸収がよい。また，皮膚の角質に蓄積しやすいので，2〜3日に1回高用量のイトラコナゾールを内服させるパルス療法が検討されているが，真皮まで感染している場合は，効果が弱いと考えられる。さらに，薬剤の基剤によって吸収量が変化するため，後発薬(ジェネリック)の使用には注意する[3]。イトラコナゾールの副作用として，肝障害，骨髄抑制，薬疹がまれにみられると報告されている。

塩酸テルビナフィン 30 mg/kg(犬・猫)を1日1回内服させる。イトラコナゾールによる治療に対して反応が悪いときや，真皮まで感染が波及している場合に用いる。副作用の発現に注意する。テルビナフィンの副作用として，人では消化器症状，骨髄抑制，肝酵素の上昇が報告されている。

グリセオフルビンおよびケトコナゾールは，海外では使用されているが，現在のところ本邦では発売されていない。

1-6) 予後と予防法

一般的に，予後は良好である。ただし，基礎疾患や免疫抑制剤の投与などが存在すると，治療が困難になる場合がある。また肉芽腫や菌腫形成までに発展している場合は，薬剤が病巣部に到達しづらいため，外科的に病巣を除去してから，抗真菌薬の内服を行う。

予防法としては，罹患動物および保菌動物を隔離し，治療を行う。また汚染物を除去，焼却，消毒する。

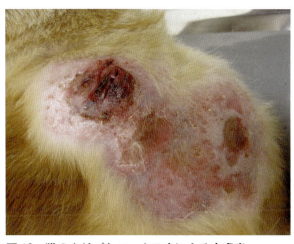

図12 猫のクリプトコックス症による皮膚炎
皮膚の紅斑，脱毛，びらん，潰瘍がみられる。

2) クリプトコックス症

クリプトコックス(*Cryptococcus*)属に分類される細胞外に多糖類の莢膜を産生する酵母様菌による感染症である。国内では，主に猫の発症が散見される。原因菌として重要なのは *C. neoformans*, *C. deneoformans* および *C. gattii* で，他にはまれに *C. laurentii* および *C. albidus* の感染が報告されている。これらの菌は吸入による経気道ないし創傷による経皮的に感染し，呼吸器，皮膚，神経系へ病巣をつくる。

自然界では，世界中の湿潤な気候の地域で，土壌や鳩の糞，植物の表面などに存在している。一方で，健康な犬および猫の鼻腔内から本菌が十数％の率で分離された報告があるため[4]，室内飼育犬および猫における発症は，日和見感染の場合が多いと考えられる。主に糖尿病などの基礎疾患，老齢，抗がん剤投与，免疫抑制剤投与，副腎皮質ステロイド投与をしている場合が多い。一方，健康でも猫同士の喧嘩などの外傷からの感染も認められる。

2-1) クリプトコックス症による皮膚炎の症状

頭部や他の体表の皮膚に丘疹，結節，びらん，潰瘍，体表リンパ節の腫脹が認められる(**図12**)。皮膚病変の他に，鼻汁排出(片側，両側)，くしゃみ，鼻梁部の硬い腫脹，呼吸困難などの上部呼吸器症状とともに，沈うつ，瞳孔散大，失明，痙攣，後躯麻痺などの神経症状が併発する場合もある(**図13**)。

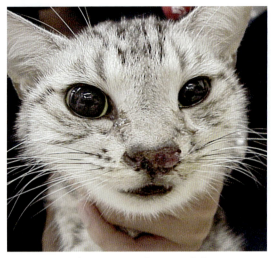

図13 クリプトコックス症による鼻部の肉芽腫性結節
網膜炎を併発しているため，瞳孔が散大している。

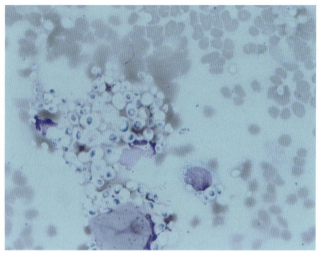

図14 猫のクリプトコックス症におけるリンパ節の針吸引塗抹標本
莢膜に覆われた多数の酵母を貪食したマクロファージが認められる（ライト染色）。

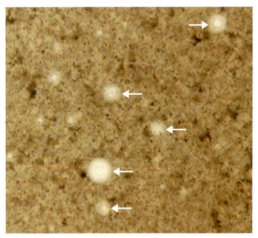

図15 墨汁に懸濁したC. neoformans
菌体周囲の墨汁が莢膜によって弾かれて，光が透過している（矢印）。

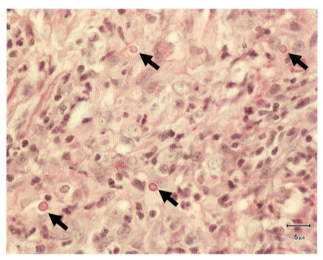

図16 図12の症例の皮膚病変の組織像（PAS染色）
肉芽腫性炎症とともに，酵母様菌体（矢印）が多数存在する。

2-2）診断法

2-2-1）抗原検査

血清中のクリプトコックス莢膜抗原を検出するキットが，診断に応用可能である。ただし，特異性は高いが感度が病状によって変わるため，局所感染の場合には，陰性結果の場合もある。

2-2-2）病原検査

検査材料の塗抹標本にライト染色，ギムザ染色，ディフ・クイック染色を行い鏡検すると，莢膜に覆われた酵母を貪食したマクロファージが認められる（図14）。病変部位の生検材料や浸出液，リンパ節の針吸引物の押捺標本から墨汁標本を作製して，直接鏡検によって莢膜を検出することが重要である（図15）。

2-2-3）病理組織学的検査

病巣は莢膜の厚い菌体周囲にマクロファージ，異物巨細胞，線維芽細胞が取り囲む肉芽腫性炎症を認める。菌体検出にはPAS染色を行うとよい（図16）。

2-2-4）分離培養検査

生検材料が少なく，病原検査で菌体を確認しづらいときや，治療薬を選択する場合は，病巣試料からの分離培養を行う。

2-3）治療

クリプトコックス症の治療には，アゾール系抗真菌薬による治療が一般的である。ただし，国内の猫のクリプトコックス症からフルコナゾール耐性株が分離されたため，分離株の薬剤感受性試験が必要である。

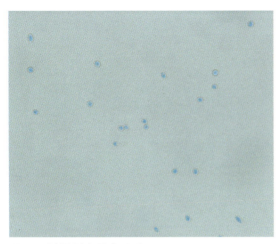

図17　酵母形を呈する S. globosa

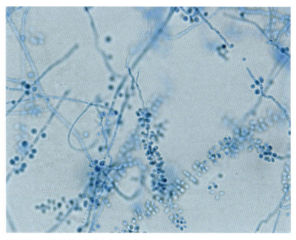

図18　菌糸形を呈する S. globosa

　中枢神経まで感染している場合は，抗真菌薬治療による菌体破壊によって，中枢神経内の炎症が一時的に激しくなる。脳圧上昇を防ぐため，数日間は副腎皮質ステロイドを投与する。

2-3-1) フルコナゾール

- 利点：安価，中枢神経まで到達しやすい。尿中移行をするので，膀胱炎にも使用できる。
- 欠点：耐性株の存在。イトラコナゾールよりも副作用が発現しやすい。
- ●犬：2.5～5 mg/kg を 1 日 1～2 回，内服または静脈内投与する。脳脊髄炎を伴う場合は，5～8 mg/kg を 1 日 2 回，内服または静脈内投与する。または 8～12 mg/kg を 1 日 1 回，内服または静脈内投与する。
- ●猫：鼻腔内クリプトコックス症の場合は，5 mg/kg を 1 日 1～2 回，内服または静脈内投与する。または 10 mg/kg を 1 日 1 回，内服投与する。中枢神経，眼房内，多臓器にわたる全身性感染の場合は，50～100 mg/head を 1 日 2 回，内服または静脈内投与する。
- 副作用として，嘔吐，下痢，肝毒性が報告されているため，投薬中は定期的に血液検査を行う。

2-3-2) イトラコナゾール

- 利点：アゾール系抗真菌薬の中では，副作用が最も少ない。クリプトコックスに対しての抗菌活性は，フルコナゾールよりも強い。
- 欠点：分子量が大きく，肉芽腫内や中枢神経へ到達しにくいことから，投与量を増やす。脂溶性のため，尿中移行はしない。フルコナゾールよりも高価。
- ●犬・猫：5～10 mg/kg を 1 日 1 回，内服投与する。

- 副作用の少ない薬剤であるが，それでも嘔吐，下痢，肝毒性が報告されている。投薬中は定期的に血液検査を行うことが望ましい。先発品を使用する。

2-3-3) ボリコナゾール

- 利点：最も抗菌活性が強く，中枢神経へ到達しやすい。水溶性であるため尿中移行もよい。
- 欠点：高価である。
- ●犬・猫：3～5 mg/kg を 1 日 1～2 回，内服または静脈内投与する。中枢神経，眼房内，多臓器にわたる全身性感染の場合は 6 mg/kg を 1 日 2 回，内服または静脈内投与する。
- 副作用として肝毒性が報告されているため，投薬中は定期的に血液検査を行う。

2-4) 人への感染予防

　本症は，感染病巣からの分泌物などに多数の菌体が存在しているため，他の動物から隔離する。治療時にはマスク，手袋を着用し，分泌物，排泄物および開放性病巣の扱いに注意する。汚染物は滅菌を行うか，次亜塩素酸などで消毒処理を必ず行う。

3) スポロトリコーシス

　スポロトリコーシスの原因となるスポロトリックス（Sporothrix）属は二形成菌で，酵母形（高栄養培地，33℃で培養／寄生形）と菌糸形（サブローブドウ糖寒天培地，25℃で培養／腐生形）を呈する（図17，18）。世界各地の温暖～熱帯にかけての地域の土壌中や腐敗した植物に生息している。もとは1属1菌種であったが，形態学的特徴，生化学性状，病原性の有無，遺伝

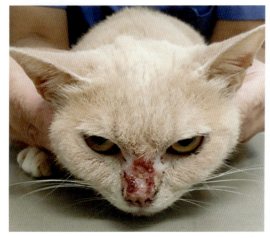

図19 *S. globosa* 感染による鼻梁部の潰瘍

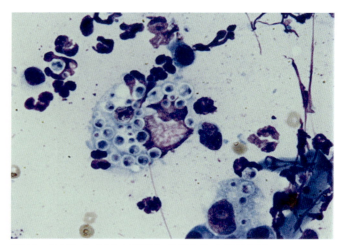

図20 図19の症例の潰瘍病変部からの塗抹標本
多数の酵母様菌体が認められる。

子解析によって，*S. brasiliensis*, *S. schenckii sensu stricto*, *S. globosa*, *S. mexicana*, *S. luriei*, *S. pallida*(*S. albicans*)の6菌種に細分類された。そのうち *S. brasiliensis*, *S. globosa*, *S. schenckii sensu stricto*, *S. luriei* に病原性が認められる。

特に，*S. brasiliensis* は，1990年代にブラジルのサンパウロおよびリオデジャネイロにおいて猫に蔓延し，やがて咬傷や引っ掻き傷によって人や犬に感染拡大し，社会問題になっている。本菌は高病原性を有しており，遺伝子的に単系統な株によって爆発的に蔓延したことが確認されている。

また，マレーシアにおいても猫の蔓延が報告され，人への感染も報告されている。原因菌は，*S. schenckii sensu stricto* で，ブラジルと同様に遺伝子的に単系統な株による感染が確認された。本菌の本邦への侵入および蔓延が危惧される。

本邦では，*S. globosa*, *S. schenckii sensu stricto* による人の感染報告が，四国，九州，関東地方で散見される。一方，国内の動物においては中村らが猫の症例を報告し[4]，その後の感染報告例も猫だけであり，比較的まれな疾患である。猫からの分離株は，*S. globosa* で，皮下腫瘤，びらん，潰瘍が認められる（図19）。また，リンパ組織に沿って感染が拡大しやすいので，リンパ管に沿って求心性に飛び石状に転移病巣を形成したり，リンパ節の腫大が認められる。そのためクリプトコックス症，深在性膿皮症，腫瘍性疾患との鑑別が必要である。猫の感染病巣部から多数の菌体を排泄するため，上述したように人への感染例が多数報告されている。そのため人獣共通感染症として問題である。

3-1）診断法

3-1-1）病原検査

皮膚病巣からの塗抹標本をライト染色，ギムザ染色，ディフ・クイック染色を行い鏡検すると，多数の酵母を貪食したマクロファージが認められる（図20）。莢膜を有しないため，クリプトコックス症と異なる。

3-1-2）病理組織学的検査

病巣は化膿性肉芽腫性炎とともに，多数の酵母様菌体を認める。菌体検出にはPAS染色を行うとよい。

3-1-3）分離培養検査

生検材料が少なく，病原検査で菌体を確認しづらい場合は，病巣試料からの分離培養を行う。

3-2）治療

スポロトリコーシスの治療には，アゾール系抗真菌薬または塩酸テルビナフィンによる治療が一般的である。ただし，これら抗真菌薬の治療に対して抵抗性を示す場合もあるため，水溶のヨードカリの併用投与も検討されている。

3-2-1）イトラコナゾール

- 犬・猫：5〜10 mg/kgを1日1〜2回，内服投与する。

3-2-2）塩酸テルビナフィン

- 犬・猫：25〜30 mg/kgを1日1回，内服投与する。

3-2-3）水溶のヨードカリ

・嘔吐，食欲不振が認められやすい。

- 犬：40 mg/kg を1日3回，内服投与する。
- 猫：20 mg/kg を1日2回，内服投与する。イトラコナゾールまたは塩酸テルビナフィンと併用する場合は，2.5 mg/kg 1日1回に減量して副作用を抑えながら治療した報告もある[5]。

インフォームド・コンセントにおける注意点

・皮膚糸状菌症

人へ感染しやすい疾患のため，飼い主とその家族に皮疹が認められるときは，必ず皮膚科医への受診を勧める。また，治療および飼育環境の汚染物の除去・消毒については，丁寧な指導が必要である。

・クリプトコックス症およびスポロトリコーシス

びらん・潰瘍などの皮膚病巣から菌体が排泄されるため，飼い主および獣医師へ感染する危険性がある。そのため抗真菌薬治療に十分反応するまでは，注意が必要であることを説明する（隔離する必要はないが）。完治するまでには長期投薬が必要なことがある。

◆ 参考文献 ◆

1) Datta K, Bartlett KH, Baer R, et al. Cryptococcus gattii Working Group of the Pacific Northwest. Spread of Cryptococcus gattii into Pacific Northwest region of the United States. *Emerg Infect Dis* 2009, 15(8), 1185-1191.
2) Sanchotene KO, Madrid IM, Klafke GB, et al. Sporothrix brasiliensis outbreaks and the rapid emergence of feline sporotrichosis. *Mycoses* 2015, 58(11), 652-658.
3) Mawby DI, Whittemore JC, Genger S, et al. Bioequivalence of orally administered generic, compounded, and innovator-formulated itraconazole in healthy dogs. *J Vet Intern Med* 2014, 28(1), 72-77.
4) Nakamura Y, Sato H, Watanabe S, et al. Sporothrix schenckii isolated from a cat in Japan. *Mycoses* 1996, 39(3-4), 125-128.
5) Reis ÉG, Schubach TM, Pereira SA, et al. Association of itraconazole and potassium iodide in the treatment of feline sporotrichosis: a prospective study. *Med Mycol* 2016, 54(7), 684-690.

（加納　塁）

Chapter 3-4 犬の外部寄生虫疾患

外部寄生虫疾患は，日常の皮膚科診療の中でも比較的遭遇しやすい皮膚疾患である。近年，新たな駆虫薬が使用可能となったことから，より治療の選択肢が広がっている。

1）犬のニキビダニ症

日常診療で遭遇する機会の多い犬のニキビダニ症は，毛包内に常在する Demodex canis（D. canis）の増殖により生じる炎症性疾患である。D. canis は生後48〜72時間で母犬から移行し，健常な犬にもみられる常在しているダニである。ニキビダニ増殖の背景として，若齢では十分な皮膚免疫力がないこと，また高齢では皮膚免疫力低下を生じる背景疾患を認めることが考えられている。

1-1）症状，特徴的な所見（臨床徴候）

ニキビダニ症の原因である D. canis（図1）は毛包内に寄生していることから，毛包主体の皮疹を認めることが多い。定義は様々であるが，2.5 cm^2 以内の病変が4カ所以内の場合に局所性ニキビダニ症としている[1]。局所性ニキビダニ症では，頭部や四肢などに面皰を伴う脱毛斑（境界明瞭な脱毛）がみられることが多い（図2）。また，局所性ニキビダニ症は若齢で遭遇する機会が多い。

一方，汎発性ニキビダニ症では，重度な鱗屑（図3a），毛包中心にむらのある紅斑（図3b）や色素斑などが体幹も含めて広範囲に生じることが多い。また毛包一致性の膿疱や，毛包が自壊すると真皮内結節や瘻管を生じることもある（図3c）。肢端では腫脹とともに化膿性肉芽腫を認めることも多く，疼痛を伴うことが多い。

1-2）検査および診断

D. canis によるニキビダニ症では臨床像を重視した上で，検査を実施する。検査は皮膚掻爬検査または毛検査を実施することが多い。皮膚掻爬検査を実施する際には，典型的なニキビダニ症の皮疹からニキビダニを絞り出すように皮膚を摘まみ，メス刃を用いて出血するまでしっかりとした掻爬を行う必要がある。症例の中には肢端や顔面など皮膚掻爬検査が困難な部位に症状を生じることもあり，そのような場合には毛検査を汎用する。毛検査を用いてニキビダニを確認する場合には，筆者は毛に付着した角化物周囲を丁寧に観察するようにしている。膿疱が生じている場合は，膿疱内にニキビダニが存在することから，膿汁を直接鏡検または染色後に鏡検するとニキビダニを確認すること

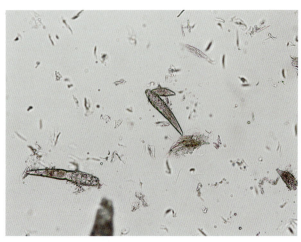

図1　ニキビダニ（D. canis）

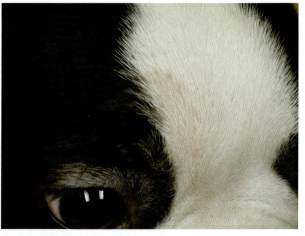

図2　局所性ニキビダニ症（脱毛斑）

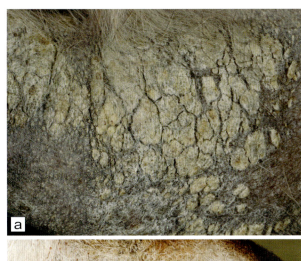
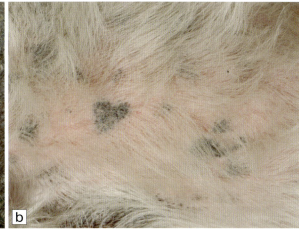
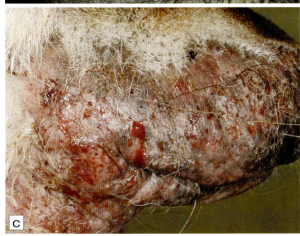

図3　汎発性ニキビダニ症
a：鱗屑　b：紅斑　c：瘻管

が可能である（**図4**）。

　これまで皮膚掻爬検査がゴールドスタンダードとされていたが，近年セロハンテープ検査が有用との報告もされている。皮膚掻爬検査と同様に，ニキビダニを絞り出すように皮膚を摘まみ，セロハンテープを押し当てる。押し当てたセロハンテープは何も染色液を用いず，スライドグラスに貼り付け観察することで，角化物の中にニキビダニが検出される。感度が高い検査とされているが，皮膚掻爬検査や毛検査では，ニキビダニが生きているか，死んでいるかの評価が可能となるが，セロハンテープ検査ではこれらの評価は無理である。皮膚掻爬検査が難しい顔面や肢端などでの検査として実施する。

1-2-1）ニキビダニが検出されない場合

　多くの症例では，皮膚掻爬検査，毛検査，およびセロハンテープ検査でニキビダニが検出されるが，臨床像がニキビダニ症に合致しているにもかかわらず，ニキビダニが検出されないこともある。そのような場合には皮膚病理組織学的検査を実施する。皮膚病理組織学的検査では毛包内が確実に評価可能であり，十分に深く掻爬ができなかった場合，抜毛が少なかった場合

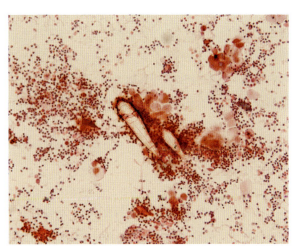

図4　膿疱中のニキビダニ（グラム染色）

など，ルーチン検査で評価が不十分であった際には非常に有用な検査となる。

　皮膚病理組織学的検査を実施する場合には，ニキビダニ症の典型的な症状がみられる部位より採材する。筆者は通常，皮膚生検はトレパンを用いた生検パンチを実施しているが，直径6 mm以上のトレパンを用いて，異なる皮膚病変から数カ所採材する。

1-2-2）背景疾患の精査

　ニキビダニ症の背景の検討として，身体検査，血液

検査，また画像検査などを実施する。若齢では栄養状態の把握にボディ・コンディション・スコア（BCS）の評価が重要であり，高齢での発症では，内分泌疾患評価のための精査や画像検査などが必要となることもある。

1-3）治療および管理法

ニキビダニ症の治療の主体はニキビダニの駆虫であるが，常在している寄生虫が増殖していることを考慮し，毛包環境の修正や年齢にあわせた背景疾患の管理が重要となる。

1-3-1）駆虫

ニキビダニの駆虫効果が報告されている薬剤として，大環状ラクトン，イソオキサゾリン化合物がある。

大環状ラクトン：ニキビダニ症に使用される大環状ラクトンは，イベルメクチン，ドラメクチン，ミルベマイシン，モキシデクチンである。現在，ニキビダニ症治療で汎用されている駆虫薬はイベルメクチンであり，300～600 μg/kg を1日1回で内服投与する[1]。ドラメクチンもニキビダニ症に対して有効な大環状ラクトンであり，600 μg/kg を週1回皮下注射または内服投与する。最近では，ドラメクチン 600 μg/kg 週1回の皮下注射により94.8%の症例で有効であったとの報告がされている[2]。またドラメクチンでは，週2回の内服投与と週1回の皮下注射での治療効果にほとんど差がみられず，内服投与では11週間，皮下注射では12週間で寛解した。イベルメクチンやドラメクチンでは，寛解までに平均して3カ月程度の日数が必要と思われる。

イベルメクチンやドラメクチンを使用する場合には，フィラリア陽性犬での使用は控える必要がある。また *ABCB1*（*MDR1*）遺伝子の変異がみられるラフ・コリーやオーストラリアン・シェパードでは重大な副作用を生じることから使用禁忌であり，万が一使用する際には *ABCB1*（*MDR1*）遺伝子の検査が必要である。*ABCB1*（*MDR1*）遺伝子の変異がない犬種においても，イベルメクチンやドラメクチン投与で沈うつ，運動障害，振戦，盲目，流涎などを生じることがある。副作用を考慮して慎重に投与する場合には，イベルメクチンやドラメクチンを 50 μg/kg より開始した方がよいとされ，1週間ごとに 50 μg/kg ずつ増量する。なお，ノミ駆虫薬であるスピノサドとの併用投与は禁忌である。

大環状ラクトンであるミルベマイシン 1～2 mg/kg 1日1回の内服投与もニキビダニ症の治療に有効である。ミルベマイシンは *ABCB1*（*MDR1*）遺伝子の変異がみられる犬種においても投与可能であるが，0.6 mg/kg 1日1回の投与が推奨されている。

最近，大環状ラクトンであるモキシデクチンのスポットオン製剤が上場され，諸外国ではニキビダニ症の治療薬として使用されている。週1回滴下により16週間後には多くの症例で皮膚掻爬検査または毛検査でニキビダニが陰性となるが，全例で臨床徴候が改善したわけではないことから[3]，中等度のニキビダニ症に対する治療薬として推奨されている[1]。

イソオキサゾリン化合物：近年，ノミ・マダニ駆虫薬としてイソオキサゾリン化合物が販売されている。イソオキサゾリン化合物の1つとしてフルララネルがある。フルララネルはノミやマダニに対する駆虫効果が3カ月持続する経口薬である。最近，ニキビダニ症に対してフルララネルの有効性が報告されている。ニキビダニ症の症例に対してフルララネルを1回投薬したところ，皮膚掻爬検査または毛検査で56日目もしくは84日目にニキビダニが陰性となった[3]。

同様にイソオキサゾリン化合物であるアフォキソラネル，サロラネル，またロチラネルにおける汎発性ニキビダニ症に対する有効性も報告されている。これら薬剤はノミやマダニに対する駆虫効果が1カ月持続する経口薬であり，ニキビダニ症に対して1カ月ごとに内服することにより，フルララネルと同様の治療効果がみられている[4]。

ニキビダニ症の治療期間は，皮膚掻爬検査や毛検査でニキビダニの陰性が確認されること，また臨床徴候が改善された後，さらに1カ月程度治療を継続後，終了することが推奨されている。

1-3-2）毛包環境の修正

D. canis は主に毛包寄生のニキビダニであることから，治療管理の1つとして毛包を健常の状態にすることは重要である。毛包環境の悪化因子として，細菌感染と脂漏または角質増生が考えられる。

細菌感染の管理として，ニキビダニ症の治療開始時より全身性抗菌薬であるセファレキシン 15～30 mg/kg 1日2回を3週間内服投与する。近年メチシリン耐性ブドウ球菌が問題になっていることから，症例によっては細菌培養検査および薬剤感受性試験に基づいた全身性抗菌薬の投与が必要となる。

脂漏または角質増生の管理には外用療法を実施する。外用療法では過酸化ベンゾイルや硫黄（サルファ）サリチル酸によるシャンプーを週1〜2回実施する。過酸化ベンゾイルは脱脂作用だけではなく，脂腺からの脂質分泌抑制作用を有する。硫黄サリチル酸は角質溶解作用または角質形成作用があり，鱗屑の除去に役立つ。過酸化ベンゾイルや硫黄サリチル酸は毛包の洗浄作用を有することから，毛包内のニキビダニが減少することも期待される。

1-3-3) 背景疾患の管理

D. canis は毛包に常在する寄生虫であることから，ニキビダニ症が発症した場合には，D. canis が増殖する背景を検討する必要がある。若齢犬の場合では，栄養学的要因を考慮する必要があり，羸痩が著しい場合には，血液検査の実施と栄養価の高い食事を給与するよう飼い主に指導する。大型犬ではまれではあるものの，背景疾患として甲状腺機能低下症を生じることがあることから，血液検査，血清総サイロキシン（T4）値の測定，また甲状腺ホルモン補充による治療的評価が必要なこともある。若齢発症では，通常2歳齢までに臨床徴候が改善する。

高齢犬では，背景疾患の検討として血液検査，血液化学検査，血清総T4値の測定，副腎皮質刺激ホルモン（ACTH）刺激試験などを実施する。また栄養学的要因として羸痩がみられる場合には，食事指導も行う。背景疾患を認めた症例では，ニキビダニ症の治療とともにこれら疾患の管理を行う。高齢犬のニキビダニ症で背景疾患が確定できない症例では，ニキビダニ症が寛解した後にいったん治療を終了し，経過観察を行う。治療終了後1年以内に再発するような症例では，ニキビダニ駆虫薬による治療を再開する。再開後は寛解または治癒を目的とした治療ではなく，生活の質（QOL）を維持することを目的とする。すなわち，定期的に皮膚掻爬検査や毛検査によるニキビダニの数や活動性の観察，また臨床徴候の程度を観察することにより駆虫薬の増減を行う。これまでイベルメクチンであれば1日1回から週1〜2回へ減量，またドラメクチンであれば週1回から2〜4週間ごとに1回へ減量し継続投与していたが，近年イソオキサゾリン化合物のニキビダニ症に対する有効性が報告されてからは，有効性と安全性の観点から，ノミやマダニの駆虫間隔で，イソオキサゾリン化合物を投与する。

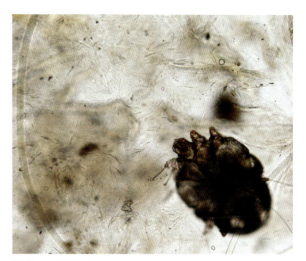

図5　犬疥癬虫

1-4) 予後

一般的に，D. canis によるニキビダニ症は予後が良好である。若齢犬の場合では，通常2歳齢までに治癒することが多い。高齢犬では，背景疾患の管理とともにニキビダニ症の治療をすることによって，症状の改善がみられる。背景疾患が確定できない症例においても，継続的な治療が必要であるが，生活の質は保たれる程度に維持可能なことが多い。

2) 犬疥癬

犬疥癬は，犬疥癬虫（イヌヒゼンダニ）が感染して生じる皮膚疾患である（図5）。一般的にみられる通常疥癬がアレルギー疾患であるのに対して，感染症の位置付けである多数寄生により生じる角化型疥癬がある。これら疾患は駆虫とともに感染源の推測が重要となる。

2-1) 症状，特徴的な所見（臨床徴候）

犬疥癬は通常疥癬と角化型疥癬の2つの病態がみられる。犬疥癬の多くはアレルギー疾患の通常疥癬である。通常疥癬の臨床徴候としては著しい痒みを認める。痒みは昼夜問わずみられ，診察中や散歩中にも生じる。痒みが生じる部位として耳介辺縁，肘，踵，および腹部があり，耳介辺縁，肘，および踵では鱗屑や紅斑が主体でみられ，腹部では鱗屑や丘疹を主体に認める（図6）。

角化型疥癬は感染症であり，耳介辺縁，肘，踵，および腹部などに痒みを伴う重厚な鱗屑がみられる（図7）。

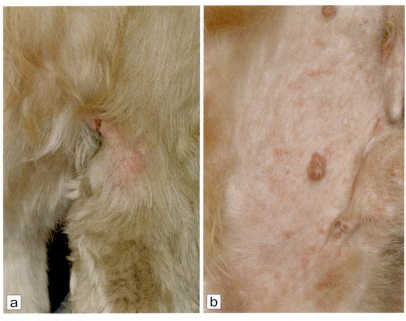

図6　通常疥癬
a：肘の脱毛，紅斑，鱗屑　　b：腹部の丘疹

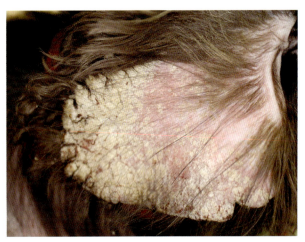

図7　角化型疥癬（耳介の重度な鱗屑）

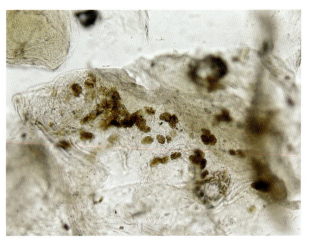

図8　犬疥癬虫の糞塊

2-2) 検査および診断

　犬疥癬では臨床像を重視した上で検査を行い，診断を確定する。検査としては皮膚掻爬検査を実施する。犬ニキビダニ症とは異なり，犬疥癬虫は角質層下に生息していることから，血が滲むまで掻爬を実施する必要はない。角化型疥癬は，感染症であることから，皮膚掻爬検査で多数の犬疥癬虫が観察される。一方，通常疥癬はアレルギー疾患であることから，少数寄生が一般的である。丁寧に掻爬検査を実施し，標本を多数作製して疥癬虫，虫卵，また糞塊の確認を行う（**図8**）。肘や踵も掻爬を実施するが，掻破や舐性行動により虫体が減少していることを予想し，耳介辺縁の掻爬検査を丁寧に行う。疥癬虫，虫卵，また糞塊がみつけやすいように，できるだけ鱗屑を薄くした標本を心掛ける。

　疥癬虫は宿主特異性があることから，犬疥癬虫が人に産卵をすることはない。しかし人で約1週間生存することが可能なことから，犬疥癬虫に感染した人では著しい痒みと丘疹を生じる。痒みは皮温上昇の際に悪化することから，入浴時や就寝直後で顕著に認める。

　前述のとおり，通常疥癬はアレルギー疾患であることから少数寄生が一般的である。半数以上の症例において，皮膚掻爬検査で疥癬虫が検出されることはないことから，臨床像を重視し，治療的評価を実施する。

2-3) 治療および管理法

2-3-1) 駆虫

　犬疥癬虫の駆虫効果が報告されている薬剤として，イベルメクチン，フィプロニル，セラメクチンがある。

イベルメクチン：イベルメクチンは治療的評価として実施できる最も駆虫効果の高い薬剤である。200〜400μg/kgを1週間ごとに4回または2週間ごとに3回，内服投与もしくは皮下注射を行う。一般的に2回投与後より痒みが軽減することが多い。イベルメクチンを使用する場合には，フィラリア陽性犬での使用は控えた方がよい。また ABCB1（MDR1）遺伝子の変異がみられるラフ・コリーやオーストラリアン・シェパードでは使用禁忌であり，万が一使用する際にはABCB1（MDR1）遺伝子の検査が必要である。ABCB1（MDR1）遺伝子の変異がない犬種においても，副作用を考慮して慎重に投与する。またノミ駆虫薬であるスピノサドとの併用投与は禁忌である。

フィプロニル：イベルメクチンに副作用が生じる可能性のある犬種や副作用が生じた場合には，フィプロニルスプレーを実施する。長毛犬種で使用される量を，患部を主体に全身に塗布し，2週間ごとに3回実施する。ただし，犬疥癬にはフィプロニルスポットオンは無効であること，また頻回にシャンプーを実施する場合には効果が落ちる可能性があるので注意が必要である。

セラメクチン：セラメクチンは犬疥癬に効能効果がみられる薬剤であり，2週間ごとに2回滴下する。しかし，残念ながら，治療的評価として実施する際には注意が必要と考えられている薬剤である。セラメクチン投与により犬疥癬の臨床像が改善された場合には問題はないが，皮膚掻爬検査で犬疥癬虫またはそれに相当する虫卵や糞塊がみつからず，臨床像から犬疥癬を疑い，治療的評価としてセラメクチンを投与して痒みが消退しない場合には犬疥癬を否定することはできない。

イソオキサゾリン化合物：近年，ノミやマダニの駆虫薬としてイソオキサゾリン化合物が使用されている。諸外国ではイソオキサゾリン化合物であるサロラネルの犬疥癬に対する有効性が報告されている[5]。イソオキサゾリン化合物であるフルララネルが犬疥癬に対しても有効との意見があるが，十分な検証がなされていないことから，慎重に取り扱う必要がある。

2-3-2）シャンプー療法

外部寄生虫疾患である犬疥癬では，硫黄サリチル酸によるシャンプーを実施することが補助的に有効である。週1〜2回実施することにより，硫黄サリチル酸による角質溶解作用による犬疥癬虫の物理的除去，硫黄の抗寄生虫効果，また硫黄の止痒作用が期待できる。ただし，フィプロニルスプレーやセラメクチンを使用する場合には頻回にシャンプーを実施することにより駆虫効果が落ちる可能性があるので，頻回洗浄は控えるようにする。

2-3-3）痒みの管理

犬疥癬は重度な痒みを生じる疾患である。痒みの管理として，基本的にグルココルチコイドの使用は控えた方がよい。痒みの軽減を目的として，個人的には抗ヒスタミン薬である塩酸ヒドロキシジン1〜2mg/kgを1日2〜3回で汎用している。塩酸ヒドロキシジンは抗ヒスタミン作用に加えて抗不安作用を有することから，重度な痒みを伴う犬疥癬に有効なことが多い。またインターロイキン（IL）-31阻害薬であるフルララネルも痒みの管理に有効と思われるが，痒みが消退しても犬疥癬虫は寄生していることから，使用の際は慎重になる必要がある。

犬疥癬の治療を開始する際には，同居犬をすべて治療する必要がある。ときに犬疥癬虫が感染しているにもかかわらず，痒みなどの臨床像がみられない犬もいることから，臨床像の有無にかかわらず治療は必須となる。また猫に関しては宿主特異性があることから，同時に治療を実施する必要はない。さらに飼い主に痒みや湿疹が生じている場合においても，通常は感染例の症状軽快とともに，飼い主も皮疹は軽快する。しかし，皮疹が重度の場合には人の皮膚科を受診するよう指導する必要がある。

2-4）予後

一般的に犬疥癬は予後良好な疾患である。すなわち，治療することにより重度な痒み，また鱗屑や丘疹は消退する。ごくまれではあるが，犬疥癬虫が消退しているにもかかわらず，アレルギー反応のみ持続することがあり，そのような場合には駆虫が終了してから抗炎症量のグルココルチコイドを内服投与することがある。

犬疥癬虫は犬から犬への感染が一般的であるが，ときに野生動物からの感染がみられることがある。重度な痒みが生じるのは一般的に感染21〜30日後と考えられており，痒みが生じた3〜4週間前に他の犬と接触する機会がなかったか，また野生動物がいる場所に行く機会がなかったかを聞く必要がある。再感染する可能性がある環境下では，セラメクチンを予防的に投与することもある。

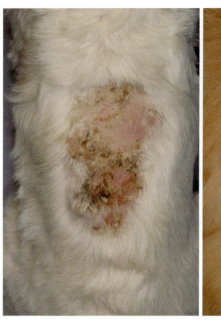 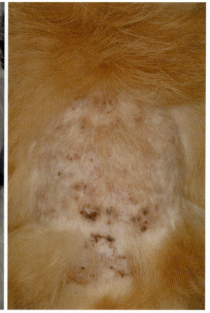

図9　ノミアレルギー性皮膚炎

3）ノミアレルギー性皮膚炎

　ノミが寄生することにより生じる皮膚疾患は2つある。感染症の位置付けである多数寄生により生じる虫刺されと、ノミの唾液に対するノミアレルギー性皮膚炎である。すなわち、ノミアレルギー性皮膚炎は少数寄生でも痒みを生じる疾患である。

3-1）症状，特徴的な所見（臨床徴候）

　ノミアレルギー性皮膚炎は、ノミの唾液に対するアレルギー疾患であることから、少数寄生でも痒みを生じる。一般的に腰背部を主体に腹部や会陰部などにも生じる。痒み行動による二次的病変として脱毛、丘疹、紅斑などがみられる（図9）。一般的に臨床徴候は5歳齢までにみられることが多いが、ノミ曝露の程度にあわせて発症することから、いずれの年齢でも発症する可能性はある。また発症時期としては、いずれの季節においてもみられる可能性はあるが、夏季から初冬にかけてみられることが多い。

3-2）検査および診断

　ノミアレルギー性皮膚炎では臨床像を重視し、補助的に検査を実施した上で裏付けをとる。ノミアレルギー性皮膚炎におけるノミは少数寄生であることから、成虫をみつけることは困難である。しかし、糞塊をみつけることで、ノミが寄生していたことが分かる。ノミ取り櫛で丁寧にフケを集め、集めたフケを濡れた紙の上に置く。ノミの糞塊は血液が主成分であることから、濡れた紙の上で血液を確認することができる。

　血液検査として血清IgE検査も有効である。しかし、ある検査会社の血清IgE検査における感度は80％とされている[6]。また健常犬においても血清IgE検査でノミが陽性を示すことはあることから、あくまで参考として評価する。

3-3）治療および管理法

　ノミアレルギー性皮膚炎の治療は、抗原となるノミ駆虫が重視される。また犬のノミアレルギー性皮膚炎における原因の多くはネコノミであり、同居犬だけではなく、同居猫に対してもノミ駆虫が必要となる。

3-3-1）駆虫

　ノミ駆虫薬として使用可能な剤形には、スポットオン製剤と経口駆虫薬がある。スポットオン製剤には、フィプロニル、イミダクロプリド、ピリプロール、セラメクチンがある。フィプロニル、イミダクロプリド、ピリプロールは成虫のみを駆虫する薬剤である。ノミが犬に寄生すると5分以内に吸血し、20〜24時間で産卵をすることがある。虫卵は環境中に散乱し、新たに成虫となって曝露する可能性があることから、昆虫発育阻害薬の併用または合剤のスポットオン製剤が必要となる。しかしスポットオン製剤では、頻回洗浄や塗布3週間後より効果が落ちる可能性があることから注意が必要である。

近年，複数の経口駆虫薬が使用可能となっている。経口駆虫薬としてスピノサド，アフォキソラネル，フルララネルがある。スピノサドやアフォキソラネルは内服後1カ月間駆虫効果が持続し，4～6時間以内と産卵前に100％の成虫駆虫が可能なことから，昆虫発育阻害薬は必要ない[7,8]。またフルララネルは，人工的に寄生させたノミだけではなく，虫卵も内服後3カ月間みられなかったとされる[9]。経口駆虫薬の長所は，頻回洗浄が駆虫効果に影響しないことである。

ノミアレルギー性皮膚炎では生活環境中のノミ駆虫も必要となる。徹底的な掃除とともに，暗くて湿度が高い，冷蔵庫，タンスの下や脇などに週1回ピレスロイド含有の殺虫スプレーを3～4回吹き付けることで，環境中のノミの管理が可能となる。

3-3-2) 痒みの管理

ノミアレルギー性皮膚炎の犬では，ノミを駆虫した後も痒みが持続することがある。痒みの管理として抗炎症薬のグルココルチコイド（プレドニゾロン0.5～1mg/kg 1日1回～1日おき）の投与が必要なこともある。

3-4) 予後

ノミアレルギー性皮膚炎の予後は，ノミの管理がしっかりできる環境であれば良好である。しかし，ノミに感染する可能性はあることから，定期的なノミの駆虫が必要である。

4) ツメダニ症

ツメダニ症は，ツメダニ寄生による外部寄生虫疾患である。一般的に*Cheyletiella yasuguri*は犬によくみられるツメダニであり，*C. blakei*は猫によくみられるツメダニである。また*C. parasitivorax*は，ウサギによくみられるツメダニとされている。しかし，ツメダニは宿主特異性がなく，人への感染もみられる。痒みを伴う鱗屑を特徴としており，治療は同居犬や同居猫も含めた駆虫である。

4-1) 症状，特徴的な所見（臨床徴候）

ツメダニ症の臨床徴候として，初期は痒みがない，もしくは軽度の痒みを伴う重度な鱗屑を特徴としている。鱗屑は背部を主体に生じる。症状の経過とともに痒みが重度となり，ときに重度の痒みを伴う紅皮症や犬疥癬に類似する症状や皮疹分布を呈することもある。

4-2) 検査および診断

皮膚掻爬検査やノミ取り櫛による鱗屑の鏡検で，成虫または虫卵を確認することである。しかし，犬では約15％のツメダニ症の症例において，ノミ取り櫛による鱗屑の鏡検でツメダニの成虫や虫卵が観察されることはないことから，臨床像を重視し，治療的評価を実施することもある。

4-3) 治療

同居している犬，猫およびウサギなどの駆虫を同時に実施する必要がある。駆虫薬としてはイベルメクチン，セラメクチンなどが有効である。また犬や猫であれば，フィプロニルのスポットオン製剤およびスプレーも有効である。

4-4) 予後

ツメダニ症は駆虫が可能な疾患であり，予後良好である。しかし，同じ生活環境内にいる犬，猫，ウサギなど全頭に対する駆虫が必要となる。

インフォームド・コンセントにおける注意点

・犬のニキビダニ症

ニキビダニ症とは毛包内に常在する D. canis の増殖により生じる炎症性疾患である。犬側の皮膚免疫力低下から生じる疾患であることから、年齢に応じた背景疾患への対応が必要となる。また本疾患は外部寄生虫疾患であるが、他の犬への感染はみられないことから、通常どおりの日常生活を送らせてあげることが必要である。

・犬疥癬

犬疥癬は犬疥癬虫によるアレルギー疾患であり、少数寄生による重度な痒みを生じる疾患である（通常疥癬）。犬疥癬虫がみつからない場合でも犬疥癬の否定はできないことから、駆虫薬を用いた治療的評価が必要となる。人で産卵をすることはないが、人にも寄生することがあることから、犬疥癬に罹患した犬を飼育している家族に痒みがみられた場合には、人の皮膚科の受診を勧める。予後は良好であるが、治療中は他の犬との接触を避けること、また野生動物からの感染が否定できない場合には、再感染の可能性があることを伝える必要がある。

・ノミアレルギー性皮膚炎

ノミアレルギー性皮膚炎は少数寄生でも発症する疾患であることから、定期的なノミの管理が必要である。近年、他の犬との接触機会が増えていること（トリミングルーム、ドッグラン、動物病院など）、ノミが繁殖しやすい環境で犬が生活していること（気密性の高い屋内飼育）などを考慮すると、これまで季節性にノミの駆虫をしていたが、ノミアレルギー性皮膚炎の症例には通年性の駆虫管理を提案してもよいかもしれない。

・ツメダニ症

ツメダニ症は人獣共通感染症である。飼い主に症状がみられた場合には、人の皮膚科を受診するよう指導する必要がある。

参考文献

1) Mueller RS, Bensignor E, Ferrer L, et al. Treatment of demodicosis in dogs: 2011 clinical practice guidelines. *Vet Dermatol* 2012, 23(2), 86-96, e20-1.
2) Hutt JH, Prior IC, Shipstone MA. Treatment of canine generalized demodicosis using weekly injections of doramectin: 232 cases in the USA (2002-2012). *Vet Dermatol* 2015, 26(5), 345-349, e73.
3) Fourie JJ, Liebenberg JE, Horak IG, et al. Efficacy of orally administered fluralaner (Bravecto™) or topically applied imidacloprid/moxidectin (Advocate®) against generalized demodicosis in dogs. *Parasit Vectors* 2015, 8, 187.
4) Beugnet F, Halos L, Larsen D, et al. Efficacy of oral afoxolaner for the treatment of canine generalised demodicosis. *Parasite* 2016, 23, 14.
5) Becskei C, De Bock F, Illambas J, et al. Efficacy and safety of a novel oral isoxazoline, sarolaner (Simparica™), for the treatment of sarcoptic mange in dogs. *Vet Parasitol* 2016, 222, 56-61.
6) McDermott MJ, Weber E, Hunter S, et al. Identification, cloning, and characterization of a major cat flea salivary allergen (Cte f 1). *Mol Immunol* 2000, 37(7), 361-375.
7) Blagburn BL, Young DR, Moran C, et al. Effects of orally administered spinosad (Comfortis) in dogs on adult and immature stages of the cat flea (Ctenocephalides felis). *Vet Parasitol* 2010, 168(3-4), 312-317.
8) Beugnet F, deVos C, Liebenberg J, et al. Afoxolaner against fleas: immediate efficacy and resultant mortality after short exposure on dogs. *Parasite* 2014, 21, 42.
9) Dryden MW, Smith V, Bennett T, et al. Erratum to: Efficacy of fluralaner flavored chews (Bravecto) administered to dogs against the adult cat flea, Ctenocephalides felis felis and egg production. *Parasit Vectors* 2015, 8, 405.

（村山信雄）

Chapter 4

犬のアレルギー性皮膚炎

1 犬アトピー性皮膚炎
2 食物アレルギー
3 ノミアレルギー性皮膚炎
4 その他のアレルギー性皮膚炎

Chapter 4-1 犬アトピー性皮膚炎

　犬アトピー性皮膚炎の定義は，「特徴的な臨床像がみられる，遺伝的素因を背景とした炎症性および瘙痒性アレルギー性疾患であり，多くの場合環境アレルゲンに対するIgE抗体の増加を伴うもの（筆者訳）」とされている[1]。しかしながら，飼い主から「アトピーって何ですか？うちの子はアトピーですか？」と聞かれて，「アトピーっていうのはね，特徴的な臨床像が…」などと説明しても，余計に混乱してしまうだろう。実際のところこの質問に対して，端的に分かりやすく答えられる獣医師は，（自分も含めて）多くはないのではないだろうか？もし自信をもって答えられるという先生は，この章は飛ばして次の章から読んでいただきたい…。
　本稿では，犬アトピー性皮膚炎という難解な疾患について，臨床的な観点から整理していき，日々の診療に役立つように，また飼い主の疑問や不安を解消できるように，解説しようと思う。

1) 病態

　犬アトピー性皮膚炎は多因子疾患であり，病態は複雑である。ここではなるべくシンプルに，3つの要因について臨床的な面から考えてみたい。

1-1) 遺伝的素因

　人のアトピーにおいては，アレルギー疾患をもつ家族がいることも定義の1つとなっている[2]。これはすなわち，アトピーが遺伝的な側面をもっているということであり，これは日本の柴犬が犬アトピー性皮膚炎を発症しやすいということからも分かるだろう。臨床的には，「犬アトピー性皮膚炎には好発犬種が存在する」という理解で十分だと思われる。アトピーの好発犬種で痒みがみられる症例では，犬アトピー性皮膚炎を鑑別疾患の上位に考えておく必要がある。

1-2) 皮膚バリア機能の低下

　もともと皮膚は，外部の物質から身を守るというのが重要なはたらきの1つである。この皮膚の機能が落ちると，「抗原」と呼ばれる微小な粒子が表皮内へ侵入してしまう。これがアトピー発症のきっかけの1つといわれており，表皮細胞間脂質の低下やフィラグリンの低下などによって説明されている[3,4]。身体を家に例えれば，外壁が壊れてしまった家の中に，雨風が吹き込んでしまうような状態である。したがって，外壁の補修として，脂肪酸の摂取やスキンケアを行うことが重要だと考えられている。

1-3) 免疫学的異常

　「痒みに対して敏感な体質」と言い換えてもよいかもしれない。犬アトピー性皮膚炎では，アレルゲン特異的IgE，Th1およびTh2リンパ球やインターロイキン(IL)-4，IL-13といったサイトカインなど，様々な免疫機構が影響し合い，痒みが生じるとされている[5]。健康な犬では問題のない刺激が，痒みとして認識されてしまうと考えられる。犬アトピー性皮膚炎の治療は，抗炎症や免疫調整など，ここをターゲットとしているものが多い。

2) 症状（図1）

2-1) すべては痒みから始まる

　犬アトピー性皮膚炎の最も重要な症状は「痒み」である。まず痒みがあり，皮疹が進行・拡大していく。したがって，痒みが先にあって皮疹が進行したのか，皮疹が進行してから痒みが出てきたのか，という点を問診で明らかにしていくことが必要である。また，「痒そうですか？」と聞いても飼い主がピンと来ないこともあるため，「引っ掻く」「舐める」「擦る」「噛む」「頭を振る」といった具体的な言葉を使い，うまくイメージができるように問診を行うと飼い主も答えやすい。

犬アトピー性皮膚炎の特徴	
好発犬種	柴，シー・ズー，ボストン・テリア，ボクサー，コッカー・スパニエル，ダルメシアン，ブルドッグ，ラブラドール・レトリーバー，ミニチュア・シュナウザー，パグ，ウエスト・ハイランド・ホワイト・テリア，ヨークシャー・テリアなど
発症年齢	6カ月〜3歳齢
季節	季節性
症状	急性期：痒み，紅斑，丘疹 慢性期：落屑，潰瘍，脱毛，苔癬化，色素沈着
部位	口囲，眼囲，耳介，肘窩，腋窩，鼠径，指間

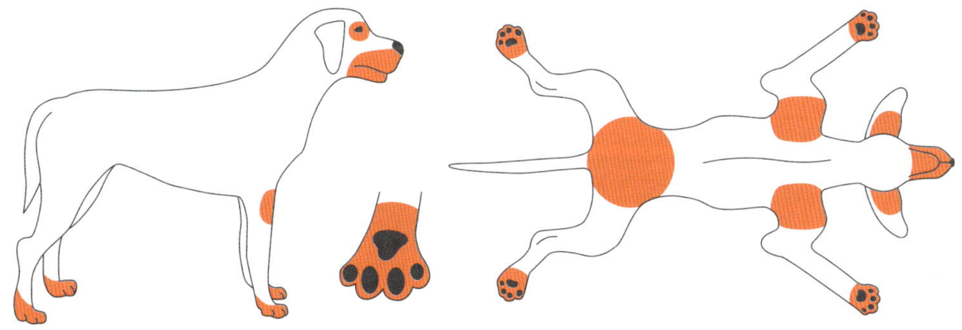

図1 犬アトピー性皮膚炎の特徴
文献5より引用・改変

2-2) 急性？ 慢性？

目の前の患者の状態はあくまで，「現時点での」皮疹である。犬アトピー性皮膚炎における時間的な経過は，診断においても治療においても重要である。特に治療に関しては，急性期と慢性期で分けて考えられているため[6]，現在の状態がそのどちらかということは理解しておきたい。それを区別するために問診を行うのだが，飼い主は初期の症状(軽度の痒みなど)に気付いていないこともある。症状を十分に観察し，急性期(紅斑や丘疹など)か(**図2**)，慢性期(苔癬化や色素沈着など)か(**図3**)見極めることが，診断と治療を前進させていく。飼い主の話だけでなく，皮膚が語る物語にも耳をすませてみよう。

2-3) いつ痒い？

春から夏にかけて，気温と湿度の上昇とともに，痒みも重症化する。この「季節性の痒み」が犬アトピー性皮膚炎の大きな特徴である。よって「去年はどうでしたか？」「どの季節に悪化しますか？」というように，これまでの痒みのパターンを掴むための問診が必要となる。また，1日のほとんどを屋内で過ごす現在の生活環境においては，冷房を入れるタイミングによって悪化する季節がずれたり，ストーブや床暖房などの暖房器具によって痒みが生じることもあるので，注意が必要である。

2-4) 背中が痒いのにアトピー？

ウエスト・ハイランド・ホワイト・テリアやシャー・ペイでは腰背部，ジャーマン・シェパード・ドッグでは肘や後肢，胸部といったように，一部の犬種では，典型的な症状とは異なる部位に痒みがみられることがある[7]。診察時にすぐ見られるところに別表(**図4**)を用意しておくとよいかもしれない。

3) 診断

どの検査をすれば，アトピーと診断できるのだろうか？ 2015年版の診断ガイドライン[8]を読んでみると，「Favrotの診断基準と照らし合わせた上で，似たような疾患を除外しましょう」と記載してある。「それって当たり前じゃないの？」という言葉は飲み込んでいただき，ガイドラインの診断のプロセスを順番に追っていこう。遠回りこそが最短の道なのだ。

Chapter 4 犬のアレルギー性皮膚炎

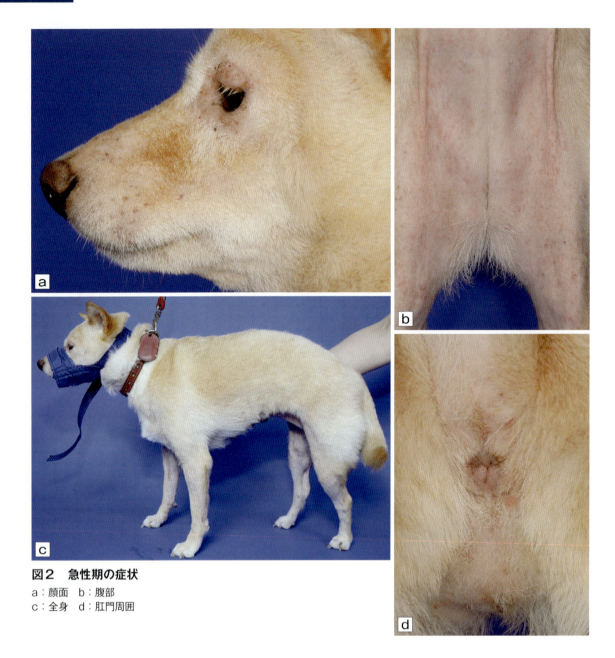

図2　急性期の症状
a：顔面　b：腹部
c：全身　d：肛門周囲

3-1）除外診断

Step 1：ノミアレルギー性皮膚炎の除外

症状の分布の確認とともに，ノミの予防に関する問診，ノミ取り櫛によるノミ虫体およびノミ糞の検出を行う．臨床研究に組み入れる場合，完全にノミアレルギー性皮膚炎を除外するためには，3カ月間のノミ予防薬の投与（同居犬／猫も含む）が必要とされている．

Step 2：外部寄生虫症の除外

皮膚掻爬検査や毛検査，テープ鏡検などにより，疥癬やニキビダニ症などの疾患を除外する．症状から寄生虫症が除外できず，虫体も確認できないときには，試験的治療を行うことも考慮する．

Step 3：膿皮症，マラセチア皮膚炎の除外

これらの皮膚疾患は，二次感染として生じていることもあり，「ブドウ球菌やマラセチアが検出されたらアトピーは除外」ということではないので注意する．

Step 4：食物アレルギーの除外

厳格な除去食試験を8週間実施することにより（詳細は Part1 C4-2「食物アレルギー」を参照），食物アレルギーを除外する．

Step1〜4の除外診断を行ってもまだ痒みが残っている場合，犬アトピー性皮膚炎と診断する．ただし，これらを順番に行うと数カ月かかってしまう．痒みを訴える症例のすべてにこれらのプロセスを行うことは，現実的に不可能である．そこで，Favrot により考案された診断基準[9]をみてみよう（**表1**）．

この基準はあくまで，犬アトピー性皮膚炎と診断した843頭に関する臨床的特徴を，統計学的解析によって分析した結果に基づいて得られたものである．感

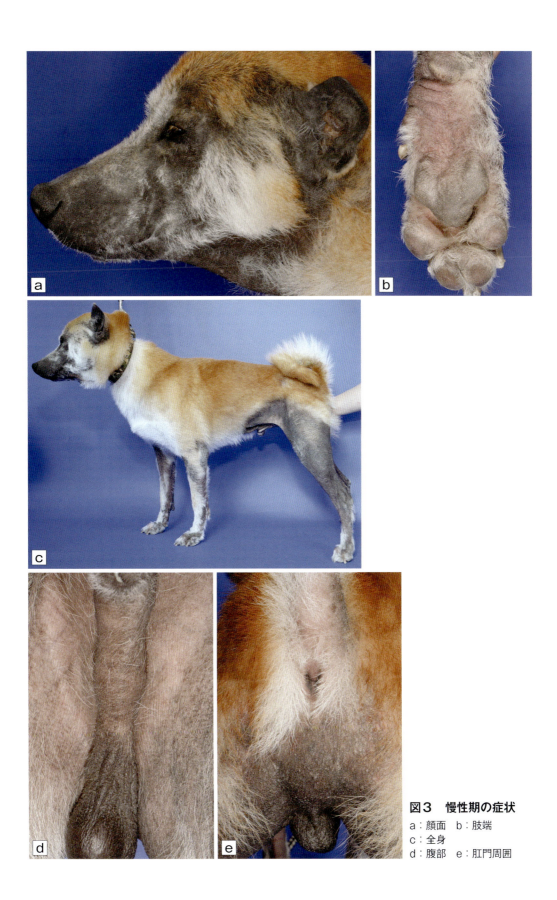

図3 慢性期の症状
a：顔面　b：肢端
c：全身
d：腹部　e：肛門周囲

度・特異度にはばらつきがあるため，この基準を満たさなければいけないわけではない。しかし，「アトピーっぽいか，そうでないか」の判断に使えるというのは，時間の限られている診療においては十分参考になると思われる。

ちなみに，より感度の高いSet 1には「3．ステロイド反応性の痒み」「4．慢性または再発性のマラセチア感染」が含まれているのに対し，より特異度の高いSet 2ではその2つの代わりに「3．皮疹を伴わない痒み（発症時）」という項目が含まれている。治療的

Chapter 4　犬のアレルギー性皮膚炎

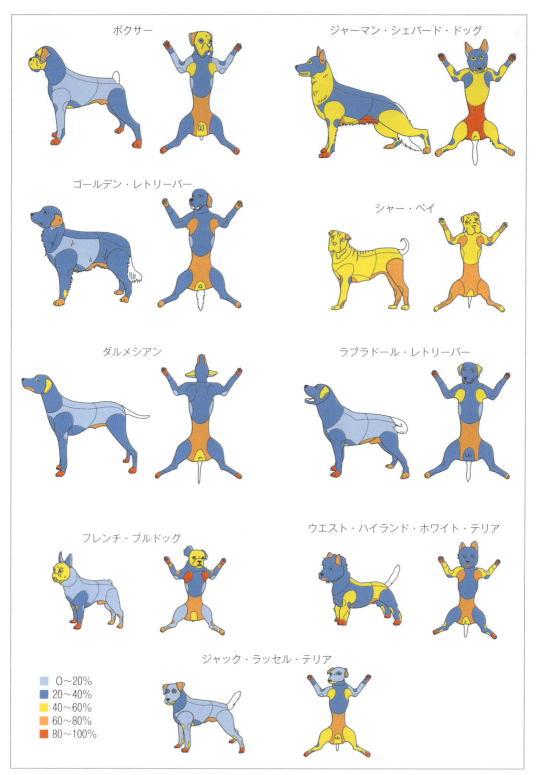

図4　犬アトピー性皮膚炎の犬種別好発部位
文献7より引用・改変

評価(ステロイド)や検査結果(マラセチア)よりも,問診事項(発症時の皮疹の有無)を含む基準の方が特異度が高い,というのは興味深い。"特異度の高い問診"を意識してみよう。

3-2) アレルギー検査はやるべきか？

いわゆる「アレルギー検査」としては,皮内試験とアレルゲン特異的IgE検査の2つがある。皮内試験に関しては,抗原の入手が難しいことや,技術の習熟が必要なことから,日本では実施できる施設が限られている。実施を検討する際には,専門家に相談することが推奨される。それにくらべ,アレルゲン特異的IgE検査は副作用のリスクが少ないことや,採血だけで検査できるという簡便さから,日本では広く利用さ

表1　Favrot の診断基準
Set 1 の方が感度が高く，Set 2 の方が特異度が高い。
文献9より引用・改変

Favrot's criteria(Set 1)	Favrot's criteria(Set 2)
1．発症年齢が3歳齢未満 2．屋内飼育 3．ステロイド反応性の痒み 4．慢性または再発性のマラセチア感染 5．前肢に症状がある 6．左右耳介に症状がある 7．耳介辺縁に症状がない 8．腰部背側に症状がない	1．発症年齢が3歳齢未満 2．屋内飼育 3．皮疹を伴わない痒み（発症時） 4．前肢に症状がある 5．左右耳介に症状がある 6．耳介辺縁に症状がない 7．腰部背側に症状がない
8項目のうち ・5つを満たせば感度 85.4%・特異度 79.1% ・6つを満たせば感度 58.2%・特異度 88.5%	7項目のうち ・5つを満たせば感度 77.2%・特異度 83.0% ・6つを満たせば感度 42.0%・特異度 93.7%

れている検査である。

どちらの検査も偽陽性や偽陰性の割合が低くはないため[8]，スクリーニングとして使える検査ではない。使いどころは，除外診断や Favrot の診断基準によって，犬アトピー性皮膚炎という当たりがついており，環境抗原の同定および減感作療法（アレルゲン特異的免疫療法）を検討しているときである。減感作療法については後述する。

4）治療

2015年版の治療ガイドライン[6]では，急性期と慢性期に分けて，推奨度が3段階で設定されている。詳しくはガイドラインを参照していただくとして，ここでは推奨度の高い代表的な治療をみてみよう。

4-1）急性期

- 外用グルココルチコイド製剤：特に局所病変に対して効果を発揮する。短期間の使用で副作用が生じる危険性は少ないが，長期にわたる使用により皮膚の萎縮が生じるため，症状の改善がみられれば，塗布回数を減らしていく。

内服としては，グルココルチコイドもしくはオクラシチニブが推奨されており，副作用や費用を考慮し，選択していく。

- グルココルチコイドの内服（0.5〜1 mg/kg/day）：即効性があるが，用量依存性に副作用がみられるため，症状によって用量および頻度を漸減していく。また，長期作用型の注射用グルココルチコイド製剤は推奨されていない。
- オクラシチニブの内服（0.4〜0.6 mg/kg BID → SID）：痒みに対して即効性があり，1日2回で14日間内服した後に，1日1回へと漸減していく。短期間の使用では副作用は生じにくい。

4-2）慢性期

- 外用グルココルチコイド製剤：急性期と同様の適応。タクロリムス軟膏はコストが高いものの，外用グルココルチコイド製剤の長期使用による皮膚萎縮が懸念される場合には使用を検討する。
- グルココルチコイドまたはオクラシチニブの内服：急性期と同様である。
- シクロスポリンの内服（5 mg/kg SID）：長期投与が可能であるが，効果がみられるまで4〜6週間かかってしまう。この欠点を補うために，最初の3週間は即効性のあるグルココルチコイド製剤の内服と併用することが可能である。改善がみられれば，シクロスポリンを1日おき→週2回と漸減していく。
- インターフェロン γ（5,000〜10,000 単位/kg）：国内で2本の報告がなされており[10,11]，週3回の皮下注射を4週間行った後，週1回に減らしていく。副作用はほとんど報告されていない。頻回の通院や費用のハードルがクリアできれば，特に内服が難しい症例や内服薬に抵抗のある飼い主にとっては有効な治療である。

ちなみに，抗ヒスタミン薬に関しては有効なエビデンスがなく，推奨度B〜Cとなっている。軽症例かつ他の治療法が選択できない場合に使用を検討する。またシャンプー療法に関しては，脂質やフィトスフィンゴシンを含む製剤は推奨度B〜Cとなっており，こちらも軽症例かつシャンプーが実施可能な症例で使用を検討する。

表2 犬アトピー性皮膚炎で使用される内服薬の特徴
文献12〜15より引用・改変

内服薬の概要	グルココルチコイド	オクラシチニブ	シクロスポリン
効果	即効性	即効性	遅効性
費用	安価	高価	高価
副作用	用量依存性 多飲多尿，多食，消化器症状，行動変化， 易感染性，医原性クッシング症候群（副腎皮質機能亢進症）， ステロイド肝症　など	少ない 消化器症状 尿路感染症 など	少ない 消化器症状 歯肉増生 多毛　など

4-3）局所かつ軽度の場合

病変が局所かつ軽度であれば，外用グルココルチコイド製剤の使用を検討する。外用薬はスプレー，ソリューション，ローション，クリーム，軟膏などの剤形が入手でき，それぞれステロイドとしての強さ，塗りやすさ，吸収率などを考慮して選択する。また，塗った直後に舐めてしまうことを防ぐため，塗るタイミング（食事の前，散歩の前に塗るなど）もインフォームしておくべきである。

4-4）広範囲あるいは重度の場合

病変が広範囲あるいは重度であれば，内服薬による治療を組み込む。ガイドラインにも記載のある代表的な内服薬について，**表2**にまとめた[12-15]。それぞれの長所と短所を飼い主にも理解してもらい，継続可能な治療を選択する。

4-5）プロアクティブ療法

人のアトピー性皮膚炎の維持治療として，プロアクティブ療法がある。これは，通常の治療により見た目の症状が消失した後，週2回の外用グルココルチコイド製剤もしくはタクロリムスの使用により症状の再燃を抑えるというものである。

犬ではまだ十分な報告がないものの，犬アトピー性皮膚炎に対してヒドロコルチゾンアセポン酸エステル（コルタバンス®）を用いたプロアクティブ療法により，再発までの期間が延長したことが報告されており[16]，維持治療の1つとして検討すべき治療法である。

4-6）アレルゲン特異的免疫療法

犬アトピー性皮膚炎に関する治療のうちで，体質改善といえる治療はアレルゲン特異的免疫療法（減感作療法）のみだが，国内で抗原が入手できなかったことや，プロトコルが煩雑であることから，これまで国内ではあまり実施されてこなかった。しかし，ハウスダストマイトの抗原を用いた減感作療法薬（アレルミューンHDM®）が国内で販売され，プロトコルも簡便（週1回の皮下注射を5回もしくは6回）であることから，比較的導入はしやすくなった。副作用はほとんど報告されていないが，コストも安くはない。

5）まとめ

ここまで読んでいただき，「アトピーは難しいなぁ」と思った方，あなたは正しい。犬アトピー性皮膚炎は最も研究が盛んな皮膚病といわれているが，裏を返せば分からないことが多い，治療が難しいということに他ならない。簡単に「アトピーですね，ステロイドを出しておきますね」で済ませるのは，なかなか気が引けるのではないだろうか。要点を整理したつもりではあるが，それでもやはり厄介な疾患であるのは間違いない。

ただし，その不安を患者に伝わらないようにするのも，獣医師の努めだと思う。飼い主は，我々よりも大きな不安を抱えて動物病院に来る。「アトピー」「アレルギー」「ステロイド」というカタカナ言葉に恐怖心を抱き，アドヒアランスは低下し，より治療は困難になっていく。そのスパイラルに陥らないように，飼い主の物語に耳を傾け，不安を解消し，犬アトピー性皮膚炎と正しく付き合っていくことが，本当の治療のカギなのかもしれない。

インフォームド・コンセントにおける注意点

・患者を一般化しない

病気を診断するという行為は，治療するためであったり，患者にとっては安心を得るためであったりする。しかし，それぞれに長ーい症状の経過があって，色々な苦労があると思う。一生懸命話したのに，「アトピー」の一言に集約されてしまったらどう思うだろう？ 決して診断を否定しているわけではない。むしろ診断は必要なものだが，あくまで我々は同じような特徴をもった痒みの集合体を「犬アトピー性皮膚炎」と便宜的に呼んでいるに過ぎない。「この子の犬アトピー性皮膚炎」と「あの子の犬アトピー性皮膚炎」は似ているが違うものである。こと犬アトピー性皮膚炎では治療の経過が長くなるので，それぞれの患者に強い物語(narrative)がある。そこを理解しつつ，科学的な根拠(evidence)をもって治療にあたることができるのが，理想的な獣医師だと思う。

・断定しない

「体質だから治らない」「薬を飲むしかない」「薬はやめられない」。飼い主から話をうかがっていると，特にこの3つのフレーズにショックを受けていることが多いので，たぶん言わない方がよい。ただでさえ，うちの子が痒くてナーバスになっているところに，獣医師が追い討ちをかける必要はないと思う。下手すると，もう病院に来てくれなくなってしまうかもしれない。言葉のチョイスは慎重に。

参考文献

1) Halliwell R. Revised nomenclature for veterinary allergy. *Vet Immunol Immunopathol* 2006, 114 (3-4), 207-208.
2) 日本皮膚科学会アトピー性皮膚炎診療ガイドライン作成委員会 加藤則人，佐伯秀久，中原剛士 他. アトピー性皮膚炎診療ガイドライン 2016年版. 日皮会誌 2016, 126 (2), 121-155.
3) Shimada K, Yoon JS, Yoshihara T, et al. Increased transepidermal water loss and decreased ceramide content in lesional and non-lesional skin of dogs with atopic dermatitis. *Vet Dermatol* 2009, 20 (5-6), 541-546.
4) Marsella R, Samuelson D, Harrington L. Immunohistochemical evaluation of filaggrin polyclonal antibody in atopic and normal beagles. *Vet Dermatol* 2009, 20 (5-6), 547-554.
5) Marsella R, Miller WH, Griffin CE, et al. Hypersensitivity disorders. *In* : Muller & Kirk's small animal dermatology, 7th ed. Miller WH, Griffin CE, Campbell KL. Elsevier. pp363-431, 2013.
6) Olivry T, DeBoer DJ, Favrot C, et al. Treatment of canine atopic dermatitis : 2015 updated guidelines from the International Committee on Allergic Diseases of Animals (ICADA). *BMC Vet Res* 2015, 11, 210.
7) Wilhem S, Kovalik M, Favrot C. Breed-associated phenotypes in canine atopic dermatitis. *Vet Dermatol* 2010, 22 (2), 143-149.
8) Hensel P, Santoro D, Favrot C, et al. Canine atopic dermatitis : detailed guidelines for diagnosis and allergen identification. *BMC Vet Res* 2015, 11, 196
9) Favrot C, Steffan J, Seewald W, et al. A prospective study on the clinical features of chronic canine atopic dermatitis and its diagnosis. *Vet Dermatol* 2010, 21 (1), 23-31.
10) Iwasaki T, Hasegawa A. A randomized comparative clinical trial of recombinant canine interferon-gamma (KT-100) in atopic dogs using antihistamine as control. *Vet Dermatol* 2006, 17 (3), 195-200.
11) Yasukawa K, Saito S, Kubo T, et al. Low-dose recombinant canine interferon-gamma for treatment of canine atopic dermatitis : An open randomized comparative trial of two doses. *Vet Dermatol* 2010, 21 (1), 42-49.
12) Mendelsohn C, Rosenkrantz W. Dermatologic therapy. *In* : Muller & Kirk's small animal dermatology, 7th ed. Miller WH, Griffin CE, Campbell KL. Elsevier. pp108-183, 2013.
13) Plumb DC. Plumb's Veterinary Drug Handbook : Desk, 9th ed. Wiley-Blackwell, New Jersey, 2018.
14) Cosgrove SB, Cleaver DM, King VL, et al. Long-term compassionate use of oclacitinib in dogs with atopic and allergic skin disease : safety, efficacy and quality of life. *Vet Dermatol* 2015, 26 (3), 171-179, e35.
15) Little PR, King VL, Davis KR, et al. A blinded, randomized clinical trial comparing the efficacy and safety of oclacitinib and ciclosporin for the control of atopic dermatitis in client-owned dogs. *Vet Dermatol* 2015, 26 (1), 23-30, e7-8.
16) Lourenço AM, Schmidt V, São Braz B, et al. Efficacy of proactive long-term maintenance therapy of canine atopic dermatitis with 0.0584% hydrocortisone aceponate spray : a double-blind placebo controlled pilot study. *Vet Dermatol* 2016, 27 (2), 88-92e25.

（森 啓太）

Chapter 4-2 食物アレルギー

> ひとことで言えば、「食べているものが原因で痒みが生じる疾患」が食物アレルギー。もちろんそこには複雑な免疫機序が絡んでいるが、犬アトピー性皮膚炎とくらべると、原因と結果はとても単純である。ごはんを食べると痒くなる、それだけ。しかし痒そうな犬をみて、「食物アレルギーですね」と即答できる獣医師はいないだろう。説明するのは簡単、でも診断するのは難しい。そんな食物アレルギー、どこから攻めていったらよいだろうか。

1) 病態

医学領域では、食物抗原は経口感作の他に、経皮感作がかかわるというメカニズムが解明されはじめているが（二重抗原曝露仮説）[1]、動物においては不明である。犬の食物アレルギーに関与するのは、I型、III型、IV型アレルギーといわれている[2]。臨床的には、即時型かつIgEの関連するI型と、遅延型かつ細胞性免疫がかかわるIV型が重要と考えられる。

2) 症状

2-1) どこが痒い？（図）

前項でも述べたとおり、犬アトピー性皮膚炎と食物アレルギーの痒みが出る部位は同じと考えてよい。皮疹だけでこの2つを鑑別するのは難しいものの、それ以外の痒みの病気（ノミアレルギー性皮膚炎、疥癬など）とは異なる部位に痒みがみられる[3]。十分な問診や視診を行い、「食物アレルギーか犬アトピー性皮膚炎か」というところまで鑑別リストを絞り込みたい。

2-2) 毎月痒い！

痒みの部位だけではなく、時間の流れにも注目したい。食物アレルギーの犬は、「痒みのもと」となるアレルゲンを毎日食べている。したがって、常にアレルゲンに曝露されており、常に痒みを生じている。ここから、食物アレルギーの痒みは季節性のない通年性の痒み、ということが理解できると思う。逆に、犬アトピー性皮膚炎やノミアレルギー性皮膚炎でみられる痒みは、季節性があることが特徴である（重症例、慢性例は例外）。痒みについての問診は「どこが痒いか」だけでなく、「いつからいつまで痒いか」ということも意識すべきポイントになる。

2-3) お腹は大丈夫？

犬アトピー性皮膚炎にくらべて、食物アレルギーでは消化器症状が生じやすいことが分かっている。ここでいう消化器症状とは、軟便、下痢、嘔吐、しぶり、腹鳴、排便回数の増加など、多岐にわたる[4]。痒みがみられる症例では、皮膚科的な問診以外にも、消化器症状についての問診を行っておきたい。

3) 診断および治療

3-1) どうする、アレルギー検査

食物アレルギーの診断には、除去食試験および負荷試験がゴールドスタンダードである。しかしながら、長期にわたって厳格な試験を行うことは、犬にとっても飼い主にとってもストレスである。そこで、より簡便に実施できるアレルギー検査（アレルゲン特異的IgE検査、リンパ球反応検査）の有用性について考えてみたい。

犬アトピー性皮膚炎の診断ガイドラインをみてみると、感度が低く特異度にばらつきがあるため、除外診断に用いるべきではないとしている[3]。また、食物アレルギーに関する in vivo, in vitro 試験をまとめたレビューにおいても、推奨はされていない[5]。あくまで補助的な検査として理解しておき、これまでの食事歴から除去食を選択するのに迷う場合などに、実施を検討する。さらに、飼い主は検査結果をみて、「もうこの食材は食べちゃダメなんだ」と決めつけてしまうことも多いので、「検査結果は100％ではありません。

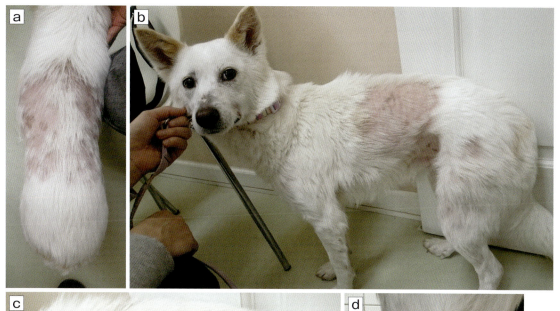

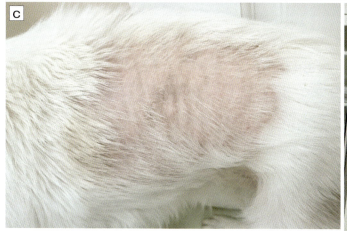

図　食物アレルギー
a：肢端　b：全身
c：体幹　d：腹部
写真提供：東京農工大学　島崎洋太郎先生のご厚意による

食べても大丈夫かどうか，ゆっくり調べていきましょう」などと，飼い主に理解してもらうことも重要である。

3-2) 犯人の手がかり

食物アレルギーの原因になっているのは，「これまで食べたことがあるもの」である。したがって，これまでの食事歴について，子犬のときまでさかのぼり，おやつ・ごほうびもできる限りつぶさに聴取することが重要である。一般的には犬で食物アレルギーの原因となりやすいのは，牛肉，乳製品，鶏肉，小麦といわれている（**表1**）[6]。

3-3) 除去食の選択

問診により，これまで食べていたものが明らかになったところで，除去食の選択をしていく。これまで食べたことのないものを給与しなければならないので，例えば蛋白としてラム，魚，ウサギ，鹿，七面鳥，ダチョウ，あひる，カンガルーなど，炭水化物としてじゃがいも，さつまいも，大麦，オーツ麦，かぼちゃ，えんどう豆などを選択する。もしアレルギー検査を実施している場合は，陽性以外を選んだ方がよいかもしれない。

家庭調理食を用意する場合には，他の食材と混ざらないように茹でる／焼くなどした上で，蛋白と炭水化

表1　犬の食物アレルギーの原因として報告されている食材

文献6より引用・改変

食品	全330例中
牛肉	107
乳製品	59
鶏肉	50
小麦	42
鶏卵	24
大豆	18
子羊(ラム)	16
豚肉	14
魚	12
とうもろこし	10
七面鳥(ターキー)	6
米	5
あひる(ダック)	2

※重複感作も含む

表2　市販食と家庭調理食の比較

	市販食	家庭調理食
メリット	給与が簡単 栄養バランスが取れている	原材料が明らか
デメリット	原材料が不明	食材の調達や調理が煩雑 栄養が偏りやすい

物を1:1の割合で混ぜる。体重5kgあたり1カップ(250mL)が1日量の目安となり，体重の増減や犬の満足感にあわせて量を調整する[7]。

では，市販されている新奇蛋白食と，家庭調理食では，どちらの方がよいのだろうか(**表2**)？

市販食には，表記されている食材以外のものが入っていることがあるという報告があり[8]，より厳格な除去食試験の実施には，家庭調理食が推奨されている。一方，3種類の市販食を用いることにより，食物アレルギーの症例の95%で改善がみられたという報告もあり[9]，家庭調理食を用意するのがたいへんだという飼い主には，数種類の市販食を用いて除去食試験を実施するのも1つである。

3-4) 本当に"除去"できているか？

除去食試験の期間中は，除去食と水だけしか与えることができない。飼い主に理解してもらったと思っていても，落とし穴に引っかからないように気を付けたい。

・「食事」と「おやつ」は別物と思っている
・お父さんが隠れておつまみをあげている
・予防薬がチュアブルタイプである
・おもちゃが牛皮でできている
・歯磨きペーストやガムにフレーバーが付いている

などなど，犬が口にしているものはたくさんある。除去食試験をスタートする際だけでなく，定期的に確認を行い，意識の共有をしていくことが肝要である。

3-5) 除去食試験はいつまで？

除去食試験はあくまで"検査"である。したがって，どこかのタイミングで陽性か陰性かという判定を行わなくてはならない。除去食試験に関するレビューによれば，開始後3週間で約50%，5週間で80%，8週間で90%以上の症例で痒みの改善がみられている。したがって，除去食試験で診断を得るために最適な試験期間として，8週間という期間が推奨されている[10]。もちろん，それよりも短期間で明らかな改善が認められれば，その段階で負荷試験に移行してもよい。8週間の試験期間で痒みの改善がみられなければ，別の除去食を選択する，もしくは犬アトピー性皮膚炎と診断し治療を進めていく，という流れになる。

表3　食物アレルギーの特徴

文献2より引用・改変

好発犬種	不明（犬アトピー性皮膚炎の好発犬種では注意）
発症年齢	1歳齢未満もしくは7歳齢以上
季節	通年性
症状	痒み（ステロイドに対する反応が乏しい），紅斑，丘疹，局面，落屑，潰瘍，脱毛，苔癬化，色素沈着
部位	眼囲，口囲，耳，腋窩，鼠径，会陰部，臀部，指間
主な鑑別	犬アトピー性皮膚炎，ノミアレルギー性皮膚炎，疥癬，膿皮症，マラセチア皮膚炎，本態性脂漏症　など

3-6）負荷試験も忘れずに

　除去食により痒みの改善がみられたら，負荷試験により痒みが再燃することを確認する。これは，除去食試験中に実施した他の治療や，季節の変化により改善がみられた可能性を除外するためである。

　負荷試験は，除去食試験を行う前に食べていた食事を用いる。ここでは，単一の食材を与えることはせず，フード単位で与える。負荷試験では，通常1〜2日以内，遅くとも7〜10日以内に痒みの再燃がみられるので[2]，それを確認し食物アレルギーと診断する。その後は，いったんフードを中止し，痒みが落ち着いた段階で2週間ごとを目安に食材を1つずつ加えていき，食べられるものを探していく。痒みの再燃がみられる食材が，原因の抗原である。

4）まとめ（表3）

　食物アレルギーとうまく付き合っていくためには，対話が欠かせない。

　飼い主はしばしば誤った情報や偏った知識により，がんじがらめになってしまっていることがある。また，「先生に怒られたくないから」嘘をついてしまうこともある。除去食試験は，獣医師ではなく飼い主が主体的に行う検査であるため，正しい理解がなければうまくいかない。我々ができることで最も大事なのは，十分にコミュニケーションを取り，知識や情報を共有できているか，を確認し続けることなのかもしれない。

インフォームド・コンセントにおける注意点

・検査結果を鵜呑みにしない

　「うちの子はこれしか食べられないんです…」。諦めの表情を浮かべて，検査結果を差し出してくる飼い主はとても多い。犬を飼っているのに，色々なものを食べさせる喜びを味わえないというのは，犬にとっても，飼い主にとっても苦痛だろう。

　検査結果の意味，感度，特異度など，すべて理解してもらう必要はないが，少なくとも検査結果がすべてではない，ということは事前に伝えるべきである。数値が高いとか低いとか陽性とか陰性とかだけで病気が分かるなら，おそらく獣医師は必要ない。その結果をどう解釈するか考えるのが獣医師の仕事である。「これしか食べられない」から「こんなに食べられる」に変えてあげる努力をしよう。

・ゴールを決めよう

　除去食試験はたいへんだ。あげるものにも気を使うし，費用もバカにならない。ゴールを区切ってあげた方が，飼い主も頑張れるというもの。「2カ月頑張ったら，ご褒美に何でも食べていいよ！」くらい言ってあげるのも，1つの手かもしれない。あくまで検査は治療のため，ひいてはご家族の生活をよりよくするため。検査のための検査に，ならないように。

参考文献

1) Lack G. Epidemiologic risks for food allergy. *J Allergy Clin Immunol* 2008, 121(6), 1331-1336.
2) Marsella R, Miller WH, Griffin CE, et al. Hypersensitivity disorders. *In*: Muller & Kirk's small animal dermatology, 7th ed. Miller WH, Griffin CE, Campbell KL. Elsevier. pp363-431, 2013.
3) Hensel P, Santoro D, Favrot C, et al. Canine atopic dermatitis: detailed guidelines for diagnosis and allergen identification. *BMC Vet Res* 2015, 11, 196.
4) Favrot C, Steffan J, Seewald W, et al. A prospective study on the clinical features of chronic canine atopic dermatitis and its diagnosis. *Vet Dermatol* 2010, 21(1), 23-31.
5) Mueller RS, Olivry T. Critically appraised topic on adverse food reactions of companion animals (4): can we diagnose adverse food reactions in dogs and cats with in vivo or in vitro tests? *BMC Vet Res* 2017, 13(1), 275.
6) Mueller RS, Olivry T, Prélaud P. Critically appraised topic on adverse food reactions of companion animals (2): common food allergen sources in dogs and cats. *BMC Vet Res* 2016, 12, 9.
7) Noli C, ed. Canine allergy. *In*: Veterinary allergy, 1st ed. Noli C, Foster AP, Rosenkrantz W. Elsevier. pp1-200, 2014.
8) Olivry T, Mueller RS. Critically appraised topic on adverse food reactions of companion animals (5): discrepancies between ingredients and labeling in commercial pet foods. *BMC Vet Res* 2018, 14(1), 24.
9) Leistra MH, Markwell PJ, Willemse T. Evaluation of selected-protein-source diets for management of dogs with adverse reactions to foods. *J Am Vet Med Assoc* 2001, 219 (10), 1411-1414.
10) Olivry T, Mueller RS, Prélaud P. Critically appraised topic on adverse food reactions of companion animals (1): duration of elimination diets. *BMC Vet Res* 2015, 11, 225.

（森　啓太）

Chapter 4-3 ノミアレルギー性皮膚炎

近年では予防意識の向上により，ノミを体につけてやってくる動物をみる機会も減っている。若い先生の中には，ノミを見たことがない，という方もいるだろう。それでもなお，成書にはcommon diseaseとして記載されており，まさにこうしてトピックになる疾患の1つであるのも事実。
ノミを見つければ，ノミアレルギー性皮膚炎を疑うことはできる。しかし，ノミアレルギー性皮膚炎の多くはノミが見つからない。「見えない敵」に対してどんなアプローチをかければよいのか，考えてみよう。

1）病態

原因は「ノミ」，そして「犬」。

文字どおり，原因はノミ。その中でも，主にネコノミが原因となる。ノミは種特異性が低く，イヌノミでもヒトノミでも，ノミアレルギー性皮膚炎を発症する。どのノミでも治療法は大きく変わらないので，それぞれのノミの種類についてはここでは言及しない。詳しくは寄生虫学の教科書を参照していただきたい。

原因となる抗原は，ノミの唾液中に含まれている。つまり，ノミが吸血した際に抗原の感作が起こる。ではノミの吸血を防げればよいかというと，ノミは体についてから5分以内には吸血を開始するといわれており[1]，実際には吸血を完全に防ぐことは難しい。

さらに，ノミアレルギー性皮膚炎の発症には，「犬がノミ抗原に対して過敏に反応すること」が必要となる。ノミに対するアレルギー体質，と言い換えてもよい。

これは，食物アレルギーを考えてもらえれば理解しやすいと思う。例えば，牛肉に対する食物アレルギーの発症には，「犬が牛肉に対して過敏に反応する」ことが必要となる。そうでない犬は，牛肉を食べても痒みが出ることはなく，嬉しそうにたいらげるだけである。

- ノミ抗原の感作
- 犬側の過敏な反応

この2つにより，ノミアレルギー性皮膚炎は生じる。極端にいえば，ノミが1匹だけでもノミアレルギー性皮膚炎を起こす可能性は十分にある，ということは理解しておきたい。

2）症状（表1）

腰が痒い！

では，どんなときにノミアレルギー性皮膚炎を鑑別に挙げるべきだろうか？ もちろん，ノミの虫体やノミ糞がみつかったときには，鑑別に挙げるまでもなく，駆虫を行った方がよいだろう。

難しいのは，「ノミがみつからないけど痒い」ときに鑑別疾患に挙げられるかどうか，である。痒い，けどノミはみつからない。そのようなときに重要なのは，「痒みの分布」である。

表1 ノミアレルギー性皮膚炎の特徴
文献2より引用・改変

好発犬種	不明
発症年齢	発症は5歳齢以下（環境の変化により，高齢で悪化する場合もあり）
季節	初夏〜初冬
症状	初期：痒み，丘疹 慢性：落屑，痂皮，苔癬化，色素沈着
部位	腰部，胸部背側，尾部，側腹部，会陰部，臍部 前肢の"Corn cobbing"（トウモロコシをかじるような噛み壊し） 重症例では全身性の痒み 肢端舐性皮膚炎，化膿性外傷性皮膚炎
主な鑑別	犬アトピー性皮膚炎，食物アレルギー，疥癬，膿皮症，マラセチア皮膚炎，多汗症など

Chapter 4　犬のアレルギー性皮膚炎

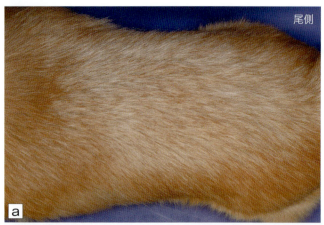

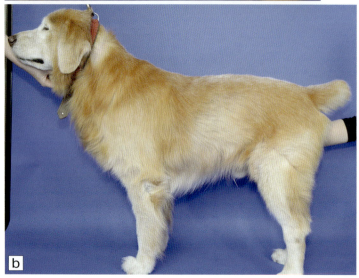

図　ノミアレルギー性皮膚炎の症状
a：腰部
b：全身

　ノミアレルギー性皮膚炎の特徴は「腰が痒い」ことであるのに対し（図），典型的な犬アトピー性皮膚炎や食物アレルギーは「腹が痒い」のが特徴である[3]。ノミアレルギー性皮膚炎の痒みの分布に関して，「腰の痒みがある」は感度69％・特異度85％，「尾の痒みがある」は感度12％・特異度97％，という報告があり，腰や尾での痒みには注意を向けておくべきである[4]。

　したがって，皮疹だけでなく，「どこが痒いですか？」「痒みはどこから始まりましたか？」というように，痒みの部位や経過についての問診を意識的に行う必要がある。

3）診断

3-1）ノミ取り櫛検査

　ノミの虫体や糞を確認するためには，ノミ取り櫛による検出を行う。可能な限り全身について，櫛を用いて毛を梳き，フケを集め，ノミの虫体の確認を行う。また，ノミ糞の確認のために，集めたフケを水やアルコールで湿らせる。ノミ糞は血液を含んでいるため，湿らせると赤くにじむことで確認できる。

3-2）アレルギー検査

　では，「いくらフケを集めてもノミがみつからない，しかし症状からノミアレルギー性皮膚炎が除外できない」，こんな症例に対してアレルギー検査は実施すべきだろうか。報告によれば，ノミ唾液抗原を用いた皮内試験では感度93％・特異度90％，ノミ唾液抗原を用いたアレルゲン特異的IgE検査では感度87％・特異度53％であった[5]。皮内試験が実施できれば有効性は高く，アレルゲン特異的IgE検査は補助的な検査と考えておいた方がよいと思われる。

4）治療

4-1）ノミの駆虫

　現在は様々な種類の駆虫薬が販売されているので，どれを選択するか迷ってしまうかもしれない。駆虫薬はスポットオンと呼ばれる外用薬と，経口薬の2つに

表2 経口駆虫薬の例

一般名	商品名	系統	すべてのノミが落ちるまでの時間
スピノサド	コンフォティス®錠（エランコジャパン(株)）	マクロライド系	4時間以内
アフォキソラネル	ネクスガード®（ベーリンガーインゲルハイム アニマルヘルス ジャパン(株)）	イソオキサゾリン系	6～8時間以内
フルララネル	ブラベクト®錠（MSD アニマルヘルス(株)）	イソオキサゾリン系	8～12時間以内
サロラネル	シンパリカ®（ゾエティス・ジャパン(株)）	イソオキサゾリン系	8時間以内
ロチラネル	クレデリオ®錠（エランコジャパン(株)）	イソオキサゾリン系	8～12時間以内

大別される。ノミアレルギー性皮膚炎では、確実かつより早い効果が求められるため、経口薬を選択する方がよいだろう（表2）。

同居動物がいる場合には、無症状だとしても同時に駆虫を実施する。

生活環境に関しては、特にじゅうたん、家具の下、部屋の隅などノミがはびこりやすい場所を意識して、掃除機を使用して掃除を行うとともに、市販の殺虫スプレーを用いて定期的な駆虫を行うことが最も簡便かつ効果的な環境の清浄化につながる[6]。

4-2）痒みの管理

ノミの駆虫が完了するまでは、痒み止めの併用を一時的に行う。

プレドニゾロン（0.5～1 mg/kg）の内服を行う場合には、二次感染の有無に注意する。またオクラシチニブ（0.4～0.6 mg/kg）の内服も、即効性に優れており有効である。

インフォームド・コンセントにおける注意点

・痒くなくなっても、予防を徹底する

"喉元過ぎれば熱さを忘れる"とはよくいったもので、苦しい経験も終わってしまえば忘れてしまいがち。痒いときには一生懸命治療していても、痒くなくなったら気にしなくなってしまうかもしれない。ノミに過敏な体質ということをきちんと理解してもらい、痒みが改善した後も定期的なノミ予防薬の投与を忘れない工夫をすべきである。

・神経質になりすぎない

残念ながら、世の中のノミをすべて駆逐することができない以上、ノミの感作から完全に逃れることはできない。そんな話をすると、外に出てはいけないと考えてしまう飼い主もいるだろう。でもせっかくなら外で走り回ったり、出かけたり、犬との生活を楽しんでもらいたい。どうやったら楽しく生活できるか、そのためには何をすればよいか、一緒になって考えてみよう。

参考文献

1) Dryden MW. Flea and tick control in the 21st century: challenges and opportunities. *Vet Dermatol* 2009, 20(5-6), 435-440.
2) Marsella R, Miller WH, Griffin CE, et al. Hypersensitivity disorders. In: Muller & Kirk's small animal dermatology, 7th ed. Miller WH, Griffin CE, Campbell KL. Elsevier. pp363-431, 2013.
3) Hensel P, Santoro D, Favrot C, et al. Canine atopic dermatitis: detailed guidelines for diagnosis and allergen identification. *BMC Vet Res* 2015, 11, 196.
4) Bruet V, Bourdeau PJ, Roussel A, et al. Characterization of pruritus in canine atopic dermatitis, flea bite hypersensitivity and flea infestation and its role in diagnosis. *Vet Dermatol* 2012, 23(6), 487-e93.
5) Laffort-Dassot C, Carlotti DN, Pin D, et al. Diagnosis of flea allergy dermatitis: comparison of intradermal testing with flea allergens and a FcεRI α-based IgE assay in response to flea control. *Vet Dermatol* 2004, 15(5), 321-330.
6) Miller WH, Griffin CE, Campbell KL. Parasitic skin disease. In: Muller & Kirk's small animal dermatology, 7th ed. Miller WH, Griffin CE, Campbell KL. Elsevier. pp284-342, 2013.

（森　啓太）

Chapter 4-4 その他のアレルギー性皮膚炎

　メジャーなアレルギー性皮膚炎3つ（犬アトピー性皮膚炎，食物アレルギー，ノミアレルギー性皮膚炎）は，"痒み"が特徴的な疾患である。それに対して"むくみ"や"赤み"が特徴的な疾患として，蕁麻疹／血管浮腫とアレルギー性接触皮膚炎がある。その他のアレルギー性皮膚炎として，ここではその2つを取り上げてみたい。

1）蕁麻疹／血管浮腫（表1）

1-1）病態

　蕁麻疹は聞き馴染みがあるが，血管浮腫はあまり聞いたことがないかもしれない。この2つの疾患は，症状こそ異なるものの，どちらも血管透過性の亢進によるむくみが原因で発症する疾患であるため，獣医皮膚科領域では同列に扱われている[1]。むくみの出る場所が浅ければ蕁麻疹，深ければ血管浮腫が発症する。

　発症する要因は，食物，薬物，ワクチン，感染症，虫，発情など分かりやすいものから，過剰な高温／低温，日光，精神的要因など分かりにくいものまで様々であるため，臨床像から蕁麻疹／血管浮腫が疑われる場合には，数週間前にさかのぼり，できる限り詳細な問診を行う。

1-2）診断

　蕁麻疹でみられる赤みは，血管拡張によるものである。したがって，スライドグラスを押し付けること（ダイアスコピー）によって，血管が潰れて赤みが消えるのが観察される。炎症による赤みの場合には色が消えることはないため，膿皮症などの炎症性疾患との鑑別に役立つ。

　血管浮腫の場合には，細胞診により感染や炎症の有無を確認する。蕁麻疹も血管浮腫も，鑑別が難しい症例では皮膚の病理組織学的検査を検討する。

1-3）治療

　治療で最も重要なのは，原因を特定し除去することである。それと並行して，急性期の治療にはエピネフリン（1：1,000，0.1～0.5 mLを皮下注射もしくは筋肉注射）やグルココルチコイド（2 mg/kg経口投与もしくは筋肉注射，静脈注射）を使用する。慢性症例では，皮疹の拡大を防ぐ目的で，H_1ブロッカーとH_2ブロッカーの抗ヒスタミン薬を併用する。

表1　蕁麻疹／血管浮腫の特徴
文献1より引用・改変

好発犬種	短毛種やアトピー素因のある犬では高リスク
発症年齢	特になし
症状	通常，皮疹は24時間以内に消退する ●蕁麻疹 　逆立つ毛束（短毛種） 　赤い膨疹，みみず腫れ（特に無毛部） 　紅斑，丘疹，痒み ●血管浮腫 　顔面や頚部腹側の浮腫，痒み 　浸出液（重症例）
主な鑑別	●蕁麻疹 　膿皮症，血管炎，多形紅斑，リンパ腫，アミロイドーシス，肥満細胞腫 ●血管浮腫 　若年性蜂窩織炎，感染性蜂窩織炎，肥満細胞腫，リンパ腫，クモ／ヘビ咬傷

表2　アレルギー性接触皮膚炎の特徴
文献1より引用・改変

好発犬種	短毛種やアトピー素因のある犬では高リスク
発症年齢	特になし
季節	原因物質による
症状	急性期：紅斑，丘疹，小水疱，痒み 慢性期：脱毛した局面，痒み
部位	指間，頚部／胸部／腹部腹側，尾，会陰，口囲，耳介 特に無毛部
主な鑑別	犬アトピー性皮膚炎，食物アレルギー，疥癬，膿皮症，ニキビダニ症，皮膚糸状菌症，マラセチア皮膚炎

2）アレルギー性接触皮膚炎（表2）

2-1）病態

アレルギー性接触皮膚炎は接触過敏症とも呼ばれ，原因物質に感作された動物にのみ発症する疾患であり，毒性の強い化学物質などにより，どの動物にも発症する刺激性接触皮膚炎とは区別される。

細胞性免疫によるⅣ型アレルギーが関与するとされており，植物の花粉や樹脂，外用薬やシャンプー，繊維やプラスチック，金属など，生活環境に存在するあらゆるものが原因となりうる。

2-2）症状

原因物質が接触しやすい部位，つまり腹側面や顔面，尾に皮疹がみられる。また，口や鼻に限局している場合は皿やおもちゃ，頚部に限局している場合は首輪など，部位から原因を推測することができる。

2-3）診断

問診によって原因物質が2～3種類に絞り込める場合には，パッチテストの実施によりアレルギー性接触皮膚炎の診断および原因物質の特定が可能となる。パッチテストは，原因物質として疑われるものをワセリンや潤滑剤（K-Y® ゼリー）に混合しガーゼに塗布した後，動物の皮膚に48時間貼り付けておき，皮疹の観察や病理組織学的検査を行うことにより，同様の病変が形成されることを確認する検査である。

2-4）治療

根本的な治療は，接触源を絶つことであるが，難しい場合には対症療法としてグルココルチコイドの内服や外用を行う。接触する48時間前にペントキシフィリン（10 mg/kg BID～TID）を内服することや，長期の治療としてシクロスポリン（5 mg/kg SID）を内服することも有効である。

インフォームド・コンセントにおける注意点

・蕁麻疹／血管浮腫

「じんましんが出た！」という主訴で，膿皮症だったりすることはとても多い。「じんましん」という語感のよさ，そして聞き馴染みがあるためか，よく口にされやすい単語である。きちんと「これは蕁麻疹じゃないんですよ」「蕁麻疹というのはこういう症状なんですよ」ということは伝えておいた方がよいかもしれない。

・アレルギー性接触皮膚炎

接触皮膚炎の原因を診断するのは，なかなか難しい。どういう症状なのか，どういう検査が必要なのかを獣医師が理解して飼い主に伝えなくてはならない。少なくとも，血液検査だけで診断できるような病気ではないことを伝えるとともに，細かい状況を聞き出せるようにしよう。

◆ 参考文献 ◆

1) Marsella R, Miller WH, Griffin CE, et al. Hypersensitivity disorders. *In*: Muller & Kirk's small animal dermatology, 7th ed. Miller WH, Griffin CE, Campbell KL. Elsevier. pp363-431, 2013.

（森　啓太）

Chapter 5

犬の脱毛症

1　先天性の脱毛症

2　後天性の脱毛症：内分泌疾患

3　後天性の脱毛症：その他

Chapter 5-1 先天性の脱毛症

脱毛とは，毛がないあるいは少ない状態である。先天性脱毛症は出生時あるいは若齢時に発症する脱毛症であり，犬種好発性や毛色に特徴があることから遺伝的素因の関与が予想される。本稿では，日本において比較的よく経験する先天性脱毛症について概説する。

1）カラーダイリューション脱毛症，黒色被毛毛包形成異常症

1-1）病態

本症は先天的な毛包異形成であり，メラノフィリン遺伝子あるいは近接する遺伝子の異常が関与していると考えられている[1]。病変の毛幹には，マクロメラノソームが形成され，毛小皮も不整である。このような毛は折れやすく発毛しにくいため，脱毛や薄毛を生じる。

1-2）臨床徴候

カラーダイリューション脱毛症（淡色被毛脱毛症）はグレー，ブルー，フォーンなど淡色な毛色の犬に生じる脱毛症である。これらの毛色をもつドーベルマン・ピンシャー，ダックスフンド，グレート・デーン，ウィペット，イタリアン・グレーハウンド，チャウ・チャウ，スタンダード・プードル，ヨークシャー・テリア，オーストラリアン・シルキー・テリア，チワワ，ボストン・テリア，シュナウザーなどに好発する。一般に6カ月～3歳齢で発症する。

複数の毛色をもつ犬では，脱毛は該当する毛色の部位のみに生じる。初期病変として毛色が淡色化し，続いて薄毛を生じ，最終的に脱毛となる（**図1**）。外的刺激を受けやすい骨突出部などでは裂毛を生じ，ときに毛包内で毛の破損が生じ，二次的な細菌感染を伴う毛包炎を生じることがある。

黒色被毛毛包形成異常症は，カラーダイリューション脱毛症と同様の病変が黒色毛に一致して認められる（**図2**）。本症は雑種犬を含む多くの犬種に発症し，ビアデッド・コリー，ボーダー・コリー，バセット・ハウンド，パピヨン，サルーキ，ビーグル，ジャック・ラッセル・テリア，アメリカン・コッカー・スパニエル，スキッパーキ，キャバリア・キング・チャールズ・スパニエル，ダックスフンド，ゴードン・セター，ラージ・ミュンスターレンダー，ニュージーランド・ハンタウェイ，ポインターで報告がある[1]。

1-3）検査および診断

本症に合致する臨床症状と病変部のマクロメラノソームにより診断する。マクロメラノソームは毛検査により毛皮質中に大型のメラニン色素塊（メラニンクランプ）として確認される（**図3**）。黒色被毛毛包形成異常症では毛の透過性が低く，毛検査ではマクロメラノソームが分かりにくいことがある。また，病理組織学的検査では，毛幹のマクロメラノソーム，毛包周囲にメラノファージの浸潤を認める。

1-4）治療および管理法

本症は美容的な問題と考えられており，治療は必須ではない。脱毛を確実に改善させる治療方法は確立していないが，メラトニン，ビタミン類などによる非特異的な治療が有用なことがある（Part1 C5-3「後天性の脱毛症：その他」の「1）毛周期停止」を参照）。また，外的刺激の回避は，裂毛を減少させるために有用である。二次的な膿皮症に対しては抗菌薬の全身療法が有用であるが，毛包が破壊されると深在性膿皮症となり，長期的な投薬治療が必要になることがある。

1-5）予後

生命予後に影響はない。脱毛に対する治療反応には個体差がある。

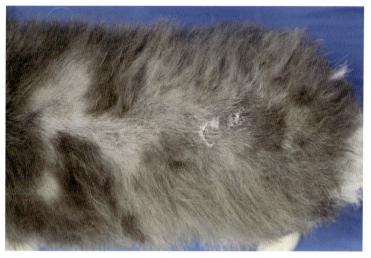

図1　チワワのカラーダイリューション脱毛症
体幹部背側のブルーの毛色に病変がみられる。カラーダイリューション脱毛症では毛が脆弱で発毛異常もみられることから，裂毛と脱毛が生じる。

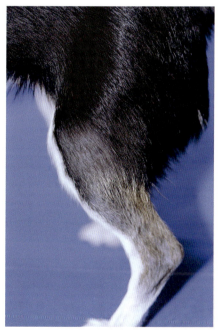

図2　チワワの黒色被毛毛包形成異常症
この症例は黒色，白色，茶色の3色の毛色があるが，脱毛は黒色毛のみにみられる。

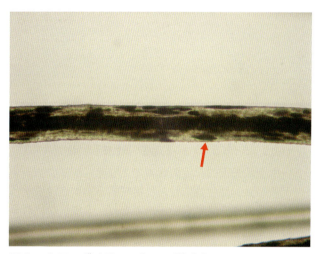

図3　カラーダイリューション脱毛症のマクロメラノソーム（ミネラルオイル，400倍）
毛幹に大型のメラニン色素塊（矢印）が認められる。

2）パターン脱毛症

2-1）病態

本症の病態は不明であるが，好発犬種が知られていることから遺伝的な疾患であることが予想されている。脱毛の初期では毛周期に異常はなく，毛包の縮小化に始まり，徐々に毛包が萎縮する。

2-2）臨床徴候

生後6カ月〜1歳齢ごろまでに発症する脱毛症であり，痒みはなく，脱毛以外の臨床症状を伴わない。発症直後は軟毛化による薄毛が生じ，時間経過とともに重症例では完全な脱毛となる。脱毛以外に皮表の変化はみられない。

皮疹分布として最も一般的な部位は，耳介凸部と耳周囲，頚部腹側（**図4**），体幹部腹側あるいは大腿部尾側である。好発犬種として最もよくみられるのはダックスフンドであり，他にボストン・テリア，ボクサー，チワワ，イタリアン・グレーハウンド，マンチェスター・テリア，ミニチュア・ピンシャー，ウィペット，ワイマラナーなどに好発する。犬種と脱毛パターンの組み合わせで4つの病型に分類されることもある。

2-3) 検査および診断

本症に合致する臨床症状と病理組織学的検査により診断する。病理組織学的検査では毛包付属器の異常を伴わない毛包の縮小化がみられる。

2-4) 治療および管理法

本症は美容的な問題と考えられており，治療は必須ではない。脱毛を確実に改善させる治療方法は確立していないが，毛周期停止と同様の非特異的な治療が有用なことがある。

2-5) 予後

生命予後に影響はない。脱毛に対する治療反応には個体差がある。

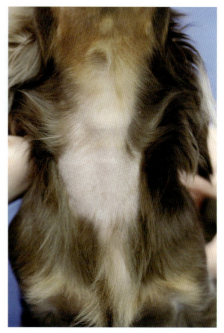

図4　ミニチュア・ダックスフンドのパターン脱毛症
頸部腹側に脱毛があり，病変部の一部には軟毛がみられる。

インフォームド・コンセントにおける注意点

・カラーダイリューション脱毛症，黒色被毛毛包形成異常症

本症は先天的な毛の異常で，脱毛しやすいコンディションは生涯にわたり持続する。本症は脱毛以外の異常を生じない疾患であり，治療しなければいけない疾患ではない。脱毛の治療として対症療法が有効なことがあり，予防には外的刺激の回避が有用である。

・パターン脱毛症

本症は先天的な疾患であると考えられており，脱毛以外に異常を生じないため，治療しなければいけない疾患ではない。脱毛の治療として対症療法が有効なことがある。

◆ 参考文献 ◆

1) Miller WH, Griffin CE, Campbell KL. Miscellaneous alopesias. In: Muller & Kirk's small animal dermatology, 7th ed. Miller WH, Griffin CE, Campbell KL. Elsevier. pp554-572, 2013.

（柴田久美子）

Chapter 5-2 後天性の脱毛症：内分泌疾患

皮膚は，外界からの刺激に対して重要な生理機能を果たしているだけでなく，体内の他臓器とも密接にかかわっている．すなわち，内臓疾患により皮膚の変化が生じることがあり，その代表的な疾患が内分泌疾患である．特に，広範ないし規則的な脱毛が体調の変化とともに生じた場合は本症を疑い，検査や治療的評価で確定診断を行う．また，本症は感染症を合併しやすいため，脱毛とともに感染症の皮疹がみられることも多く，再発性の膿皮症や高齢発症のニキビダニ症では，基礎疾患として留意すべきである．

本稿では，皮膚に反映されやすい犬の内分泌疾患として甲状腺機能低下症，クッシング症候群（副腎皮質機能亢進症），性ホルモン失調について詳説する．

1）内分泌疾患と脱毛症

内分泌器は生体の恒常性維持に役立っており，その機能は，視床下部・下垂体によって調整される．甲状腺ホルモン（T3，T4）や副腎皮質ホルモン（コルチゾール），性ホルモン（エストロゲン，アンドロゲン）は互いに干渉しあうため，甲状腺機能低下症とクッシング症候群，性ホルモン失調は合併することもある．

いずれの疾患でもよくみられる皮疹は脱毛であり，汎発性ないし規則的な分布を特徴としている．毛の成長が抑制され，休止期に陥るため，毛は自然と抜けてしまう．また，メラニン色素の沈着も起きやすい．

内分泌疾患は，上記のように症状にある程度違いはみられるものの，互いに合併することもあり，絵合わせで診断しないようにしたい．具体的には，広範ないし規則的な脱毛が体調の変化とともにみられる場合は内分泌疾患を疑い，全血球計算や血液生化学検査，尿検査を行う．クッシング症候群の場合は，これらの検査で異常がみられることが多く，内分泌学的検査により確定診断を行う．加えて，病因の確定には画像検査を必要とする．一方，甲状腺機能低下症や性ホルモン失調は内分泌学的検査に加え，治療的評価を必要とする．

2）甲状腺機能低下症

2-1）病態

甲状腺機能低下症は原因により，本態性，二次性（下垂体性），三次性（視床下部性）に分けられるが，90％以上は後天性に生じる本態性甲状腺機能低下症である．本態性甲状腺機能低下症は，病理組織学的にリンパ球性甲状腺炎と特発性腺萎縮に分けられる．リンパ球性甲状腺炎は犬でも自己免疫疾患であると考えられており，初期には甲状腺ホルモンの前駆物質であるサイログロブリンに対する抗体が検出されることがある[1]．甲状腺は1〜3年かけて破壊され，80％以上の甲状腺が破壊されると，症状を示すと考えられている[2]．一方，特発性腺萎縮は病態として，原発性の変性疾患かリンパ球性甲状腺炎の末期が予想されている．

なお，甲状腺機能低下症の中には甲状腺機能に異常はないものの，種々の要因により続発性に発症することがあり，Euthyroid sick syndromeと呼ばれている．教科書的には，続発性の場合は原因となる疾患の治療を優先とし，甲状腺ホルモン値が正常となれば治療の必要性はないとされている．しかしながら個人的には，続発性においても甲状腺機能低下症による症状が日常に支障を来すほどであれば，ホルモン補充療法を行っている．

2-2）臨床徴候

脱毛は通常，汎発性であるも，初期は鼻梁や臁部（側腹部），会陰部，尾によくみられる（図1，2）．脱毛以外の皮疹として，脂質生成異常による脂漏や鱗屑，面皰が観察される．また，ムコ多糖類の産生が増加，蓄積し，粘液水腫と呼ばれる冷たく分厚い皮膚が主に頭部や顔面にみられる．さらに，皮膚バリア機能低下により，再発性のマラセチア皮膚炎や膿皮症，ニキビダニ症を併発することも多い（図3）．

全身的な症状は，嗜眠，無気力，体重増加，寒がるなど加齢による生理的変化と類似するため，飼い主が

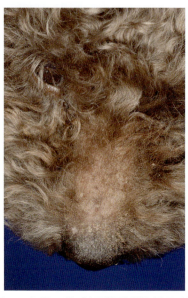
図1　鼻梁の脱毛（甲状腺機能低下症）
鼻梁に鱗屑を伴う脱毛を認める。

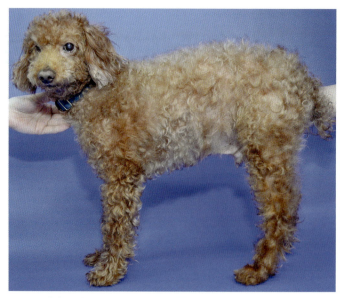
図2　腹部外側の脱毛（甲状腺機能低下症）
腹部外側に脱毛を認める。

問題としていないことも多い。心血管系の異常としては徐脈や血圧低下、生殖器系の異常としては無発情や長期発情出血、無発情泌乳、眼の異常としては角膜リピドーシスなどが認められ、重症例では神経の異常として痙攣、麻痺、前庭障害が起こることもある。

甲状腺機能低下症は、ゴールデン・レトリーバーやドーベルマン・ピンシャー、グレート・デーンなどに好発すると報告されているが、最近は個人的にトイ・プードルでよく経験する。

2-3）検査および診断

甲状腺ホルモン検査は様々あるが、どの検査も、たとえ複数の検査を組み合わせたとしても100％の信頼度はない。中でも、感度と特異度が比較的高いのが総T4と遊離T4であり、どちらを測定するのがよりよいのか様々な意見がある。遊離T4は、非甲状腺疾患による影響を受けにくく感度も特異度も総じて高いが、まれに甲状腺機能低下症でも正常値を示すことがある。一方、総T4は、非甲状腺疾患による影響を受けやすく、特に特異度が遊離T4より低いが、末梢で使用される甲状腺ホルモンの貯蔵を示しているため、理論上は、甲状腺機能低下症で正常値を示すことはありえない[3]。あくまでも、スクリーニング検査としての意義を考えた場合は、正常犬を確実に排除していく必要性があるため、総T4が主役となる。

総T4値による評価は、測定値（正常値／いわゆるグレーゾーン／低値）によって治療的評価と再検査で

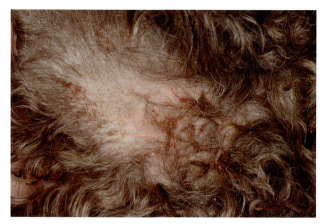
図3　耳介のマラセチア皮膚炎（甲状腺機能低下症）
耳介に鱗屑および脂漏を伴う紅斑を認める。

診断を進める（図4）。基準値は、キットや検査センターにより変動があるため、使用するキットや検査センターのデータに精通しておく必要がある。（株）LSIメディエンス（注：現在は（株）サンリツセルコバ検査センターに事業譲渡されている）では、基準値の中央値（1.3 µg/dL）を上回る場合は正常とみなし、下回る場合はいわゆるグレーゾーンである[3]。また、基準値の下限である0.5 µg/dLを下回る場合は、明らかな低値と考えている。なお、続発性の甲状腺機能低下症は、その他の内分泌疾患、心疾患や腎疾患、感染症などが原因となるが、ステロイドやフェノバルビタールなどの薬物、加齢、グレーハウンドやサルーキでは甲状腺ホルモン値が低下することがあるため注意が必要である。

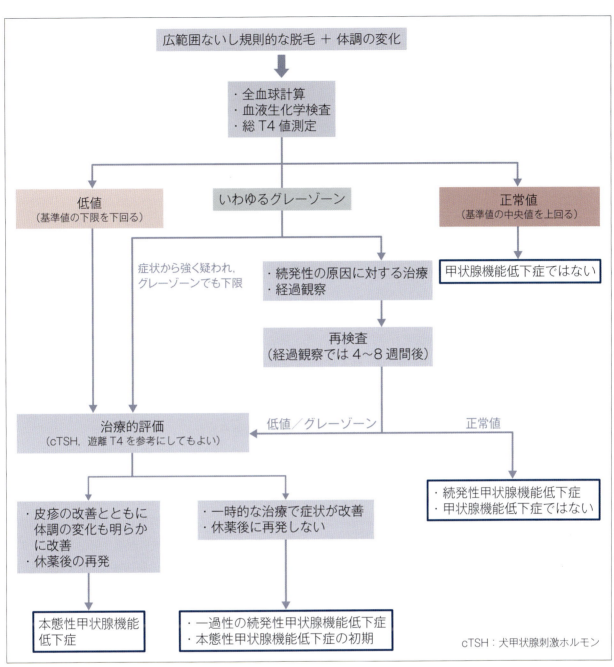

図4 甲状腺機能低下症の診断フローチャート
総T4値の結果により、治療的評価と再検査で診断を進める。

2-4) 治療および管理法

甲状腺製剤として合成レボチロキシンを使用する。5 μg/kg 1日2回から開始し、活動の変化や副作用をみながら、1週間ごとに1回投与量を約5 μg/kgずつ増量し、規定量である20 μg/kgへ到達させる。しかしながら、個体によって必要量は異なるため、総T4値を参考にしつつ明らかな臨床像の変化がみられたところを適量と判断する。通常、1〜2週間以内に元気消失などの活動性が改善し、1〜4カ月以内に皮疹の改善がみられる。なお、レベンタ®(MSDアニマルヘルス(株))の場合は、1日1回の投与が可能である。甲状腺ホルモン補充後の総T4値の測定は、ピークがみられる投与後4〜6時間での測定を推奨している。必要量が決定した後は、症状が寛解したところで可能であれば1日1回に減量し、その後1回量を漸減して、維持を試みる。

甲状腺製剤による副作用は少ないが、甲状腺機能亢進症の症状である活動性の亢進、食欲増進、痒みなどがみられることがある。これらの症状は休薬後3日以内に消退することが多い。また、甲状腺ホルモン機能亢進を伴わない痒みがみられることもあり、甲状腺ホルモン補充による皮膚機能や認知能力の向上により、

Chapter 5　犬の脱毛症

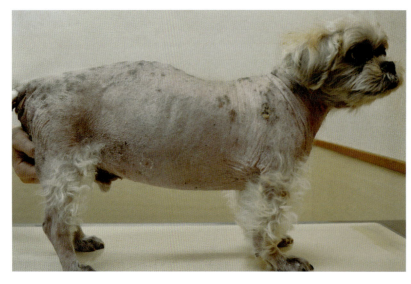

図5　体幹の脱毛（クッシング症候群）
体幹に広範囲に脱毛を認める。

痒み行動が増強されるようである。飼い主には上記内容を伝え，場合によっては対症療法を行うこともある。なお，心疾患やアジソン病の合併例では，導入時に急死する場合もあり，事前の評価や慎重な扱いが必要である[4]。

また，甲状腺製剤を投与していたにもかかわらず投与後の総T4値が上昇しない場合は，投与量や投与頻度の確認，甲状腺ホルモン値を低下させるような薬物の使用，吸収を妨げるような高繊維のフードの給与がないかを確認し，可能であればこれらを中止する。ただし，薬物が原因の場合は甲状腺ホルモンが低値でも，そもそも甲状腺の治療が必要ないことが多い。場合によっては異なるメーカーの甲状腺製剤に変更することもある。

2-5) 予後

本態性の場合，生涯にわたり治療が必要であるが，維持は可能である。

3) クッシング症候群

3-1) 病態

クッシング症候群はステロイド過剰による疾患であり，内因性ステロイドが関与した自然発生と，外因性ステロイドが関与した医原性に分けられるが，多くが医原性であり，自然発生はまれである[4]。医原性はネガティブフィードバックにより副腎皮質刺激ホルモン放出ホルモン（CRH）が抑制され，副腎が萎縮している。自然発生は下垂体性腫瘍（以下，下垂体性）と副腎腫瘍に大別され，80〜85％が下垂体性である。下垂体性は，機能的なCRHを分泌する腫瘍であり，通常は腺癌ではなく腺腫である。直径1cm以上の腺腫は巨大腺腫，1cm未満は微小腺腫と呼んでおり，下垂体性の31〜48％が3mm以下の微小腺腫であったと報告されている[2]。一方，副腎腫瘍は，腺腫と腺癌の両方の可能性がある。

3-2) 臨床徴候

脱毛は両側対称性に汎発性にみられる（図5）。脱毛以外の皮疹として，角化異常による面皰，表皮細胞のDNA合成阻害および真皮の線維芽細胞の抑制による皮膚菲薄かつ低張な皮膚，腹部血管の明瞭化，易出血傾向，石灰沈着などがみられる（図6〜8）。また，甲状腺機能低下症と同様に感染症も併発しやすく，特にニキビダニ症に注意すべきである。

全身的な症状は，多尿による多飲（＞100mL/kg/day），食欲増進，元気消失，過剰なパンティングなどがみられ，腹囲膨満や筋肉の萎縮により樽様の体型となる。なお，下垂体の巨大腺腫では50％の症例で，運動失調や旋回，頭部を壁に押し付けるといった神経症状がみられる。

3-3) 検査および診断

全血球計算や血液生化学検査では，好中球数の上昇，リンパ球，好酸球数の低下，ALP，AST，ALT，グルコース，コレステロールの上昇，リン，BUNの低下がみられる。また，尿検査では比重の低下に加え，尿糖の出現，感染徴候がみられることがある。

3-3-1) ACTH刺激試験

上記検査結果がクッシング症候群に合致していれ

図6　面皰（クッシング症候群）
黒色および白色の面皰がみられる。

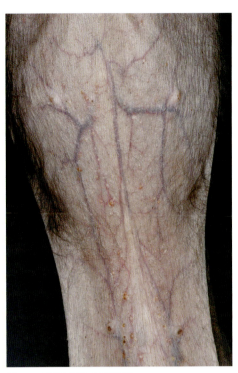

図7　腹部血管の明瞭化（クッシング症候群）
腹部に皮膚菲薄および血管の明瞭化がみられる。

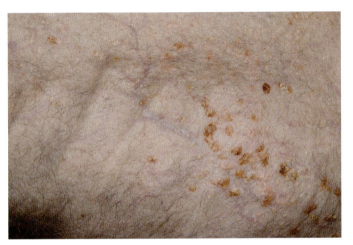

図8　石灰沈着（クッシング症候群）
白色がかった赤い丘疹がみられる。

ば，スクリーニング検査として副腎皮質刺激ホルモン（ACTH）刺激試験を行う。ACTH刺激試験は副腎皮質の反応予備能を測定する検査である。健常犬では，ACTHの刺激に対してある程度の反応を示すが，医原性クッシング症候群では反応に乏しいか全く反応せず，下垂体性や一部の副腎腫瘍では過剰な反応が認められる（**図9**）。なお，副腎腫瘍の多くでは，ACTH負荷前も負荷後もコルチゾール値が高い傾向がみられる。

ACTH刺激試験で診断可能な症例は，下垂体性で80～83％，副腎腫瘍で57～63％と報告されている[2]。また，慢性疾患や性ホルモン失調，精神的要因が疑われる症例，健常なポメラニアンでは，ACTHによる副腎の予備能が境界を示すことがある[4]。ACTH負荷後の値は17μg/dL以下が正常であり，検査センターにもよるが，上記要因から15～25μg/dLをグレーゾーンとし，25μg/dL以上を本症と診断している。

低用量デキサメタゾン抑制試験もスクリーニング検査であるが，ACTH刺激試験よりも感度は高いものの特異度は低く，作業にも時間がかかる。

3-3-2）病因の評価

スクリーニング検査で自然発生クッシング症候群に合致した所見を認めた後は，病因の評価を行う。低用量および高用量デキサメタゾン抑制試験，CRH刺激試験が病因の検査になりうるが，作業に時間がかかる上に扱いが難しい。よって，通常，超音波検査やCT検査による副腎の形態学的評価を行う。下垂体性では両側の副腎が過形成を起こしているが，副腎腫瘍では通常，片側の副腎が腫瘍化している。神経症状がみられる場合は，MRI検査で下垂体の評価を行うべきである。

3-4）治療および管理法

医原性クッシング症候群では，ステロイドを休薬す

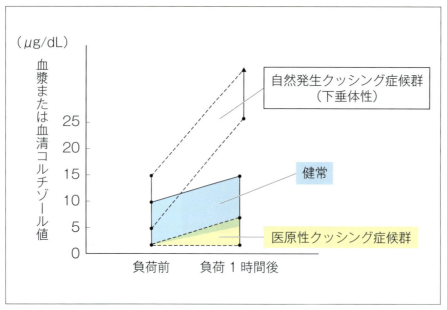

図9 ACTH刺激試験による反応
ACTH刺激試験は，負荷前と比較すると負荷1時間後の値は，医原性クッシング症候群では反応に乏しいか全く反応せず，下垂体性のクッシング症候群では過剰な反応が認められる。

る必要性があるが，副腎の予備能が全くみられない場合は，急速な休薬によりアジソン病様の病態が発現することがある。このような場合は，ステロイドの投与量を0.5 mg/kg隔日投与として副腎の機能が回復するまで待つ。

自然発生クッシング症候群では，下垂体性の場合，内科的治療が主体となる。方法はいくつかあるが，最も使用されているのはトリロスタンである。トリロスタンは，3β-ヒドロキシステロイド脱水素酵素を競合的に抑制し，ステロイド合成を阻害する。投与回数は，1日1回よりも2回の方が効果が高いと報告されており，用量は臨床症状やACTH刺激試験の結果に基づき調整が必要であるも，1～2 mg/kg 1日2回から開始し，徐々に増量するとよいとされている[5]。しかしながらカプセルの場合，分包は避けるべきであり，1～6 mg/kg 1日1回の方が現実的かもしれない。いずれにしても，用量に関しては個体差が大きい。投与開始後は，臨床症状，定期的なACTH刺激試験と電解質を含む血液生化学検査（投与開始後7～10日，その後1カ月ごと）で維持量を決定する。ACTH刺激試験は内服後4～6時間で測定し，刺激後の値が2 μg/dLを下回るように推奨されているが，2時間と4時間でも値に差が出るため，常に同じ時間で測定するとよいとの意見もある[6,7]。

治療中は，食欲減退や嗜眠，嘔吐といった副腎皮質機能低下による副作用が起こる可能性があるため，副腎の予備能があまりにも低下し，電解質に異常がみられる場合は中止し，ステロイドの投与や輸液を行う。なお，トリロスタンで効果がみられない場合は，ミトタンに変更することもある。また，巨大腺腫の場合は，内科的治療と放射線療法を組み合わせるとよいといわれている。

副腎腫瘍は，切除が可能であれば，内科的治療でコルチゾール産生を抑制した後に切除を実施する。切除が不可能であれば，内科的治療をせざるを得ない。

3-5）予後

自然発生のクッシング症候群は，治療によりどの程度予後が延びるのか，明確なエビデンスはないが，平均生存期間は2年と報告されている[1]。

4）性ホルモン失調

4-1）病態

性ホルモン失調はいくつかの疾患に分けられているが，その病態は不明なものも多く，卵巣や睾丸の摘出により皮疹が改善する症例を性ホルモン失調とする方が分かりやすい[4]。雌では卵巣機能異常による過剰なエストロゲンやプロゲステロン，雄では睾丸腫瘍による過剰なアンドロゲンやエストロゲンが関与すると考えられている。卵巣機能異常は本態性と続発性に大別され，本態性は主に卵巣嚢腫によるが，ときに卵巣腫

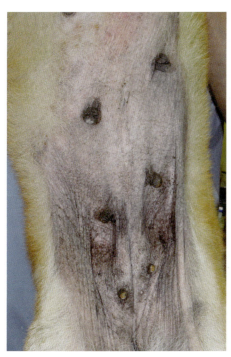

図10 腹部の脱毛（性ホルモン失調）
腹部に脱毛と色素沈着がみられ，乳頭の腫大も観察される。

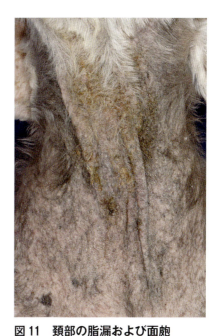

図11 頚部の脂漏および面皰（性ホルモン失調）
頚部腹側に脱毛とともに脂漏，白色の面皰を認める。

瘍でも起こり，発情に関与した一過性のものもみられる。続発性は，代表的な疾患として甲状腺機能低下症が挙げられる。

4-2）臨床徴候

脱毛は他の疾患と異なり汎発性ではなく，会陰部〜大腿尾側，前頚部，耳介，腰背部，臁部，腹部に規則性にみられる（図10）。脱毛以外の皮疹としては，面皰が特徴的であり，脂漏もみられることがある（図11）。

皮膚以外の症状として生殖器系の異常がみられる。雌では発情周期の消失や乱れ，乳頭や陰部の腫大，雄では睾丸の腫大や萎縮，前立腺肥大や前立腺炎，肛門周囲腺増生症ないし肛門周囲腺腫，泌乳や他の雄を引き付けるといった雌性化，包皮の線状紅斑を認めることがある。

4-3）検査および診断

性ホルモン失調を確定診断する特異的な検査はないため，甲状腺と副腎の機能に異常がないことを確認した後，去勢および避妊手術により治療的に評価する。なお，腫瘍の可能性を考慮し，卵巣や精巣に明らかな形態学的異常がないかどうかを手術前に画像検査で確認しておく。

4-4）治療および管理法

前述したとおり，去勢および避妊手術が有効であり，治療効果の判定には術後3〜6ヵ月を要す。

4-5）予後

通常完治が可能であるが，腫瘍の場合は転移の有無によって予後は異なる。ただし，転移率は高くはない。

Chapter 5 犬の脱毛症

インフォームド・コンセントにおける注意点

　内分泌疾患は，皮膚だけでなく全身に関与する疾患であることを飼い主に認識してもらい，検査や治療的評価による診断を積極的に進める必要性がある。ただし，性ホルモン失調に関しては，高齢での発症が多く，治療的評価には抵抗がある飼い主も多い。そのため，どこまで根拠を示せるかが重要となる。

　自然発生のクッシング症候群は，内科的治療である程度管理が可能とはいえ，根本的な治療ではなく，QOLに配慮した対症療法に過ぎないことを飼い主に理解してもらう必要性がある。また，定期的な検査費用に加え治療費も高額であり，どこまで治療が可能か，飼い主と話し合いながら進めるとよいだろう。

参考文献

1) Miller WH, Griffin CE, Campbell KL. Endocrine and metabolic disease. *In*: Muller & Kirk's small animal dermatology, 7th ed. Miller WH, Griffin CE, Campbell KL. Elsevier. pp502-535, 2013.
2) Feldman EC, Nelson RW, Reusch CE, et al. Hypothyroidism, canine hyperadrenocorticism. *In*: Canine And Feline Endocrinology, 4th ed. Feldman EC, Nelson RW, Reusch CE, et al. WB Saunders. pp77-82, 2014.
3) 永田雅彦, 寺田有里, 村山信雄. 皮膚病罹患犬における総T4値の診断的意義. 獣医皮膚科臨床 2009, 15(3), 141-143.
4) 大嶋有里, 永田雅彦. 皮膚科のプライマリケア―犬と猫の皮膚病はどうやって診るの？―. インターズー. pp188-199, 2013.
5) Arenas C, Melián C, Pérez-Alenza MD. Evaluation of 2 trilostane protocols for the treatment of canine pituitary-dependent hyperadrenocorticism: twice daily versus once daily. *J Vet Intern Med* 2013, 27(6), 1478-1485.
6) Bonadio CM, Feldman EC, Cohen TA, et al. Comparison of Adrenocorticotropic Hormone Stimulation Test Results Started 2 versus 4 Hours after Trilostane Administration in Dogs with Naturally Occurring Hyperadrenocorticism. *J Vet Intern Med* 2014, 28(4), 1239-1243.
7) Midence JN, Drobatz KJ, Hess RS. Cortisol Concentrations in Well-Regulated Dogs with Hyperadrenocorticism Treated with Trilostane. *J Vet Intern Med* 2015, 29(6), 1529-1533.

（大嶋有里）

Chapter 5-3 後天性の脱毛症：その他

後天性に生じる脱毛の主な病態には，感染症や免疫介在性疾患による毛包炎，毛周期異常がある。本稿では，内分泌疾患以外の毛周期異常による後天性脱毛症の代表的な疾患について概説する。

1）毛周期停止

1-1）病態

毛周期停止の病態については，これまでに様々な推論があるが未だ不明である。特定の犬種に好発することから，先天的な素因が関連した汎発性の毛周期異常であることが予想されている。本症はこれまで報告されている，脱毛症X，偽クッシング症候群，成犬発症低ソマトトロピン症，成長ホルモン反応性皮膚症，去勢反応性皮膚症，副腎過形成様症候群と同義である。

1-2）臨床徴候

本症は比較的若齢の成犬に生じ，未去勢雄に多く発症するが雌や避妊・去勢した犬にも発症する。犬種好発性があり，最も一般的な犬種はポメラニアンで，本邦では上記以外にトイ・プードル，パピヨン，シベリアン・ハスキーの症例をよく経験する。他にアラスカン・マラミュート，チャウ・チャウ，キースホンド，ミニチュア・プードルでも発症することが知られている。

脱毛は頭部，四肢を除く体幹部を中心に生じる（図1）。脱毛は尾，大腿部尾側，頚部に始まり，経過とともに頭部，四肢を除くほぼ全身に拡大する。脱毛の他に毛の性状の変化がみられることがあり，乾燥した柔軟性のない一次毛や綿毛状の二次毛などを生じる。皮表は乾燥傾向があり，色素沈着，面皰もよく認められる。

毛周期停止は，内分泌疾患に類似した皮疹分布を呈するが，脱毛以外に全身症状を伴わない。また，生検後や皮膚炎が生じた部位に限局した発毛を認めることがあり，これは他の内分泌疾患では認められない徴候である。

1-3）検査および診断

診断は，臨床症状と血液学的検査や画像評価により他の内分泌疾患を除外することによる。病理組織学的所見は非特異的であるが，表皮および毛包上皮の角質肥厚，毛包上皮萎縮および毛漏斗の拡大がみられ，毛

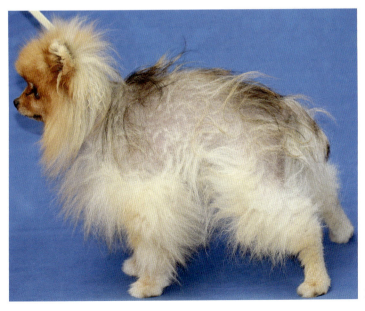

図1　毛周期停止のポメラニアン
頭部，四肢を除く体幹部に脱毛が認められる。

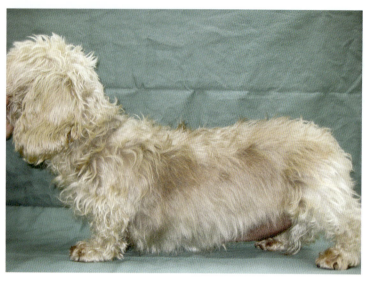

図2　急激な減量により生じたミニチュア・ダックスフンドの休止期脱毛

包は休止期を呈し、炎状毛包が認められる。

1-4)治療および管理法

本症は美容的な問題と考えられており、治療は必須ではない。脱毛を確実に改善させる治療方法は確立していないが、効果が期待できる治療方法の報告はある。

内分泌学的治療としては、未去勢雄では去勢手術が有効なことがあり、他にトリロスタン、ミトタン、成長ホルモン投与による治療効果が報告されている[1]。トリロスタン、ミトタンは副腎抑制を来すため、全身症状および血液学的検査による定期的なモニタリングが必要である。また成長ホルモンによる治療では、糖尿病の発症やアナフィラキシーショックなどの重大な副作用を生じることがある。

非特異的であるが安全性が高い治療として、メラトニン 3～6 mg/head SID～BID、L-システイン(ハイチオール®)40 mg/head BID およびトコフェロールニコチン酸エステル(ユベラ N®)50 mg/head BID などがある。

治療方法の選択は、毛周期停止が生命予後に影響のない疾患であることから、安全性を重視している。

また、本症では、脱毛以外にドライスキン、二次的な膿皮症を生じることがある。これらの管理には薬用シャンプーによるスキンケアが有用なことがあり、皮膚のコンディションによりオートミールやセラミド、必須脂肪酸などを含有した保湿性の高いシャンプー、抗菌性のあるクロルヘキシジン含有シャンプーなどを選択して使用している。

1-5)予後

生命予後に影響はない。脱毛に対する治療反応には個体差があり、治療効果に乏しい症例も少なくない。また、治療後に脱毛が再発することもある。

2)成長期・休止期脱毛

2-1)病態

多くの犬や猫の毛周期はモザイクパターンの換毛周期をもち、毛包により毛周期の時期が異なることにより、全体的な毛量を維持したまま常に毛が入れ替わる。

成長期脱毛は、成長期毛包が侵襲されて生じる脱毛であり、代表的な原因としてドキソルビシンなどの抗有糸分裂薬、毛包感染症、代謝性疾患などがある。

一方、休止期脱毛は、ほぼ全身の毛包の毛周期が突然に休止期や退行期に移行することによる脱毛であり、原因として身体的なストレス(高熱、妊娠、重篤な全身性疾患、外科手術、薬物、麻酔など)がある。

2-2)臨床徴候

いずれの脱毛も体幹部を中心とした広範な脱毛ないし薄毛を生じる(図2)。皮表に炎症はなく、瘙痒もみられない。成長期脱毛は、通常数日以内に急速に脱毛する。休止期脱毛は、原因となる疾患から 1～3 カ月以内に生じることが多い。

2-3)検査および診断

臨床像と病歴により診断する。成長期脱毛と休止期脱毛の区別には毛検査が有用である。成長期脱毛は、

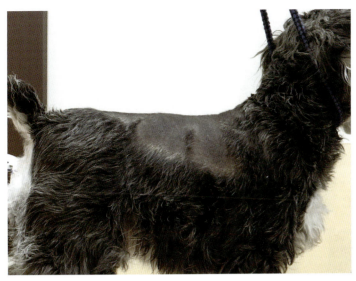

図3　ミニチュア・シュナウザーの臁部脱毛症
体側部に色素沈着を伴う地図状の脱毛を認める。

成長期毛包が影響を受けたときに毛の形成異常が生じるため，毛検査では毛幹の一部が細い，あるいは脆弱化によりほつれた毛が観察される。一方，休止期脱毛では，トリコグラムが休止期主体となる。

類似した臨床症状を生じる疾患に内分泌疾患があり，鑑別疾患の除外には血液検査，内分泌学的検査，画像検査などが有用である。

2-4) 治療および管理法

脱毛の原因となるコンディションや背景疾患の改善により自然軽快するため，治療を必要としない。

2-5) 予後

生命予後に影響はない。

3) 犬の臁部（側腹部）脱毛症

3-1) 病態

本症の病態は不明であるが，多くは日照時間の短い冬に発症することから，日照時間が影響していることが予想されている。犬の臁部脱毛症とは，再発性臁部脱毛症，季節性臁部脱毛症，周期性臁部脱毛症と同義である。

3-2) 臨床徴候

発症年齢はばらつきがあるが，3～6歳齢で発症することが多い[1]。避妊雌に多く発症するが，性別にかかわらず発症する。

皮疹は，臁部に生じる局所的な脱毛で，鼻梁の脱毛を併発することがある。脱毛は環状や地図状を呈し，皮膚の色素沈着を伴う（図3）。脱毛は痒みや皮膚炎を伴わないが，二次的な毛包炎を発症することがある。全身症状は認めない。一般に北半球では12月～4月に発症し，通常は日照時間が長くなることにより自然軽快する。脱毛は1シーズンのみの場合と，冬に再発を反復する場合がある。ときに脱毛が持続することもある。

最も好発する犬種はボクサーであり，他に発症のリスクが高い犬種としてエアデール・テリア，イングリッシュ・ブルドッグ，シュナウザーがある[1]。

3-3) 検査および診断

本症に合致する臨床症状により診断する。脱毛が持続する場合には，内分泌疾患の除外のための検査を実施する。病理組織学的検査では特徴的な所見として，蛸状あるいはクラゲ状と称される毛包上皮の萎縮を伴う毛包内の角質肥厚が二次毛や脂腺導管に拡大した所見が認められる。

3-4) 治療および管理法

本症は季節の変化により自然軽快するため，積極的な治療は必要ない。光の曝露で人工的に日照時間を長くすることにより発毛することがある。また，メラトニンの内服やインプラントも有効と考えられている。

3-5) 予後

生命予後に影響はない。通常は自然軽快する。

Chapter 5　犬の脱毛症

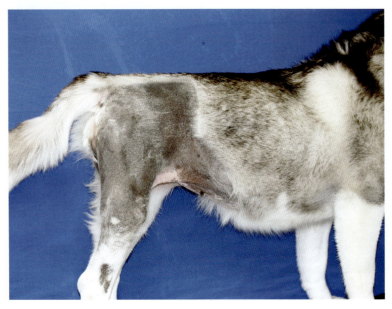

図4　シベリアン・ハスキーの剃毛後脱毛症
剃毛部に一致した境界明瞭な発毛障害と色素沈着がみられる。

4）剃毛後脱毛症

4-1）病態
比較的よく知られているコンディションであるが，病態は不明である。剃毛時の温度変化が関与する可能性も指摘されているが，明らかではない。

4-2）臨床徴候
剃毛部位に限局した発毛障害であり，通常は1年以内に発毛するが，2年以上発毛しないこともある。脱毛部では色素沈着を認めることが多い（**図4**）。脱毛以外に全身症状はなく，血液学的異常もみられない。犬種，年齢，性別による差はなく，毛量の豊かな犬種に多いとされているが，短毛種を含めあらゆる犬種で発症する可能性がある。好発犬種としてアラスカン・マラミュート，アメリカン・エスキモー，チャウ・チャウ，キースホンド，ポメラニアン，サモエド，シベリアン・ハスキーが知られている。

4-3）検査および診断
特徴的な臨床像により判断し，剃毛部に3カ月以上発毛がみられなければ本症を疑う。鑑別疾患として毛周期異常を生じる内分泌疾患（甲状腺機能低下症，クッシング症候群〔副腎皮質機能亢進症〕，性ホルモン失調）があり，本症の診断にはこれら疾患の除外が重要である。

4-4）治療および管理法
自然軽快するため，治療を必要としない。

4-5）予後
生命予後に影響はない。

インフォームド・コンセントにおける注意点

　脱毛の評価には，まず病変が裂毛か抜け毛であるかを評価する。前者は原因として外的刺激，後者は毛包の炎症，毛包異形成，毛周期異常が予想される。汎発性の後天性脱毛では，常に鑑別として内分泌疾患を検討すべきである。

　内分泌疾患以外の毛周期異常や毛包異形成では，疾患によっては有効な治療方法が報告されているが，多くは特異的な治療方法がない。このような脱毛症は全身症状を伴わず生命予後に影響のない美容的な問題と捉えられており，治療を行う場合には治療の必要性，有効性について十分に説明し，安全性が高く，飼い主や動物の負担が少ない治療を選択するよう留意している。

・毛周期停止

　本症は脱毛以外の異常を生じない疾患であり，美容的な問題である。脱毛に対する確実な治療方法はないが，発毛の可能性がある治療方法はいくつか報告されており，飼い主が治療を希望される場合は安全性を重視した治療の選択を勧める。本症では脱毛が改善した後も，脱毛の再発や，十分な育毛がみられないことがあり，トリミングや治療を目的とした毛刈りを行う場合は，飼い主に事前に説明するようにしている。

・成長期・休止期脱毛

　特異的な治療を必要としない一過性の脱毛であることを説明する。

・犬の臁部脱毛症

　本症は脱毛以外に異常はなく，一般に季節の変化により自然に軽快するため，積極的な治療は必要ない。

・剃毛後脱毛症

　本症は自然軽快するが，発毛までに2年以上かかることもあることを伝えておく。

◆参考文献◆

1) Miller WH, Griffin CE, Campbell KL. Miscellaneous alopesias. In: Muller & Kirk's small animal dermatology, 7th ed. Miller WH, Griffin CE, Campbell KL. Elsevier. pp554-572, 2013.

（柴田久美子）

Chapter 6

犬の自己免疫性皮膚疾患・免疫介在性疾患

1 比較的遭遇する自己免疫性皮膚疾患

2 比較的遭遇する免疫介在性疾患

Chapter 6-1 比較的遭遇する自己免疫性皮膚疾患

タイトルを「比較的遭遇する…」としたが，我々一般の動物病院では自己免疫性皮膚疾患に遭遇する頻度は1年に1例あるかないかという程度だと思われる。しかし，皮膚科を勉強する上で一度かじっておかないと，いざそういう症例に出くわしたときに対応ができないであろう。ここではまれな疾患（自己免疫性表皮下水疱症やエリテマトーデス）は紹介程度にとどめ，遭遇する率が高い犬の天疱瘡を中心に紹介する。

1）自己免疫性皮膚疾患とは

自己免疫性疾患とは免疫寛容のシステムが破綻し，自己の正常組織に対する自己抗体が産生され，その自己抗体による免疫反応によって正常組織が障害を受ける疾患である。そのうち自己抗体のターゲットが皮膚組織で，皮膚に症状が現れるものを自己免疫性皮膚疾患と呼ぶ。我々一般臨床獣医師が遭遇することが多いものとして落葉状天疱瘡，円板状エリテマトーデスが挙げられる。それ以外の疾患は報告数が少なく，自己抗体が標的とする抗原が明らかになっていない疾患も多く存在する。また，全身性エリテマトーデスなどでは症状の1つとして皮膚症状が含まれ，自己抗体以外にも免疫複合体などの細胞性免疫が関与することもあり複雑な病態も含まれている。

獣医領域において報告されている自己免疫性皮膚疾患を，獣医皮膚科の大書である Small Animal Dermatology[1] に紹介されているものを中心に挙げ，簡単に**表1**にまとめた。そして，自己免疫性皮膚疾患を特徴などをもとに大きく4群に分け，天疱瘡群，自己免疫性表皮下水疱症，エリテマトーデス，その他というように，ある程度の枠で捉えると理解しやすいと思う。

天疱瘡群は表皮細胞間接着蛋白に対する自己抗体により，表皮細胞の接着が障害されることによって水疱や膿疱が生じる。自己免疫性表皮下水疱症は真皮-表皮境界部の蛋白に対する自己抗体により表皮と真皮の接合部が障害を受け，その部位で水疱が生じる。エリテマトーデスは抗核抗体などの自己抗体や真皮-表皮の境界部に対する炎症細胞浸潤により皮膚症状がみられ，自己抗体以外の体細胞免疫反応も関与しているといわれている。その他にはぶどう膜皮膚症候群と円形脱毛症が含まれる。

2）天疱瘡群

天疱瘡群は落葉状天疱瘡，尋常性天疱瘡，腫瘍随伴性天疱瘡，増殖性天疱瘡，紅斑性天疱瘡，薬剤誘発性天疱瘡に分類されるが，増殖性天疱瘡は尋常性天疱瘡の，そして紅斑性天疱瘡は落葉状天疱瘡の亜型とされ，明確にそれぞれを分けることができない場合も多い。人では尋常性天疱瘡の発症率が高いが，犬では落葉状天疱瘡が圧倒的に多く，尋常性天疱瘡は非常にまれである。

天疱瘡群の自己抗体は表皮細胞間接着構造の1つであるデスモゾーム（**図1a，b**）を構成する蛋白を標的としているが，その蛋白は数種類存在し，疾患によって標的蛋白（抗原）が異なる。デスモゾームは分子レベルでは複雑な構造をしているため，簡単な模式図にして示した（**図1c**）。デスモゾームは細胞膜より外側で接着するデスモグレインやデスモコリンと，それらと細胞内骨格とを結びつける複数の蛋白で構成されている。天疱瘡群で重要な標的蛋白はデスモグレインとデスモコリンであり，デスモグレイン1，デスモグレイン3，デスモコリン1が現在のところ病態に関与していると考えられている。

3）天疱瘡群：落葉状天疱瘡

3-1）病態

落葉状天疱瘡の標的蛋白は人と同じデスモグレイン1が候補として考えられていたが[2]，近年になってデスモグレイン1に対する自己抗体を有する症例は少数で，デスモコリン1が主な標的蛋白ではないかという論文が発表された[3]。どちらにせよ両者は表皮上層での発現が多く，落葉状天疱瘡が組織学的に表皮上層で

表1 獣医領域において報告されている犬の自己免疫性皮膚疾患

	疾患名	標的蛋白（抗原）		病理組織所見
天疱瘡群	落葉状天疱瘡	デスモコリン1が有力 少数例でデスモグレイン1		角質層下または表皮上層内の膿疱形成，棘融解細胞
	尋常性天疱瘡	デスモグレイン3 （デスモグレイン1と両方の症例もいる）		表皮基底層直上での裂隙または膿疱形成，棘融解細胞
	腫瘍随伴性天疱瘡	デスモグレイン1，3 他の表皮細胞間接着蛋白		尋常性天疱瘡＋境界部皮膚炎
	増殖性天疱瘡	不明※		尋常性天疱瘡＋重度の表皮肥厚
	紅斑性天疱瘡	不明※		落葉状天疱瘡＋境界部皮膚炎
	薬剤誘発性天疱瘡	デスモコリン1の報告例		落葉状天疱瘡
自己免疫性表皮下水疱症	水疱性類天疱瘡	基底膜接着蛋白	ⅩⅦ型コラーゲン	真皮-表皮境界部での裂隙形成
	粘膜類天疱瘡		ⅩⅦ型コラーゲン	
	後天性表皮水疱症		Ⅶ型コラーゲン	
	後天性接合部型表皮水疱症		Laminin 332	
	線状IgA皮膚症		Ⅶ型コラーゲン	
エリテマトーデス	全身性エリテマトーデス	核，真皮-表皮境界部（蛍光抗体法で陽性） 体細胞性免疫も関与		境界部皮膚炎，真皮-表皮境界部での裂隙形成，アポトーシスなど多彩
	円板状エリテマトーデス			
	水疱性皮膚エリテマトーデス	真皮-表皮境界部（蛍光抗体法で陽性） 体細胞性免疫も関与		
	剥脱性皮膚エリテマトーデス			境界部皮膚炎，真皮-表皮境界部での裂隙形成，アポトーシスなど多彩，皮脂腺構造の消失も特徴的
その他	ぶどう膜皮膚症候群	網膜？　体細胞性免疫も関与		組織球による境界部肉芽腫性炎，色素脱落
	円形脱毛症	毛包 （トリコヒアリンや毛球のメラノサイト）		毛球周囲への炎症細胞浸潤

※報告数が少なく，確定されていない

裂隙が形成されることに合致している（図2）。また，落葉状天疱瘡は好中球浸潤による膿疱，痂皮の形成が特徴的であり，これは細胞浸潤の少ない人の落葉状天疱瘡と大きく異なる点である。好発犬種としてチャウ・チャウ，秋田は有名であるが，多くの犬種に発生がみられ，日本では雑種を含めた日本犬系の犬種に好発しているように思われる。

3-2）症状

落葉状天疱瘡は膿疱性疾患であるが，膿疱はすぐに潰れて痂皮やびらんへと変化してしまう。よって，肉眼的に膿疱がみつからないことも少なくないので注意が必要である。好発部位として鼻稜部，眼周囲，耳介内外側が挙げられ，これらは必発といっていいほどであり，左右対称に生じる（図3）。症状が拡大すると体の背側や腹側にも病変がみられ，病変が肉球にまで及ぶことも多い。しかし，初期症状として肉球のみに病変がみられる場合もある。

痒みの程度は軽度～非常に重度まで様々である。症状が重度であると疼痛を示すものもあり，肉球の病変により跛行や歩行困難を示す症例も存在する。鼻鏡部での色素脱失が認められることもあるが，これはある程度時間が経過した病変である。皮膚以外の症状として，発熱やリンパ節の腫脹がみられる場合もある。

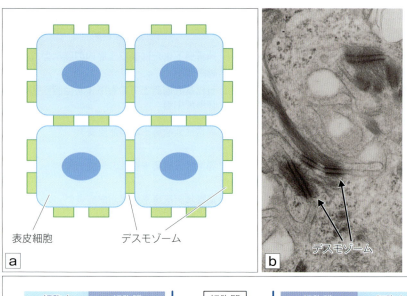

図1 デスモゾームの模式図と電子顕微鏡所見
a：表皮細胞間の接着構造としてデスモゾームがある。
b：表皮の電子顕微鏡写真。矢印で示す黒い部分がデスモゾームである。
c：単純に模式化すると，デスモグレインやデスモコリンが細胞間接着を担っている。

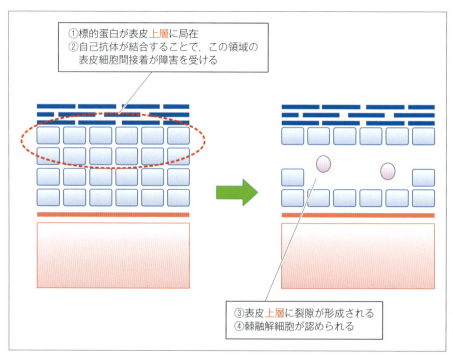

図2 落葉状天疱瘡の病態の模式図
表皮上層に標的蛋白が分布するので，自己抗体が結合することで表皮上層の細胞間接着が障害を受ける。

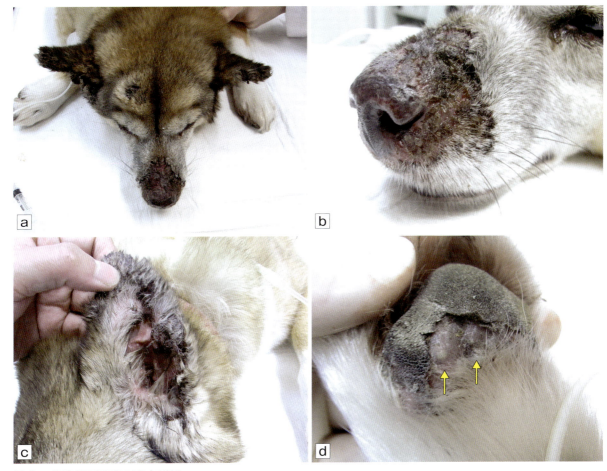

図3 落葉状天疱瘡の臨床所見
a：鼻部，頭部，耳介に病変が認められる。
b：鼻部では痂皮，びらんが認められる。
c：耳介内側では痂皮，びらん，膿性滲出が認められる。
d：肉球の角質層が剥がれ，再上皮化した部位に膿疱が形成されている（矢印）。

3-3）検査

3-3-1）膿疱の細胞診

サンプルを採取する部位として，潰れていない膿疱が最適である。鼻などはすぐに痂皮化してしまうため膿疱がみつかりにくいが，耳介内側や腹部できれいな膿疱がみつかることがある。

方法は膿疱の膜を注射針で引っ掛けるように破り（図4），スライドグラスを軽く押し当てる。スライドグラスの場所を移動しながら複数回押し当てたらすぐにドライヤーで乾燥し，染色を行う。未変性の好中球とともに，棘融解細胞が複数認められることが多い（図5）。棘融解細胞とは接着が外れた大型で円形の表皮細胞のことで，単体で存在する場合や2〜4個の細胞塊を形成している場合がある。落葉状天疱瘡の場合，きれいな膿疱での細胞診では球菌は検出されない。痂皮病変の場合は，痂皮を剥がしたところにスライドグラスを押し当てるとよい。

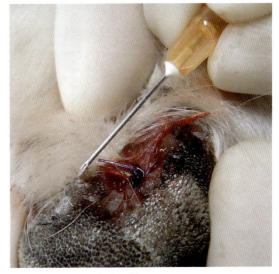

図4 膿疱の細胞診の様子
膿疱の膜を注射針で破っている（生検後の写真なので出血している）。

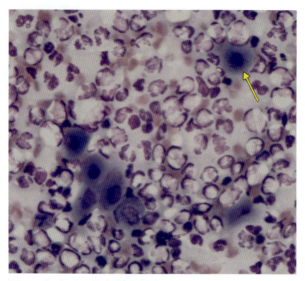

図5　細胞診の染色標本所見
多数の好中球の中に棘融解細胞（青紫色の大型円形細胞，矢印）が認められる。単独のものと数個で塊になっている細胞が観察される。

3-3-2）病理組織学的検査

　落葉状天疱瘡を診断する上で最も重要な検査が病理組織学的検査である。採材部位が特に重要で，きれいな膿疱から生検するように心掛ける。特に小型の膿疱（丘疹の先端がやや黄色がかった部位）は，初期病変なので典型的な所見が得られやすい。そのような病変がない場合は，痂皮が剥がれないように注意してその部位の皮膚を生検してもよいが，決してびらん部位を生検しないように注意する。生検方法はPart1 C2-3「皮膚疾患の診断学的検査法」を参照していただきたい。また，可能なら複数箇所（3～4カ所）からの生検が望ましい。複数箇所から採取することで様々なステージの病変を採材でき，診断精度が上がるからである。

　落葉状天疱瘡の典型的な病理組織所見は，角質層下または表皮上層での裂隙形成と，裂隙内への様々な程度の好中球浸潤，そして棘融解細胞が認められることである（図6）。初期病変では好中球浸潤が軽度で，進行した病変（大型膿疱や痂皮病変）では好中球浸潤が重度で棘融解細胞も多く認められる。

3-3-3）蛍光抗体法

　天疱瘡の主要因である自己抗体の検出には蛍光抗体法が有用であり，直接法と間接法の2種類の方法がある。それぞれ目的や採材するサンプルなど，相違点がある（表2）。また，この検査は天疱瘡に限らず他の自己免疫性皮膚疾患に共通する検査項目である。

・蛍光抗体直接法：直接法は患者の皮膚（表皮細胞間）に自己抗体が結合しているかを確認する検査である。陽性では表皮上層で表皮細胞間が蛍光に染まる像が観察される（図7）。直接法のサンプルは患者皮膚の凍結組織である。生検後の凍結方法は図8で解説する。落葉状天疱瘡の直接法での陽性率は66～80％と報告によって差があり[4]，筆者の経験では典型的な症状を示す症例では陽性例が多いように思われる。この検査の問題点は凍結方法が煩雑であること，検査可能な機関が少ないこと，陰性でも否定できないこと，偽陽性がありうることである。そのような理由から，学会や論文発表などに関係なく，天疱瘡の診断をする上では必須とはいえない。しかし，陽性であれば診断の精度が上がることは間違いない。

・蛍光抗体間接法：間接法は患者血清を正常の皮膚組織に反応させ，表皮細胞間に結合する血清中自己抗体を検出する方法である。人では血清サンプルを用いてELISAにてデスモグレインへの反応の有無や抗体価の測定が可能であるが，犬ではそのような検査は現在のところ実施されておらず，そのかわりに間接法が用いられている。しかし，犬では感度，特異度ともによいとはいえず，間接法の結果単独では確定診断はできない。

3-4）診断

　落葉状天疱瘡は皮膚症状，膿疱の細胞診，病理組織学的検査で特徴的な所見が得られれば，確定できることがほとんどである。鑑別診断として膿皮症が挙げられる。鑑別ポイントは膿皮症では細胞診にて球菌が検出されるが，落葉状天疱瘡では二次感染を除いて検出されないことである。臨床症状などで落葉状天疱瘡が疑われるが球菌が検出された場合は，まず抗菌薬などで膿皮症の治療を実施してから再検討するべきである。膿皮症においても，膿疱から棘融解細胞が認められることもあるのでその点も注意する。

　また，皮膚糸状菌症においても落葉状天疱瘡に類似した症状や病理組織所見が得られることがあるため，病理組織学的検査で真菌を検出する特殊染色（PAS染色など）を依頼するとよい。他に鑑別を要する疾患として円板状エリテマトーデスがあるが，これは細胞診や病理組織学的検査で鑑別可能である。

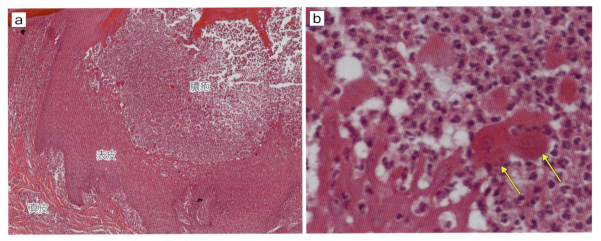

図6　落葉状天疱瘡の病理組織所見
a：肉球から生検した組織の弱拡大像。表皮上層に膿疱が形成されている。
b：強拡大像では，好酸性の細胞質を有する棘融解細胞が膿疱内に認められる（矢印）。

表2　蛍光抗体法の直接法と間接法の相違点

	直接法	間接法
採材するサンプル	病変皮膚の凍結組織	血清
検査目的	皮膚組織内に自己抗体が結合しているかを観察する	血清内に皮膚に反応する自己抗体が含まれるかを確認する
適応症	天疱瘡群，自己免疫性表皮下水疱症，エリテマトーデスなど	天疱瘡群，自己免疫性表皮下水疱症，エリテマトーデスなど
分かること	結合した自己抗体の局在（表皮細胞間や基底膜帯など）	血清中自己抗体の局在と大まかな抗体価
メリット	・生体内での反応が分かる ・単独でも診断的な結果が得られる場合がある ・感度，特異度が高い	・採材が容易 ・抗体価が分かる
デメリット	・皮膚の採材が必要 ・凍結組織が必要 ・単独では確定診断できない（病理組織所見とあわせて診断）	・感度，特異度が低い場合がある ・単独では診断的ではない（非特異反応が多い） ・単独では確定診断できない（病理組織所見とあわせて診断）

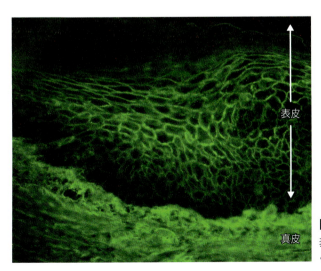

図7　落葉状天疱瘡での蛍光抗体直接法の所見
表皮上層に網目状の蛍光緑色が観察されることから陽性と判断できる。

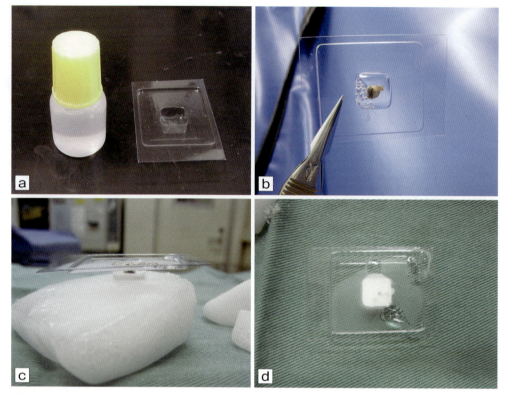

図8　凍結固定の方法
a：左側にO.C.T.コンパウンド，右側に凍結固定用包埋皿がある。これらは検査機関より分与してもらえるかもしれない。
b：生検した皮膚の表皮を上側にして新しいメス刃で2分割する。包埋皿にコンパウンドを満たす。2分割した組織の切断面を下にして包埋皿の底につけるように沈める。図は底面からみたところ。
c：ドライアイスの上に押し付ける。底面から凍結していき，凍ると白くなる。
d：凍結が完了したところ。そのままドライアイスと一緒に梱包し，冷凍便で検査機関へ送付する。

3-5）治療

落葉状天疱瘡の治療はグルココルチコイドが中心で，ほとんどの例で経口投与が必要である。軽症例や全身投与後の軽快例に外用療法を行うことも可能である。

3-5-1）グルココルチコイドの経口投与

グルココルチコイド製剤としてプレドニゾロンが一般的に使用され，用量は免疫抑制量の2 mg/kg/日（1 mg/kg 12時間ごとでも可）から開始する。多くの症例で2週間後には症状の改善がみられるが，改善がない場合は3〜4 mg/kg/日に増量する必要がある。プレドニゾロンの減量は，導入から約2週間で1 mg/kg/日，その約2週間後に1 mg/kg 48時間ごとへと漸減していくことが多い。導入量から減量するタイミングは2週間という期間で決めるわけではなく，皮膚症状が改善しているかどうかで検討していく。プレドニゾロンを1 mg/kg 48時間ごとまで減量できれば0.5 mg/kg 48時間ごとまで減量を試みてもよいが，症状が悪化する可能性がある。悪化した場合は導入量に戻して再減量し，悪化する前段階の用量で維持していく。

通常，天疱瘡群をプレドニゾロンで治療すると高用量のため多飲多尿が認められるが，許容できない場合はメチルプレドニゾロンに変更することも可能である。メチルプレドニゾロンはミネラルコルチコイド作用が少ないため，多飲多尿を発現しにくい。用量は1.4 mg/kg 24時間ごとから開始し，0.8 mg/kg 48時間ごとを目標に漸減する。好みもあるだろうが，天疱瘡の症例に筆者は治療開始時からメチルプレドニゾロンを使用する場合が多い。

グルココルチコイド治療のコツとしては，症状をゼロにするのではなく許容範囲で維持することを目標にし，早急に減量しないことである。投薬が生涯にわたることも多いため，症状をゼロにすることにこだわって副作用のリスクを上げないように心掛けることが重要である。また，治療への反応が悪い場合に，グルココルチコイド製剤の種類を変更すると治療がうまくいくことがある。

3-5-2）他の免疫抑制剤による併用治療

グルココルチコイドの減量が難しい症例では，他の

表3 犬の自己免疫性皮膚疾患における免疫抑制剤の使用方法

	導入量	維持量	主な副作用
プレドニゾロン	2〜4 mg/kg/日（2分割投与も可）	0.5〜1 mg/kg 48時間ごとまで約2週間ごとに漸減	多飲多尿，多食，肝酵素の上昇，易感染，医原性クッシング症候群（副腎皮質機能亢進症）など
メチルプレドニゾロン	1.4 mg/kg/日	0.8 mg/kg 48時間ごとまで約2週間ごとに漸減	肝酵素の上昇，易感染，医原性クッシング症候群など
アザチオプリン	2 mg/kg/日	2 mg/kg 48時間ごと，1カ月後に1 mg/kg 48時間ごと，さらに1カ月後に1 mg/kg 72時間ごとへと漸減	骨髄抑制，膵炎など
シクロスポリン	7〜10 mg/kg/日	同用量で48時間ごと，可能なら72時間ごとへと約4週間間隔で漸減	下痢・嘔吐などの消化器障害，多毛，歯肉増生など
ミコフェノール酸モフェチル	10〜20 mg/kg 12時間ごと（まだ報告例が少ない）	報告例が少なく記載がない	骨髄抑制，嘔吐，下痢など

免疫抑制剤を併用する方法が有効である。また，治療開始時に重症であれば，その時点で併用を開始する必要がある。使用される免疫抑制剤はアザチオプリン，シクロスポリン，ミコフェノール酸モフェチルが挙げられる。筆者はアザチオプリンを用いることが多いが，その理由は古くから使用されている，他の2剤と比較して安価という点である。欠点としては，副作用として骨髄抑制による貧血，白血球減少，膵炎などが挙げられ，定期的なモニタリングが必要である。

シクロスポリンは動物用製剤が販売され，胃腸障害以外の重篤な副作用が少ないので使用頻度が増えている。しかし，用量が犬アトピー性皮膚炎で使用する量よりも多い方が天疱瘡には効果的だとされているので，費用が問題となる。

ミコフェノール酸モフェチルは作用点がアザチオプリンと同じであるが，より強力で作用発現もより早いことから，今後使用例が増える可能性がある。しかし，この製剤も薬価が高いのが難点である。

いずれにせよ併用薬の効果発現は2週間以降であるので，必要と判断されれば早期に使用することで，より早くグルココルチコイドを減量できるかもしれない。基本的な用量は**表3**にまとめた。

3-5-3) 外用療法

落葉状天疱瘡の治療に外用グルココルチコイド剤をグルココルチコイド経口投与と併用すると有効なことが多い。経口投与で治療を行っても局所で症状が残ってしまうことがあり（特に鼻部），その部位にベタメタゾン吉草酸エステル製剤などの軟膏もしくはクリームを塗布する。また，顔以外の比較的広範囲の病変に対して，ヒドロコルチゾンアセポン酸エステル配合スプレー（コルタバンス®：(株)ビルバックジャパン）はスプレータイプなので有用である。しかし，外用グルココルチコイド剤も延々と毎日使用し続けると，皮膚の萎縮（非薄化），脱毛，面皰などの副作用が生じるので，可能な限り2〜3日に1回へと間隔を空ける必要がある。

グルココルチコイド以外の外用剤としてタクロリムスが挙げられる。1日2回から開始し，効果が認められれば1日1回に減らすことができる。

3-6) 予後

落葉状天疱瘡の場合，予後は重症度により様々である。重症度が高いほど生涯のグルココルチコイド量が多くなるので，その点で予後が悪い症例もいる。まれに寛解することがあるが，多くの症例で生涯にわたる何らかの治療が必要である。

4) 天疱瘡群：尋常性天疱瘡

4-1) 病態

尋常性天疱瘡は非常にまれな疾患である。標的蛋白は人と同様にデスモグレイン3であることが証明されている[5]。症例によっては抗デスモグレイン1抗体と抗デスモグレイン3抗体の両方を有することもある。

デスモグレイン3は表皮基底層に多く分布しているため，自己抗体によって障害されると基底層直上での表皮細胞間接着が弱くなり，その部位で裂隙が生じる（**図9**）。また，デスモグレイン3は粘膜上皮での発現が多いため，自己抗体による障害が粘膜中心にみられる。逆にデスモグレイン3は皮膚での発現が比較的少

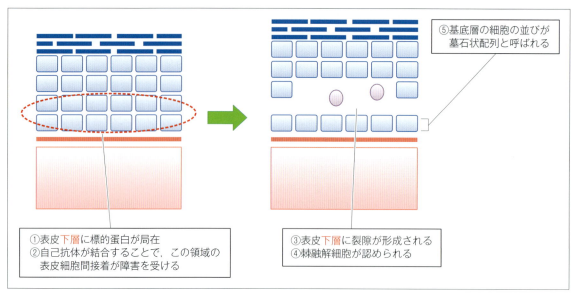

図9 尋常性天疱瘡の病態の模式図
表皮下層に標的蛋白が分布するので，自己抗体が結合することで表皮上下層の細胞間接着が障害を受ける。粘膜病変の場合は表皮を粘膜上皮に置き換えて理解する。

ないので，抗デスモグレイン3抗体単独の症例では皮膚病変は少ないが，抗デスモグレイン1抗体と両方を有する症例は皮膚病変も重度に認められる（この場合も基底層直上で裂隙が生じる）。落葉状天疱瘡よりも病変が深部であることや粘膜病変があることから，尋常性天疱瘡の方が重症化しやすい。

4-2）症状

尋常性天疱瘡の場合はびらん，潰瘍，水疱などが粘膜にみられることが落葉状天疱瘡の特徴と異なる。粘膜病変は口腔内，肛門，陰部などでみられ，多くはびらんもしくは潰瘍である。口腔内の疼痛がみられることがある。皮膚病変の分布は落葉状天疱瘡と類似するが，組織学的に病態が表皮の深層で起きているため症状もより重度となる。皮膚以外では口唇，肉球，爪床などでも病変がみられる。

4-3）検査

4-3-1）細胞診

粘膜や皮膚病変の多くがびらん，潰瘍化してしまうことやそもそも棘融解細胞が少ないため，細胞診で棘融解細胞が検出されることは少ない可能性がある。多くは二次的な炎症細胞浸潤や感染の所見が得られるのみで，診断的ではない。

4-3-2）病理組織学的検査

尋常性天疱瘡に特徴的な組織所見は，粘膜や皮膚の表皮基底層直上での裂隙形成と棘融解細胞である。生検部位に関しては，水疱があれば水疱が壊れないように生検し，なければびらん，潰瘍の周囲から複数箇所生検する。決してびらん，潰瘍部位を生検しないように注意する（二次変化が多く，診断的な所見を得られにくい）。

4-3-3）蛍光抗体法

方法や目的などは落葉状天疱瘡と同じであるが，陽性の場合の所見が異なる。蛍光抗体直接法および間接法において，尋常性天疱瘡では粘膜上皮もしくは表皮の下層，特に基底層で陽性となる点が落葉状天疱瘡と異なる（落葉状天疱瘡では表皮上層）。

4-4）診断

臨床症状と病理組織学的検査にて特徴的な所見が得られれば診断的である。また蛍光抗体法が実施でき，特徴的な陽性反応が出れば診断的意義は高い。鑑別診断としてはびらん，潰瘍が生じる疾患が挙げられ，水疱性類天疱瘡，全身性エリテマトーデス，多形紅斑，薬疹，上皮向性リンパ腫などが含まれる。

4-5）治療

治療は落葉状天疱瘡と同様であるが，それよりも症状が重度であるのでグルココルチコイドの量が多くなる可能性がある。よって，導入時から他の免疫抑制剤もあわせた併用療法を行った方がよい。

4-6)予後

重症例で予後が悪く，治療への反応が乏しいと死亡することもある。

5)その他の天疱瘡群

腫瘍随伴性天疱瘡，増殖性天疱瘡，紅斑性天疱瘡および薬剤誘発性天疱瘡は報告例が少ないことから，それぞれを簡単に説明する。

5-1)腫瘍随伴性天疱瘡

腫瘍随伴性天疱瘡はその名のとおり悪性腫瘍に随伴してみられ，天疱瘡の特徴に一致した皮膚症状を認める疾患である。皮膚症状や病理組織所見の特徴は，尋常性天疱瘡と後述するエリテマトーデスの特徴をあわせもっている。予後は非常に悪いとされている。

5-2)増殖性天疱瘡

増殖性天疱瘡は，組織学的に尋常性天疱瘡でみられる基底層直上での棘融解と，表皮内に膿疱が形成されることが特徴である。また，皮膚症状としては膿疱や局面がみられる。予後は比較的良好とされる。

5-3)紅斑性天疱瘡

紅斑性天疱瘡は落葉状天疱瘡と円板状エリテマトーデスの特徴をあわせもった疾患である。落葉状天疱瘡と厳密に区別できないともいわれている。皮膚症状は鼻部，眼周囲，耳介など顔面に局在することが多い。進行は遅いとされ，予後も良好である。治療は落葉状天疱瘡に準じて行い，タクロリムス外用薬が有効との報告もある[6]。紫外線の曝露に注意が必要である。

5-4)薬剤誘発性天疱瘡

薬剤誘発性天疱瘡はメタフルミゾン・アミトラズ合剤やフィプロニル・アミトラズ・(S)-メトプレン合剤によって誘発され，落葉状天疱瘡の特徴に合致した例が複数報告されている[7,8]。

6)自己免疫性表皮下水疱症

6-1)病態

自己免疫性表皮下水疱症は真皮-表皮境界部の基底膜帯に自己抗体が結合することで，その部分での接着が障害され，裂隙(水疱)が形成される疾患である。この疾患群も非常にまれであるが，自己免疫性疾患を理解する上で重要なので紹介する。また，表1に列記したこの疾患群の中でも，比較的報告数のある後天性表皮水疱症，水疱性類天疱瘡，粘膜類天疱瘡を覚えておけば十分だと思われるので，主にこの3疾患について記述する。

この疾患群を理解する上で基底膜帯の構造をイメージする必要がある。しかし，基底膜帯は数種類の蛋白によって接着構造が構成されているので，理解しやすいように簡単に模式化した(図10)。それぞれの疾患の抗原に自己抗体が結合し，その部位での接着が障害されることで裂隙が生じる。

6-2)症状

自己免疫性表皮下水疱症の症状は，紅斑や丘疹などから，水疱，びらん，潰瘍へと進行し，皮膚や粘膜に病変がみられる。

6-3)検査および診断

診断の取っ掛かりになる検査は病理組織学的検査である。特徴的な所見は表皮下での裂隙形成であるが，この所見はこの疾患群のどの疾患においても認められる。よって，病理組織学的検査のみでは疾患を鑑別することはできない。そこで鑑別の手掛かりとなるのは蛍光抗体法である。直接法では3疾患とも基底膜帯で陽性を示す。最も診断のポイントとなる検査はSalt-split skinという正常皮膚を食塩水で処理し，基底膜帯の透明帯で人工的に裂隙を形成した組織を用いた蛍光抗体間接法である。Salt-split skinでは透明帯を境に表皮側と真皮側に抗原が分かれるため，水疱性類天疱瘡は表皮側，後天性表皮水疱症は真皮側で陽性を示し，粘膜類天疱瘡は表皮側での陽性が多いが両側で陽性のことがある。しかし，この方法は研究レベルで実施されるものであるので，協力してもらえる研究機関がないと難しい。

6-4)治療

治療は落葉状天疱瘡の項目で記載したように，グルココルチコイドを中心とした方法になる。治療の強度はどの疾患も重症度による。

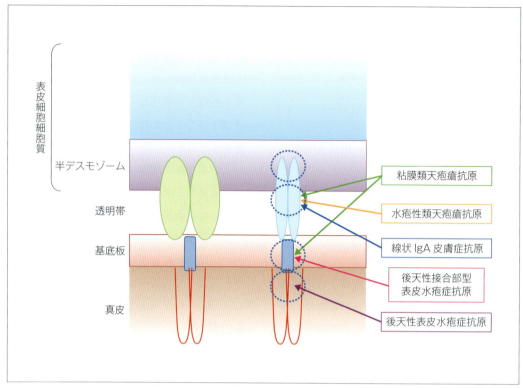

図10　基底膜帯と自己免疫性表皮下水疱症の各疾患の抗原分布の模式図
基底膜帯を単純化して表している。自己抗体がどの蛋白を標的にしているかで確定診断される。複数の蛋白で基底膜帯を構成し，表皮真皮の接着構造が形成されている。

6-5）予後

予後に関しては報告数が少ないのであまり分かっていないが，やはり重症度によると思われる。

7）エリテマトーデス

エリテマトーデスは抗核抗体などの自己抗体や免疫複合体，補体などの異常な免疫反応が引き起こす疾患で，多臓器にわたって障害を起こす全身性エリテマトーデスと，皮膚に病変が限局する皮膚エリテマトーデスに大別される。皮膚エリテマトーデスには円板状エリテマトーデス，水疱性皮膚エリテマトーデス，剥脱性皮膚エリテマトーデスがある。また近年，粘膜皮膚エリテマトーデス（mucocutaneous lupus erythematosus）や全身性円板状エリテマトーデス（generalized discoid lupus erythematosus）といった疾患も，皮膚エリテマトーデスに分類されている[9]。

7-1）全身性エリテマトーデス（SLE）
7-1-1）病態

全身性エリテマトーデス（systemic lupus erythematosus：SLE）は様々な自己抗体（抗核抗体，抗赤血球抗体など）が産生される疾患で，その自己抗体により多発性に臓器が障害を受けることで全身性に症状が認められる免疫介在性疾患である。また，SLE は犬ではまれで，猫では非常にまれな疾患である。コリー，シェットランド・シープドッグ，ジャーマン・シェパード・ドッグが好発犬種の可能性があるとされている[10]。

7-1-2）臨床症状

SLE では症状の1つとして皮膚病変が出現するが，すべての症例で皮膚症状が出現するわけではない。皮膚症状は脱毛，紅斑，痂皮，潰瘍など多岐にわたり，程度も様々である。潰瘍は粘膜皮膚境界部，口腔粘膜に出現し，他の皮膚にも拡大することがある。また，鼻部，眼周囲の色素脱失，紅斑，痂皮，潰瘍など，後述する円板状エリテマトーデスに特徴的な症状が認められることもある[11]。病変が無毛部に限局する症例がいることから，日光への過敏症が存在している可能性もある[4]。

皮膚症状以外では関節，血液学的異常，糸球体腎炎など多臓器に生じる。関節炎は犬の SLE 患者に最もみられる症状である。また，関節炎は一般的に左右対称，多発性，非変形性，非びらん性であり，関節周囲

組織の腫脹や疼痛，跛行がみられるが，X線検査による異常は検出されにくい。血液学的異常として貧血，白血球減少，血小板減少が出現する場合がある。

7-1-3) 検査および診断

SLEに対する検査は血液検査，X線検査，尿検査，免疫学的検査（抗核抗体，クームス検査など）など全身的に検索していく必要があり，確定診断が困難な場合がある。他の疾患を除外しつつ，SLEにみられる症状が多いほど診断精度が上がる。

皮膚症状がある場合，皮膚病理組織学的検査が有用なことがある。SLEに特徴的な所見として，真皮-表皮境界部における苔癬様または水腫性境界部皮膚炎，表皮下層での表皮細胞のアポトーシス，表皮直下の空胞変性，基底膜の肥厚，色素失調などが挙げられる。しかし，これらの所見は他の疾患でも認められることがあるため，皮膚病理組織学的検査のみではSLEと診断することはできない。また，皮膚の凍結組織を用いた蛍光抗体直接法では，真皮-表皮境界部でIgG抗体および補体の線状の陽性所見が得られる場合がある。

7-1-4) 治療

SLEの基本的な治療は免疫抑制量のグルココルチコイドと他の免疫抑制剤との併用であり，長期的な投与が必要となる。グルココルチコイド単独では高用量を長期間投与する場合が多いため，望ましくない副作用が生じる可能性が高い。よって，他の免疫抑制剤との併用療法が推奨される。しかし，その場合は治療費が高額になるので飼い主への十分な説明が必要である。

犬で使用される主なグルココルチコイドには，プレドニゾロンおよびメチルプレドニゾロンがある。用量は**表3**に記載しているが，症状が改善するまで（2～8週間）導入量のグルココルチコイドを投与した後，数週間かけて漸減していく。症状を維持できる最低用量（隔日投与）まで漸減していき，長期的に維持していく。猫では上記の2剤よりも，トリアムシノロン（0.3～1 mg/kg 12～24時間ごと）やデキサメサゾン（0.1～0.2 mg/kg 12～24時間ごと）の方が有効な場合がある。

SLEの治療に使用されるグルココルチコイド以外の免疫抑制剤には，シクロスポリン，アザチオプリン（犬のみ），クロラムブチル，ミコフェノール酸モフェチルなどが挙げられる。これらの薬剤は反応がみられるまで数週間かかるので，導入量もその期間にあわせて長期間必要となることが多い。反応がみられたら用量は漸減していき，最低用量で長期的に維持していく。

皮膚症状に対する補助的な治療としてグルココルチコイドまたはタクロリムスの外用剤が有効な場合があり，12時間ごとの塗布から開始するとよい。

7-1-5) 予後

SLEの予後は溶血性貧血，血小板減少症，糸球体腎炎が存在する症例は悪いとされている。また，治療に反応が乏しい症例や，肺炎などの二次感染，グルココルチコイドなどに対する副作用がみられる場合は長期の生存ができない場合があるので，インフォームド・コンセントが非常に重要である。

7-2) 円板状エリテマトーデス（DLE）

7-2-1) 病態

円板状エリテマトーデス（discoid lupus erythematosus：DLE）はSLEの良性タイプと考えられ，基本的に皮膚に限局して症状が発生する。犬では比較的多いが，猫でもまれに発生する。病変分布が日光照射のしやすい部位に限局される場合が多いため，紫外線が病態に影響を与えていると考えられている。

7-2-2) 臨床症状

DLEの皮膚症状は鼻鏡の色素脱失が初期にみられ，黒色の鼻鏡が青みがかった色調へ変化し，進行すると桃色へと変化していく。症状が進行すると紅斑，びらん，潰瘍，痂皮がみられるようになっていき（**図11**），病変は鼻鏡から鼻稜へと拡大することがある。鼻部以外では，眼の周囲，口唇や耳介に病変がみられることもある。初期病変が鼻鏡や口唇の色素脱失のみのことが多く，飼い主が気付いていないこともあるため，身体検査での色調のチェックを心掛けるとよい。

7-2-3) 検査および診断

診断は臨床症状，感染症（膿皮症，真菌症，ニキビダニ症など）の除外を行った後，皮膚病理組織学的検査を行って確定する。特徴的な病理組織所見は真皮-表皮境界部におけるリンパ球浸潤で，SLEの所見と類似する。凍結組織による蛍光抗体直接法では，基底膜帯にIgG抗体に対する線状の陽性所見が得られる場合があるが，診断に必須というわけではない。

鑑別するべき疾患は落葉状天疱瘡や上皮向性リンパ腫であり，前者は病理組織学的に鑑別しやすいが，後者は初期病変の場合には鑑別が難しい場合もある。また，一般状態が悪い患者ではSLEを鑑別に入れる必要があるため，血液検査，画像検査などの全身検索を

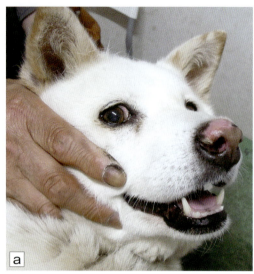
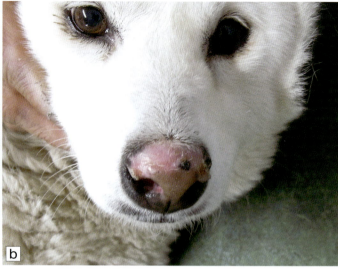

図11　円板状エリテマトーデス（DLE）
鼻鏡部が色素脱失により桃色へ変化している。鼻平面ではびらんが認められる。

7-2-4）治療

　DLEの治療には日光への曝露を防ぐことが重要で，軽度の症例や再発予防に市販の人用日焼け止めクリームが有効な場合がある。しかし，基本的にDLEの治療にはグルココルチコイドが必要な場合が多く，軽度で局所的な場合にはグルココルチコイドの外用剤を12時間ごとに塗布し，重度の病変や病変部位が広範囲な場合にはプレドニゾロンやメチルプレドニゾロンの内服が必要となる。また，グルココルチコイド外用剤の代わりにタクロリムス軟膏の使用も可能である。

　シクロスポリン，アザチオプリン，ミコフェノール酸モフェチルなどのグルココルチコイド以外の免疫抑制剤は単独もしくはグルココルチコイドと併用することで有効である。しかし，DLEではグルココルチコイドの用量が比較的低用量で治療可能であることや外用剤が効果的であることから，高価な免疫抑制剤を積極的に使用することはSLEと比較すると少ないと思われる。

7-2-5）予後

　予後は良好である場合が多いが，長期間もしくは生涯にわたる治療が必要である。また，DLEに続発して扁平上皮癌が発症した2例のジャーマン・シェパード・ドッグが報告されていることから[12]，できるだけ無治療は避けた方がよいと思われる。

7-3）水疱性皮膚エリテマトーデス（VCLE）

7-3-1）病態

　水疱性皮膚エリテマトーデス（vesicular cutaneous lupus erythematosus：VCLE）はシェットランド・シープドッグおよびコリーで近年報告されている疾患で[13]，腹部の潰瘍病変が特徴である。本疾患の病態は，かつては水疱性類天疱瘡や皮膚筋炎に類似すると考えられていたが，人の疾患である亜急性皮膚エリテマトーデス（subacute cutaneous lupus erythematosus：SCLE）に類似すると示唆されている[11]。

7-3-2）臨床症状

　VCLEは中年齢～高齢での発症が多く，夏季に増悪することが多いとされている。好発部位は腹部，鼠径部，大腿内側で，それらの部位に潰瘍病変が孤立性または多発性に出現し，それらが癒合し蛇行して観察される場合がある。また，皮膚粘膜境界部や耳介内側，口腔粘膜にも症状が認められることがある。一般的に痒みに乏しい疾患であるが，明らかな疼痛がみられることがある。

7-3-3）検査および診断

　まず，一般的に皮膚検査を行い他の疾患を除外する必要があるが，細菌感染が認められた場合は二次感染を起こしている可能性がある。診断的な検査として皮膚病理組織学的検査が挙げられる。潰瘍部位を避けて生検し，細胞浸潤が豊富な真皮-皮膚境界部の境界部皮膚炎が認められれば特徴的な所見といえる。診断は病理組織学的検査に加え，犬種および病変分布によって行う。

7-3-4）治療

治療は高用量のグルココルチコイドから開始し，漸減するという他の免疫介在性疾患と同様であるが，潰瘍病変が広範囲で生じる疾患なので二次感染に対する抗菌薬の投与が必要となる。また，VCLE患者にシクロスポリンが有効であったとする報告があることから[14,15]，グルココルチコイドの併用薬の選択肢として挙げられる。また，診断後は紫外線への曝露を避けることが重要である。

7-3-5）予後

治療への反応は様々であるが，過去の報告では11例中4例において症状が消失し，そのうちの2例は治療を休止できたとされる。よって，予後は比較的よいと思われる[16]。

7-4）剥脱性皮膚エリテマトーデス（ECLE）

7-4-1）病態

剥脱性皮膚エリテマトーデス（exfoliative cutaneous lupus erythematosus：ECLE）は若齢のジャーマン・ショートヘアード・ポインターで発症する常染色体劣性遺伝の疾患で[9]，鱗屑および脱毛を特徴とする疾患である。

7-4-2）臨床症状

若齢発症が特徴で，鼻稜，耳介，背部に鱗屑および脱毛が生じ，進行すると四肢や腹部に病変が拡大する。また，重症例では潰瘍および痂皮が認められる。皮膚以外の症状として疼痛があり，跛行，歩行を嫌がるといった症状がみられる場合がある。また，関節痛も症状の1つであるが，関節液検査では特徴的な所見はなく，この点ではSLEと異なる[9]。

7-4-3）検査および診断

血液検査では症例の25％で血小板減少が認められている[17]。抗核抗体検査は陰性である。皮膚病理組織学的検査ではT細胞による境界部皮膚炎が特徴的で，毛包漏斗部にまで炎症が拡大する。表皮基底細胞のアポトーシスはしばしば認められ，他に脂腺炎のような脂腺の破壊が観察される。

7-4-4）治療

ECLEの治療は免疫抑制剤によって行うが，反応は症例によって様々である。高用量のグルココルチコイド投与が有用とされるが，減量すると再発する傾向にある。シクロスポリンが有効な場合があるが，効果は症状を軽減するにとどまり徐々に進行していく。

7-4-5）予後

免疫抑制剤による治療への反応が悪く安楽死の転帰をとる症例もいることから[10]，長期的な治療は困難で予後はよくないとされている。

8）その他の自己免疫性皮膚疾患

8-1）ぶどう膜皮膚症候群

ぶどう膜皮膚症候群は人の疾患であるフォークト-小柳-原田氏病に類似した非常にまれな疾患で，肉芽腫性ぶどう膜炎と脱色素性皮膚炎が同時に起きる疾患である。自己免疫性疾患と遺伝性疾患の両側面をもつといわれている。秋田での発症が有名だが，アラスカン・マラミュートやオーストラリアン・シェパードなど，他の犬種での発生もある。症状は急性にぶどう膜炎が発症し，それに続いて被毛，口唇，鼻鏡，眼瞼などの脱色素の皮膚症状が生じる。病理組織学的検査では真皮-表皮境界部での肉芽腫性炎を呈し，大型の組織球が存在する。また，色素の真皮への脱落も認められる。診断は眼病変や皮膚症状，病理組織所見をあわせて行う。

治療はぶどう膜炎に対して積極的に行う必要があり，進行が止まらない場合は緑内障，白内障，さらには失明にまで進行する。ぶどう膜炎の治療としてグルココルチコイド点眼や結膜下注射，全身投与がある。皮膚病変より眼病変の方を重視するべきである。予後は眼病変次第とされている。

8-2）円形脱毛症

円形脱毛症は自己抗体を含む免疫異常やストレス，ホルモンなどの複合的な要因が毛包に影響を与え，毛周期の異常を引き起こす疾患である。自己抗体は毛球部や毛包の細胞を標的とし，トリコヒアリンや毛球部のメラノサイトを標的とするとの報告がある[18]。

円形脱毛症の皮膚症状は，単発または多発性の非対称性，非炎症性脱毛で頭部や顔面に発症することが多い。ジャーマン・シェパード・ドッグ，ダックスフンド，ビーグルが好発犬種の可能性がある。紅斑や鱗屑を伴わない境界明瞭な脱毛斑から始まり，慢性化すると色素沈着が認められるようになる。また，濃色被毛が抜けた後に白色被毛が発毛してくることがある。

必要な皮膚検査として抜毛検査があり，毛根の先端が極端に細くなり，エクスクラメーションマーク（感

嘆符）のような形態の被毛が観察されることがある。病理組織学的検査では，毛球部や毛包周囲でリンパ球，マクロファージ，形質細胞が集簇している像が初期病変において認められる。時間経過した病変では，毛包のほとんどが休止期および退行期になっている像がみられるだけで，診断的な所見が得られない場合もある。よって複数箇所からの生検が望ましい。

治療は自然に発毛する場合もあるが，プレドニゾロン，シクロスポリンが有効な可能性がある。予後は比較的良好とされている。

インフォームド・コンセントにおける注意点

- **落葉状天疱瘡**
  紫外線などの刺激で悪化することもあるので，避けることのできる刺激は可能な限り避けるよう，飼い主に説明する。
- **尋常性天疱瘡**
  重症例では予後が悪く，治療への反応が乏しいと死亡することもあるため，そのことを飼い主に説明する必要がある。また生涯にわたる治療が必要で，グルココルチコイドの投与量が多くなることから，その分副作用が発現しやすいことも伝えておく。
- **その他の天疱瘡群（腫瘍随伴性・増殖性・紅斑性・薬剤誘発性天疱瘡）**
  腫瘍随伴性天疱瘡は，基礎疾患となる悪性腫瘍自体が予後が悪くなる理由である。また，増殖性天疱瘡，紅斑性天疱瘡の予後はよいとされ，適切な治療で維持が可能である。薬剤誘発性天疱瘡に関しては，寛解後も発症要因となった薬剤を使用しないよう飼い主に注意する必要がある。
- **自己免疫性表皮下水疱症**
  飼い主には「非常にまれな疾患なので予後は不明だが，生涯にわたる治療が必要な場合が多い」と説明する。
- **全身性エリテマトーデス（SLE）**
  貧血，血小板減少，糸球体腎炎など皮膚以外の症状が致死的となる場合があり，治療への反応が悪いことをはじめから説明する必要がある。
- **円板状エリテマトーデス（DLE）**
  患者が紫外線に曝露しないように飼育環境を整えてもらうことが重要である。
- **水疱性皮膚エリテマトーデス（VCLE）**
  この疾患も紫外線曝露による悪化が認められるので，可能な限り紫外線を避けるよう注意する。
- **剥脱性皮膚エリテマトーデス（ECLE）**
  犬種が特異的で遺伝性であること，若齢発症であること，治療への反応が悪いことを説明する必要がある。
- **ぶどう膜皮膚症候群**
  眼病変により失明するリスクがあるため，初期治療の強度を落とさないことが重要である。
- **円形脱毛症**
  単純にストレスだけが原因ではなく，免疫異常が関連することを説明する。

参考文献

1) Miller WH, Griffin CE, Campbell KL. Autoimmune diseases, Autoimmune subepidermal blistering diseases and Lupus erythematosus. In: Muller & Kirk's Small animal dermatology, 7th ed. Elsevier. pp438-466. 2013.

2) Iwasaki T, Shimizu M, Obata H, et al. Detection of canine pemphigus foliaceus autoantigen by immunoblotting. Vet Immunol Immunopathol 1997, 59(1-2), 1-10.

3) Bizikova P, Dean GA, Hashimoto T, et al. Cloning and establishment of canine desmocollin-1 as a major autoantigen in canine pemphigus foliaceus. Vet Immunol Immunopathol. 149(3-4), 2012, 197-207.

4) Olivry T. A review of autoimmune skin diseases in domestic animals : I-superficial pemphigus. Vet Dermatol 2006, 17(5), 291-305.

5) Nishifuji K, Olivry T, Ishii K, et al. IgG autoantibodies directed against desmoglein 3 cause dissociation of keratinocytes in canine pemphigus vulgaris and paraneoplastic pemphigus. Vet Immunol Immunopathol 2007. 117(3-4), 209-221.

6) Griffies JD, Mendelsohn CL, Rosenkrantz WS, et al. Topical 0.1% tacrolimus for the treatment of discoid lupus erythematosus and pemphigus erythematosus in dogs. J Am Anim Hosp Assoc 2004. 40(1), 29-41.

7) Oberkirchner U, Linder KE, Dunston S, et al. Metaflumizone-amitraz (Promeris)-associated pustular acantholytic dermatitis in 22 dogs : evidence suggests contact drug-triggered pemphigus foliaceus. Vet Dermatol 2011. 22(5), 436-448.

8) Bizikova P, Linder KE, Olivry T. Fipronil-amitraz-S-methoprene-triggered pemphigus foliaceus in 21 dogs : clinical, histological and immunological characteristics. Vet Dermatol 2014. 25(2), 103-111.

9) Hnilica KA, Patterson AP. In : Small animal dermatology a color atlas and therapeutic, 4th ed. Systemic lupus erythematosus. Elsevier. pp270-275. 2017.

10) Miller WH, Griffin CE, Campbell KL. In : Muller & Kirk's Small animal dermatology 7th ed. lupus erythematosus. Elsevier. pp453-462. 2013.

11) Olivry T, Linder KE, Banovic F. Cutaneous lupus erythematosus in dogs : a comprehensive review. BMC Vet Res 2018, 14(1), 132.

12) Scott DW, Miller WH. Squamous-cell carcinoma arising in chronic discoid lupus-erythematosus nasal lesion in 2 German shepherd dogs. Vet Dermatol 1995, 6, 99-104.

13) Jackson HA, Olivry T. Ulcerative dermatosis of the Shetland sheepdog and rough collie dog may represent a novel vesicular variant of cutaneous lupus erythematosus. Vet Dermatol 2001, 12(1), 19-27.

14) Font A, Bardagi M, Mascort J. Treatment with oral cyclosporin A of a case of vesicular cutaneous lupus erythematosus in a rough collie. Vet Dermatol 2006, 17(6), 440-442.

15) Banovic F, Robson D, Linek M. Therapeutic effectiveness of calcineurin inhibitors in canine vesicular cutaneous lupus erythematosus. Vet Dermatol 2017, 28(5), 493-e115.

16) Jackson HA. Eleven cases of vesicular cutaneous lupus erythematosus in Shetland sheepdogs and rough collies: clinical management and prognosis. Vet Dermatol 2004, 15(1), 37-41.

17) Bryden SL, White SD, Dunston SM. Clinical, histopathological and immunological characteristics of exfoliative cutaneous lupus erythematosus in 25 German short-haired pointers. Vet Dermatol 2005, 16(4), 239-252.

18) Tobin DJ, Gardner SH, Luther PB, et al. A natural canine homologue of alopecia areata in humans. Br J Dermatol 2003. 149(5), 938-950.

（藪添敦史）

Chapter 6-2 比較的遭遇する免疫介在性疾患

本稿で紹介する疾患は免疫異常が関係すると考えられているが，自己抗体の存在や標的蛋白が確認されていない。発生の少ない疾患ではあるが，特徴的な疾患でもあるため，比較的覚えやすいと思われる。中には致死的な経過をたどる疾患もあるため，常に意識しておくべき疾患を紹介する。

1）薬疹

薬疹（drug eruption）は薬物有害反応の中でも皮膚に症状が出現するものをいい，他の呼称として皮膚薬物有害反応（cutaneous adverse drug reaction），薬物アレルギー（drug allergy）などが挙げられる。薬疹は局所投与，経口投与，注射などによって投与された薬剤や，その代謝産物により誘発された有害な反応により，皮膚もしくは粘膜に症状が出現し，様々な症状が認められる。

1-1）病態

薬疹の病態は，免疫学的要因と非免疫学的要因に大別される。非免疫学的要因には薬剤の異常な活性化，過剰投与，複数の薬剤の相互作用などが含まれる。免疫学的要因としてはⅠ型またはⅣ型アレルギー反応の関与がいわれているが，獣医領域ではどちらともいえない反応を示すことも多い。

犬の薬疹で比較的多いとされる原因薬剤は，外用剤，サルファ剤（ST合剤），ペニシリン，セファロスポリン，レバミゾール，ジエチルカルバマジンが挙げられる[1]。また，猫では外用剤，サルファ剤，ペニシリン，セファロスポリンが挙げられる[2]。しかし，薬疹はすべての薬剤で起こりえる。また，薬剤の投与から発症までの期間は数時間～数日，数カ月，数年と多岐にわたる。

1-2）臨床症状（図1）

薬疹の臨床症状は非常に多岐にわたり，丘疹，局面，膿疱，水疱，紅斑，紫斑，膨疹，脱毛，鱗屑，表皮剥離，びらん，潰瘍などである。また，薬疹は様々な反応パターンを示し，重篤なものでは多形紅斑や中毒性表皮壊死症が挙げられる（表1）。病変は局所性，多発性，び漫性など様々な分布がみられ，皮膚の疼痛や痒みが認められる場合もある。また，皮膚の症状以外に，発熱や元気消失などの全身症状がみられることもある。

1-3）検査および診断

薬疹を診断する上で特異的な検査は残念ながら存在しない。そのため，症状の出現のタイミングと薬剤投与のタイミングを注意深く調査することが診断するにあたって重要となる。また，症状をみた上で薬疹を疑えるかどうかが，勝負のカギとなる。そのため，多形紅斑や中毒性表皮壊死症，注射部位での有害反応などの薬疹を比較的疑える症状を見逃さないよう注意深い観察が必要である。また，**表1**で挙げた症状が認められる場合には，薬剤の投与歴を確認する必要がある。

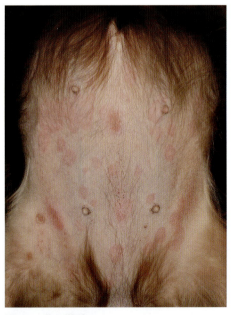

図1　犬の薬疹
腹部に紅斑，環状紅斑，局面がみられる。
写真提供（図1，2，4，5）：犬と猫の皮膚科　村山信雄先生のご厚意による

表1 薬疹の反応パターン
文献3より引用・改変

- 蕁麻疹・血管浮腫
- 斑点状丘疹
- 紅皮症／剥脱性皮膚炎
- 天疱瘡様
- 全身性エリテマトーデス
- 多形紅斑
- 中毒性表皮壊死症
- 瘙痒による自己誘発性病変（アレルギー様）
- 注射部位の反応（脂肪織炎，血管炎，萎縮）
- 血管炎
- 固定薬疹
- 肉芽腫性壁性毛包炎
- 苔癬様

薬疹は多彩な症状を示すため，薬疹以外の疾患を見逃さないように綿密に一般的な皮膚検査を実施する。また，皮膚以外の障害が認められることがあるため，血液検査，画像検査などで全身検索を実施する。皮膚病理組織学的検査は薬疹を診断する上で有用な検査である。病理組織学的検査のみで確定診断ができるわけではないが，多形紅斑，中毒性表皮壊死症，血管炎，無菌性好中球性皮膚症，表層性表皮壊死症，好酸球性皮膚炎などを示す組織所見が得られると，薬疹が鑑別疾患として挙げられる。よって，薬疹が少しでも疑われる場合は，生検組織を提出する際に薬剤投与歴をコメントに記載すると，病理学者が診断をしやすくなると思われる。また，皮膚糸状菌症やニキビダニ症，リンパ腫など多彩な症状を示す他の疾患を除外するためにも，皮膚病理組織学的検査は診断の一助となる。

1-4）治療

薬疹の治療で最も重要なことは，関連があると思われる薬剤をすべて休薬することである。関連を疑うべき薬剤とは，症状が出現する2〜4週間以内に投与されたものである[4]。びらんや潰瘍病変で二次感染が認められる場合で抗菌薬が必要であっても，関連が疑われる薬剤と同系統の抗菌薬の使用は控えるべきである。また，皮膚以外に全身的な異常が認められる場合には，輸液などの支持療法を実施する。

重症例ではグルココルチコイドの治療を検討し，犬ではプレドニゾロン2 mg/kg，猫では4 mg/kgを24時間ごとに投与する[4]。症状は1〜2週間で改善することが多いが，4〜6週間かけてプレドニゾロンを漸減していく。ほとんどの症例でグルココルチコイドの投与を終了することが可能である。

難治性の場合，ヒト免疫グロブリン製剤（IVIG）が効果的であるかもしれない。IVIGの用量は0.5〜1 g/kgで，1回ないし24時間後に2回目を静脈点滴（4〜6時間かけて）する[4]。

2）多形紅斑（EM）

多形紅斑（erythema multiforme：EM）は，様々な要因によって引き起こされる皮膚および粘膜の反応パターンの1種であり，表皮角化細胞の個細胞壊死（アポトーシス）を特徴としている。人では標的状病変（target lesion）を特徴とするが，犬・猫ではより重度のびらん，潰瘍病変を伴うことが多い。

2-1）病態

人の典型的なEMは，ヘルペスウイルスが関連することが多いとされている。しかし，犬では様々な要因で発症し，薬剤，特発性，細菌感染，ニューモシスチス肺炎，パルボウイルス，食事，腫瘍などがEMの引き金となりえる[3]。特発性の場合，高齢のEM患者では慢性的かつ持続的に症状が出現することがあり，この場合は全身的に検索を行っても原因が特定されないことが多い[5]。薬剤ではサルファ剤（ST合剤），ペニシリン，セファロスポリンが原因として一般的とされてきたが[1]，サルファ剤系の抗てんかん薬であるゾニサミドでの発症報告もある[6]。また，食事の関連が疑われたEMの症例報告が我が国からも報告されている[7]。猫では，薬剤やヘルペスウイルスが要因となることがある。

犬のEMの発症機序は明確には解明されていないが，薬剤や感染因子などによって何らかの変化を受けた表皮角化細胞を抗原とし，宿主特異的T細胞介在性の過敏反応が生じることが機序として考えられる[8]。それには表皮角化細胞から発現する糖蛋白のICAM-1やMHC Ⅱが関連し，結果としてアポトーシスが誘導される可能性がある。

2-2）臨床症状

EMはその名のとおり，多彩な症状を呈する疾患であるが，犬のEMにおける典型的な症状として急性発症の円形の紅斑，環状局面，丘疹が挙げられる。初期病変では，蕁麻疹様にみえる場合もある。進行すると痂皮病変が顕著になる。また，人のEMでの典型

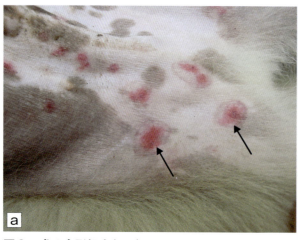
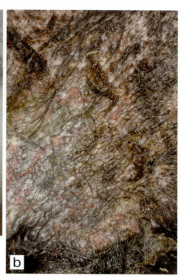

図2　犬の多形紅斑(EM)
a：腹部にわずかに隆起した紅斑が散在し，一部では標的状病変が認められる(矢印)。この患者は原因不明であったが，自然消退した。
b：aとは別症例。紅斑，びらん，痂皮が認められる。

的な病変とされる標的状病変が認められる場合もあり(犬ではまれ)，その場合は外側が環状紅斑，二層目が白色，中心が剥脱性紅斑となっている(図2a)。隣接する病変が癒合し，アーチ状または蛇行性の病変が生じることもある。より重度のEM患者ではびらんおよび潰瘍が目立つようになり(図2b)，口腔，眼瞼，肛門などでびらんや潰瘍の粘膜病変が生じる。また，皮膚病変以外に発熱，元気消失，食欲不振，疼痛などが認められることがある。

猫のEMでは水疱，潰瘍病変が顔面，頚部，背部や皮膚粘膜境界部に認められ，すぐに痂皮化するため，広範囲に強固な痂皮が付着していることがある(痂皮性紅斑)。その場合，一見，猫疥癬を疑うような症状となるので注意が必要である。

2-3) 検査および診断

EMは多彩な病変が認められることから，症状から強く疑うことができない場合も多い。よって，基本的な皮膚検査(皮膚押捺検査，抜毛検査，皮膚掻爬検査)をしっかり行い，他の疾患を見落とさないようにすることが重要である。例えば，表在性膿皮症，皮膚糸状菌症は，EMの軽症例の病変と類似する場合があるので注意が必要である。

基本的な皮膚検査から他の疾患が否定的であった場合には，皮膚生検を積極的に実施する。採材部位には初期病変(紅斑，丘疹，局面，蕁麻疹様病変)が適している。初期病変が見当たらない場合はびらん，潰瘍病変を採材するのではなく，それらに隣接する表皮が残存する部位から採材するよう心掛ける。その理由はEMの診断的な組織学的病変が表皮内での表皮細胞のアポトーシス，リンパ球浸潤による衛星現象，そして表皮-真皮境界部のリンパ球による境界部皮膚炎だからである。また，生検を複数箇所から実施することも診断精度を上げるポイントである。

猫のEMにおいても，疥癬，皮膚糸状菌症などの他の疾患が否定的であれば生検を検討する。猫の場合は痂皮病変が目立ち初期病変が見当たらない場合もあるため，そのときは強固に付着している痂皮病変から採材すると診断的所見が得られる場合がある。

EMが臨床症状や皮膚病理組織学的検査から診断された場合には発症要因を検索する必要があり，病歴，薬剤投与歴，ワクチン接種歴などを注意深く飼い主より聴取する必要がある。また，血液検査や画像検査で，悪性腫瘍などの基礎疾患となりえるものがないかを検索する必要がある。ウイルス感染の関与に関しては，生検サンプルからPCR検査が可能であるかもしれない。猫のヘルペスウイルスは眼脂からPCR検査は可能であるが，陽性であった場合にEMの発症要因であると確定できない場合もある。

発症要因が不明な場合は特発性とされるが，高齢犬に比較的多く，慢性経過をとることが多い。特発性の場合は食事の関連を疑い除去食試験を実施したり，外耳炎や歯周炎などの慢性疾患を治療することでEMの症状が改善したのなら，それらがEMの発症要因である可能性がある。

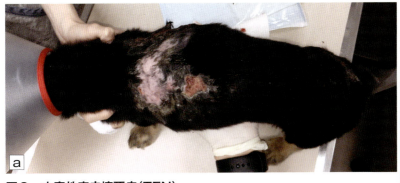
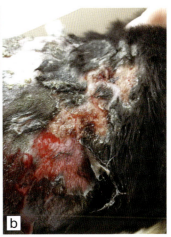

図3 中毒性表皮壊死症（TEN）
背部病変の中心部が脱毛し，桃色へ変化しているが，その周囲の皮膚は壊死し痂皮化している。拡大写真（b）では肩部の皮膚が壊死し，剥がれた後に広範囲に潰瘍化しているのが分かる。
写真提供：こてつ動物病院 櫻井健博先生のご厚意による

2-4）治療

軽度のEMでは，発症要因（感染，薬剤など）が判明した症例はそれらを治療，休薬，除去することで，2～3週間以内に改善する場合が多い。びらん，潰瘍病変を呈するより重度のEMの場合には積極的な治療が必要となり，その場合にはグルココルチコイドが使用される。グルココルチコイドにはプレドニゾロンが選択されることが多く，その用量は犬では2mg/kg，猫では4mg/kgを24時間ごとに投与する。症状が改善したら4～6週間かけて漸減し，多くの症例でグルココルチコイドを休薬することができる。

難治性の場合にはIVIGが有効な場合がある。IVIG 0.5～1g/kgを4～6時間かけて静脈点滴により投与し，投与回数は1回もしくは連日の2回である。

重症例では上記の治療以外に，輸液や二次感染の治療などの補助治療が必要となる。二次感染が広範囲である場合は抗菌薬の投与が必要であるが，薬剤の関与が考えられる場合には，疑われる薬剤と系統が異なるものを使用するべきである。

慢性例で長期間の治療が必要な症例にはシクロスポリン，アザチオプリンなどの免疫抑制剤が有効な場合があり，プレドニゾロンとの併用も可能である。

3）中毒性表皮壊死症（TEN）

中毒性表皮壊死症（toxic epidermal necrolysis：TEN）は，広範囲に表皮壊死を起こし，水疱や潰瘍が生じる疾患である。皮膚および粘膜にみられ，犬，猫，人でまれに発症する。薬剤との関連が疑われる症例が多い。

3-1）病態

犬のTENの発症要因として注意が必要な薬剤は，ST合剤，セファロスポリン，ペニシリンなどの抗菌薬である[3]。犬および猫において，ノミ駆除のスポット剤（リモネン系，有機リン系）によってもTENの発症が報告されている[9]。

人のTENの病態機序は正確には解明されていないが，細胞性免疫反応によって表皮角化細胞のアポトーシスが誘導されると考えられている。しかし，犬ではTEN患者からアポトーシスのマーカーが検出されず，人のTENとの類似性がまだ説明できていない[10]。また，これらの点から犬では，表皮角化細胞のアポトーシスを特徴とするEMとも区別される意見もある。

3-2）臨床症状（図3）

TENでは好発種，年齢，性差はないとされている。TENは急性に発症し，発熱，元気消失，食欲低下，活動性の低下などの一般状態の悪化がみられる。そして，多発性または全身性に皮膚や粘膜に斑状紅斑が認められるようになる。皮膚および粘膜病変は水疱，壊死そして潰瘍病変へと急速に進行する。ニコルスキー現象はしばしば陽性で，皮膚や粘膜を手で擦ると容易に剥離してしまう。それに伴って，皮膚の疼痛が中等度～重度に認められることがある。体幹のどの部位にでも発症し，他の部位では粘膜や肉球での発症が多い。

3-3）検査および診断

TENの診断は進行性の症状や血液検査などの一般

検査，そして皮膚生検によって，他の鑑別すべき疾患を除外してなされる。重要な鑑別疾患は火傷，重度のEM，表在性壊死性皮膚炎，中毒性ショック症候群，血管炎が含まれる[3]。

診断的な検査として皮膚病理組織学的検査が挙げられ，TENに特徴的な所見は表皮全層の壊死，そして真皮での炎症が最小限であることである。表層付近の毛包上皮においても，壊死がみられることがある[11]。

3-4）治療

TENの治療で最も重要なことは，原因として疑われる薬剤を中止することである。また，TENは致死的な経過をたどることもある疾患であることから輸液を行い，電解質の補正をすることが必要である。広範囲の皮膚壊死を伴うことから二次的な感染，敗血症を防ぐ必要もある。TENに対する特異的な治療法は報告されておらず，入院下での積極的な管理を行い，血液検査などで検出された異常値を補正しながら回復を待つことが必要となる。グルココルチコイドの全身投与は議論の余地があるとされ，敗血症のリスクを増加させることを懸念する意見もある[3]。一方，シクロスポリン（5〜7mg/kg 24時間ごと），IVIGはTENに有効な可能性があり[3]，使用する価値はあると思われる。

適切な治療がなされた場合には，2〜3週間で回復することが多い。しかし，敗血症など二次的な要因で状態が悪化すると，致死的な転帰をとる場合もある。

4）脂腺炎，肉芽腫性脂腺炎

脂腺炎（sebaceous adenitis），肉芽腫性脂腺炎（granulomatous sebaceous adenitis）は同義語として扱われ（以下，脂腺炎とする），脂腺がリンパ球性の炎症によって破壊され，退縮そして消退することで角化異常などを発症する疾患である。

4-1）病態

脂腺炎の病態は明らかになっていないが，スタンダード・プードル，秋田では常染色体劣性遺伝が報告されている[12,13]。病態の仮説として考えられているのは，遺伝性および進行性の炎症による脂腺の破壊が脂腺の導管や脂腺組織の萎縮を引き起こすことである。それによって皮脂成分が漏出し，皮脂成分に対する異物反応が引き起こされる。また，脂質の代謝異常が生じることによって，角化異常やさらなる脂腺の破壊が引き起こされると仮説されている[14]。

4-2）臨床症状（図4）

脂腺炎は若齢〜中齢での発症が多いが，どの年齢でも発症することがある。好発犬種として秋田，スタンダード・プードル，トイ・プードル，ジャーマン・シェパード・ドッグ，サモエド，スプリンガー・スパニエルが挙げられるが，様々な犬種でみられる。特徴的な皮膚症状は，厚い固着性の鱗屑，脱毛，毛包円柱（複数の被毛が角化産物により束になっている）であるが，程度は様々である。進行すると，これらの病変が全身性へと拡大していく。痒みは脂腺炎のみの場合は少ないとされているが，膿皮症が併発すると痒みを生じる場合がある。その膿皮症は，脂腺炎患者の40％以上で二次性に生じるとされている[15]。被毛の状態は悪く，毛艶が悪く，もろく，折れやすくなっている。初期には背部，側頭部，顔，耳介で皮膚症状が多くみられ，最終的にこれらの部位が重症となる。

脂腺炎の場合，犬種によって皮膚症状の特徴が異なるとされている[14]。プードル系では蝋様の銀色〜白色の鱗屑が鼻稜，体幹，頚部背側，胸部に付着し，進行すると脱毛が全身へと拡大していく。秋田では脱毛がより顕著に認められ，特に二次毛の脱毛が著しい。また，表在性膿皮症，毛包炎，深在性膿皮症，蜂窩織炎などの細菌感染が多いのも，秋田の脂腺炎の特徴である。ジャーマン・シェパード・ドッグでは尾部から症状がみられはじめ，背部へと進行していく。また，ダックスフンド，ミニチュア・ピンシャー，ビーグルなどの短毛種では，脱毛および鱗屑を伴った環状病変が初期にみられ，徐々に拡大し癒合することもある。それらの病変は背部に認められる傾向にある。

4-3）検査および診断

脂腺炎を診断する上で必要なことは，まず一般的な皮膚検査において膿皮症，真菌症，ニキビダニ症などを除外することである。しかし，皮膚押捺検査で球菌が検出されても脂腺炎の二次性膿皮症のことがあるため，除外はできない。

皮膚症状，犬種などから脂腺炎が疑われた場合に最も有効な検査は，皮膚病理組織学的検査である。適切な生検部位は，初期病変とされる脱毛していない鱗屑の付着部位である。初期病変のサンプルから，脂腺炎

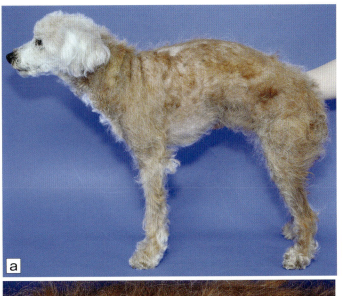
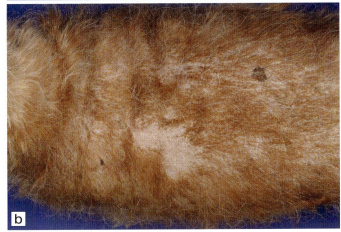

図4　犬の脂腺炎
全身像(a)では頭部以外の被毛量が著しく減少し，茶色へ変化している。また，毛艶が非常に悪化している。背部拡大写真(b)では光沢のない被毛が認められ，全体に鱗屑が付着している。

に特徴的な脂腺領域への炎症細胞浸潤が認められる場合がある。しかし，慢性例では初期病変がみつからず，脱毛領域から生検せざるを得ないことも多い。その場合は脂腺が退縮および消失していることが多く，その所見も診断的とされている。他の鑑別疾患として挙げられる脂漏症，皮膚糸状菌症，ニキビダニ症などでは脂腺の消失は認められず，脂腺炎を診断する上で重要な所見となる。また，皮膚病理組織学的検査によって一般皮膚検査で検出されなかった糸状菌やニキビダニが検出されることもあるため，そういった意味でも重要な検査といえる。

4-4) 治療

脂腺炎の治療は確立されておらず，スキンケアから投薬治療など様々な治療法が報告されているが治療効果は様々であることから，それぞれの症状にあわせて選択する必要がある。

単独で効果が期待される治療として，シクロスポリンの内服治療が挙げられる[16,17]。シクロスポリンの用量は5 mg/kg 24時間ごとの投与で効果が認められ，脂腺の回復も期待される。しかし，症状が改善した後も漸減は可能であるが，生涯にわたって治療が必要である。

他の治療としてビタミンAを10,000～30,000 IU/kg/日の用量を経口投与することで，症状が改善する場合がある。しかし，効果がみられるまで数カ月かかることがあり，長期間の投与が必要となる。また，落葉状天疱瘡などの治療法としても用いられるテトラサイクリンとニコチン酸アミド(両剤とも同用量。10 kg以下の場合は250 mg/head 8時間ごと，10 kg以上の場合は500 mg/head 8時間ごと)の併用療法が有効な場合もある。このテトラサイクリンとニコチン酸アミドの治療は比較的安価であるが，1日3回の内服のため飼い主にはやや負担が掛かる。また，これらの併用療法とビタミンAを組み合わせることで，75％の患者に良好な反応がみられたとの報告もある[18]。

グルココルチコイドは有効でないとされているが，痒みを軽減させるという意味では効果がある場合があ

表2 犬および猫の脂肪織炎の原因
文献19より引用・改変

分類	例
異物	縫合糸
特発性	無菌性結節性脂肪織炎
免疫介在性	エリテマトーデス 血管炎 薬疹 リウマチ性関節炎
感染症	マイコバクテリウム ノカルジア 真菌 ウイルス 寄生虫 原虫
栄養学的異常	ビタミンE欠乏症による脂肪織炎
膵臓疾患	腫瘍 膵臓の結節性過形成 膵炎
注射後の反応	ワクチン 抗菌薬 臭化カリウム 徐放性注射剤（グルココルチコイドを含む）
外科手術後	縫合糸関連 非縫合糸関連
熱傷	肉球の火傷
外傷	切傷 慢性的な加圧

る。

脂腺炎の治療においてスキンケアも重要であり，軽症例では単独で使用し，重症例では他の治療と併用することで症状をコントロールする必要がある。使用が推奨されるシャンプーとして，硫黄サリチル酸シャンプーが挙げられる。また，シャンプー後に保湿剤を使用するとより効果的で，保湿剤の選択はリンス剤，スポット剤，スプレー剤など，その症例によって使用しやすいものを選択するとよい。また，保湿剤として水で50〜75％に希釈したプロピレングリコールも使用可能である。

5）無菌性結節性脂肪織炎

皮下脂肪織の炎症を脂肪織炎（panniculitis）と呼ぶが，その中でも無菌性で原因が特定されない特発性のものが無菌性結節性脂肪織炎（sterile nodular panniculitis）と呼ばれる。犬での発生はときおりあるが，猫では非常にまれである。

5-1）病態

脂肪織炎の原因として考えられる事象には，様々なものが挙げられる（**表2**）。しかし，原因が特定できないことが多く，その場合は無菌性結節性脂肪織炎として扱われる。犬の無菌性結節性脂肪織炎の病態は解明されていない。人の脂肪織炎の病態に関連するといわれているα1アンチトリプシン遺伝子異常が犬の無菌性結節性脂肪織炎患者にも認められることがあるが，病態との因果関係は不明のままである[20]。

特発性以外の原因として多いとされるのが，縫合糸に関連して発症する縫合糸反応性肉芽腫である。去勢手術における結紮に使用された縫合糸に反応した場合は鼠径部に，卵巣子宮摘出術の場合は腹腔内に肉芽腫（脂肪織炎）が発生することがある。また，それ以外の部位にも肉芽腫の発生がみられる場合もあるので，注意が必要である。肉芽腫の発生は，手術から数カ月〜数年後の場合もある。

5-2）臨床症状（図5）

本疾患の好発犬種はミニチュア・ダックスフンドで

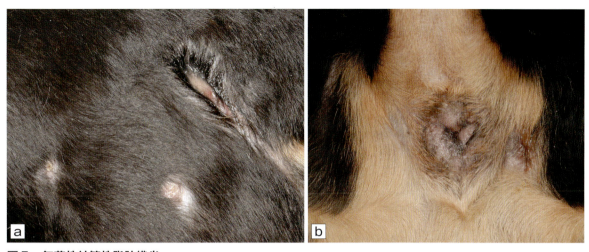

図5 無菌性結節性脂肪織炎
体幹に3カ所の結節が認められ，1カ所は排膿している(a)。肛門の右側に排膿した結節が認められる(b)。

あるが，どの犬種にも起こりえる。また，未去勢または未避妊の犬よりも，去勢または避妊済みの犬の方が発生が多いと報告されている[20]。

無菌性結節性脂肪織炎の初期症状は，触診でようやく分かるほどの皮下結節である。結節は単発のこともあるが，多くは多発する。結節は次第に腫大し，皮膚表層へ瘻管を形成し，排膿および自潰する。瘻管からは粘性の膿汁が排出され，この時点で飼い主が初めて気付くこともある。皮膚症状以外に発熱，食欲不振，元気消失などの症状がみられる症例もいる。

5-3) 検査および診断

無菌性結節性脂肪織炎を疑うような皮下結節をみつけたら，まず針吸引を行う。脂肪織炎の場合は変性の少ない好中球が多数と，細胞質に微細な空胞を有する泡沫状マクロファージが検出される。また，自潰していない結節から採取した検体を細菌培養検査に供して，無菌性であることを確認することも診断精度を上げるために重要である。

確定診断には，生検サンプルによる病理組織学的検査が必要である。生検に通常の皮膚生検で使用するトレパンを使用すると，病変の本体である脂肪織の採材量が少なすぎるため診断できない場合がある。したがって，無菌性結節性脂肪織炎を疑っている場合は，外科的切除によって結節を完全に切除した方が診断精度は高い。採材部位は，瘻管形成や自潰していない結節がよいとされる。無菌性結節性脂肪織炎の組織所見は皮下脂肪織における好中球，マクロファージ主体の肉芽腫性炎である。縫合糸反応性肉芽腫などの異物によるものであれば，肉芽腫性炎の中心部に異物が検出される場合がある。また，特殊染色を用いて細菌や真菌体が検出されないことを確認すれば，無菌性結節性脂肪織炎と診断される。

生検と同時に，一般的な血液検査，画像検査を行い膵炎などの他の疾患がないかを検索し，原因となるものがないかを検討する。また，ワクチンや注射などの接種歴を飼い主から聞き取ることも必要である。

5-4) 治療

治療は免疫抑制量(2〜4 mg/kg 24時間ごと)のプレドニゾロンが主体となる。治療への反応は比較的よいことが多いが，用量が少ないと改善に乏しいことがある。いったん結節が消失すればプレドニゾロンを漸減していき，最低用量を探して長期間継続する。また，プレドニゾロンを減量するために，シクロスポリンやアザチオプリンなどの免疫抑制剤を併用することも有用である。

病変が単発の場合は外科的切除で治癒することがまれにあるため，単発性では検査と治療を兼ねて外科的切除を実施することが勧められる。

インフォームド・コンセントにおける注意点

・薬疹

薬疹の予後は皮膚症状のみの場合は比較的良好であるが、多臓器に障害が認められる場合や中毒性表皮壊死症の場合は要注意である。また、適切な治療で改善しても同様の薬剤を投与すると再発する可能性があるため、飼い主にもその情報を熟知してもらう必要がある。転院や夜間病院などのかかりつけ医以外を受診する場合には、飼い主は薬疹の既往歴と、原因と考えられた薬剤の種類を担当医に伝える必要がある。

・多形紅斑(EM)

EMの予後は軽症例では良好とされているが、重症例や再発例では悪い場合があるので、その点を飼い主に説明する必要がある。慢性例では長期的な治療が必要なことやIVIGを使用する場合には薬価が高価となる。薬剤やワクチンなどの関連が疑われる場合には、再投与をしないよう飼い主や院内での周知を徹底する必要がある。

・中毒性表皮壊死症(TEN)

TENは急速に進行する疾患で「皮膚病」ではあるが、全身的な影響が大きいので初期治療は入院下で行うことを勧めるようにする。状態が悪化すると死亡する場合もあると、予め説明することも必要と思われる。

・脂腺炎、肉芽腫性脂腺炎

脂腺炎は原因が解明されていないため、治療法も確立されているわけではない。よって、複数の治療法を試すことや、組み合わせる必要があることを説明する。また、どの治療法を選択するにしても、生涯にわたって治療を継続する必要がある。また、シクロスポリンを使用する場合は、治療費が高額になることも注意点として挙げられる。

・無菌性結節性脂肪織炎

無菌性結節性脂肪織炎は原因が明らかになっていない疾患であるが、グルココルチコイドが有効である。しかし、長期の投薬が必要であり、他の免疫抑制剤の併用が必要な場合は治療費が高額になることを説明する必要がある。

◆ 参考文献 ◆

1) Scott DW, Miller WHJ. Idiosyncratic cutaneous adverse drug reaction in dog: Literature review and report of 101 cases (1990-1996). *Canine Pract* 1999, 24 (5), 16-22.

2) Scott DW, Miller WHJ. Idiosyncratic cutaneous adverse drug reaction in cat: Literature review and report of 14 cases (1990-1996). *Fline Pract* 1998, 26 (4), 10-14.

3) Miller WH, Griffin CE, Campbell KL. Immene-mediated skin diseases. *In*: Muller & Kirk's Small animal dermatology 7th ed. Elsevier. pp466-491. 2013.

4) Hnilica KA, Patterson AP. Cutaneous drug reaction. *In*: Small animal dermatology a color atlas and therapeutic, 4th ed. Elsevier. pp295-298. 2017.

5) Gross TL, Ihrke PJ, Walder EJ, et al. Erythema multiforme. *In*: Skin diseases of the dog and cat: Clinical and histopathologic diagnosis. Blackwell Science Ltd, pp65-68. 2005.

6) Ackermann AL, Frank LA, McEntee MF, et al. Erythema multiforme associated with zonisamide in a dog. *Vet Dermatol* 2015, 26 (5), 391-392.

7) Itoh T, Nibe K, Kojimoto A, et al. Erythema multiforme possibly triggered by food substances in a dog. *J Vet Med Sci* 2006, 68 (8), 869-871.

8) Affolter VK, Moore PF, Sandmaier BM. Immunohistochemical Characterization of canine acute graft-versus-host disease and erythema multiforme. *In*: Advances in veterinary dermatology Vol.3. Butterworth-Heinemann Medical.

9) Frank AA, Ross JL, Sawvell BK. Toxic epidermal necrolysis associated with flea dips. *Vet Hum Toxicol* 1992, 34 (1), 57-61.

10) Nori C, Von Tscharner C, Suter MM. Apotosis in selected skin diseases. *Vet dermatol* 1998, 9 (4), 221-229.

11) Gross TL, Ihrke PJ, Walder EJ, et al. Toxic epidermal necrolysis. *In*: Skin diseases of the dog and cat: Clinical and histopathologic diagnosis. Blackwell Science Ltd, pp80-84. 2005.

12) Dunstan RW, Hargis AM. The diagnosis of sebaceous adenitis in Standerd Poodle dogs. *In*: Kirk's Current Vetrinary Therapy Ⅻ: Small Animal Practice. W.B. Saunders. pp619-622. 1995.

13) Reichler IM, Hauser B, Schiller I, et al. Sebaceous adenitis in the Akita: clinical observations, histopathology and heredity. *Vet Dermatol* 2011, 12 (5), 243-253.

14) Gross TL, Ihrke PJ, Walder EJ, et al. Sebaceous adenitis. *In*: Skin diseases of the dog and cat: Clinical and histopathologic diagnosis. Blackwell Science Ltd. pp186-188. 2005.

15) White SD, Rosychuk RA, Scott KV, et al. Sebaceous adenitis in dogs and results of treatment with isotretinoin and etretinate: 30 cases (1990-1994). *J Am Vet Med Assoc* 1995, 207 (2), 197-200.

16) Lortz J, Favrot C, Mecklenburg L, et al. A multi-centre placebo-controlled clinical trial on the efficacy of oral ciclosporin A in the treatment of canine idiopathic sebaceous adenitis in comparison with conventional topical treatment. *Vet Dermatol* 2010, 21 (6), 593-601.

17) Linek M, Boss C, Haemmerling R, et al. Effects of

cyclosporine A on clinical and histologic abnormalities in dogs with sebaceous adenitis. *J Am Vet Med Assoc* 2005, 226 (1), 59-64.

18) Miller WH, Griffin CE, Campbell KL. Granilomatatous sebaceous adenitis. *In*: Muller & Kirk's Small animal dermatology 7th ed. Elsevier. pp695-699. 2013.

19) Miller WH, Griffin CE, Campbell KL. Panniculitis. *In*: Muller & Kirk's Small animal dermatology 7th ed. Elsevier. pp701-704. 2013.

20) Yamagishi C, Momoi Y, Kobayashi T, et al. A retrospective study and gene analysis of canine sterile panniculitis. *J Vet Med Sci* 2007, 69 (9), 915-924.

（藪添敦史）

Chapter 7

その他の皮膚疾患

1　犬の角化症

2　犬と猫の爪・肉球の疾患

3　犬の先天性・遺伝性疾患

Chapter 7-1 犬の角化症

角化症とは，表皮の角化プロセスに異常が生じ，過剰な角質がみられる疾患である。犬の角化症として最もよく経験するのは本態性脂漏症であり，他の疾患は比較的まれである。本稿では臨床的に重要な本態性脂漏症を中心に解説し，他に発症頻度は少ないが来院する可能性のある角化症として亜鉛反応性皮膚症，ビタミンA反応性皮膚症，鼻肢端角化亢進症について紹介する。

1）本態性脂漏症

1-1）病態

先天性に角化亢進や皮脂の分泌が過多な犬種に生じる。また，雛壁が多い犬種もこれに該当する。

代表的な好発犬種にはアメリカン・コッカー・スパニエル，ウエスト・ハイランド・ホワイト・テリア，バセット・ハウンド，ダックスフンド，イングリッシュ・スプリンガー・スパニエル，シー・ズーなどがある。またオーストラリアン・シルキー・テリア，マルチーズ，チワワ，プードル，シェットランド・シープドッグ，ジャーマン・シェパード・ドッグにもみられることがある[1]。アメリカン・コッカー・スパニエルの本態性脂漏症では，表皮のターンオーバーが3週間から1週間に短縮していることが報告されている[1]。

犬の本態性脂漏症として考えられている状態には，乾性脂漏症，油性脂漏症そして脂漏性皮膚炎という用語がある[1]。乾性脂漏症とは皮膚が乾燥して鱗屑が多い状態であり（図1），一方で油性脂漏症とは皮膚や毛がべたつき，触ったときに皮脂の多い角化物が付着し，独特の臭気を生じる状態である。脂漏性皮膚炎は間擦部に一致した油性脂漏に皮膚炎を伴う。脂漏性皮膚炎では Malassezia pachydermatis（マラセチア）やブドウ球菌が増加しており，これらの寄生体によりさらに角化亢進や皮脂分泌が刺激され，皮膚炎を悪化させる。マラセチアは皮膚に常在する好脂性真菌であり，犬に皮膚炎を起こす機序は明らかではないが，増殖による感染症としての病態やアレルゲンとしての関与，またマラセチアにより分解された皮脂による直接的な皮膚刺激などが予想されている。

1-2）臨床徴候

本態性脂漏症は先天性角化症であるが，必ずしも生下時から発症するわけではない。一般に若齢で発症し，加齢とともに皮疹分布が拡大する傾向がある。

乾性脂漏症では乾燥した鱗屑が特徴であり，体幹部背側の鱗屑が目立ちやすい。油性脂漏症は全身あるいは間擦部に強調される，皮膚や毛がべたつく状態であり，多汗症，感染症との鑑別が必要である（図2）。

臨床的に最も重要な臨床徴候は脂漏性皮膚炎である。脂漏性皮膚炎とは間擦部に一致したワックス状の鱗屑付着，発赤，痒みを特徴とする臨床徴候名であり（図3），慢性経過により色素沈着，苔癬化，脱毛を生じる（図4）。皮疹の好発部位は耳介内側，口唇，口吻，頸部腹側，腋窩，指間，爪囲，下腹部，大腿部内側，外陰部間擦部，肛囲であり，皮膚に皺が多い犬種では雛壁間擦部にも発症しやすい。通常，脂漏性皮膚炎は高温多湿の生活環境で悪化するため，梅雨〜夏に悪化する傾向がみられる。脂漏性皮膚炎では病変部に様々な程度のマラセチアが認められる。またブドウ球

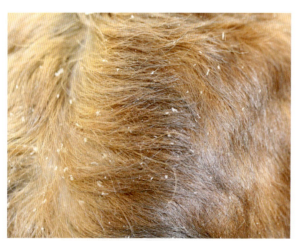

図1　ミニチュア・ダックスフンドにみられた本態性脂漏症（乾性脂漏症）
乾燥した鱗屑が多数みられる。

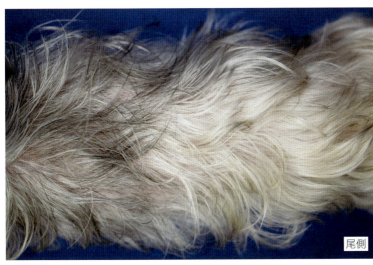

図2 ヨークシャー・テリアの多汗症
油性脂漏症との鑑別が必要であり，評価には皮膚生検が有用である。

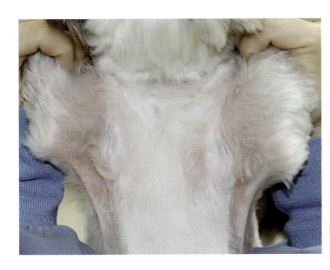

図3 初期の脂漏性皮膚炎
間擦部に一致した発赤と瘙痒がみられる。

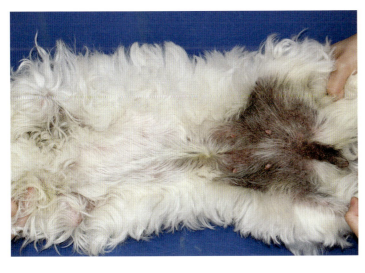

図4 ウエスト・ハイランド・ホワイト・テリアにみられた本態性脂漏症（脂漏性皮膚炎）
下腹部の間擦部に一致した色素沈着と苔癬化がみられる。

菌を中心とする細菌感染症の合併が多い。

1-3）検査および診断

乾性脂漏症および油性脂漏症の診断は，生後あるいは若齢から生じる特徴的な臨床徴候と，鱗屑を生じる可能性がある他疾患の除外であり，鑑別として感染症（膿皮症，ニキビダニ症，ツメダニ症，疥癬，皮膚糸状菌症など），栄養性疾患（亜鉛反応性皮膚症など）があるが，他の角化症との鑑別には皮膚生検が有用である。

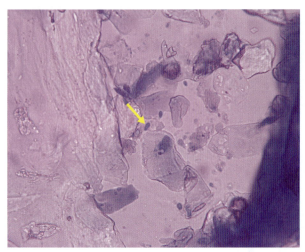

図5　皮表細胞診によるマラセチア（矢印）の検出
スライドグラス法，400倍，ニューメチレンブルー染色。
指間や爪囲などではセロハンテープで採材するテープ法が簡便である。

　脂漏性皮膚炎は，間擦部に一致した境界明瞭な油性脂漏と発赤および痒みという臨床徴候により診断する。さらに病変部の皮表細胞診によるマラセチアの検出が有用であるが（**図5**），検出されるマラセチアの数と臨床徴候の重症度は必ずしも一致しない。皮膚炎とマラセチアの関連を明らかにするには，マラセチアに有効な抗真菌薬による治療的評価が必要である。

　また，脂漏性皮膚炎の背景には本態性脂漏症以外に，脂質代謝異常（甲状腺機能低下症，雌の性ホルモン失調など），アレルギー性皮膚炎（特に犬アトピー性皮膚炎，食物有害反応）がある。脂漏性皮膚炎の維持管理が困難な場合や，治療後も瘙痒が持続する場合は，これら背景疾患を考慮した検査を検討する。

1-4）治療および管理法

　本態性脂漏症は根治的な原因療法が困難であり，健康な皮膚コンディションを維持するために薬用シャンプーを中心としたスキンケアによる管理が必要である。

1-4-1）乾性脂漏症

　乾性脂漏症では，過剰な鱗屑を除去するために角質除去作用をもつ硫黄サリチル酸含有シャンプー（薬用サルファ・サリチル酸シャンプー：フジタ製薬（株），ケラトラックス® ペプチド：（株）ビルバックジャパンなど）による定期的な洗浄が有用である。これらの製品は脱脂作用が弱く一般に保湿剤の併用は必要ないが，乾燥が強い場合は，洗浄後に保湿性リンスやコンディショナー（ハイドラパール クリームリンス：フジタ製薬（株），EFA スキンコントロール コンディショナー：（株）キリカン洋行など）を併用している。

1-4-2）油性脂漏症

　油性脂漏症では，過剰な皮脂を除去するため，角質除去作用と脱脂作用をもつ二硫化セレン含有シャンプー（カニマール® ワン：フジタ製薬（株）），さらに抗菌効果をあわせもつ過酸化ベンゾイル含有シャンプー（ビルバゾイル®：（株）ビルバックジャパン，VET Solutions BPO-3シャンプー：共立製薬（株）など）が有用である。脱脂性薬剤を含有した薬用シャンプーでは，過剰な乾燥や皮膚刺激に注意が必要である。シャンプーの頻度は，鱗屑や皮脂の状態により調節する。脱脂性シャンプーの場合は皮膚刺激を避けるため，洗浄頻度は多くても週2回までにしている。

1-4-3）脂漏性皮膚炎

　脂漏性皮膚炎では，過剰な角質や皮脂の除去とともにマラセチア，ときにブドウ球菌の管理が必要である。

　マラセチアの治療には，抗真菌薬による全身療法を行う。ケトコナゾール5〜10 mg/kg SID またはイトラコナゾール5〜10 mg/kg SID の経口投与を2〜3週間行う。あるいはパルス療法としてイトラコナゾール5〜10 mg/kg SID を2日間，その後5日間休薬の3クールも有用である。外用療法としては，ミコナゾール，ケトコナゾール，テルビナフィンの外用剤塗布が有効である。近年，アゾール系抗真菌薬に対するマラセチアの薬剤耐性の報告があり，治療後に臨床徴候の改善がみられない場合，マラセチアの増殖が持続していないかを皮表細胞診で確認すべきである。

　さらに，主にマラセチアの管理を目的とした薬用シャンプーも有用である。ミコナゾール硝酸塩などの抗真菌薬含有シャンプー（マラセブ®：（株）キリカン洋行など）による週2〜3回の洗浄は，マラセチアおよびブドウ球菌の管理に効果的である。脱脂性薬剤含有シャンプーも有用であるが，皮膚炎がある場合には皮膚刺激や過剰な乾燥に注意が必要である。

1-5）予後

　本態性脂漏症は先天的な皮膚コンディションの異常であり，良好な状態を維持するための維持治療が必要である。問題となる臨床徴候が改善した後は，それぞれのコンディションにあわせたシャンプーによる定期的なスキンケアを行う。一般に，乾性脂漏症は冬に，油性脂漏症や脂漏性皮膚炎は夏に悪化する傾向があり，安定した良好な状態を維持するには季節による湿

度や気温の変化にあわせたシャンプーの頻度や種類の調節が必要である。症状が軽度であれば，皮疹軽快後は一般的な犬用シャンプーで維持できることもある。

2）亜鉛反応性皮膚症

2-1）病態

亜鉛は様々な代謝の調整にかかわる元素である。RNAおよびDNAポリメラーゼの重要な補助因子であり，急速に分裂する表皮細胞では特に重要な元素である[1]。

犬の亜鉛反応性皮膚症は2種類に分類されている。Ⅰ型の亜鉛反応性皮膚症は，先天性の亜鉛の腸管吸収不良により生じ，亜鉛やミネラル濃度が適正な食事を与えていても発症する。シベリアン・ハスキー，アラスカン・マラミュートに好発し，他にブル・テリアなどでも発症する可能性がある。

Ⅱ型の亜鉛反応性皮膚症は，亜鉛が不十分な食事管理により発症し，急激に成長する子犬や亜鉛含有量の少ない食事，あるいは亜鉛をキレートして吸収を妨げるカルシウムなどのミネラル類を高濃度に含む食事や副食，サプリメントなどの過剰な給与が原因となる。Ⅱ型は様々な犬種で発症し，グレート・デーン，ドーベルマン・ピンシャー，ビーグル，ボストン・テリア，ジャーマン・シェパード・ドッグ，ジャーマン・ショートヘアード・ポインター，ラブラドール・レトリーバー，フラットコーテッド・レトリーバー，ローデシアン・リッジバック，スタンダード・プードルでの報告がある[1]。

2-2）臨床徴候

いずれも初期病変は発赤で，その後脱毛，鱗屑，痂皮が生じる。病変は口囲，下顎，眼囲，耳に好発し，肘などの骨突出部に厚い鱗屑がみられ，割れて亀裂を生じることもある。また，二次的なマラセチア皮膚炎が多い。

Ⅰ型は若齢で発症し，発情期やストレス下で悪化する。

2-3）検査および診断

臨床像とともに，本症に合致した犬種，食事歴を含む病歴の聴取，皮膚生検により診断する。

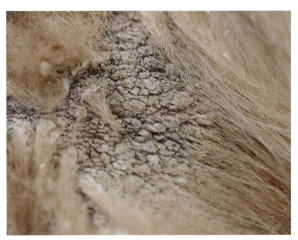

図6　アメリカン・コッカー・スパニエルのビタミンA反応性皮膚症
毛孔に強調された顕著な鱗屑がみられる。

2-4）治療および管理法

Ⅰ型では食事に成分亜鉛を日量2〜3 mg/kgを加えて与えるか，硫酸亜鉛を日量10 mg/kgで投与する。亜鉛の補充のみで改善に乏しい場合は，低用量ステロイドの併用が有用なことがある。

Ⅱ型では亜鉛含有量が適正な食事に変更する。また，カルシウムを多く含む食事や副食を中止する。

2-5）予後

Ⅰ型，Ⅱ型ともに治療に反応するが，Ⅰ型は継続的な維持治療が必要である。

3）ビタミンA反応性皮膚症

3-1）病態

ビタミンAは表皮の恒常性に重要なはたらきをするビタミンである。本症が発症する病態は不明である。

3-2）臨床徴候

ビタミンA反応性皮膚症はまれな疾患である。アメリカン・コッカー・スパニエルに好発するが，他にラブラドール・レトリーバー，ミニチュア・シュナウザーでも報告されている[1]。皮疹は，特に毛包に強調された過剰な鱗屑であり（図6），胸側部や胸部腹側，下腹部に強調される傾向がある。また，耳垢の多い外耳道炎，乾燥して抜けやすい被毛，強い体臭，瘙痒を伴う。

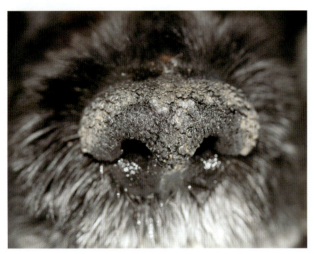

図7　高齢のアメリカン・コッカー・スパニエルの鼻鏡にみられた鼻肢端角化亢進症
角質が厚くなり亀裂を生じている。

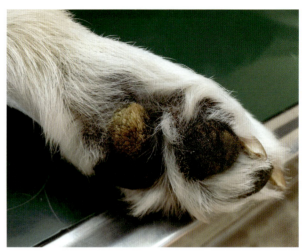

図8　高齢のラブラドール・レトリーバーの肉球にみられた鼻肢端角化亢進症
肉球の辺縁に角化亢進が生じ、ヤシの葉状を呈している。

3-3）検査および診断

臨床像は特徴的であるが、確定診断は皮膚生検による病理組織学的検査とビタミンA内服に対する治療反応で判断する。

3-4）治療および管理法

治療は、ビタミンA（レチノール）を10,000 U/head SIDで経口投与する。通常、3週間ほどで改善傾向がみられ、8～10週間で軽快するが、継続的な治療が必要である。

3-5）予後

皮疹以外の症状はなく、予後良好である。

4）鼻肢端角化亢進症

4-1）病態

様々な原因により生じる肢端と鼻鏡の角化症であり、背景疾患として先天性角化症、感染症（犬ジステンパー、リューシュマニア症）、免疫介在性疾患（落葉状天疱瘡、薬疹、全身性エリテマトーデス）、栄養学的疾患（亜鉛反応性皮膚症）、壊死性遊走性紅斑、皮膚リンパ腫などで生じる[1]。鼻鏡に限局する場合は、ラブラドール・レトリーバーの先天性鼻角化症や円板状エリテマトーデス、紅斑性天疱瘡、肢端に限局する場合は、家族性肉球角化症、パピローマウイルス感染症を検討する[1]。また、老齢変化として鼻鏡や肉球の角化亢進がみられることがある。

4-2）臨床徴候

鼻鏡や肢端の角質が厚くなり、ヤシの葉状に突出あるいは亀裂を呈する。高齢犬では、鼻鏡や肉球の辺縁に病変が強調される傾向がある（図7，8）。

4-3）検査および診断

高齢犬では、鼻鏡と肢端以外に臨床症状がみられなければ、臨床診断により判断する。高齢犬以外では、鼻鏡と肢端以外の皮疹、全身症状がみられる場合は、上述した疾患を考慮し皮膚生検などの精査を検討する。

4-4）治療および管理法

高齢犬で明らかな背景疾患がない場合は、必ずしも治療を必要としないが、対症療法として、過剰な角質の除去と保湿が有用である。硬化した角質は、飲水や沐浴などにより角質が軟化した後に除去しやすく、肉球の過剰な角質は鋏でトリミングすることもある。角質除去後にワセリンなどの閉鎖性保湿剤を塗布すると、柔軟性が持続しやすい。

4-5）予後

良好な状態を維持するには継続的な管理を必要とする。

インフォームド・コンセントにおける注意点

　角化症は，犬の皮膚疾患として比較的頻度の高い疾患である。鑑別疾患として感染症や代謝性疾患，リンパ腫などがあり，類似した疾患の除外や背景疾患を鑑別することが重要である。一般に角化症の病変は皮膚に限局しているが，全身症状を合併している場合には，血液検査，血液化学検査，内分泌検査，皮膚生検などによる全身性疾患の評価を検討すべきである。

　また，先天性角化症では，スキンケアや栄養管理など継続的な維持治療が必要であり，飼い主に治療のゴールや方法について十分に理解してもらえるよう，インフォームド・コンセントに留意すべきであろう。

・**本態性脂漏症**

　まず，治療のゴールとして，本態性脂漏症は生まれつきの肌質が原因であり，その調節のために個々の肌質や季節，年齢変化にあわせたスキンケアが必要であることを説明する。また，治療や維持管理には薬用シャンプーによる治療が重要であり，自宅でシャンプーを実施してもらう場合には，シャンプーの使用方法について，印刷物などを用いて説明をすると理解がより深められる。

・**亜鉛反応性皮膚症**

　Ⅰ型は皮疹が軽快した後も，良好な状態を維持するためには内服薬の継続投与が必要である。Ⅱ型では，ミネラルやビタミン類のバランスの取れた食事と，過剰なカルシウムの投与を避けた生活を勧める。

・**ビタミンA反応性皮膚症**

　本症は全身症状を伴わない疾患であり，生物学的な挙動は良好である。皮疹が軽快した後も良好な状態を維持するためには，内服薬の継続投与が必要である。

・**鼻肢端角化亢進症**

　高齢犬の鼻肢端角化亢進症は加齢に伴う皮膚構造の変化であり，QOLが維持されていれば無処置でもよい。良好な状態を維持するにはスキンケアの継続が必要である。他の背景疾患が疑われる場合は，皮膚生検を含めた精査を検討する必要がある。

参考文献

1) Miller WH, Griffin CE, Campbell KL. Anagen and telogen effluvium. *In*: Muller & Kirk's small animal dermatology, 7th ed. Miller WH, Griffin CE, Campbell KL. Elsevier. pp573-576, 2013.

2) Baker BB, Maibach HI. Epidermal cell renewal in seborrheic skin of dogs. *Am J Vet Res* 1987, 48(4), 726-728.

（柴田久美子）

Chapter 7-2 犬と猫の爪・肉球の疾患

本稿では，皮膚の特殊な付属器である爪と，犬と猫の皮膚で無毛領域である肉球に認められる疾患について解説する。様々な誘因が爪と肉球の疾患を起こすが，日常診療で遭遇する機会の多い疾患は限られている。爪や肉球の症状のみを認める疾患はまれで，他の皮膚にも症状が認められる疾患が多くある。また，爪と肉球は肢端に存在する構造のため，両者に症状が認められる疾患も存在する。

1）爪の疾患

1-1）概要，病態理解

犬と猫における爪にトラブルを引き起こす要因は多岐にわたるが，過去の報告における主な爪疾患の誘因を**表1，2**に示す[1,2]。これらの報告を参考にすると，感染症（細菌，寄生虫，真菌など），外傷に起因する爪の破綻，腫瘍に起因する例が多い傾向がうかがえる。次いで発生の多い誘因としては，免疫介在性／自己免疫性疾患，特発性爪異栄養症が挙げられる。その他，アレルギー，内分泌疾患，微量元素欠乏症，循環障害などに伴って，爪のトラブルが起こる。

1-1-1）外傷

物理的な外傷による，爪構造の破綻が最も一般的な爪疾患の1つである。金網などへの引っ掛け，コンクリートやアスファルト道路を過度に走ることで爪への物理的な外傷が起こりやすいほか，過度な爪のトリミングによっても発生する。その他，外用剤，殺虫剤，肥料などの化学物質によっても爪への外傷が生じる場合がある。

1-1-2）感染症

爪に起こる感染症としては，細菌感染が高率に認められる。細菌感染は原発性に生じるよりも，何らかの要因に付随して二次的に発生することが一般的である。特に，上記の外傷による爪構造の破綻に伴って，二次的に細菌感染が認められやすい。その他，真菌や寄生虫などの感染症，特発性爪異栄養症，甲状腺機能低下症，副腎皮質機能亢進症，糖尿病などの内分泌疾患，犬アトピー性皮膚炎や食物アレルギーなどのアレルギー性疾患，循環障害に付随して発生する場合もある。

真菌による爪の感染症は，細菌と比較すると遭遇する頻度は低くなる。犬においては皮膚糸状菌である*Trichophyton mentagrophytes*による爪真菌症，酵母様真菌であるマラセチア（*Malassezia pachydermatis*）による爪周囲炎や爪の変色が一般的である。

寄生虫感染による爪のトラブルとしては，犬の毛包虫に起因する爪周囲炎が一般的である。その他，鉤虫症などがまれに認められる。

1-1-3）腫瘍

犬においては扁平上皮癌，肥満細胞腫，軟部組織肉腫の発生が多く，その他乳頭腫の発生などが認められる[3]。猫においては扁平上皮癌の発生が最も多く，その他線維肉腫，腺癌，気管支原性癌の転移の発生が一般的である[4]。

1-1-4）免疫介在性／自己免疫性疾患

犬や猫の爪に起こる免疫介在性／自己免疫性疾患としては，天疱瘡群（落葉状天疱瘡，尋常性天疱瘡），自己免疫性表皮下水疱症（水疱性類天疱瘡，表皮水疱症）のほか，エリテマトーデス，皮膚薬物有害反応，皮膚血管炎などが発生する。特に落葉状天疱瘡は犬および猫において，共通して遭遇する機会の多い疾患となる。これらの免疫介在性／自己免疫性疾患の多くは，自己抗体や免疫複合体が爪郭・爪基部の上皮および基底膜を障害し，それに伴って爪の障害が生じる。

犬において爪に特異的に生じる免疫介在性／自己免疫性疾患として，対称性ループス様爪異栄養症が挙げられる。本症は爪郭において，エリテマトーデスに類似したリンパ球性の境界部皮膚炎が生じ，爪の形成異常や脱落が起こる疾患である。病態は未だ不明ではあるが，ゴードン・セターにおける解析では，イヌ白血球抗原（DLA）のクラス2の対立遺伝子や抗核抗体の関与が示唆されている[5-7]。また，対称性ループス様爪異栄養症は，少なくともいくつかの潜在的原因に

表1 犬(196例)における爪の疾患
文献1より引用・改変

感染症			83	
細菌	外傷に続発		49	
	特発性		17	単肢に発生：13
	内分泌疾患に続発		6	甲状腺機能低下症：4 副腎皮質機能亢進症：2
	犬アトピー性皮膚炎に続発		1	
寄生虫	ニキビダニ症		3	
真菌	皮膚糸状菌症 (*Trichophyton mentagrophytes* 感染)		3	
	カンジダ症		1	
	ブラストミセス症		1	
	クリプトコックス症		1	
	ジオトリクム症		1	
外傷			44	
腫瘍			24	
免疫介在性／自己免疫性疾患			13	
対称性ループス様爪異栄養症			7	
天疱瘡群	落葉状天疱瘡		2	
	尋常性天疱瘡		2	
自己免疫性表皮下水疱症	水疱性類天疱瘡		1	
	表皮水疱症		1	
その他			32	
特発性爪異栄養症			18	
脂漏症に続発した爪異栄養症			4	
特発性爪異栄養症，裂爪症			9	
爪剥離症(心房細動を伴った)			1	

よって起こる反応性変化であると考えられており，食物ワクチンを含む薬物，細菌感染などが誘因として考慮されている。

1-1-5)その他

虚血性皮膚症(犬の皮膚筋炎様疾患)，中毒性表皮壊死症，亜鉛欠乏症，栄養失調，中毒(麦角中毒，タリウム中毒)，門脈体循環シャントや心疾患に起因して，爪の異常が生じる場合がある。

1-2)症状，特徴的な所見

1-2-1)爪の徴候

爪に特異的に発生する主な徴候と用語を**表3**に示す。爪において特異的に使用される用語を理解していただきたい。日常の臨床においては，爪異栄養症，爪剥離症，爪脱落症，爪炎，爪周囲炎などに多く遭遇する(**図1**)。

1-2-2)症状の分布

爪の徴候のみから，特定の疾患を推定することは困難なことが多く，症状の分布が診断を行う上で重要と

表2 猫(65例)における爪の疾患
文献2より引用・改変

感染症		24
細菌	外傷に続発	9
	猫白血病ウイルス感染に続発	7
	特発性	2
	動静脈瘻に続発	1
	糖尿病に続発	1
	医原性副腎皮質機能亢進症に続発	1
真菌	皮膚糸状菌症 (*Microsporum canis* 感染)	1
	クリプトコックス症	1
	スポロトリコーシス症	1
外傷		8
腫瘍		4
扁平上皮癌		2
血管肉腫		1
気管支原性癌の転移		1
免疫介在性／自己免疫性疾患		5
天疱瘡群	落葉状天疱瘡	3
エリテマトーデス	全身性エリテマトーデス	2
その他		24
特発性爪異栄養症		23
好酸球性局面		1

表3　代表的な爪の徴候と用語

徴候	用語
異常な爪の形成	爪異栄養症
爪が割れる	爪剥離症
爪の脱落	爪脱落症
巨大な爪	巨爪症
小さい爪	小爪症
柔らかい爪	爪軟化症
爪の肥大と彎曲	爪鉤彎症
色が白くなる	爪白斑症
爪の構成要素のいずれかに炎症	爪炎
爪基部の炎症	爪周囲炎
痛み	爪痛

表4　分布による爪の疾患の鑑別

単肢／限局性の病変
外傷
外傷に起因する細菌感染
真菌感染
腫瘍
四肢／複数の爪・左右対称の病変
免疫介在性／自己免疫性疾患
内分泌疾患，アレルギー，循環障害に起因する細菌感染
マラセチア皮膚炎
毛包虫症
虚血性皮膚症
亜鉛欠乏症
栄養失調や中毒

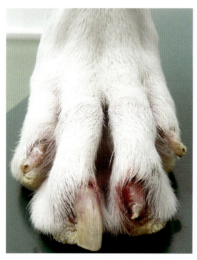

図1　犬の対称性ループス様爪異栄養症1
左右端の爪に異常な爪の形成（爪異栄養症）を認める。右から2番目の爪は脱落し（爪脱落症），爪の基部に出血と炎症（爪周囲炎）がみられる。本症では，一般的に四肢すべての爪に症状が認められる。

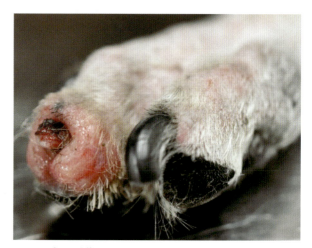

図2　犬の外傷に起因する爪の細菌感染症
単一の趾に爪脱落症および爪周囲炎を認める。罹患した爪の隣の爪は正常な外観を呈している。

なる。特に，単肢／限局性の病変であるか，四肢／複数の爪における左右対称の病変であるかが，重要なポイントとなる（**表4**）。単肢／限局性の病変の場合は，外傷および外傷に起因する細菌感染（**図2**），真菌感染，腫瘍の存在を疑う。一方，四肢／複数の爪における左右対称の病変の場合は，免疫介在性／自己免疫性疾患を第一に考慮し，その他内分泌疾患，アレルギー，循環障害に起因する細菌感染，マラセチア皮膚炎，毛包虫症，虚血性皮膚症，亜鉛欠乏症，栄養失調や中毒を疑う。

1-2-3）代表的な疾患における爪およびその他の徴候

・細菌感染症

外傷に起因する場合は爪脱落症，爪周囲炎が認められるほか，排膿，疼痛，跛行を伴う場合がある（**図2**）。

・真菌感染症

皮膚糸状菌は爪のケラチンへと浸潤するため，爪軟化症が認められる。マラセチアが関与する場合（マラセチア皮膚炎）は，慢性・再発性の爪周囲炎と爪の変色（赤茶色）を認めるとともに，趾間部をはじめとした皮膚の間擦部を中心に脂漏感を呈し，紅斑や鱗屑，苔癬化や色素沈着などの発疹を伴う（**図3**）。

・落葉状天疱瘡

犬や猫の落葉状天疱瘡は，角化細胞間接着装置が自己抗体により障害され，表皮内に棘融解性膿疱を形成することを特徴とする。爪においては，爪周囲炎を認めることが多く，特に猫では爪周囲の膿瘍物や痂皮を顕著に伴う場合がある（**図4**）。また，爪の変形や脱落，後述する肉球におけるびらんや痂皮の形成を伴うこともある（**図5**）。その他，鼻稜，耳介，腹部などを中心に膿疱，びらん，痂皮を汎発性に認める。

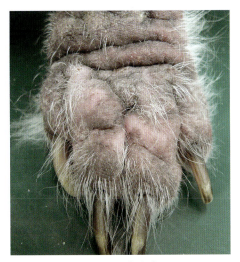

図3　犬のマラセチア皮膚炎
爪の変色および爪周囲炎が認められる。本症例は慢性・再発症例であり，爪症状以外に苔癬化や色素沈着といった続発疹を肢端部皮膚に伴っている。

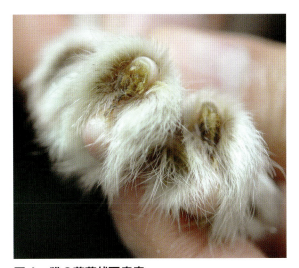

図4　猫の落葉状天疱瘡
爪周囲に黄色の膿瘍物・痂皮の堆積が認められる。

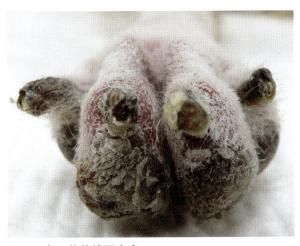

図5　犬の落葉状天疱瘡
爪異栄養症および爪周囲炎とともに，肉球に厚い痂皮の付着を認める。

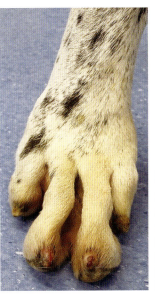

図6
犬の対称性ループス様爪異栄養症2
すべての爪において，爪異栄養症，爪脱落症，爪周囲炎が認められる。脱落部は出血し，再生した爪は脆く粗造な外観を呈している。

・対称性ループス様爪異栄養症

　異常な爪の形成や脱落が単一肢から始まり，その後すべての爪が数週間以内に罹患する（**図6**）。脱落した後に新しく再生する爪は，変形した脆い爪となる。疼痛に伴って跛行を認めることが多く，特に大型犬では顕著である。爪以外の皮膚で症状を認めることはまれである。本症は若齢犬において，またゴードン・セターやジャーマン・シェパード・ドッグで好発する傾向にあるが[3,5]，筆者の国内診療においてはトイ・プードルで本症の発症を複数例認めている。

・虚血性皮膚症

　虚血に伴い爪の脆弱化や脱落が認められる。爪の症状にあわせて，趾部の脱毛，びらん〜潰瘍，痂皮，瘢痕の形成を認める（**図7**）。症状は肢端のみならず，鼻

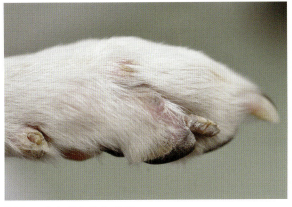

図7　犬の虚血性皮膚症
爪の形成異常と脱落が認められる。趾部の皮膚は脱毛と瘢痕が認められる。

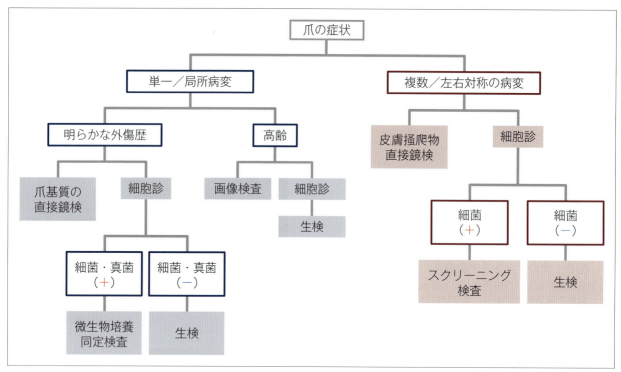

図8 爪の疾患に対する診断アプローチ

や目の周囲，耳介，尾などの末端部にも発生する傾向がある。虚血性皮膚症は幼若齢から発症する場合が多く，コリーやシェットランド・シープドッグで好発する（これらの犬種では家族性皮膚筋炎とも呼ばれる）。

1-3）検査および診断

検査および診断のフローチャートを**図8**に示す。単一／局所病変の場合は，第一に外傷歴を確認する。明らかな外傷歴が存在する場合は，外傷に伴った細菌・真菌の二次的感染を，爪基質の直接鏡検や細胞診によって確認する。これらの検査で感染体が検出された場合は，微生物培養同定検査（および薬剤感受性試験）を実施する。感染体が検出されなかった場合は，生検を検討する。一方，高齢動物の場合は腫瘍の可能性が高くなるため，明らかな外傷歴が確認されず，隆起性の病変を呈している場合は，第一に罹患肢の画像検査（Ｘ線検査による骨病変の確認）と細胞診（病変部および所属リンパ節を含む）を実施する。これらの検査で診断が明らかにならなかった場合は生検を検討する。

複数の爪が罹患し，左右対称の分布を示した場合は，細胞診によって主に細菌感染の有無を確認する。細菌感染が明らかに存在する場合は，他の臨床徴候を確認し，内分泌疾患，アレルギー性疾患，循環障害のスクリーニング検査を検討する。細菌感染が明らかでない場合やスクリーニング検査で感染の背景が特定されなかった場合は，生検を検討する。一方，爪周囲炎および肢端部の皮膚症状が強調される場合は，スコッチテープを用いた細胞診によってマラセチアの増殖を検出するとともに，爪周囲の皮膚を掻爬し，毛包虫の存在もあわせて確認する。

1-4）検査の手法と適応

1-4-1）爪基質の直接鏡検

罹患した爪の基質を削る，あるいは脱落した爪を破砕し，20％ KOH-DMSO混合液などのアルカリ溶液に浸漬して，直接鏡検を行う。これは皮膚糸状菌の検出に有用な検査である。

1-4-2）細胞診

爪周囲に出血や排膿などの滲出物を認めた場合は，それらをスワブなどで採取し，スライドグラスに押捺する。細菌の検出には，ディフ・クイック染色，グラム染色を施して鏡検し，細菌と炎症細胞の浸潤を確認する。落葉状天疱瘡が疑われた場合は，爪周囲の痂皮を除去して，その下部より膿を採取し，角化細胞の変化（棘融解細胞の存在）を確認する（**図9**）。腫瘍が疑われる場合は，隆起性病変からの針吸引サンプルの採取を検討する。

1-4-3）生検（病理組織学的検査）

爪の生検は，末節骨部より断趾をする方法が一般的に用いられる。断趾が困難な場合は，生検用トレパン

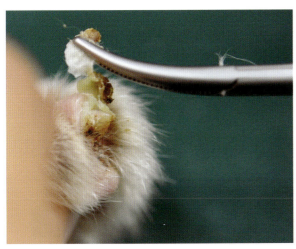

図9　落葉状天疱瘡からの細胞診サンプルの採取
モスキート鉗子などで爪周囲の痂皮を除去し、膿を採取する。

を爪の基質の横に当て、爪基部と周囲皮膚を削ぎ落としてサンプルを採取する方法を用いるが、診断精度は断趾のサンプルにくらべて劣る場合が少なくない。様々な爪の疾患において生検および病理組織学的検査は有用であり、腫瘍、免疫介在性／自己免疫性疾患、虚血性皮膚症の診断には必須の検査となる。

1-5）代表的な疾患における治療および管理法

1-5-1）爪の処置

いかなる原因で爪のトラブルが発生しても、適切な爪の処置は重要となる。特に変形した爪、脱落しかかった爪などは疼痛や跛行の原因となる。罹患した爪はできる限り、細かくトリミングを行って、外的刺激が加わりにくい状況にする。爪の形成がうまくいかず、ボロボロと剥がれ落ちる場合には人用のペディキュアを用いて爪を保護することも検討する。

1-5-2）細菌および真菌感染

原則として、微生物培養同定検査および薬剤感受性試験に則って、外用および全身性の抗菌薬を投与する。検査結果に従った抗菌療法によって良好な治療反応が得られない場合は、外科的な切除を検討する。また、外傷に起因した感染症の場合は、生活指導を行う。

1-5-3）落葉状天疱瘡

副腎皮質ホルモン製剤（外用と全身療法）、シクロスポリン、アザチオプリン（犬のみ）、クロラムブシルなどを用いた免疫抑制療法を検討する。副腎皮質ホルモン製剤は単体で治療を行うよりも、他の免疫抑制剤との組み合わせを行うことで、良好な治療成績と減薬が期待できる（犬の落葉状天疱瘡の治療の詳細に関して

は、Part1 C6-2「比較的よく遭遇する自己免疫性皮膚疾患」もあわせて参照していただきたい）。

1-5-4）犬の対称性ループス様爪異栄養症

副腎皮質ホルモン製剤（外用と全身療法）、シクロスポリン、アザチオプリンなどの免疫抑制療法のほか、ペントキシフィリン、テトラサイクリン・ニコチン酸アミド、ドキシサイクリン、必須脂肪酸の投与が有効とされる。また、誘因として疑われる薬物や食事が存在する場合は、休薬や食事内容の変更（加水分解食や新奇蛋白質・炭水化物）を検討する。

1-5-5）虚血性皮膚症

ペントキシフィリン、プロスタグランジン製剤（リマプロストなど、外用と全身療法）、ビタミンE製剤、ブクラデシンナトリウム（外用）、ヘパリン類似物質（外用）などの薬物が汎用されるほか、血流改善効果が期待できる炭酸泉浴が有効である。

1-6）予後

爪の細菌あるいは真菌感染症は、一般的な皮膚における感染とは異なり、抗菌療法が長期化する場合がある。落葉状天疱瘡を含む免疫介在性／自己免疫性疾患は、免疫抑制療法によって適切に管理することが可能だが、減薬や休薬によって再発する例が少なくない。虚血性皮膚症の予後は良好な場合が多く、一般的には1歳齢前後で病勢の進行は止まるが、まれに筋症状として咀嚼筋炎、巨大食道症などを併発することもある。

2）肉球の疾患

2-1）概要、病態理解

犬と猫の肉球では、外傷、熱傷、アレルギー性疾患、免疫介在性／自己免疫性疾患、代謝・栄養性疾患、色素異常、腫瘍など様々な要因で病変が生じる（**表5**）[8]。本稿では、臨床現場で注意が必要な疾患として、落葉状天疱瘡、多形紅斑、壊死性遊走性紅斑、猫の形質細胞性肢端皮膚炎について解説する。

2-1-1）落葉状天疱瘡

爪の項でも触れたが、表皮の角化細胞間接着装置に対する自己抗体の産生により、表皮内膿疱を形成する疾患である。膿疱は摩擦など物理的な刺激によって発生するため、地面と接する肉球は本症の好発部位となる。

2-1-2）多形紅斑

薬物、食事、感染症、腫瘍、内臓悪性腫瘍など様々

Chapter 7　その他の皮膚疾患

表5　犬と猫の肉球の疾患
文献8より引用・改変

外傷	
熱傷	
感染症	鉤虫症
	糞線虫症
	猫の蚊刺咬症
	犬ジステンパー
アレルギー性疾患	接触皮膚炎
免疫介在性／自己免疫性疾患	落葉状天疱瘡
	尋常性天疱瘡
	類天疱瘡
	表皮水疱症
	多形紅斑
	中毒性表皮壊死症
	エリテマトーデス
	皮膚血管炎
代謝性・栄養性疾患	亜鉛反応性皮膚症
	壊死性遊走性紅斑
色素異常	白斑
腫瘍性疾患	猫の肉球皮角
	肉球ケラトーマ
	乳頭腫
	皮膚型リンパ腫
その他	肉球の角化亢進症
	肉球亀裂症
	猫の形質細胞性肢端皮膚炎
	虚血性皮膚症
	乾癬様皮膚炎
	ジャーマン・シェパード・ドッグのコラーゲン疾患

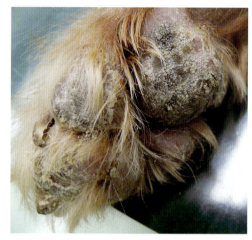

図10　犬の落葉状天疱瘡
すべての肉球に厚い鱗屑と痂皮が認められるとともに，爪の変形も認められる。

な要因に対する皮膚および粘膜の反応パターンであり，Ⅲ型あるいはⅣ型過敏症の病態関与が疑われている[9]。病理組織学的には表皮角化細胞の個細胞壊死を特徴とするため，表皮は脱落しやすくなる。

2-1-3) 壊死性遊走性紅斑

慢性肝疾患やグルカゴン産生腫瘍による低アルブミン血症が病態に関与する皮膚疾患であり，表皮角化細胞に変性が生じる。

2-1-4) 猫の形質細胞性肢端皮膚炎

猫において特有の疾患で，肉球部に限局して顕著な形質細胞浸潤が認められる。病態は現在までのところ明らかになっていないが，猫免疫不全ウイルス（FIV）感染，局所的な感染体やアレルゲンによる刺激が誘因として考慮されている。

2-2) 症状，特徴的な所見

2-2-1) 落葉状天疱瘡

落葉状天疱瘡は膿疱の形成が特徴的であり，膿疱の破綻に伴ってびらん，痂皮の形成へと発展する。肉球は常に物理的な刺激を受けているため新鮮な膿疱が認められることはまれで，厚い痂皮や鱗屑の付着をすべての肉球で認める（図10）。また，爪周囲炎や爪の変形を認めることもあるほか，鼻稜，耳介，腹部などに皮膚症状は好発する。

2-2-2) 多形紅斑

病名からは様々な形態を呈する紅斑（標的状，蛇行性，隆起性，融合性など）を主体とした発疹を認めやすい疾患と思われがちだが，犬や猫では紅斑性の発疹よりも，びらん～潰瘍，痂皮性の病変が一般的に認められる。肉球においても同様の発疹が認められ，複数の肉球が罹患し，重症例では広範囲に肉球の表皮が脱落する（図11）。その他，腹部，粘膜皮膚境界部，耳介，口腔粘膜などにも症状が認められ，疼痛，発熱や活動性の低下など一般状態の低下も認められることがある。

2-2-3) 壊死性遊走性紅斑

厚い鱗屑と痂皮の形成を特徴とし，四肢すべての肉球が罹患し，疼痛を伴う（図12）。鼻稜，口周囲などの粘膜皮膚境界部，耳介，腹部にも同様の病変が左右対称に生じ，蛇行性／遊走性の紅斑の形成を認める場合がある。元気，食欲，活動性など一般状態は重度に低下するとともに，多飲多尿も認められる。

2-2-4) 猫の形質細胞性肢端皮膚炎

肉球の浮腫，鱗屑が認められる。慢性化に伴って，

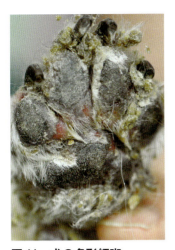
図11 犬の多形紅斑
肉球が広範囲にびらん，潰瘍化し，大型の痂皮が付着している。

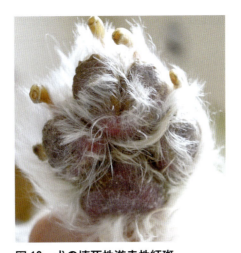
図12 犬の壊死性遊走性紅斑
厚い鱗屑・痂皮がすべての肉球に認められる。

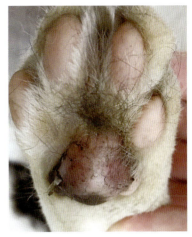
図13 猫の形質細胞性肢端皮膚炎
肉球の浮腫，鱗屑が認められるが，中央で症状が強く生じている。

表6 落葉状天疱瘡，多形紅斑，壊死性遊走性紅斑の鑑別

1．肉球以外の皮膚症状と全身状態を確認
・膿疱が認められる，爪の症状を伴う→落葉状天疱瘡を疑う ・粘膜疹が認められる→多形紅斑を疑う ・重度の一般状態の不良→壊死性遊走性紅斑を疑う
2．細胞診
・変性の少ない好中球と棘融解細胞が多数確認される，細菌の存在を認めない（図14） 　→落葉状天疱瘡を疑う ・多形紅斑や壊死性遊走性紅斑では二次的な細菌感染像を高率に認める
3．スクリーニング検査（主に血液検査，画像検査）
・壊死性遊走性紅斑の場合 　→低アルブミン血症，高血糖症，肝酵素値の上昇，超音波検査における肝臓のスイスチーズ様パターン，膵臓領域に腫瘤 ・落葉状天疱瘡，多形紅斑の場合→スクリーニング検査で特異的な変化を認めづらい
4．皮膚生検（病理組織学的検査）
いずれの疾患も確定診断には，皮膚生検が推奨される。肉球部ではびらんや潰瘍が強いことが多いため，生検サンプルとして不向きな場合がある。肉球部以外の皮膚に新鮮な発疹を認めた場合は，それらを優先して採取する。肉球部のみに限局した症状の場合は，地面と接しにくい肉球部で，表皮が残存している箇所より4mmほど検体を生検トレパンで複数採取する

色素脱失や潰瘍へと発展する（図13）。一般的には複数の肉球が罹患するが，中手あるいは中足部中央の肉球で症状が強く，末節部の肉球は症状が軽度な傾向にある。他の部位に同様の皮膚症状が出ることはまれである。一般状態の変化は認められないが，初期症状として跛行が生じることがある。

2-3）検査および診断

犬の落葉状天疱瘡，多形紅斑，壊死性遊走性紅斑は肉球の病変が類似するため，肉眼所見のみでこれらを鑑別することは困難である。したがって，表6に示すステップにて鑑別を行う。

猫の形質細胞性肢端皮膚炎は特徴的な臨床症状を示すことから，肉眼所見のみで鑑別することは比較的容

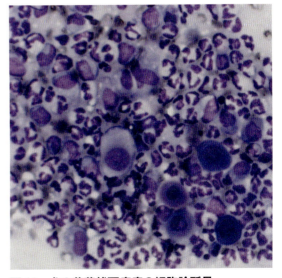
図14 犬の落葉状天疱瘡の細胞診所見
膿疱や痂皮下より膿を採取すると，変性の少ない好中球の浸潤とともに，大型で円形の角化細胞（棘融解細胞）が認められる。

易であるが，確定診断には皮膚生検が推奨される。

2-4) 代表的な疾患における治療および管理法

2-4-1) 落葉状天疱瘡
爪の項で触れたように，副腎皮質ホルモン製剤をはじめとした免疫抑制療法が主体となる。

2-4-2) 多形紅斑
発症との因果関係が疑われる事象を探索し，その結果に応じて休薬，感染症の治療，食事の変更を行う。発症誘因が明らかでない場合には，副腎皮質ホルモン製剤（外用と全身療法），シクロスポリン，アザチオプリンなどの免疫抑制療法を実施する。重症例においては，患部の洗浄と輸液などをはじめとした支持療法を行い，ヒト免疫グロブリン製剤の投与も検討する。

2-4-3) 壊死性遊走性紅斑
本症の原因となる慢性肝炎やグルカゴン産生腫瘍への治療を行う。したがって，高栄養療法，アミノ酸輸液，肝庇護療法，副腎皮質ホルモン製剤の投与，外科処置などを検討する。

2-4-4) 猫の形質細胞性肢端皮膚炎
ドキシサイクリンが有効とされ，過去には1/3の症例において80％以上の改善を認めたことが報告されている[10]。ドキシサイクリンに反応が乏しかった場合は，副腎皮質ホルモン製剤（全身療法）やシクロスポリンの投与を検討する。

2-5) 予後
落葉状天疱瘡の予後は良好だが，長期的な免疫抑制療法が必要となる可能性がある。多形紅斑は誘因が明らかな場合は，その除去によって2～3週間のうちに症状が寛解する。誘因が明らかでない場合は，長期的な免疫抑制療法が必要となる。壊死性遊走性紅斑は原疾患への対応が難しい場合，治療反応が乏しい場合は予後不良となる場合が少なくない。猫の形質細胞性肢端皮膚炎の予後は良好で，1～2カ月ほどで症状の寛解と休薬を期待できるが，再発する場合もある。

インフォームド・コンセントにおける注意点

・爪の疾患

検査あるいは治療において，断趾を検討する可能性を飼い主に伝える。また，免疫介在性／自己免疫性疾患の場合は，長期的な免疫抑制療法が必要となることを理解してもらうことが重要である。

・肉球の疾患

肉球部にびらん・潰瘍，痂皮などが複数存在する場合は，皮膚に症状が限局するだけでなく，多形紅斑や壊死性遊走性紅斑のように全身状態の低下を伴う場合があり，包括的な検査や入院加療が必要となる可能性を飼い主に伝える。

参考文献

1) Scott DW, Miller WH Jr. Disorders of the claw and clawbed in dogs. *Compend Contin Educ* 1992, 14, 1448.

2) Scott DW, Miller WH Jr. Disorders of the claw and clawbed in cats. *Compend Contin Educ* 1992, 14, 449.

3) Wobeser BK, Kidney BA, Powers BE, et al. Diagnoses and clinical outcomes associated with surgically amputated canine digits submitted to multiple veterinary diagnostic laboratories. *Vet Pathol* 2007, 44(3), 355-361.

4) Wobeser BK, Kidney BA, Powers BE, et al. Diagnoses and clinical outcomes associated with surgically amputated feline digits submitted to multiple veterinary diagnostic laboratories. *Vet Pathol* 2007, 44(3), 362-365.

5) Scott DW, Rousselle S, Miller WH Jr. Symmetrical lupoid onychodystophy in dogs : a retrospective analysis of 18 cases (1989-1993). *J Am Anim Hosp Assoc* 1995, 31(3), 194-201.

6) Wilbe M, Ziener ML, Aronsson A, et al. DLA class II alleles are associated with risk for canine symmetrical lupoid onychodystrophy [corrected] (SLO). *PLoS One* 2010, 5(8), e12332.

7) Ovrebo Bohnhorst J, Hanssen I, Moen T. Antinuclear antibodies (ANA) in Gordon setters with symmetrical lupoid onychodystrophy and black hair follicular dysplasia. *Acta Vet Scand* 2001, 42(3), 323-329.

8) Miller WH, Griffin CE, Campbell KL. Muller & Kirk's small animal dermatology, 7th ed. Saunders. 2012.

9) Yager JA. Erythema multiforme, Stevens-Johnson syndrome and toxic epidermal necrolysis : a comparative review. *Vet Dermatol* 2014, 25(5), 406-e64.

10) Bettenay SV, Mueller RS, Dow K, et al. Prospective study of the treatment of feline plasmic pododermatitis with doxycycline. *Vet Rec* 2003, 152(18), 564-566.

（伊従慶太）

Chapter 7-3 犬の先天性・遺伝性疾患

先天性疾患とは，生まれつき備わった性質による疾患である。出生時もしくは出生後数年経ってから症状がみられる。一方，遺伝性疾患は，染色体や遺伝子の変異によって起こる疾患である。犬では，遺伝性疾患が疑われるも，原因遺伝子が特定されていない疾患も存在する。臨床現場では犬種固有の体質的な問題が多く，教科書的な先天性・遺伝性疾患は少ないが，本稿では，知っておくべき疾患として魚鱗癬と先天性表皮水疱症，体質的な問題にもなりうるエーラスダンロス症候群，家族性皮膚筋炎について解説する。

1) 魚鱗癬

角化細胞(ケラチノサイト)は，表皮の最下層である基底層で産生され，分化，成熟しながら上層へ移行し，角質細胞となり，垢として剥がれ落ちる。この過程を角化と呼ぶ。魚鱗癬は角化の異常を主病変とする角化症であり，全身に大量の鱗屑が蓄積する[1]。もともと人の疾患であり，魚の鱗のようにみえることから，魚鱗癬と名付けられた。

人では，遺伝性疾患が主体であるも後天的にも生じ，原因遺伝子や症状により多くの病型に分けられる。一方，犬の魚鱗癬は遺伝性疾患であり，常染色体劣性遺伝と考えられているが，人のような分類法は存在しない。ジャック・ラッセル・テリアでは，角質細胞の細胞膜を裏打ちする周辺帯(図1)の形成に必要なトランスグルタミナーゼの遺伝子変異，ノーフォーク・テリアでは角質細胞の成分であるケラチン10(図1)の遺伝子変異，ゴールデン・レトリーバーでは脂質代謝酵素である*PNPLA1*の遺伝子変異，アメリカン・ブルドッグでは，別の脂質代謝酵素である*NIPAL4*の遺伝子変異，グレート・デーンでは脂肪酸輸送蛋白質である*SLC27A4*の遺伝子変異が報告されている[2-6]。

1-1) 犬種傾向

ジャック・ラッセル・テリア，ノーフォーク・テリア，ゴールデン・レトリーバー，アメリカン・ブルドッグ，ウエスト・ハイランド・ホワイト・テリア，

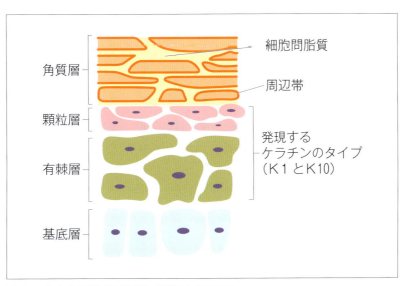

図1　表皮の構造(魚鱗癬に関連する要素)
表皮は角質層，顆粒層，有棘層，基底層の4層からなる。角質層は角質細胞が積み重なっており，細胞間は細胞間脂質で満たされる。角質細胞の細胞膜を裏打ちするのが周辺帯である。顆粒層〜基底層は角化細胞からなり，角化細胞の細胞骨格がケラチンである。なお，顆粒層と有棘層で発現するケラチンのタイプはK1とK10である。

Chapter 7 その他の皮膚疾患

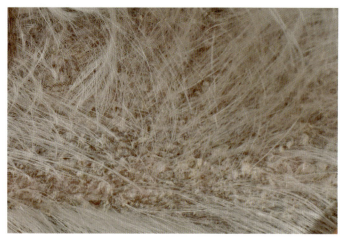

図2 魚鱗癬の臨床像
白色の小葉状の鱗屑を認める。
写真提供：どうぶつの総合病院 皮膚科，ASC 代表 永田雅彦先生の
ご厚意による

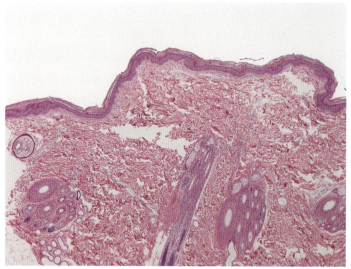

図3 魚鱗癬の皮膚病理組織学的検査所見
広範に厚い均質な過角化がみられる。不全角化や顆粒層の変化は認められない。
写真提供：どうぶつの総合病院 皮膚科，ASC 代表 永田雅彦先生の
ご厚意による

キャバリア・キング・チャールズ・スパニエルに好発する。

1-2）臨床徴候

大量の鱗屑がほぼ全身，特に無毛部にみられ，鼻平面や肉球は厚い鱗屑で覆われることが多い（図2）。

1-3）検査および診断

発症年齢や臨床徴候，皮膚病理組織学的検査で診断する。皮膚病理組織学的検査では，角化が不完全なために角質細胞に核が残存する不全角化を伴わない緻密な角質増生が，毛包に至るまで一様にみられる（図3）。また，病理組織学的には，角化細胞の膨化がみられる epidermolytic（表皮融解性）と，みられない non-epidermolytic（非表皮融解性）に分けられる。

ちなみに本邦では，遺伝子変異を一般の検査センターで確認することはできない。生後数カ月で来院し，上記臨床徴候がみられれば鑑別に困ることは少ないが，やや成長した段階で来院した場合は，鑑別疾患として感染症（外部寄生虫症，膿皮症，皮膚糸状菌症，マラセチア皮膚炎），先天的要因（亜鉛反応性皮膚症，虚血性皮膚障害）を考える。

1-4）治療および管理法

遺伝性疾患であるため，根本的な治療法はなく，症状は年齢とともに悪化する。二次的な膿皮症の管理や，乳酸やプロピレングリコールなどの保湿剤の使用，脂肪酸製剤とエッセンシャルオイルの併用[7]による効果が報告されている。

1-5）予後

人では，特に重症である道化師様魚鱗癬や，皮膚以外の臓器の異常を伴う魚鱗癬症候群では命に影響を及ぼすが，犬では命に別状はない。

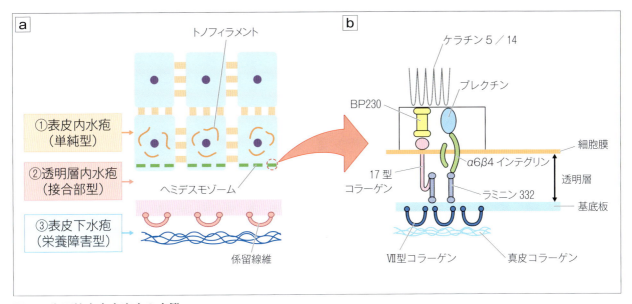

図4 先天性表皮水疱症の病態
a：表皮基底膜付近の分子構造。単純型はトノフィラメントの異常により表皮内（①），接合部型はヘミデスモゾームの異常により透明層内（②），栄養障害型は係留線維の異常により表皮下（③）に水疱を認める。
b：ヘミデスモゾームの構造。細胞膜裏打ち蛋白質であるBP230やプレクチンに，基底細胞内のケラチン5／14や膜貫通蛋白質であるα6β4インテグリンが結合して細胞を内側から支える。α6β4インテグリンや17型コラーゲンは，細胞接着分子であるラミニン332を介して基底板と結合する。基底板の下にはⅦ型コラーゲンで形成される係留線維が存在し，真皮コラーゲンと基底板の結合を強固にしている。

2）先天性表皮水疱症

先天的な表皮基底膜部の脆弱性により，軽度の機械的刺激で皮膚にびらん，潰瘍を呈する疾患である[1]。表皮基底膜領域やケラチノサイトの細胞骨格をコードする遺伝子の変異によって起きる。水疱を形成する位置により単純型，接合部型，栄養障害型の3つに大別され，単純型は表皮内，接合部型は透明層内，栄養障害型は表皮下に水疱を認める（**図4a**）。

単純型は，人では基底細胞の細胞骨格を形成するケラチン5や14の遺伝子変異が主体であるが，犬では細胞間の接着を担うプラコフィリンの遺伝子変異が報告されている。

接合部型は，ヘミデスモゾームを構成する表皮基底膜透明体に存在する蛋白の遺伝子変異によって起きる（**図4b**）。変異遺伝子と重症度により2型に分けられ，ラミニン332の完全欠損による重症のHerlitz型，ラミニン332の不完全欠損または17型コラーゲンの完全欠損による軽症の非Herlitz型がある。しかしながら，犬の非Herlitz型の責任遺伝子は解明されていない[8]。

栄養障害型は，表皮と真皮の接合に関与する係留線維を構成するⅦ型コラーゲンの遺伝子変異によって起きる。

動物の先天性表皮水疱症は，牛の単純型以外は常染色劣性遺伝が主体である。

2-1）犬種傾向

単純型ではチェサピーク・ベイ・レトリーバー，接合部型ではジャーマン・ショートヘアード・ポインター，栄養障害型ではゴールデン・レトリーバーや秋田で報告がある[8]。

2-2）臨床徴候

単純型と栄養障害型は生後数週から，接合部型は出生時から症状がみられる。いずれも脱毛および痂皮を伴う水疱やびらん，爪の変形や脱落，口腔内や舌の潰瘍を認める（**図5**）。皮疹近くの正常にみえる部位を擦ると，表皮の剥離や水疱を生じるニコルスキー現象がみられるといわれている。単純型と栄養障害型は，物理的刺激が起きやすい部位や四肢に好発し，接合部型はほぼ全身に好発する[8]。

2-3）検査および診断

発症年齢や臨床徴候を参考に，皮膚病理組織学的検査および蛍光抗体直接法において蛋白レベルでの異常を調べる。また，電子顕微鏡検査では裂隙形成部位の確認が可能であり，遺伝子変異の同定は確定診断とな

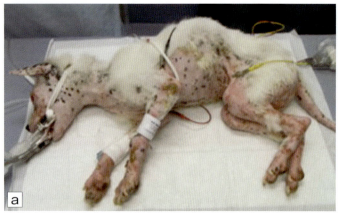
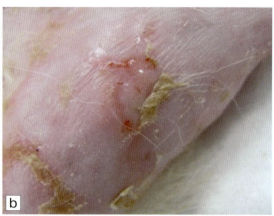

図5 接合部型の臨床像
a：顔面〜体幹腹側，臀部〜尾の腹側，四肢に脱毛を伴う痂皮を認める。
b：aの拡大像。痂皮下にびらんおよび潰瘍を認める。
出典(a, b)：清水 篤ほか．ARCH No.05 2016/10 ファームプレスより許可を受けて転載したものである

るが，一般の検査センターでの実施は難しい。生後早い段階で皮疹がみられるため，鑑別に困ることは少ないが，免疫疾患（天疱瘡群，類天疱瘡群，中毒性表皮壊死症），皮膚筋炎，熱傷が鑑別疾患である。

2-4）治療および管理法

根本的な治療法はない。人では，外的刺激を避け，創傷被覆剤の使用などの対症療法を行っており，犬でも同様に外的刺激を避け，二次感染の治療を行う。

2-5）予後

非Herlitz型以外の予後は悪く，生後1年での死亡例が報告されている。

3）エーラスダンロス症候群

皮膚や関節の過伸展，皮膚や血管の脆弱性を特徴とする遺伝性疾患である。コラーゲン線維形成機構の障害が原因であり，人では，変異遺伝子により7型に大別されており，それぞれ臨床症状も異なる[9]。犬のエーラスダンロス症候群も人と同様に遺伝的なコラーゲンの異常が指摘されており，皮膚の過伸展や脆弱性を特徴とする。

3-1）犬種傾向

ビーグル，ダックスフンド，ジャーマン・シェパード・ドッグなどで報告がある。皮膚の過伸展が主体の軽症例は，疾患というよりも体質的な問題であり，ゴールデン・レトリーバーやミニチュア・ダックスフンド，パグで認めることが多い。

3-2）臨床徴候

皮膚の過伸展により四肢や頚部に過剰な皺がみられ，弾力性の低下によりわずかな外傷でも皮膚が裂ける（図6，7）。皮下血腫や関節の弛緩，脱臼がみられることもある[10]。また，幼少期に臍ヘルニアや鼠径ヘルニアを発症する個体もいる。

3-3）検査および診断

臨床徴候，特に伸展率を測定し，皮膚病理組織学的検査や場合によっては電子顕微鏡検査で診断する。伸展率は，腰背部の皮膚を垂直に伸展させた最大距離を，後頭稜〜尾根部までの体長で割り，100を掛けて算出する（健常犬：＜14.5％）。皮膚病理組織学的検査では好酸性がより強くなった大小不同の膠原線維を認めるが，異常がみられないことも多く，電子顕微鏡検査で膠原線維の径の不揃いや配列の乱れを確認する（図8）。

3-4）治療および管理法

根本的な治療法はなく，外傷を避け，コラーゲン形成に必要なビタミンC，血管壁を強くするカルバゾクロムを投与することもある。

3-5）予後

通常，命に別状はないが，人の血管型と同様に，動脈破裂の報告も1例あるため注意が必要である[11]。

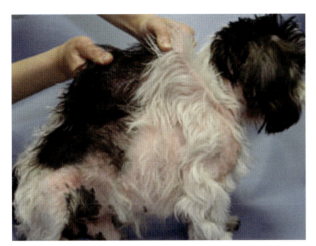

図6 エーラスダンロス症候群の臨床像
皮膚の過伸展を認める。

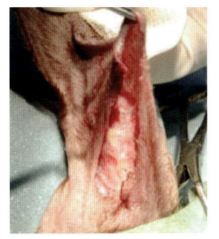

図7 皮膚の裂傷
軽度な外的刺激により皮膚の裂傷を認める。
写真提供:横浜山手犬猫医療センター 上田一徳先生
のご厚意による

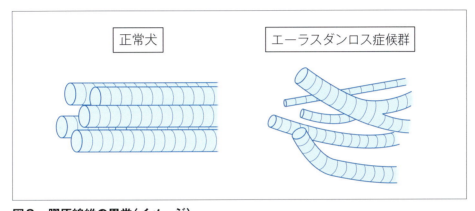

図8 膠原線維の異常(イメージ)
正常犬と比較すると,エーラスダンロス症候群の膠原線維は,太さや形が一定していない。

4)家族性皮膚筋炎

皮膚筋炎とは,もともと人の疾患であり,人では皮膚と筋肉が侵される膠原病の一型として,通常,後天性に発症する[12]。病因は,ウイルス説,アレルギー説,自己免疫説などが唱えられているが,すべての症例に共通する病因は明らかではない[12]。一方,犬の家族性皮膚筋炎は,皮膚と筋肉の遺伝性炎症性疾患とされているも,その病態は虚血性皮膚障害であり,通常,6カ月齢までに発症する[13]。病因は不明であるも,特定の犬種においては,常染色体優性遺伝であると報告されている[14]。

4-1)犬種傾向

コリーやシェットランド・シープドッグに好発するが,ウェルシュ・コーギー・ペンブロークやジャーマン・シェパード・ドッグでも報告がある[14]。

4-2)臨床徴候

鼻梁,眼囲,耳尖,口吻といった顔面,尾や肢端などの物理的刺激が加わる部位に,鱗屑を伴う脱毛,紅斑や潰瘍,痂皮がみられる(図9〜11)。また,爪が縦に割れたり,脱落することもある。通常,痒みは伴わない。まれではあるが重症例では,咀嚼筋の萎縮による咀嚼の難しさから,飲み水が食べかすで汚れる。外傷や気候(夏),発情が悪化因子となりうる。

4-3)検査および診断

病歴,臨床像および皮膚病理組織学的検査で診断する。皮膚病理組織学的検査では,表皮および毛包上皮の液状変性,ケラチノサイトの好酸性変性,毛包の萎縮と線維化がみられる。筋生検や筋電図も有用である

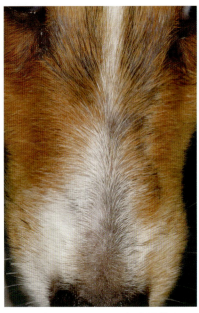

図9 鼻梁にみられた色素沈着を伴う脱毛斑
鼻梁に色素沈着を伴う脱毛斑を認める。

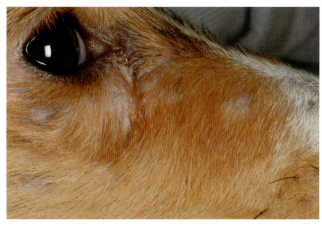

図10 眼囲から鼻梁にかけての脱毛斑
眼囲から鼻梁にかけて脱毛斑を認める。

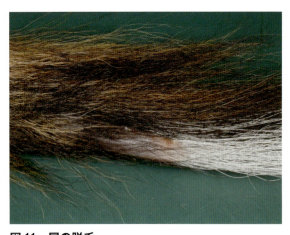

図11 尾の脱毛
尾に脱毛を認める。

が，典型的な異常所見は認められないことが多い。

鑑別疾患として，感染症（ニキビダニ症，皮膚糸状菌症，膿皮症），免疫疾患（エリテマトーデス，先天性表皮水疱症，落葉状天疱瘡）を考える。

4-4) 治療および管理法

ビタミンEや脂肪酸製剤，本邦では現在販売されていないが，ペントキシフィリンを25 mg/kg 1日2回で使用する。炎症が強い場合は，プレドニゾロンを一時的に使用することがある。前述した悪化因子は排除する。

4-5) 予後

大規模な調査は，これまで行われていない。軽症では自然治癒もありうるも，まれではあるが，急性死の転帰をたどる症例もあるといわれている[14, 15]。

インフォームド・コンセントにおける注意点

・**魚鱗癬**

遺伝性疾患であることを明示し，外観だけの問題ではなく，皮膚のバリア機能が低下していることを説明する。治療の目標は，疾患と上手に付き合っていくことである。

・**先天性表皮水疱症**

まれな遺伝性疾患であり，型によっては予後が不良であるため，専門機関での診断を促すべきである。

・**エーラスダンロス症候群**

遺伝性疾患であることを明示し，皮膚だけではなく関節，血管にも異常が及ぶ可能性を説明する。外傷を避けるための生活の工夫は，飼い主の協力なしでは成り立たない。治療の目標は，疾患と上手に付き合っていくことである。

・**家族性皮膚筋炎**

治療は根本的なものではなく，あくまでも症状緩和を目的としたものである。重症例では特に，生涯にわたり管理が必要である。

◪ 参考文献 ◪

1) 清水宏. あたらしい皮膚科学. 中山書店. pp222-230, 2005.
2) Credille KM, Minor JS, Barnhart KF, et al. Transglutaminase 1-deficient recessive lamellar ichthyosis associated with a LINE-1 insertion in Jack Russell terrier dogs. *Br J Dermatol* 2009, 161(2), 265-272.
3) Credille KM, Barnhart KF, Minor JS, et al. Mild recessive epidermolytic hyperkeratosis associated with a novel keratin 10 donor splice-site mutation in a family of Norfolk terrier dogs. *Br J Dermatol* 2005, 153(1), 51-58.
4) Grall A, Guaguère E, Planchais S, et al. PNPLA1 mutations cause autosomal recessive congenital ichthyosis in golden retriever dogs and humans. *Nat Genet* 2012, 44(2), 140-147.
5) Mauldin EA, Wang P, Evans E, et al. Autosomal recessive congenital ichthyosis in American Bulldogs is associated with NIPAL4 (ICHTHYIN) deficiency. *Vet Pathol* 2015, 52(4), 654-662.
6) Metzger J, Wöhlke A, Mischke R, et al. A novel SLC27A4 splice acceptor site mutation in great danes with ichthyosis. *PloS One* 2015, 10(10), e0141514.
7) Tamamoto-Mochizuki C, Banovic F, Bizikova P, et al. Autosomal recessive congenital ichthyosis due to PNPLA1 mutation in a golden retriever-poodle cross-bred dog and the effect of topical therapy. *Vet Dermatol* 2016, 27(4), 306-e75.
8) Medeiros GX, Riet-Correa F. Epidermolysis bullosa in animals : a review. *Vet Dermatol* 2015, 26(1), 3-13.
9) 瀧川雅浩 監修, 富田靖, 橋本隆, 岩月啓 編集. 標準皮膚科学, 第9版. 医学書院. pp265-266, 2010.
10) 上田一徳, 清水篤, 永岡大典 他. トイ・プードルに認められた両側膝蓋骨脱臼および骨格形成不全を伴うエーラス・ダンロス症候群の1例. 獣医臨床皮膚科 2011, 17(2), 85-88.
11) Uri M, Verin R, Ressel L, et al. Ehlers-Danlos syndrome associated with fatal spontaneous vascular rupture in a dog. *J Comp Pathol* 2015, 152(2-3), 211-216.
12) 瀧川雅浩. 標準皮膚科学, 第9版. 瀧川雅浩 監修, 富田靖, 橋本隆, 岩月啓 編集. 医学書院. p295, 2010.
13) Gross TL, Ihrke PJ, Walder EJ, et al. Skin diseases of the dog and cat, 2nd ed. Blackwell. 2005.
14) Miller WH, Griffin CE, Campbell KL. Muller's & Kirk's small animal dermatology, 7th ed, Elsevier. 2012.
15) 太刀川史郎, 太刀川統子, 永田雅彦. コリーにみられた家族性皮膚筋炎の長期観察例. 獣医皮膚科臨床 1998, 4(4), 37-41.

（大嶋有里）

Chapter 8

猫の痒み行動と猫特有の皮膚疾患

1 猫の痒み行動①
　～臨床病型別のアプローチ～

2 猫の痒み行動②
　～過敏性疾患と免疫介在性疾患～

3 猫特有の皮膚疾患

Chapter 8-1 猫の痒み行動①
～臨床病型別のアプローチ～

　犬では皮膚病に対して特徴的な皮疹がみられる。一方、猫では皮膚病に対する特徴的な皮疹は限られており、ある特定の臨床徴候しかみられない。これら臨床徴候として、頭頚部掻破痕、粟粒性皮膚炎、好酸球性肉芽腫群、および外傷性脱毛が含まれる。猫の皮膚疾患のアプローチはこれら臨床徴候のいずれかに当てはまるのかを考えた上で、鑑別疾患を検証する。

　皮膚炎・アレルギーに関する詳細はPart1 C8-2「猫の痒み行動②～過敏性疾患と免疫介在性疾患～」を参照していただき、本稿はそれ以外に見落としたくない疾患に関して説明する。

1）頭頚部掻破痕

　頭頚部掻破痕とは、頭部や頚部の掻き壊しによる脱毛、紅斑、また表皮剥離などを生じる現症のことである（図1）。頭頚部掻破痕の診断や治療においては、猫の特徴的な皮膚構造と原因疾患の双方の観点から考える必要がある。

猫の特徴的な皮膚構造

　猫では犬や人にくらべ、ほぼ全身において真皮に肥満細胞が多くみられるが、頭頚部では他の部位に比較してさらに肥満細胞の分布が多い。したがって、様々な刺激により肥満細胞の脱顆粒が生じることが予想され、他の部位にくらべて痒みが悪化することが予想される。また頭頚部では脂腺の分布も多い。本来は発情にあわせて脂腺から脂質産生が促されるが、猫では避妊手術や去勢手術と関係なく、脂質による痒み感覚の悪化を予想し、2、3月～10、11月ごろまで季節性の痒みが生じることも考慮する。

頭頚部掻破痕を生じる疾患として

　一般的に頭頚部掻破痕を生じる疾患として、皮膚炎・アレルギー（いわゆる猫のアトピー性皮膚炎、食物アレルギー、ノミアレルギー性皮膚炎）や外傷（精神的要因、身体的要因）などが含まれる。それ以外の疾患として猫疥癬、耳疥癬、猫アクネなどがあり、これら疾患は比較的特徴的な臨床像を認める。

1-1）猫疥癬

　猫疥癬虫（ネコショウコウヒゼンダニ）の感染により生じる痒みの疾患である。犬疥癬（通常疥癬）はアレルギー疾患であるのに対し、猫疥癬は感染症である。すなわち、多数寄生により生じる疾患である。また猫疥癬虫は種特異性があることから、基本的に猫同士の感染となる。

1-1-1）症状、特徴的な所見（臨床徴候）

　猫疥癬は重度な鱗屑を伴う痒みを特徴としており、耳介、顔面、肘、踵、および体幹などにみられる（図

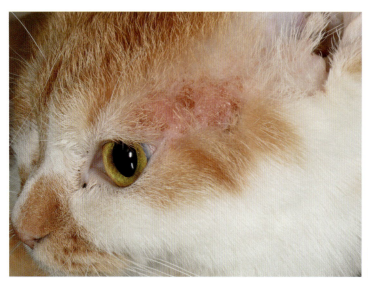

図1　頭頚部掻破痕
顔面に痂皮を伴うびらんがみられる。

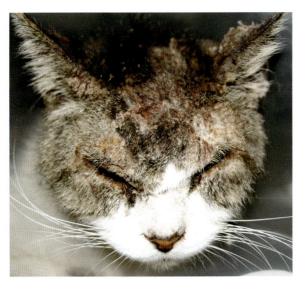

図2 猫疥癬
頭部や耳に鱗屑や痂皮がみられる。

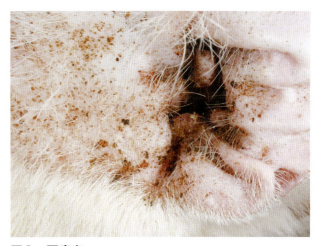

図3 耳疥癬
耳道では褐色〜黒色の耳垢が観察される。

2）。一般的に若齢猫での発症が多い。

1-1-2）検査および診断

検査としては皮膚掻爬検査を実施する。ニキビダニ症とは異なり，猫疥癬虫は角質層下に生息していることから，フケを集める浅い掻爬検査を行う。さらに感染症であることから，通常の皮膚掻爬検査で多数の猫疥癬虫が観察される。

1-1-3）治療および管理法

猫疥癬では一般的にイベルメクチンを使用する。イベルメクチンは200〜300μg/kg，1週間ごとに4回または2週間ごとに3回，皮下注射を行う。

1-1-4）予後

猫疥癬は駆虫が可能な疾患であり，予後良好である。

1-2）耳疥癬

ミミヒゼンダニが感染して生じる疾患であり，主に耳道内に生息する。ミミヒゼンダニは猫だけではなく，犬にも感染することから，注意が必要である。

1-2-1）症状，特徴的な所見（臨床徴候）

耳疥癬は一般的に褐色〜黒色の多量な耳垢を生じる疾患であり（図3），耳を中心に痒みを生じることから，耳垢のみならず耳介またはその周囲に表皮剥離などがみられることがある。ときにミミヒゼンダニは耳道から飛び出し，体幹に生息することもある。そのような場合には，頭頚部掻破痕だけではなく，体幹の痒みも生じることがあるので注意する。

1-2-2）検査および診断

検査としては耳垢の顕微鏡検査を実施する。通常の耳垢鏡検で多数のミミヒゼンダニが観察される。

1-2-3）治療および管理法

一般的にイベルメクチンを使用する。イベルメクチンは200〜300μg/kg，1週間ごとに4回または2週間ごとに3回，皮下注射を行う。

1-2-4）予後

耳疥癬は駆虫が可能な疾患であり，予後良好である。しかし，犬にも感染することから，多頭飼育の場合には同居猫だけではなく，同居犬も同時に駆虫する必要がある。

1-3）猫アクネとは

猫アクネは下顎を主体に痒みを生じる疾患であり，皮膚構造（脂腺分布），細菌，また性ホルモンなどの関与が予想される。

1-3-1）症状，特徴的な所見（臨床徴候）

猫アクネは，軽症例では黒色面皰や鱗屑を伴い，重症例では出血や瘻管を伴う結節がみられる（図4）。重症度にあわせて痒みの程度が異なる。

1-3-2）検査および診断

皮膚科一般検査（皮膚掻爬検査，皮表細胞診，毛検査）とともに，出血や瘻管を認めた場合には細菌培養検査および薬剤感受性試験を実施する。また結節が多数みられる場合には，腫瘍が鑑別疾患となることから皮膚病理組織学的検査を実施することもある。

1-3-3）治療および管理法

軽症例では外用療法として，硫黄（サルファ）サリチル酸製剤または過酸化ベンゾイル製剤による洗浄を行

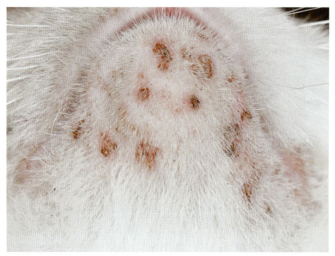

図4 猫アクネ
下顎では痂皮を伴う丘疹がみられる。

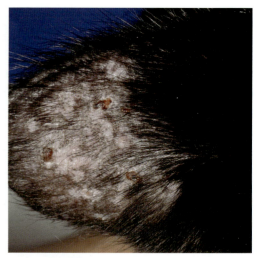

図5 蚊過敏症
耳介に脱毛を伴う丘疹や痂皮を認める。

う。また外用抗菌薬（クリンダマイシン，ナジフロキサシン）を使用することもある。重症例では全身性抗菌薬（ドキシサイクリン5mg/kg 1日2回，経口投与など）を使用する。

1-3-4）予後

治療可能な疾患であるが，再発を繰り返すこともあることから注意が必要である。

2）粟粒性皮膚炎

粟粒性皮膚炎とは粟粒状の小丘疹を特徴とする臨床徴候のことであり，小丘疹を生じる理由として点単位の刺激を生じる疾患を考える。すなわち虫の病気（外部寄生虫，昆虫），毛包の炎症（皮膚糸状菌症），外的刺激（舌による舐性行動）などが考えられる。代表的な虫の病気としては，蚊過敏症やノミアレルギー性皮膚炎などが含まれる。

2-1）蚊過敏症

蚊過敏症とは蚊の吸血により生じるⅠ型アレルギーが関与した過敏症である。蚊過敏症の特徴として，毛色，皮疹分布，および発症時期がある。

2-1-1）症状，特徴的な所見（臨床徴候）

蚊過敏症は，黒毛の猫に生じる疾患であり，軽症例では粟粒性皮膚炎，重症例ではびらんや潰瘍を認める（図5）。これら皮疹は一般的に両耳介に生じる。他の部位として鼻梁や肉球にも生じることがある。毎年同時期に症状を繰り返すが，過敏症を生じる蚊の種類は個々の猫によって異なることから，発症時期に違いがみられる。

2-1-2）検査および診断

臨床像および飼育環境を重視する。すなわち，黒毛の猫が両耳介に粟粒性皮膚炎を生じた場合や，屋外への出入りがある場合には蚊過敏症を考える。また経過観察により毎年同時期に両耳介の粟粒性皮膚炎を繰り返すようであれば，蚊過敏症の可能性はきわめて高い。屋内飼育の猫でも蚊過敏症を認めることはあるが，100％蚊がいない環境をつくることは不可能なことから，どのような飼育環境においても蚊過敏症がみられることは否定できない。

蚊過敏症の裏付けとして血清IgE検査を実施することもあるが，蚊の種類によっては検査結果が陰性になる。また鑑別疾患として，その他の炎症性疾患や腫瘍が含まれることから，皮膚病理組織学的検査を実施することもある。

2-1-3）治療および管理法

抗原回避として蚊のいない環境づくりを心掛ける。すなわち屋外飼育または屋外に出る機会があれば，なるべくそのような機会をなくすよう努力する。また忌避剤を使用することもある。

臨床徴候は一般的に数カ月程度であることから，症状の程度にあわせてグルココルチコイド内服または注射薬（酢酸メチルプレドニゾロン20mg/頭，または4mg/kg）を使用する。

2-1-4）予後

蚊過敏症では，重症となることは少なく，グルココルチコイド内服または注射薬で対応が可能である。しかし，生涯にわたる対応が必要となる。

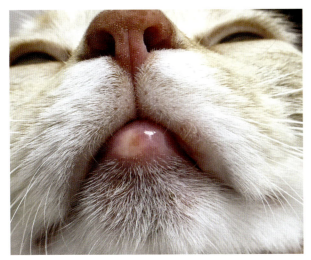

図6　好酸球性肉芽腫
下口唇に赤色〜黄色の結節がみられる。

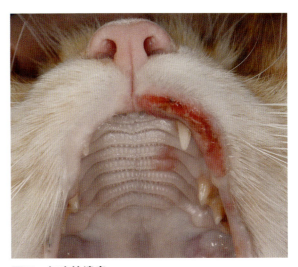

図7　無痛性潰瘍
上口唇に境界明瞭な潰瘍を認め、触診で疼痛はみられなかった。

2-2）皮膚糸状菌症

猫の皮膚糸状菌症では *Microsporum canis* が主な原因菌であり、一般的に鱗屑を伴う環状脱毛斑が頭部や四肢に認められる。しかし、チンチラやペルシャではときに感染被毛の毛包に炎症が生じることから、毛包一致性の丘疹がみられることがある。

2-2-1）症状，特徴的な所見（臨床徴候）

粟粒性皮膚炎を認める。頭部や体幹などに粟粒性皮膚炎を生じたチンチラやペルシャでは、皮膚糸状菌症を考える。

2-2-2）検査および診断

一般的な皮膚糸状菌症の症例への対応と同様に、毛検査や皮膚搔爬検査、真菌培養検査、ときに皮膚病理組織学的検査を実施する。感染被毛の確認とともに、真菌培養検査で菌種の同定を行う。内服薬を投与するにあたって、血液検査および血液化学検査を実施することもある。

2-2-3）治療および管理法

イトラコナゾール5〜10 mg/kgを1日1回投与する。イトラコナゾールは食事と一緒に投薬する。1カ月ごとに皮膚症状の観察と、毛検査や皮膚搔爬検査を実施する。臨床徴候の改善とともに、毛検査や皮膚搔爬検査で感染毛が検出されなければ、真菌培養検査を実施する。真菌培養検査で陰性であれば、さらに1カ月間イトラコナゾールを投薬し、治療終了とする。

皮膚糸状菌症では感染被毛による生活環境の汚染が考えられることから、環境の掃除を徹底して実施することが必要である。掃除機や拭き掃除などによる物理的な除去とともに、洗濯可能なものに関しては少なく

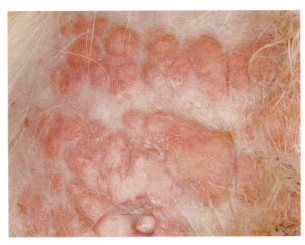

図8　浸潤性局面
腹部に赤色〜黄色の浸潤性局面が観察される。

とも2回洗濯を実施する。また環境中の皮膚糸状菌を管理できているかを判断する目的として、環境中の埃などの真菌培養検査を実施することもある。

2-2-4）予後

皮膚糸状菌症は治療可能な疾患であるが、多頭飼育での管理は難しい。多頭飼育では症状の有無にかかわらず、すべての猫で真菌培養検査を実施する必要があり、感染猫は隔離する必要がある。

3）好酸球性肉芽腫群

好酸球性肉芽腫群とは、真皮全層に好酸球を主体とする細胞浸潤による炎症性疾患であり、臨床徴候として好酸球性肉芽腫（図6）、無痛性潰瘍（図7）、および浸潤性局面（図8）を認める。一般的に痒みによる舐性

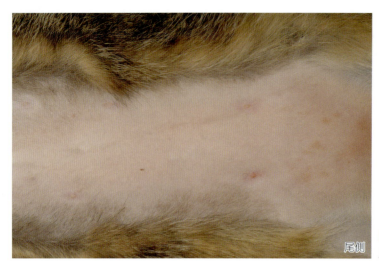

図9　外傷性脱毛
腹部に境界明瞭な脱毛が観察される。
尾側

行動や掻破行動で皮膚が盛り上がることはないことから，好酸球性肉芽腫群では，ホスト側の要因と皮膚疾患の両方を考えて治療を進める。すなわち，ホスト側の要因として好酸球性肉芽腫群になりやすい体質があることを考え，皮膚疾患として皮膚炎（いわゆる猫のアトピー性皮膚炎，食物アレルギー，ノミアレルギー性皮膚炎）や外傷（精神的要因，身体的要因）を考える。

検査は皮膚科一般検査とともに，皮膚病理組織学的検査を実施することもある。皮膚病理組織学的検査で，真皮に結節状または瀰漫性の好酸球浸潤と，好酸球の脱顆粒を示唆するFlame figureが観察される。

4）外傷性脱毛

外傷性脱毛とは舐め壊しによる境界明瞭な脱毛を生じる現症であり，舐め壊した部位の脱毛のみで，皮膚はきれいな状態が保たれていることが多い（図9）。外傷性脱毛を生じる疾患としていずれの病気も考える必要があるが，特に身体的要因や精神的要因による外傷を考え，身体検査や生活環境の聴取を行う。皮疹分布として，腹部や後肢の場合では身体的要因である消化器疾患（巨大結腸），泌尿器疾患（下部泌尿器症候群），神経・関節疾患などを考える。また，それ以外の皮疹分布としては甲状腺機能亢進症も考えることがある。

いずれの外傷性脱毛においても，精神的要因を考える必要があり，発症時に環境の変化や医療行為などがなかったか，また脱毛症以外に問題行動がみられないかを聴取する。精神的要因による外傷性脱毛の症例では，60％の症例で問題行動がみられるとされている。

4-1）猫ニキビダニ症（Demodex gatoi）

Demodex gatoi は，猫で報告されているニキビダニの3種類のうちの1つであり，角質層に生息するニキビダニである。臨床像は腹部や四肢を主体とした外傷性脱毛である。

4-1-1）症状，特徴的な所見（臨床徴候）

外傷性脱毛を特徴としており，腹部や四肢を中心にみられる。ときに鱗屑や紅斑などがみられることがある。

4-1-2）検査および診断

臨床像とともに，皮膚掻爬検査を実施する。*D. gatoi* は角質層に生息するニキビダニであることから，フケを集めるような掻爬検査を行う。掻爬検査でニキビダニが検出されれば確定である。

4-1-3）治療および管理法

治療は，イベルメクチン300μg/kg（皮下注射または経口投与）の隔日投与を行う。*D. gatoi* は感染するニキビダニと考えられていることから，同居猫も同時に検査および治療を実施した方がよいかもしれない。

4-1-4）予後

予後は非常に良好であり，治癒する疾患である。

インフォームド・コンセントにおける注意点

・頭頸部掻破痕：猫疥癬
　猫疥癬は猫同士による感染症であることから，多頭飼育の場合には症状の有無に関係なく，すべての猫を治療する．また感染源を検討する必要がある．特に屋外飼育では，再感染の可能性があることから注意を要する．

・頭頸部掻破痕：耳疥癬
　一般的に治癒することが可能な疾患であるが，耳疥癬は犬や猫に感染することから，同居しているすべての犬や猫の治療が必要である．

・頭頸部掻破痕：猫アクネ
　軽症〜重症まで多彩であり，軽症例の場合，美観上問題なければ経過観察でよい．重症例では，数カ月間の治療が必要なこともある．

・粟粒性皮膚炎：蚊過敏症
　屋外飼育または屋外に出る機会のある猫では蚊過敏症との診断を受け入れてくれるが，屋内飼育の猫では，蚊がいない環境で飼育されていると思われ，受け入れてくれないこともある．そのような状況では，診断の補助として血清IgE検査や皮膚病理組織学的検査を実施することもある．

・粟粒性皮膚炎：皮膚糸状菌症
　人獣共通感染症であることから，飼い主に感染する可能性があることを伝える必要がある．飼い主が皮膚糸状菌に感染した場合には，人の皮膚科医を受診し，現在猫が皮膚糸状菌症で治療をしていることを伝えるよう指導する．

・好酸球性肉芽腫群
　好酸球性肉芽腫群の猫は，原因とともに好酸球性肉芽腫群になりやすい体質をもっている．したがって，抗炎症薬による治療が必要となる．

・外傷性脱毛：猫ニキビダニ症
　他の猫に感染する可能性があることから注意を要する．

◘ 参考文献 ◘

1) Miller WH, Griffin CE, Campbell KL. Muller and Kirk's small animal dermatology, 7th ed. Saunders. 2013.

（村山信雄）

Chapter 8-2 猫の痒み行動② 〜過敏性疾患と免疫介在性疾患〜

過敏性疾患とは，健常の動物には耐えられる一定量の刺激の曝露により，客観的に再現可能な徴候を引き起こす疾患であり，当然のことながら痒み行動を伴う。過敏性疾患には，免疫学的機序によって開始される過敏症であるアレルギーと，非アレルギー性の過敏症が含まれる。猫では，ノミアレルギー性皮膚炎と食物有害反応が代表的である。これらの疾患とその他の痒みを伴う疾患を除外した場合に，猫のアトピー性皮膚炎という病名が使用されることがあるが，人や犬のアトピー性皮膚炎に相当する疾患かどうかの評価は未だ不十分である。一方，猫の免疫介在性疾患は，落葉状天疱瘡が代表的であり，痒み行動を伴うことがあるが，犬と比較してもエリテマトーデスや多形紅斑は非常にまれである。

本稿では，猫が痒み行動を示す際に鑑別すべき疾患として，ノミアレルギー性皮膚炎と食物有害反応，落葉状天疱瘡について解説する。

1）猫のノミアレルギー性皮膚炎

猫のノミアレルギー性皮膚炎は，ノミの唾液成分に対するアレルギー応答に起因した皮膚疾患である。免疫学的病因はよく分かっていないが，Ⅰ型およびⅣ型アレルギーと推測されている。

1-1）臨床徴候

腰部背側や腹部といった後駆を中心に粟粒性皮膚炎，外傷性脱毛，好酸球性肉芽腫がみられる（図1）。好酸球性肉芽腫の中でも特に無痛性潰瘍を認めることが多いと報告されている[1]。発症時期は夏だけではなく，秋〜初冬にかけてもみられ，悪化傾向を示しながら通年性に発症することもある。

1-2）検査および診断

症状および病歴をもとに，治療的評価によって診断される。ノミの唾液成分に対する皮内反応試験や血清特異的IgE検査は，検査方法にもよるが，その陽性率は約80％といわれており，陰性であってもノミアレルギー性皮膚炎を否定することはできない。

1-3）治療および管理法

アレルゲン回避として，猫に対するノミ防除とともに，環境にいる虫卵，幼虫，蛹の駆除が不可欠である。猫に対するノミ防除薬として，本邦では，イミダクロプリドやスピノサド，フィプロニル，セラメクチンが販売されている。猫に対しては，内服よりも滴下薬が便利ではあるものの，ノミアレルギー性皮膚炎の症例に関しては即効性が重要であり，30分で効果を

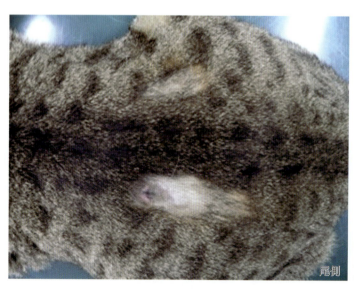

図1 ノミアレルギー性皮膚炎の臨床像
腰部背側に掻破痕を伴う脱毛を認める。
写真提供：Vet Derm Tokyo 伊從慶太先生のご厚意による

発揮し，4時間で100％の駆除率を誇るスピノサドが最も適している。一方，環境に対するノミ防除薬にはピレスロイド剤が使用されるが，虫卵や蛹はすべての薬物に抵抗性を示すため，掃除機による物理的除去を行う。特に，幼虫は暗い所を好むため，猫がよく過ごす部屋のベッドの下やソファーの陰などを重点的に駆除するように提案している。

また，炎症に対する対症療法として，グルココルチコイド製剤やシクロスポリンを使用する。猫は，グルココルチコイドレセプターの数が少なく，犬よりもレセプターに対する親和性が低いため，犬よりもグルココルチコイド製剤の必要量が多い。そのため筆者は，軽度の炎症でもプレドニゾロンを1～2 mg/kgで1日1回経口投与し，中程度以上では，プレドニゾロンよりも力価が高いトリアムシノロンを0.2～0.4 mg/kgで1日1回経口投与している。

なお，犬のノミアレルギー性皮膚炎に対してオクラシチニブの効果が報告されているが，猫のノミアレルギー性皮膚炎に対する効果は報告されていない[2]。また，猫の過敏性疾患としては，非ノミ非食事性過敏症に対するオクラシチニブの効果が報告されているが，実施例がごく少数であるものの，規定量では半数も効果がみられていない[3]。

1-4）予防

ノミアレルギー性皮膚炎は，持続的または断続的にノミに曝露されることで引き起こされると考えられている[1]。また，ノミの虫卵は我々人間が靴底などに付着させて運んでくる可能性も否定できない。それゆえ，外出しない猫でも，幼少期よりノミを予防することが本疾患の予防になりうる。

2）猫の食物有害反応

食物アレルギーとは，免疫学的機序を介した食物に対する過敏症であるが，非免疫学的な機序を介した食物不耐症と臨床的には区分が難しく，食物に起因する有害な反応を総称して食物有害反応と呼ぶ。犬と同様に，その病態は未だ明らかにされていない。原因としては，多いものから順に牛肉，魚，鶏肉と報告されている[4]。

2-1）臨床徴候

季節性のない痒みがみられ，頭頸部掻破痕が主体であるも，外傷性脱毛や好酸球性肉芽腫を呈する。嘔吐や下痢といった消化器症状の頻度は報告によって様々であるも，犬と同様にまれである。

2-2）検査および診断

診断には，除去食試験と負荷試験を用いる。除去食試験を行う際には，食事歴を丁寧に聴取し，これまで食べたことのない，またはあまり食べたことのない蛋白質があれば，その蛋白質のみを与える。一方，あらゆる蛋白質を摂取している場合などは，加水分解食を与えることもある。本疾患であれば，少なくとも8週間で90％以上の症例の痒みが改善すると報告されている[5]。しかしながら，除去食試験は猫にとって多大なストレスになるため，筆者は他の疾患の可能性，特に精神的要因の関与がどの程度あるのか，さらに，抗炎症薬の反応もみながら，どの段階で試験を開始すべきか決定している。

負荷試験は，元の食事をごく少量与え，1～2週間で痒みの再発や悪化があるかどうかを確認する。

2-3）治療および管理法

維持療法には，原因となる蛋白質が含まれていない療法食を使用するが，約20％の症例が家庭調理食でしか維持できないといわれており，このような場合は，蛋白質を1種類に限定せず複数与えるなど，栄養バランスが崩れぬように指導する必要性がある[6]。なお，本疾患のグルココルチコイド製剤の効果は不十分であるとされており，効かない症例は約60％と報告されている[6]。

2-4）予防

犬や猫では予防法は不明である。なお，人においても，食物アレルギーの発症には様々な因子の関与が想定されており，予防に関して一定の結論は得られていない。現在のところ，離乳食の開始時期を早める早期導入により一定の効果が得られると考えられている[7]。

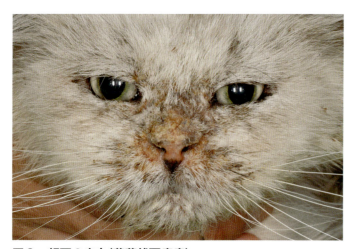

図2　顔面の痂皮（落葉状天疱瘡）
鼻梁～眼の内側，口囲に脱毛を伴う黄色の痂皮を認める。

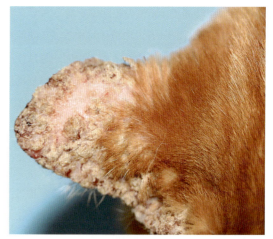

図3　耳介の痂皮（落葉状天疱瘡）
耳介に脱毛を伴う痂皮を認める。
写真提供：DVMsどうぶつ医療センター横浜二次診療センター 皮膚科 柴田久美子先生のご厚意による

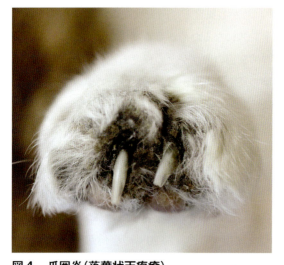

図4　爪囲炎（落葉状天疱瘡）
爪の基底部に黒色の痂皮を認める。
写真提供：DVMsどうぶつ医療センター横浜二次診療センター 皮膚科 柴田久美子先生のご厚意による

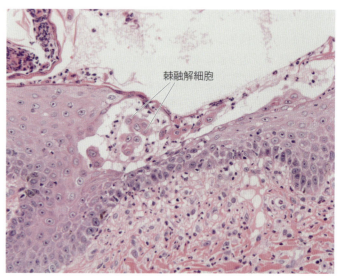

図5　棘融解細胞
角質層下膿疱内に紅色の丸い細胞質をもつ棘融解細胞がみられる。

3）猫の落葉状天疱瘡

猫の落葉状天疱瘡は，後天性に表皮上層の細胞間の結合が崩壊し，棘融解を生じる疾患である。人では，角化細胞間を結合するデスモゾームの構成分子であるデスモグレイン1に対する自己抗体が原因であるが，猫では明らかにされていない。

3-1）臨床徴候

顔や耳介を主体とする頭部，爪の基底部，乳頭周囲に痂皮や膿疱を認める（図2～4）。元気消失や食欲不振がみられることもある。

3-2）検査および診断

細胞診で棘融解細胞を確認することはできるが，確定診断には皮膚病理組織学的検査を用いる。皮膚病理組織学的検査では，角質層下または角質層内に膿疱を認め，膿疱内には好中球や少数の好酸球とともに棘融解細胞がみられる（図5）。皮膚病理組織学的検査を実施する際は膿疱を採取すべきであるが，猫の場合，膿疱がつぶれて痂皮を形成していることが多く，その場合でもつぶれて間もない病変，すなわち最も新しい病変を選ぶとよい。なお，猫では，免疫染色は診断に用いる段階には至っていない。

3-3）治療および管理法

免疫抑制剤としてグルココルチコイド製剤単独，グ

ルココルチコイド製剤とシクロスポリンやクロラムブシルとの併用が用いられる[8]。グルココルチコイド製剤単独としては、トリアムシノロンを0.6～2mg/kg 1日1回で使用するほか、プレドニゾロンを2mg/kg 1日1回で使用することで、97％の症例が8週間以内に完全寛解したとの報告がある[9]。なお、猫や犬では証明されていないが、人では情動性ストレスがあると、治療に抵抗性を示すことから、精神的要因の関与がないか検討するようにしている[9]。

3-4）予後

上記治療で寛解後、投薬量を漸減するが、完全に休薬できた症例は14％と報告されており、生涯にわたり治療が必要な症例が多い[9]。

インフォームド・コンセントにおける注意点

・猫のノミアレルギー性皮膚炎

ノミアレルギー性皮膚炎は、少数寄生で皮疹を認め、なおかつグルーミングによって猫がノミを食べてしまうため、ノミの寄生を認めることはほぼない。すなわち、ノミはみつからなくて当たり前どころか、みつからない症例こそ典型であることを飼い主に理解してもらう必要性がある。なぜなら、環境のノミ防除は、飼い主の協力なくして成り立たないからである。さらに、環境のノミ防除に関しては、ノミの生活場所に関して具体例を挙げつつ、ときには家の間取りを教えてもらいながら指導をするとよい。

・猫の食物有害反応

除去食試験を行う際、多頭飼育の場合は、他の猫の食事を摂取させないように別の部屋で食事をさせるなどの工夫をする必要性がある。また、我々共通の悩みではあるが、嗜好性の問題から除去食試験を完了できないことがあり、本疾患を完全には否定することができない症例がいることを理解していただく必要性がある。

・猫の落葉状天疱瘡

前述したとおり、生涯にわたり治療が必要な症例が多く、グルココルチコイド製剤の副作用に配慮する必要性を飼い主に理解していただく。猫の場合は、血糖値の上昇、医原性クッシング症候群（副腎皮質機能亢進症）、肥大型心筋症の持病があればうっ血性心不全、耳介の弯曲などがみられ、肝障害はまれである。それゆえ、血糖値を主体とした定期的な血液検査が望ましい。

◆参考文献◆

1) Colombini S, Hodgin EC, Foil CS, et al. Induction of feline flea allergy dermatitis and the incidence and histopathological characteristics of concurrent indolent lip ulcers. *Vet Dermatol* 2001, 12(3), 155-161.

2) Cosgrove SB, Wren JA, Cleaver DM, et al. Efficacy and safety of oclacitinib for the control of pruritus and associated skin lesions in dogs with canine allergic dermatitis. *Vet Dermatol* 2013, 24(5), 479-e114.

3) Ortalda C, Noli C, Colombo S, et al. Oclacitinib in feline nonflea-nonfood-induced hypersensitivity dermatitis: results of a small prospective pilot study of client-owned cats. *Vet Dermatol* 2015, 26(4), 235-e52.

4) Mueller RS, Olivry T, Prelaud P. Critically appraised topic on adverse food reactions of companion animals(2): common food allergen sources in dogs and cats. *BMC Vet Res* 2016, 12, 9.

5) Mueller RS, Olivry T, Prelaud P. Critically appraised topic on adverse food reactions of companion animals(1): duration of elimination diets. *BMC Vet Res* 2015, 11, 225.

6) Scott DW, Miller WH Jr. Cutaneous food allergy in cats: a retrospective study of 48 cases(1988-2003). 獣医臨床皮膚科 2013, 19(4), 203-210.

7) 柳田紀之, 海老澤元宏. 食物アレルギー治療の最新情報. 喘息・アレルギー 2016, 29(2), 20-26.

8) Irwin KE, Beale KM, Fadok VA. Use of modified ciclosporin in the management of feline pemphigus foliaceus: a retrospective analysis. *Vet Dermatol* 2012, 23(5), 403-e76.

9) Simpson DL, Burton GG. Use of prednisolone as monotherapy in the treatment of feline pemphigus foliaceus: a retrospective study of 37 cats. *Vet Dermatol* 2013, 24(6), 598-601.

（大嶋有里）

Chapter 8-3 猫特有の皮膚疾患

　犬と比較すると，猫の皮膚疾患の症例数は少ない。また，日常診療で遭遇しやすい猫の皮膚疾患としては，皮膚糸状菌症や過敏性皮膚炎が挙げられる。一方，発生頻度は少ないものの，猫には犬では認められない猫特有の皮膚疾患が存在する。その中には，症状が重篤であり，致死性の経過をたどる場合や，全身疾患と関連する疾患もある。本稿では，まれではあるものの，臨床家が知っておくべき猫特有の皮膚疾患について解説する。

1）ウイルス感染症

1-1）FeLV陽性猫の巨細胞性皮膚症

　猫白血病ウイルス(FeLV)感染が原因となり，主に頭頸部に痂皮が強調される皮膚疾患である。

1-1-1）病態
　腫瘍原性免疫抑制性のレトロウイルスであるFeLVの感染が宿主がん遺伝子の組み換えを介して，表皮角化細胞の腫瘍転換が病態関与する可能性が示唆されている[1,2]。

1-1-2）猫種傾向
　好発年齢や好発品種，性差などは報告されていない[1]。

1-1-3）臨床症状
　頭頸部や耳介，口唇を中心に鱗屑や痂皮を生じる。重症例では，病変部が潰瘍化する。肉球や粘膜皮膚境界部に膿疱や潰瘍がみられる例もある[1-3]。必発ではないが，瘙痒を伴う症例が多い[1,4,5]。

1-1-4）診断
・FeLVに対する血清学的検査。
・皮膚病変の病理組織学的検査：表皮に巨細胞が形成され，不規則に肥厚する[1,4]。角化細胞由来の合胞体巨細胞は表皮のみならず，毛包漏斗部にも分布する[1,4]。免疫組織化学染色において，FeLV抗原が病変部の角化細胞から検出される[1,2,5]。

1-1-5）鑑別診断
・痒みが発疹に先行する場合：アレルギー性皮膚疾患，猫疥癬，ツメダニ症，毛包虫症。
・痂皮病変が強調される場合：皮膚薬物有害反応，天疱瘡，全身性エリテマトーデス，剥脱性皮膚炎。

1-1-6）治療と予後
　治療法は確立されておらず，抗菌薬，副腎皮質ステロイドやその他の薬剤への反応は乏しい[4]。成書では通常，診断時に皮膚症状以外に症状は認めないとあるが[4]，貧血，食欲不振や体重減少などの全身症状の悪化で数カ月以内に死亡する例や，安楽死された報告も存在する[3,5]。病変部の皮膚押捺検査や病理組織学的検査により，細菌の二次感染が認められた場合は，感染に対する治療を行うと皮膚症状の緩和に役に立つ可能性がある[5]。

1-2）猫ヘルペスウイルス関連性皮膚炎

　ヘルペスウイルス感染が原因となり，上部気道症状と顔面に強調される皮膚症状を特徴とする疾患である。

1-2-1）病態
　猫ヘルペスウイルス1型は三叉神経節に潜伏感染していると考えられており，ストレスや免疫抑制状態が発症の引き金となる[1]。過去の報告では10例中8例の猫で，副腎皮質ステロイド治療や環境中のストレスが発症要因となった可能性が示唆されている[1]。本症とFeLVや猫免疫不全ウイルス(FIV)との関連は明らかにはなっていない。

1-2-2）猫種傾向
　報告された発症年齢は4カ月〜16歳齢と幅広く，平均は4.5歳齢とされる。好発品種や性差は明らかになっていない[1]。

1-2-3）臨床症状
　皮膚症状は顔面および鼻部に強調される場合が多く，発疹としては痂皮やびらん，潰瘍を認める[4]（図1）。病変部は疼痛や瘙痒を伴う可能性がある[1]。一方，まれではあるが，顔面には病変が認められず，体

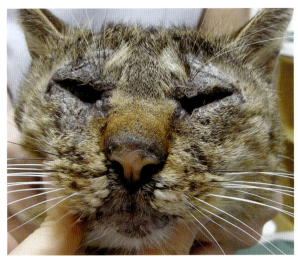

図1　猫ヘルペスウイルス関連性皮膚炎の症例
眼周囲からと鼻平面から口唇に痂皮を伴うびらんが認められる。

幹部や大腿部のみに発生がみられた症例も過去に報告されている[6]。症状は上部気道症状が皮膚症状に先行する場合が多く，発熱や食欲不振，結膜炎などが認められることもある。

1-2-4）診断
- 上部気道症状に加えて皮膚の症状が合致すること。
- 口腔内／咽頭や結膜のスメアからのウイルス分離（PCR法など）。
- 皮膚病変の病理組織学的検査：表皮から毛包上皮に及ぶ重度の壊死と潰瘍を呈する[1,4]。壊死病変近傍の表皮角化細胞に核内封入体が認められる[1]。真皮では好酸球を主体とした血管周囲性，間質性混合炎症が認められる[1]。猫ヘルペスウイルスを抗原とした免疫組織化学検査や分子生物学的な手法にてウイルスを検出する[1]。

1-2-5）鑑別診断
蚊刺咬性過敏症，好酸球性肉芽腫群，カリシウイルス関連性皮膚炎，皮膚薬物有害反応，多形紅斑，天疱瘡，全身性エリテマトーデス，扁平上皮癌などが挙げられる。

1-2-6）治療
成猫が罹患した場合，ストレスや副腎皮質ステロイドの使用が関連していることも多いため，生活環境の改善や休薬を検討する。発症要因に対する対症療法により自然治癒する可能性もある[4]。その他の治療としては，以下が挙げられる。
- リジン：250 mg/head，24時間ごと，経口投与
- 組み換え猫インターフェロンω：1.5 MU/kg，皮下投与
- ファムシクロビル：90 mg/kg，8時間ごと，経口投与
- 外用抗ウイルス薬：アシクロビル，12時間ごとに病変部に塗布

1-2-7）予後
通常良好で，多くの症例は10～20日程度で回復する[7]。

2）その他の疾患

2-1）剥脱性皮膚炎
主に胸腺腫に関連して認められ，汎発性の鱗屑や痂皮の形成を特徴とする疾患である。

2-1-1）病態
詳細な病態は明らかになっていないが，胸腺腫に関連してT細胞主導性の免疫パターンが生じる結果，皮膚症状が出現する可能性が示唆されている[1]。一方で，胸腺腫が認められない剥脱性皮膚炎も存在し，皮膚症状との因果関係は不明なものの，腹腔内リンパ節腫脹，肝腫大，膵炎，リンパ球形質細胞性肝炎，胆管炎などが認められている[8]。

2-1-2）猫種傾向
中齢～高齢の猫に認められる。好発品種や性差は報告されていない[1,4]。胸腺腫が存在しない剥脱性皮膚炎の18例を解析した報告では，診断時の年齢は1.5～15歳齢で，平均8.2歳齢であった[8]。

2-1-3）臨床症状
初期症状は顕著な痂皮や鱗屑が頭部や耳介，頚部から発生する。その後，皮膚症状は全身に拡大する。症状の進行に伴って，鱗屑は大型化し，シート状になる[1,4]（図2）。鱗屑や痂皮の過剰な形成に続いて脱毛が認められやすい[4]。一般的には瘙痒は認められないか，ごく軽度の瘙痒がみられる程度である[1,4]。

胸腺腫が関連した剥脱性皮膚炎の症例では，皮膚症状に先行して発咳や呼吸困難，食欲不振，体重減少などの全身症状を伴っていたとされ[4]，胸腺腫を伴わない剥脱性皮膚炎の症例においても，多くは元気や食欲の減退が認められたとしている[8]。

2-1-4）診断
- 胸部画像診断：胸腺腫の存在を確認する。
- 皮膚病変の病理組織学的検査：毛包および表皮内の角化細胞の個細胞壊死や角化亢進，境界部皮膚炎が認められる[1]。特に毛包の境界部皮膚炎は著しく，

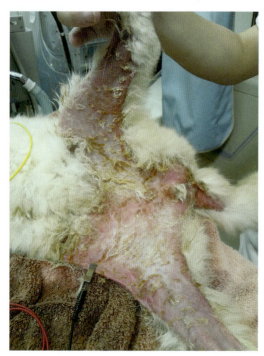

図2 鼠径部に紅斑を伴う大型の鱗屑と脱毛が認められた剥脱性皮膚炎の症例

脂腺が消失することも少なくない[1]。

2-1-5) 鑑別診断

皮膚糸状菌症，毛包虫症，脂腺炎，落葉状天疱瘡，全身性エリテマトーデス，多形紅斑，上皮向性リンパ腫などが挙げられる。

2-1-6) 治療

胸腺腫あるいは内臓悪性腫瘍の外科的切除により，症状は改善する場合が多い[1,4]。過去には，胸腺腫の手術後90日以内に皮膚症状が消失したことが報告されている[9]。

胸腺腫を伴わない剥脱性皮膚炎では，18例中12例が免疫抑制療法で治療されており，2例は免疫抑制量のプレドニゾロン単独で良好な反応が得られている[8]。その他，プレドニゾロンとシクロスポリンの併用（2例），デキサメサゾン単独（4例），シクロスポリン単独（2例）でも治療反応が認められている[8]。免疫抑制療法を用いなかった6例のうち，1例は抗菌薬に治療反応が認められたが，12カ月後に再発が認められた[8]。その他，1例はシャンプー療法のみで3年間症状を管理することが可能であり，4例は無治療で経過観察された[8]。無治療の症例の2例は2カ月後に症状の改善が認められないという理由から安楽死され，1例は自然軽快し，もう1例では数カ月にわたり症状に変化は認められなかった[8]。

2-1-7) 予後

胸腺腫を外科的に切除した場合，3年生存率は74%とされる[4]。胸腺腫を伴わない症例の場合，免疫抑制療法に反応するものの，多くの症例で投与薬の漸減に伴い皮膚症状の悪化が認められたため，長期的な管理には注意が必要である[8]。

2-2) 猫の変性性ムチン沈着性毛包上皮炎

顔面を中心に，脱毛を伴う浮腫が特徴的な皮膚疾患である。

2-2-1) 病態

病態は解明されていないが，何らかの免疫学的要因の関与が示唆されている[3]。本症に罹患した一部の猫では，FIV感染が認められたことが報告されている[4]。死後解剖された症例においては，慢性肝炎や膵炎，肺炎が存在したことも報告されている[4]。

2-2-2) 猫種傾向

中年齢以降の猫が罹患する傾向にあり[3]，報告された7例中6例が雄であった[10]。しかし，好発品種や性差は報告されていない[3]。

2-2-3) 臨床症状

顔を中心に鱗屑や痂皮を伴う脱毛が発生し，皮膚症状は頭頸部から肩周囲にかけて，あるいは全身性に拡大する場合もある[10]。顔面は左右対称性に浮腫を呈することが多く，皮膚の肥厚が認められる[1,4]。重症例では皮膚の肥厚によって眼瞼が閉じてしまうこともある[1,4]。瘙痒は症例によって様々である。

2-2-4) 診断

・皮膚病変の病理組織学的検査：毛包峡部の上皮に混合パターンの炎症が認められ，毛包内に様々な程度のムチン沈着が認められる[1]。

2-2-5) 鑑別診断

毛包虫症，皮膚糸状菌症，脂腺炎，萎縮性皮膚炎，上皮向性リンパ腫などが挙げられる。

2-2-6) 治療

治療法は確立されておらず，副腎皮質ステロイドをはじめとした免疫抑制療法に対して反応が乏しいことが報告されている[4,10]。一方で，トリアムシノロンやシクロスポリンにより，改善と悪化を繰り返した症例も報告されている[4]。

2-2-7) 予後

症状は数年かけて進行する可能性がある。

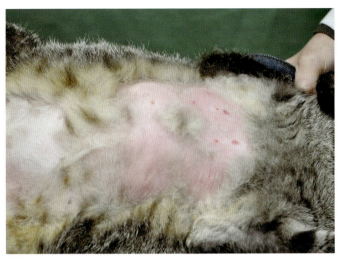

図3 腫瘍随伴性脱毛症が疑われ下腹部に脱毛が認められた症例
写真提供：東京農工大学 大隅尊史先生のご厚意による

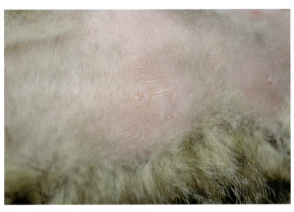

図4 図3の症例の拡大像
皮膚は菲薄し，弾力性がなく光沢のある質感を呈している。
写真提供：東京農工大学 大隅尊史先生のご厚意による

2-3) 腫瘍随伴性脱毛症

内臓の悪性腫瘍が基礎疾患となり，特徴的な脱毛を認める皮膚疾患である。

2-3-1) 病態

病態は不明だが，内臓腫瘍の切除に続いて皮膚症状が消失し，腫瘍の再発に伴い皮膚症状が再燃する[1,4]。過去の報告においては，多くの症例で膵臓腫瘍が認められ，その他では胆管癌が認められた[1,4,11]。最近の報告では，原因となる内臓腫瘍として膵臓の神経内分泌腫瘍や，肝臓と脾臓原発の形質細胞腫が認められている[12]。

2-3-2) 猫種傾向

ほとんどの症例は10歳齢以上だが，今まで認められた最年少の症例は7歳齢であった[4]。好発品種や性差は明らかではない[1,3,4]。

2-3-3) 臨床症状

急激な左右対称性の脱毛が腹部，胸部から始まり，四肢や顔面に拡大する[1,3,4,7]。脱毛部位の皮膚は菲薄し，弾力性がなく光沢のある質感を呈する（図3，4）。脱毛していない部位の被毛はつやがなく，容易に抜けてしまう[1,4,7]。鱗屑や，茶色〜黒色のワックス状の付着物が認められることもある。多くの症例で過剰なグルーミングが認められる[1]。

嗜眠，食欲不振，体重減少など重篤な全身症状が併発し，報告された症例の多くは8週間以内に死亡，もしくは安楽死されている[1,4]。

2-3-4) 診断

- 画像診断：X線検査や超音波検査，CT検査，MRI検査での腹腔内腫瘍の存在の確認。
- 試験開腹：摘出した内臓腫瘍の病理組織学的検査。
- 皮膚病変の病理組織学的検査：中等度〜重度の表皮肥厚が認められ，角質層は欠損していることが多い[1]。多くの毛包は萎縮し，毛周期は休止期の状態である[1]。

2-3-5) 鑑別診断

副腎皮質機能亢進症，高グルココルチコイド血症，休止期脱毛症などが挙げられる。

2-3-6) 治療

原発腫瘍（膵臓腫瘍）の外科的切除により，術後10週間で皮膚症状の改善を認めたことが報告されている[13]。しかし，その症例は術後18週間で皮膚病変に再発が認められ，死後の剖検によって原発腫瘍の転移性病変が確認された[13]。

2-3-7) 予後

内臓悪性腫瘍が原因であり，予後は非常に悪い。診断した時点で，肝臓や肺に転移している可能性が高いことが過去に報告されている[1,4]。手術が成功した場合は，10〜12週間以内に皮膚症状の改善が期待できる[7]。

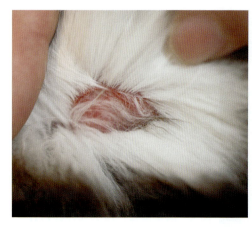

図5 皮下注射をきっかけに生じた裂傷

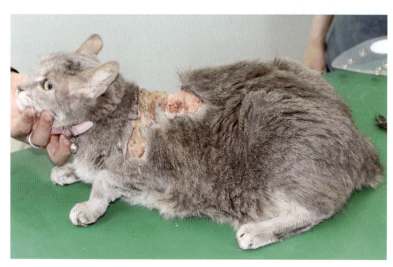

図6 頚部背側から尾側に広がった広範囲に及ぶ皮膚欠損

2-4) 後天性皮膚脆弱症候群

様々な原因で皮膚が脆弱化し，皮膚菲薄化と非出血性／無痛性裂傷を特徴とする皮膚疾患である。

2-4-1) 病態

基礎疾患として自然発生性の副腎皮質機能亢進症，副腎皮質ステロイドの過剰使用による医原性副腎皮質機能亢進症や糖尿病，肝リピドーシス，胆道癌，肝臓のリンパ腫，猫伝染性腹膜炎，全身性アミロイド症，栄養失調など，重度の代謝障害が関与すると考えられている[3,14]。

2-4-2) 猫種傾向

報告例のほとんどが中齢〜高齢である[1]。好発品種や性差は明らかになっていない[1,3]。

2-4-3) 臨床症状

初期には皮膚菲薄化が特徴であり，ごくわずかの外傷（皮膚の牽引や擦り傷，注射など）が加わると容易に裂傷へと発展する[3]（図5）。裂傷は癒合せずに拡大して広範囲に広がるが，出血や疼痛は通常認められない（図6）。背景に存在する基礎疾患によって，様々な全身症状が認められる。

2-4-4) 診断

・血液検査や画像診断を含むスクリーニング検査：基礎疾患の特定。

・皮膚病変の病理組織学的検査：皮膚は菲薄し，角化細胞層が1層しかみえない場合も少なくない[1]。真皮コラーゲン線維も重度に萎縮する[1]。

2-4-5) 鑑別診断

先天性皮膚脆弱症（エーラスダンロス症候群）。

2-4-6) 治療

裂傷は外科的な縫合などを試みても，多くの場合は癒合不良となる。発症背景となる基礎疾患が管理されない限り，皮膚症状が改善する可能性はきわめて低い[7]。

2-4-7) 予後

基礎疾患により異なる。

2-5) 形質細胞性肢端皮膚炎

肉球の足底球のみに生じる無症候性の腫脹を特徴とする皮膚疾患である。

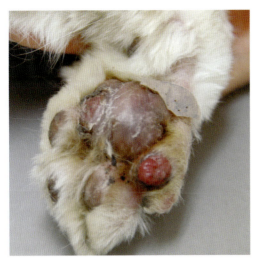

図7 潰瘍を伴った形質細胞性肢端皮膚炎の症例
写真提供：たちかわ動物病院 太刀川史郎先生のご厚意による

2-5-1）病態
 病因は明らかではないが，罹患した猫における高ガンマグロブリン血症の存在や，副腎皮質ステロイドに対する反応のよさから免疫介在性の疾患であると考えられている[1,7]。またドキシサイクリンへの良好な反応や外科的切除で治癒する例もあることから，局所の感染や抗原刺激が関与する可能性も指摘されている[4]。

2-5-2）猫種傾向
 6カ月〜12歳齢と幅広い年齢での発生が報告されている[4]。短毛種や雄(去勢雄も含む)で好発する[4]。

2-5-3）臨床症状
 複数の肉球(足底球)において無症候性の腫脹が認められ，肉球は軟化し海綿状態になる。症状が進行すると肉球は潰瘍化し，容易に出血するようになる[7]（図7）。病変部の潰瘍化は症例の20〜35％で生じる[4]。来院時の主訴は跛行であることが多いが，跛行があっても潰瘍が認められない場合もある[4]。
 まれに形質細胞性胃炎や腎アミロイドーシス，免疫介在性糸球体腎炎を併発することがある[15]。

2-5-4）診断
- 病変部の細胞診：多数の形質細胞，少数のリンパ球と変性に乏しい好中球が認められる。
- 皮膚病変の病理組織学的検査：表皮は肥厚し，びらん，潰瘍を伴う[1]。真皮とその下の脂肪組織では，血管周囲性〜び漫性に形質細胞の著しい浸潤がみられ，正常な皮膚構造が不明瞭となる[1,15]。

2-5-5）鑑別診断
 好酸球性肉芽腫，深在性細菌感染症，異物肉芽腫，腫瘍などが挙げられる。

2-5-6）治療
- プレドニゾロン：4.4 mg/kg，24時間ごと，経口投与
- ドキシサイクリン：10 mg/kg，24時間ごと，経口投与
- シクロスポリン：7 mg/kg，24時間ごと，経口投与
- 病変部の外科的切除

2-5-7）予後
 無治療で自然退縮する症例や季節性に発症し自然退縮する症例も存在するが，ほとんどの症例は上記の治療に良好な反応を示す[7,15]。ドキシサイクリンを用いた治療に約80％の症例は反応し，治療には10週間程度を要することが過去に示されている[4]。プレドニゾロンを用いた治療では病変の消失に1〜2カ月の期間を必要とし，病変消失後に休薬しても再発は認められなかったことが報告されている[15]。

インフォームド・コンセントにおける注意点

・**FeLV陽性猫の巨細胞性皮膚症**
　本症はウイルス感染に伴う皮膚疾患であり，根治は困難であることを説明しなければならない。また，報告例では全身状態の悪化を伴うことが多く，良好な予後は期待できないことを飼い主に理解してもらう必要がある。

・**猫ヘルペスウイルス関連性皮膚炎**
　ヘルペスウイルスが潜伏感染状態の猫では，ストレスや免疫抑制時に再発する可能性が考えられることから，日常の健康状態や生活環境に留意するよう指導する。

・**剥脱性皮膚炎**
　重篤な基礎疾患が存在する可能性の高い皮膚疾患であるため，皮膚疾患ではあるものの画像検査を含めた全身精査が必要なことを飼い主に理解してもらわなければならない。また，腫瘍をはじめとした基礎疾患が確認された場合は，それらの治療を優先して行い，原因がみつからない症例に対しては免疫抑制療法を提案する必要がある。

・**猫の変性性ムチン沈着性毛包上皮炎**
　病態解明研究や治療法が乏しく，完治が困難であることを伝えなければならない。

・**腫瘍随伴性脱毛症**
　皮膚症状から本症が疑われた場合は，できるだけ速やかに画像診断による内臓腫瘍の探索が必要である。しかしながら，原発巣を摘出しても転移病変が発生する例も少なくないため，外科手術の実施を含む治療計画は，飼い主と慎重に話し合う必要がある。

・**後天性皮膚脆弱症候群**
　基礎疾患を同定するために，全身的なスクリーニング検査を行うことを理解してもらわなければならない。また，ほんの些細な外傷でも重篤の裂傷を生じるため，生活環境への配慮を指導しなければならない。

・**形質細胞性肢端皮膚炎**
　腫脹のみが認められる場合は，症例も気にしていない可能性が高いため，跛行などが認められなければ治療の必要性を感じない飼い主も多い。しかしながら，自然退縮せず潰瘍化が認められる症例も少なくないため，症例が患肢を気にする様子や肉球に潰瘍や出血が認められた場合は，積極的な加療が必要なことを伝えるべきである。

参考文献

1) Gross TL, Ihrke PJ, Walder EJ, et al. 犬と猫の皮膚病 臨床および病理組織学的診断法，第2版．日本獣医皮膚科学会監訳．インターズー．2009．

2) Gross TL, Clark EG, Hargis AM, et al. Giant Cell Dermatosis in FeLV-positive Cats. *Vet Dermatol* 1993, 4(3), 117-122.

3) Guaguere E, Prelaud P. PRACTICAL GUIDE 猫の皮膚科学，第1版．小方宗次監訳．メリアルジャパン．2002．

4) Miller WH, Griffin CE, Campbell KL. Muller & Kirk's small animal dermatology, 7 th ed. Elsevier. 2013.

5) Favrot C, Wilhelm S, Grest P, et al. Two cases of FeLV-associated dermatoses. *Vet Dermatol* 2005, 16(6), 407-412.

6) S'anchez M, Goldshmidt MH, Mauldin EA. Herpesvirus dermatitis in two cats without facial lesions. *Vet Dermatol* 2012, 23(2), 171-e35.

7) Medluau L, Hnilica KA. カラーアトラス 犬と猫の皮膚疾患，第2版．岩﨑利郎監訳．文英堂出版．2007．

8) Linek M, Rufenacht S, Brachelente C, et al. Nonthymoma-associated exfoliative dermatitis in 18 cats. *Vet Dermatol* 2015, 26(1), 40-e13.

9) Cavalcanti JV, Moura MP, Monteiro FO. Thymoma associated with exfoliative dermatitis in a cat. *J Feline Med Surg* 2014, 16(12), 1020-1023.

10) Gross TL, Olivry T, Vitale CB, et. al. Degenerative mucinotic mural folliculitis in cats. *Vet Dermatol* 2001, 12(5), 279-283.

11) Pascal-Tenorio A, Olivry T, Gross TL, et al. Paraneoplastic alopecia associated with internal malignancies in the cat. *Vet Dermatol* 1997, 8(1), 47-52.

12) Caporali C, Albanese F, Binanti D, et al. Two cases of feline paraneoplastic alopecia associated with a neuroendocrine pancreatic neoplasia and a hepatosplenic plasma cell tumour. *Vet Dermatol* 2016, 27(6), 508-e137.

13) Tasker S, Griffon DJ, Nuttall TJ, et al. Resolution of paraneoplastic alopecia following surgical removal of a pancreatic carcinoma in a cat. *J Small Anim Pract* 1999, 40(1), 16-19.

14) 石堂真司．肝臓にリンパ腫が認められた猫の後天性皮膚脆弱症候群の1例．獣医臨床皮膚科 2011, 17(3), 171-175.

15) Pereora PD, Faustino AMR. Feline plasma cell pododermatitis: a study of 8 cases. *Vet Dermatol* 2003, 14(6), 333-337.

（神田聡子）

Chapter 9

皮膚腫瘍

1　犬の皮膚腫瘍
2　猫の皮膚腫瘍

Chapter 9-1 犬の皮膚腫瘍

　皮膚腫瘍の多くは"腫瘤"の形でみられ，また明らかな腫瘤形成に至らずとも表皮の変化や硬さの変化として現れることが多いため，他の臓器に発生する腫瘍と比較すると，皮膚に発生する腫瘍は発見されやすい病気である。腫瘍の起源となる細胞の種類によって多種多様な腫瘍が発生するが，本稿では皮膚腫瘍の概要を表1，2として示し，その中で特に肉眼像が特徴的であったり，発生が多い，あるいは注意が必要ないくつかの腫瘍について解説する。

1）概要

　大きく上皮系腫瘍，非上皮系腫瘍に分けられ，さらに細かく分類される。他の臓器と同様，皮膚原発性の腫瘍も，正常皮膚に存在する細胞や組織の形態，特徴を模倣する。そのため，正常な皮膚の構造や特徴を理解しておくことは，腫瘍の理解にもつながる。正常皮膚については，Part1 C1-1「皮膚の正常構造・機能」を参照されたい。それぞれの皮膚構造と発生する腫瘍のタイプを図1に，主な皮膚腫瘍の概要を表1，2に示す。なお，皮膚腫瘍の種類・名称には，よく耳にする一般的なものから非常にまれなものまで様々あるが，本稿は動物のWHO分類に沿った名称を使用し，犬で発生がほとんどない腫瘍や多くの非腫瘍性病変は割愛している。

2）扁平上皮癌

2-1）病態

　皮膚では表皮の扁平上皮に由来する悪性腫瘍で，犬の皮膚腫瘍では肥満細胞腫に次いで2番目に多い腫瘍である。一般的に，強い浸潤性を示す。扁平上皮癌の発生には長期の太陽光線（UV）への曝露など，いくつかの要因が考えられており，色素の薄い皮膚，無毛または毛の薄い皮膚で発生が多くみられる。日光角化症から続発することもある。

2-2）臨床症状

　中～高齢で発生が多くなり，発症の平均年齢は10歳齢である。好発部位は頭部，腹部や側腹部，内股で，光線誘発性の腫瘍ではこのような頭部や腹部の発生が多いが，光線とは関係のない扁平上皮癌は体のいずれの部位でも発生する。腫瘍は，局面状，クレーター状，乳頭状，茸状など様々な形状を示し，表面に脱毛，紅斑，潰瘍，痂皮形成を伴う。時間の経過や病変の大型化とともに，潰瘍化した表面で二次感染を起こすことがある。

2-3）検査および診断

2-3-1）細胞診

　腫瘍細胞は孤在散在性～シート状，塊状に採取され，好中球を主体とする炎症を伴うことが多い。腫瘍細胞は類円形ないし多角形で，やや広い細胞質と，細網状のクロマチンを有する幼若な核をもつ（図2）。核と細胞質の成熟不一致（核細胞質解離）がみられる。腫瘍細胞とともに，大量の角化物が採取されることもある。

2-3-2）病理組織学的検査

　扁平上皮細胞が表皮から連続して真皮内に浸潤性に増殖し，比較的豊富な線維性間質を有して，島状，索状，小柱状に増殖する（図3）。様々な程度の角化を示し，高分化な腫瘍では増殖巣内に癌真珠がみられることもあるが，低分化の場合には少数の細胞に孤在性角化がみられる程度である。細胞間の結合性が脆弱になると棘細胞融解を起こし，乖離した細胞が増殖巣に貯留して偽腺腔を形成し，腺癌のようにみえることもある。また，扁平上皮癌の中には一見，上皮細胞にみえない紡錘形を呈するものもあり，この場合非常に強い浸潤性を示す。

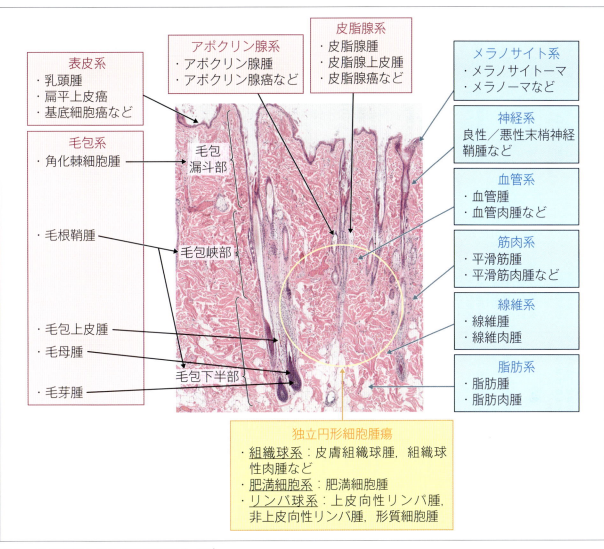

図1　皮膚構造と発生する腫瘍のタイプ
上皮系腫瘍はピンク，独立円形細胞腫瘍は黄，その他の非上皮系腫瘍は青で示す。

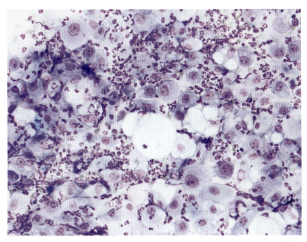

図2　扁平上皮癌（細胞診）
やや広い細胞質を有する上皮細胞が塊状，シート状に観察される。しばしば好中球を主体とする炎症を伴う。
写真提供：アイデックス ラボラトリーズ（株）藤森佳寿子先生のご厚意による

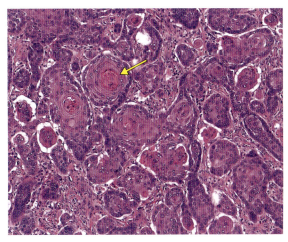

図3　扁平上皮癌（病理組織）
扁平上皮細胞が島状，索状に増殖する。増殖巣内に癌真珠（矢印，同心円状に配列する角質塊）が散在する。

Chapter 9 皮膚腫瘍

表1 主な犬の皮膚腫瘍の概要（上皮系腫瘍）

由来		腫瘍	好発年齢	好発部位	臨床・肉眼所見	組織所見	生物学的挙動	原因・特徴・その他
表皮	良性	乳頭腫（ウイルス性乳頭腫、扁平上皮乳頭腫）	・ウイルス性：2歳齢以下 ・扁平上皮乳頭腫：不明	顔面、耳、四肢	・外方性に増殖する固着性で有茎状結節 ・ウイルス性では1cmよりも小さいものが多い	・表皮の外方性の乳頭状増殖 ・ウイルス性では、有棘層の細胞質の細胞変性効果（淡好塩基性基質の貯留）やkoilocyte*¹の出現	・若齢のウイルス性病変は、週〜月単位で自然退縮する ・切除で治癒	・原因：ウイルス性乳頭腫はパピローマウイルス感染、中年齢以降では免疫抑制で発生しやすい
		内反性乳頭腫	3歳齢以下	腹部、前肢	しばしば多発性で、膨隆性の2cm以下の結節	表皮の内方性増殖	・自然退縮はしない ・切除で治癒	原因：パピローマウイルス感染
		色素性ウイルス局面	6〜8歳齢	腹部、四肢	・0.5〜3cmの色素沈着斑状病変 ・多くは多発性	角化亢進、色素沈着を伴った、軽度に乳頭状の過形成性の表皮	・切除後も他の部位での発生の可能性 ・悪性化（扁平上皮癌など）の可能性	原因：パピローマウイルス感染
	悪性・基底上皮	扁平上皮癌	平均年齢10歳齢	・光線誘発：頭部、腹部、側腹部、内股 ・非光線性：いずれでも	・局面傾向を示す扁平上皮の鳥状、索状など様々 ・表面の潰瘍など	・角化傾向を示す扁平上皮の鳥状、索状増殖 ・高分化では癌真珠	・浸潤性が強い ・再発の可能性 ・一般的に転移率は低い（低分化の腫瘍や病期の後期ではリンパ節転移）	原因：光線曝露、炎症、発がん物質、パピローマウイルスなど
		基底細胞癌	平均年齢8歳齢	体幹	・数mm〜数cmの硬い局面、くぼみ状の病変 ・メラニン色素沈着で青〜黒色にみえることがある	・狭い細胞質と濃染性の核をもつ基底様細胞の巣状、柱状増殖 ・付属器への分化は認められない	・浸潤性を示す ・転移化は比較的まれ	・発生はまれ ・低悪性度腫瘍
		基底扁平上皮癌	6〜12歳齢	頭部、頸部、四肢	扁平上皮癌、基底細胞癌と類似	扁平上皮あるいは毛包漏斗部への分化を伴う、基底細胞癌と類似の細胞の増殖	浸潤性を示す	・発生は非常にまれ ・低悪性度腫瘍
		漏斗部角化棘細胞腫	5〜7歳齢で多い	頸部背側、体幹	・孤在性または多発性 ・0.5〜4cmの結節	基底細胞〜漏斗部／峡部に似た上皮成分の増殖で、中央に角質を含む嚢胞を形成	切除で治癒	犬種によっては多発傾向を示す
		外毛根鞘腫	平均年齢10歳齢	頭頸部	直径約1〜7cmの硬い結節	毛根鞘上皮の特徴をもつ細胞の巣状、索状増殖	切除で治癒	発生はまれ
毛包	良性	毛芽腫	6〜9歳齢で多い	頭部、頸部、耳根部	直径1〜2cmの硬い結節	毛芽細胞に類似する細胞のリボン状、巣状増殖	切除で治癒	
		毛包上皮腫	5歳齢以上で多い	体幹背部、四肢	多くは2cm以下の硬い結節だが大型化することもある	・毛包下部の構造（毛母細胞、外毛根鞘、内毛根鞘）を含む分化 ・角化物のみが貯留する嚢胞構造を頻繁に形成	切除で治癒	以前、基底細胞腫と呼ばれていた腫瘍
		毛母腫	平均年齢6歳齢	肢の遠位（手腕）、体幹背部（肩）	硬い直径1〜10cmの孤立性の腫瘤	多嚢胞性構造を形成し、基底様細胞、陰影細胞（shadow cell）*²を含む多量の角質も含む	切除で治癒	・嚢胞の破裂で異物性炎症を惹起 ・石灰化や骨化を起こしより硬化する
	悪性	悪性毛包上皮腫	8〜12歳齢	体幹背部	良性のものにくらべ大型で境界不明瞭	・増殖形態は良性に似るが、毛母細胞の特徴をもつ細胞が多い	転移を起こす（リンパ節、肺） ・浸潤性を示して増殖	発生はまれ
		悪性毛母腫	不明	頸部、体幹腹部、尾部で発生報告	・良性のものとほぼ同じ大きさ ・頻繁な潰瘍化を伴う	・増殖形態は良性のものに類似 ・頻繁に潰瘍化を伴う	転移を起こす（リンパ節、骨、肺） ・浸潤性を示して増殖	発生はまれ
皮脂腺	良性	皮脂腺腫 皮脂腺導管腺腫 皮脂腺上皮腫	8〜13歳齢で多い	頭部、頸部	・灰色〜褐色がかった硬い腫瘤 ・上皮腫：ときに表面が潰瘍化	いずれも皮脂腺由来の細胞で構成されるが、優勢となる細胞は： ・腺腫：細胞質に空胞を有する脂腺細胞 ・導管腺腫：扁平上皮で構成された導管細胞 ・上皮腫：小型好塩基性の細胞質の補助細胞	・腺腫、導管腺腫：切除によって治癒 ・上皮腫：浸潤を示し、再発することがある。また、まれに支配リンパ節への転移	皮脂腺上皮腫は低グレード悪性の挙動を示す
	悪性	皮脂腺癌	9〜13歳齢で多い	頭部、頸部	・良性腫瘍と類似 ・しばしば潰瘍を伴う	・様々な量の細胞質内空胞をもつ腫瘍細胞の増殖 ・細胞の好塩基性、核分裂像と浸潤像	局所浸潤性を示す ・まれにリンパ節転移を起こす	発生はまれ

*1：偏在する濃染性の核および核周囲に広い空洞を認める細胞
*2：毛母の好塩基性細胞が増殖巣内で分化し、細胞質の好酸性が増し、核が抜けて空隙となった細胞（ghost cellとも呼ばれる）

由来		腫瘍	好発年齢	好発部位	臨床・肉眼所見	組織所見	生物学的挙動	原因・特徴・その他
マイボーム腺	良性	マイボーム腺腫 マイボーム腺導管腺腫 マイボーム腺上皮腫	6～11歳齢で多い	眼瞼	茶／黒色もしくは暗赤色腫瘤	・皮脂腺由来の良性腫瘍と類似 ・炎症を伴うことが多い	切除で治癒	・眼瞼のマイボーム腺由来腫瘍で、形態的に皮脂腺と類似
	悪性	マイボーム腺癌	不明	眼瞼	良性腫瘍と類似	皮脂腺癌と類似	・浸潤性を示す ・まれにリンパ節転移	発生はまれ
皮脂腺 肛門周囲腺	良性	肛門周囲腺腺腫 肛門周囲腺上皮腫	8～13歳齢で多い	肛門周囲、尾の背側、腹側、包皮	・0.5～5cmの結節～局面状で、孤立性・多発性に発生 ・しばしば潰瘍化（肛門周囲以外の腫瘤では潰瘍はまれない）	いずれも肛門周囲腺（肝様腺）由来の細胞で構成される、優勢となる細胞より、 ・腺腫：好酸性の広い細胞質を有する肝細胞様細胞 ・上皮腫：小型好塩基性補助細胞質の補助細胞	・腺腫：切除、包皮 ・上皮腫：浸潤性を示す ・未去勢雄では同時の去勢手術によって発生リスクが下がる	・アンドロゲン依存性：未去勢雄は発生リスクが高い、未避妊雌のリスクは低い ・肛門周囲腺上皮腫は低グレード悪性の挙動を示す
	悪性	肛門周囲腺癌	8～12歳齢で多い	肛門周囲、尾、包皮	良性腫瘍と類似	肝様細胞や補助細胞が混在、ずれかが優勢か混在、・頻繁な核分裂像	・浸潤性を示す ・ときに仙骨・内腸骨リンパ節への転移や、肺など遠隔臓器転移	・発生はまれ ・未去勢雄は発症リスクが高い
アポクリン腺	良性	アポクリン腺腫 （単純、複合、混合、導管腺腫）	8～11歳齢	頭頸部、体幹背部	・波動性（嚢胞状の場合）～硬い腫瘤 ・0.5～4cmの結節	・アポクリン腺分泌上皮細胞の腺構造（単純型）。複合・混合型では、以下の変化を伴う 混合型：筋上皮細胞の増殖 混合型：筋上皮細胞の増殖と、骨化生や軟骨化生 ・導管腺腫は、アポクリン腺由来で、2層の上皮細胞が内張りする管状構造を形成	切除で治癒	耳垢腺、乳腺などアポクリン腺腫瘍は類似した増殖様式を示す
	悪性	アポクリン腺癌 （単純、複合、混合、導管腺癌）	8～12歳齢で多い	頭部、鼠径、腋窩	結節形成、まれに炎症性癌に類似した潰瘍性皮膚炎を形成	腫瘍のサブタイプは良性のものと同様だが、分泌上皮あるいは導管上皮細胞に悪性所見がみられる	・リンパ節や肺など遠隔臓器への転移を起こす ・浸潤性を示す	
耳垢腺	良性	耳垢腺腫 （単純、複合、混合腺腫）	7～10歳齢	耳道	硬いポリープ～結節	アポクリン腺腫と類似	切除で治癒	肉眼で過形成ポリープとの区別は難しい
	悪性	耳垢腺癌 （単純、複合、混合腺癌）	9～11歳齢で多い	耳道	しばしばびらんや潰瘍を形成	形態的に耳垢腺癌に似ることもあるが、浸潤性を示す	・浸潤性を示す ・リンパ節転移を起こす	しばしば二次感染を起こす
肛門嚢アポクリン腺	良性	肛門嚢アポクリン腺腫	不明	肛門の腹外側の皮下	アポクリン腺腫と類似	アポクリン腺腫と類似	きわめてまれ	
	悪性	肛門嚢アポクリン腺癌	7～12歳齢で多い	肛門の腹側の皮下	・境界不明瞭なやや硬い腫瘤 ・潰瘍化はまれ	・アポクリン腺分泌上皮細胞の管状、ロゼット状の増殖	・周囲組織への浸潤を示す ・リンパ節（特に仙骨、腰下リンパ節）や遠隔臓器への転移	・排便困難を起こすことが多い（腫瘤による直腸の圧迫のため） ・高カルシウム血症
付属器	悪性	明細胞付属器癌 (clear cell adnexal carcinoma)	不明	不明	硬い結節	"クリアな"(空胞状)細胞質を有する多角形細胞の巣状増殖	・緩徐に進行 ・まれに再発や転移の可能性	発生はまれ ・低分化な付属器腫瘍
爪床	良性	爪床角化棘細胞腫 (爪床ケラトアカントーマ)	3～14歳齢で発生	指根元（爪床）	・爪の腫大や変形、脱落 ・爪根元部の腫瘤	厚い扁平上皮で構成される壁を有し、中央に角化物を含む	切除（断指）で治癒	腫瘤の大型化、圧迫によって骨融解がみられることがある
	悪性	爪床扁平上皮癌	7～11歳齢で多い	爪根元（爪床）	1本、複数の指に発生し、爪や根元部の腫脹、変形	・皮膚の扁平上皮癌と類似の組織所見・隣接する末節骨の破壊	・多くは断指で治癒 ・ときにリンパ節、まれに肺転移を起こす	末節骨の破壊、骨融解、浸潤が強いと隣接する骨組織に浸潤

Chapter 9 皮膚腫瘍

表2 主なイヌの皮膚腫瘍の概要（非上皮系腫瘍）

由来	腫瘍	良性/悪性	好発年齢	好発部位	臨床・肉眼所見	組織所見	生物学的挙動	原因・特徴・その他
メラノサイト	メラノサイトーマ	良性	平均年齢8歳齢	体幹、頭部	孤在性の境界明瞭な黒色結節、多くは0.5〜4cm	異型性の低い多角形、紡錘形細胞の巣状、シート状増殖、メラニン顆粒の量は様々だが、豊富なことが多い	一般的には切除で治癒	良性/悪性の判断基準は明確になっていない点が多い
メラノサイト	メラノアカントーマ	良性	7〜13歳齢	頭部	孤在性、境界明瞭な黒色の皮膚結節	メラノサイトの巣状増殖の分枝する柱状増殖内に散在、角質も散在	切除で治癒	良性上皮性腫瘍内に良性のメラサイト増殖を伴う混合腫瘍
メラノサイト	悪性黒色腫	悪性	平均年齢9〜11歳齢	頭部、四肢、包皮	孤在性、境界不明瞭な局面〜腫瘤、メラニン顆粒の量により、淡灰色〜黒色と様々	良性腫瘍よりも細胞異型が高く、核分裂像も多い、メラニン顆粒の量は様々	有毛部皮膚では悪性の発生は少なく、切除で治癒することもあるが、周囲に表皮内浸潤することがあるため、マージンに注意	口唇内、粘膜皮膚境界部（口唇など）、爪床では悪性挙動を示すことが多く注意が必要
線維	線維腫	良性	中〜高齢で発生	頭部、四肢	比較的境界明瞭な硬い結節	豊富なコラーゲン線維を伴う線維細胞の錯綜する束状増殖、核分裂像は稀	切除で治癒	ケロイドを多く含むタイプは外傷から発生すると考えられている
線維	結節性筋膜炎	良性	比較的若〜中齢	特になし、眼周囲（上強膜、結膜、眼窩）で類似病変	通常孤在性で皮下の筋膜に沿って発生、2cm以下が多いが、5cm近くになった例もある	筋膜に隣接する境界不明瞭な病変、筋線維芽細胞に類似した紡錘形細胞の増殖に、様々な炎症細胞浸潤を伴う	良性の挙動で、切除で治癒、病理のみでの鑑別が難しく、臨床挙動とあわせた評価が必要な場合もあり	正確には非腫瘍性病変だが、浸潤性を示すことがある、原因：外傷からの発生もあり
線維	粘液腫	良性	平均年齢9歳齢	四肢、体幹	皮下組織の軟性の結節で、やや境界不明瞭	粘液状間質を有する線維芽細胞の疎な増殖	切除で治癒	豊富な粘液を産生する線維芽細胞または他の間葉細胞に由来
線維	線維肉腫	悪性	平均年齢8.5歳齢	四肢	境界不明瞭な硬い皮膚〜皮下腫瘤を形成、1〜15cmと大きさは様々	様々なコラーゲン線維を伴う線維細胞の錯綜する束状、ヘリンボーン状の増殖	浸潤性が強く局所再発あり、転移率は低い	口腔では高分化型で浸潤が強い線維肉腫が発生する
線維	粘液肉腫	悪性	平均年齢9歳齢	四肢	皮下組織の軟性で、境界不明瞭な割面、粘液様（ゼラチン様）の割面	豊富な粘液基質を生じる多形性を示す線維芽細胞の増殖	浸潤性が強く局所再発あり、転移率は低い	
線維	悪性線維性組織球腫（多形肉腫）	悪性	平均年齢8歳齢	四肢	孤在性、境界不明瞭で、硬い腫瘤	多角形〜紡錘形細胞の増殖で構成され、組織球様細胞や巨細胞の出現、粘液様基質など様々な形態を伴う	浸潤性が強く局所再発あり、転移率は報告によって様々	線維芽細胞／筋線維芽細胞の表現型を示す間葉組織の肉眼所見から発生すると考えられている
脂肪	脂肪腫	良性	平均年齢8〜9歳齢	四肢、胸部、腹部	単発性あるいは多発性、主に皮下組織に発生する軟性腫瘤	成熟脂肪細胞のシート状増殖	切除で治癒	成熟型脂肪組織の肉眼所見で、ホルマリンに浮遊する
脂肪	血管脂肪腫	良性	平均年齢9〜10歳齢	四肢、胸部、腹部	皮下組織のやや硬く、境界不明瞭な軟性腫瘤	成熟脂肪細胞の増殖、分化した血管構造の出現、腫瘍内に豊富に含まれる	浸潤性を示し、局所再発あり、転移率は低い	
脂肪	脂肪肉腫	悪性	不明	背側の体幹、四肢	比較的境界明瞭で、硬い腫瘤	様々な量の脂肪空胞を有する円形〜多角形、しばしば多形細胞の増殖	切除で治癒	高分化型や粘液型、多形型など様々なタイプがある
筋肉	平滑筋腫	良性	不明	不明	境界明瞭な硬い腫瘤	平滑筋線維の錯綜する束状、しばしば垂直に交差	浸潤性を示し、局所再発あり、転移は稀	発生はまれ、立毛筋や血管平滑筋、生殖器付近の平滑筋から発生
筋肉	平滑筋肉腫	悪性	不明	体幹、四肢などで発生報告あり	境界不明瞭な硬い腫瘤	平滑筋線維の錯綜する束状、しばしば垂直に交差、細胞異型に富む	浸潤性を示し、局所再発あり、転移は稀	発生はまれ、立毛筋や血管平滑筋から発生
筋肉	横紋筋肉腫	悪性	不明	不明	境界不明瞭な硬い腫瘤	多角形〜腫大した紡錘形細胞の錯綜する束状増殖、多核細胞の出現	浸潤性を示し、局所再発あり、転移率は低い	発生は非常にまれ

由来		腫瘍	好発年齢	好発部位	臨床・肉眼所見	組織所見	生物学的挙動	原因・特徴・その他
血管	良性	血管腫	平均年齢9歳齢	・光線誘発性：無毛皮膚 ・光線非誘発性：いずれでも発生	・皮膚～皮下組織の硬い結節 ・0.5～4cmで暗赤～青黒色にみえることが多い	血液で満たされた様々な大きさの血管腔で構成される	切除で治癒	・犬では一般的 ・原因：光線曝露も原因となることがある
		リンパ管腫	5歳齢以下で多い	間擦部	皮膚・皮下の波動性のある腫瘤病変、ときに結節	異型性の低いリンパ管内皮細胞が裂隙を形成	ときに再発、進行する	発生はまれ
		陰嚢の血管過誤腫	中～高齢で発生	色素のある陰嚢皮膚	境界不明瞭な紅斑、多くは1～2cm	過形成性の動脈様構造から毛細血管構造を形成する・血管内皮細胞の異型性は低い	切除で治癒	真の腫瘍というよりは血管奇形と考えられている
	中間	カポジ肉腫様血管内皮腫	中～高齢で発生	四肢（舌、直腸）	比較的境界明瞭な結節	異型性の低い紡錘形細胞が小さい血管状やスリット状裂隙を形成	一般的に単発性腫瘤で切除で治癒・多発性の場合は寛解・再発を繰り返す	発生は非常にまれ
	悪性	血管肉腫	平均年齢9～11歳齢	・光線誘発性：無毛皮膚 ・光線非誘発性：いずれでも発生	・境界不明瞭な暗赤～青黒色の局面や結節 ・大型の出血斑状にみえることもある・ときに多発	血液を入れる不整な血管で構成され、不規則な網目状やスリット状の裂隙を形成	皮膚原発の場合は切除によって長い生存期間を得られることがあるが、他臓器への転移の場合は予後不良	原因：外傷や光線曝露が原因となることがある
		リンパ管肉腫	若齢～高齢まで報告あり	腹部や四肢の皮下組織	境界不明瞭で軟らかく、スポンジ状にみえる	様々な異型性を示す内皮細胞の増殖・増殖態はリンパ管腫に類似	浸潤性が強く、転移することもある	・発生はまれ ・筋膜に沿って発生することあり
血管周囲	悪性	血管周皮腫（血管外膜細胞腫）	平均年齢7～10歳齢	四肢、体幹	皮下の硬い、あるいはややゼラチン様の腫瘤	紡錘形細胞の束状、シート状、血管周囲の同心円状の渦巻き状	浸潤性を示し、局所再発あり・転移率は低い	血管周囲に存在する血管周皮、筋周皮、血管平滑筋細胞などいくつかの由来が合まれているため、総称して血管外膜細胞腫（perivascular wall tumor）の名称が提案
		顆粒細胞腫	平均年齢8～9歳齢	・皮膚の好発部位は不明・口腔内（特に舌、口蓋）	皮膚や皮下組織の、孤在性の比較的境界明瞭な結節	好酸性の微細顆粒を有する大型類円形～多角形細胞のシート状増殖	切除で治癒	正確な由来細胞は不明と考えられている
末梢神経	良性	良性末梢神経鞘腫瘍（神経線維腫、シュワン細胞腫）	平均年齢7.3～8.3歳齢	四肢、体幹	硬い～やや軟性の結節、一般的に2～3cm	波状の紡錘形細胞の束状の増殖、核の裂溝状配列	切除で治癒	シュワン細胞または/かつ神経線維細胞から発生
	悪性	悪性末梢神経鞘腫瘍（神経線維肉腫、以前の悪性シュワン細胞腫）	平均年齢9歳齢	皮下組織、体幹	皮下組織の硬い結節、多くは2cm以上	異型性が高く、核分裂像が多く、浸潤性に増殖	浸潤性を示し、局所再発あり・転移率は低い	シュワン細胞または/かつ神経線維細胞から発生
独立円形細胞腫瘍	悪性	肥満細胞腫	平均年齢8歳齢	皮膚、粘膜など様々	・単発性または多中心性に発生 ・大きさは数mm～数cmなど様々	灰青色の顆粒を有する類円形細胞のシート状増殖、好酸球浸潤、水腫を伴う	・潜在悪性腫瘍 ・切除である程度コントロール可能	組織学的グレード（Patnaik、Kiupel分類）、大きさ、発生部位など、予後に関連するいくつかの因子がある
	良性	犬皮膚組織球腫	若齢に多い（4歳齢以下）	頭部、耳介、頚部、四肢	孤在性にドーム状の結節や局面・多くは2.5cm以下	真皮表層からの組織球様細胞のシート状増殖・リンパ球浸潤を伴う	急速に成長するが、多くは自然退縮・切除で治癒	ランゲルハンス細胞腫の特徴を有する
	中間	皮膚組織球症 全身性組織球症	3歳齢以上が多い	・皮膚（特に頭部、腹部、会陰、陰嚢）に多発・全身性では内臓にも発生	複数の皮膚～皮下組織の結節で、多くは4cm以下	真皮深層～皮下組織浸潤で特に顕著な（bottom-heavy）組織球様細胞のシート状浸潤・血管周囲に特に浸潤が目立つ・局所的に血管破壊を起こすこともある	・持続性、再発あり・皮膚組織球症は自然退縮あり	間質樹状細胞由来・ランゲルハンス細胞由来の組織球症で、皮膚に多発病変を形成する。リンパ節や内臓にも病変を形成すると、予後不良のことが多い
	悪性	組織球肉腫（限局性、播種性、以前の悪性線維性組織球腫）	2～13歳齢で発生報告あり	・限局性：四肢の関節周囲が多い ・播種性：皮膚以外、内臓にも発生	異型性の強い大型の類円形～多角形、ときに紡錘形細胞の増殖、多核細胞も出現	・浸潤性、侵襲性でも転移性・限局性でも転移あり・播種性では進行が早く予後不良	間質樹状細胞由来・マクロファージ由来では血球貪食を示す
	良性	皮膚形質細胞腫（髄外性形質細胞腫）	平均年齢10歳齢	耳、口唇、四肢（指）	多くは孤立性（ときに多発）の比較的境界明瞭な結節	腫瘍形質細胞のシート状の増殖・大型核多核細胞もあり・核分裂像は少ない	・切除で治癒・まれに多発性骨髄腫が皮膚病変性もある	アミロイド沈着を伴うことがある
リンパ球系	悪性	リンパ腫	平均年齢11歳齢	皮膚、粘膜など	紅斑、鱗屑、色素脱、多数の皮下組織の結節など様々	リンパ球様細胞の増殖・皮膚では一般的に以下に大別 ①上皮向性：本文を参照 ②非上皮向性：真皮～皮下組織の増殖、血管向性の増殖様式もある	進行の速度は様々だが、一般的には予後不良・孤在性の非上皮向性リンパ腫で、切除での治癒例がある	T/Bリンパ球由来が多い

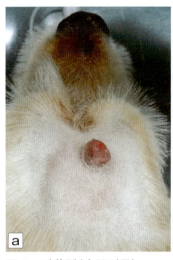
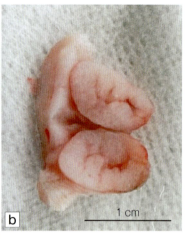

図4　毛芽腫（肉眼所見）
a：無毛の腫瘤を形成し，大型になると潰瘍を伴う。図のような頭部での発生は多い。
b：腫瘤割面。周囲との境界明瞭な結節を形成する。
写真提供：なりた動物病院のご厚意による

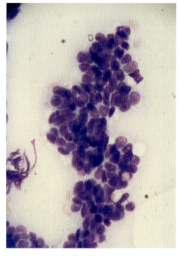

図5　毛芽腫（細胞診）
均一な形態を示す基底細胞様細胞が密な集塊を形成する。狭小な細胞質と核クロマチンの豊富な核が特徴。
写真提供：アイデックス ラボラトリーズ（株）平田雅彦先生のご厚意による

3）毛芽腫

3-1）病態

毛芽細胞由来の良性腫瘍で，発生は多い。以前は基底細胞腫と呼ばれていた腫瘍がこれにあたる。

3-2）臨床症状

6〜9歳齢で発生率が高い。孤在性で，多くは無毛のドーム状またはポリープ状の病変として観察される。一般的には直径1〜2cmだが，非常に大型の腫瘤を形成することもあり，この場合表面の潰瘍を伴う。好発部位は頭部，頸部，耳根部である。触知した場合，境界明瞭な硬い結節であることが多い（図4）。

3-3）検査および診断

3-3-1）細胞診

基底細胞様細胞が密な集塊を形成する。腫瘍細胞は，狭小な細胞質と核クロマチンの豊富な小型類円形〜卵円形核を有する（図5）。個々の細胞形態は比較的均一で，異型性はほとんど観察されない。細胞が分離すると，小型リンパ球のようにみえることがある。

3-3-2）病理組織学的検査

真皮〜皮下組織の，境界明瞭で被包された結節として形成される。基底細胞様の均一な大きさの上皮細胞がリボン状，分枝する索状，巣状，"メデューサ"様など，様々なパターンを示して増殖し，中等度〜豊富なコラーゲン性間質を伴う（図6）。この腫瘍細胞は毛芽

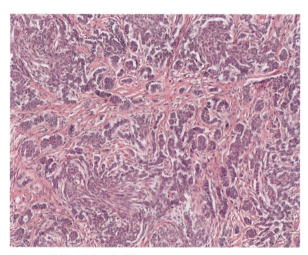

図6　毛芽腫（病理組織）
均一な大きさの上皮細胞がリボン状，分枝する索状，巣状に増殖する。

細胞からなり，毛芽に類似する楕円形の細胞であることが多い。まれに，腫瘍細胞の細胞質が顆粒状のタイプや腫瘍細胞が紡錘形を呈するタイプもあるが，紡錘形のタイプは犬では少ない。良性腫瘍だが，核分裂像が比較的頻繁に観察される。

4）脂肪腫

4-1）病態

脂肪細胞由来の良性腫瘍で，よく分化した脂肪細胞で構成される，比較的発生の多い腫瘍である。

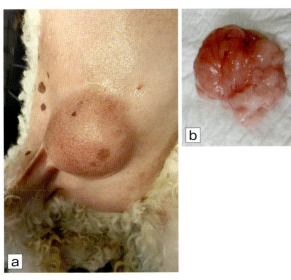

図7　脂肪腫（肉眼所見）
a：皮下組織の軟性腫瘤として触知される。
b：腫瘤は脂肪組織様だが，非常に薄い線維性被膜を有する腫瘤として観察される。
写真提供：大垣南どうぶつ病院のご厚意による

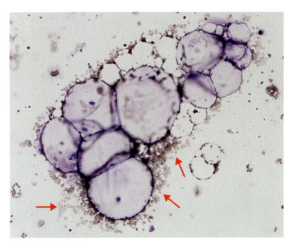

図8　脂肪腫（細胞診）
脂肪を充満する広い細胞質をもつ，成熟脂肪細胞に似た細胞が観察される。背景の赤血球（脂肪細胞周囲の小型細胞，矢印）と比較すると，大型の細胞であることが分かる。
写真提供：アイデックス ラボラトリーズ（株）藤森佳寿子先生のご厚意による

4-2）臨床症状

発症の平均年齢は8～9歳齢である。皮下組織での発生が主で，単発性にも多発性にも発生する。軟性の腫瘤として触知されるが，内部に線維成分などを有する場合にはやや硬く触知される。緩徐に増大する腫瘍である。好発部位は体幹や四肢である。腫瘍は境界明瞭な腫瘤を形成することがほとんどだが（浸潤性脂肪腫を除く），腫瘍細胞自体が非腫瘍性の成熟脂肪細胞と同様の形態を示しているため，脂肪腫の診断や切除の完全性については，腫瘤状の形態と被膜様構造の存在など，肉眼所見によるところが大きい（**図7**）。腫瘤内部の炎症や，大型腫瘤では内部の壊死を伴うことがある。

4-3）検査および診断

4-3-1）細胞診

脂肪を充満する広い細胞質と小型濃染核を有する，成熟脂肪細胞に似た細胞が孤在散在性～塊状に採取される（**図8**）。

4-3-2）病理組織学的検査

真皮あるいは皮下組織に結節状に形成され，非腫瘍性の脂肪細胞と区別のつかない成熟脂肪細胞のシート状増殖で構成される（**図9**）。薄い線維性被膜を有することもあるが，腫瘤のみが摘出された場合には標本上でこの被膜が確認しづらくなる。脂肪細胞間に，豊富なコラーゲン線維を有する線維脂肪腫や，豊富な血管

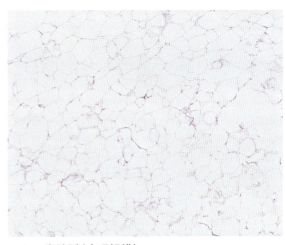

図9　脂肪腫（病理組織）
非腫瘍性の脂肪細胞と同様の形態の成熟脂肪細胞がシート状に配列する。

を有する血管脂肪腫，軟骨を有する軟骨脂肪腫などのタイプもある。

5）軟部組織肉腫

5-1）病態

先の皮膚腫瘍の分類（**表1，2**）には含まれていないが，皮膚腫瘍としてはよく耳にする腫瘍と思われる。この名称は，組織学的に類似した形態と臨床的に類似した挙動を有する，軟部組織由来の間葉系悪性腫瘍の総称である。この腫瘍群に含まれる腫瘍は文献によって様々ではあるが，狭義には線維肉腫，粘液肉腫，脂肪肉腫，血管外膜細胞腫（perivascular wall tumor，血管周皮腫［hemangiopericytoma］）はこれに含まれ

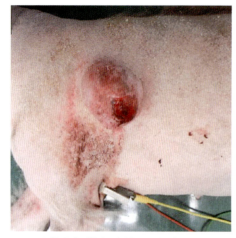

図10 軟部組織肉腫（肉眼所見）
皮下組織に発生するやや硬い腫瘤として触知される。大型化により潰瘍を伴う。
写真提供：なりた動物病院のご厚意による

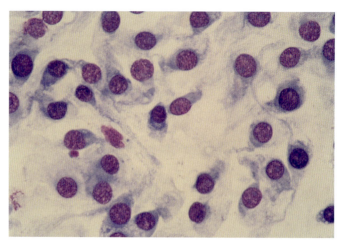

図11 軟部組織肉腫（細胞診）
紡錘形細胞が疎なシート状に配列する。細胞境界は不明瞭で類円形〜楕円形核を有する。
写真提供：アイデックス ラボラトリーズ（株）平田雅彦先生のご厚意による

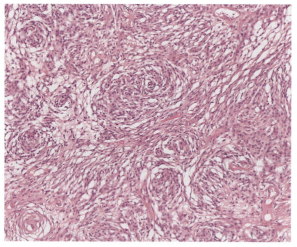

図12 軟部組織肉腫（病理組織）
紡錘形細胞の錯綜する束状、渦巻き状の増殖がみられる。血管外膜細胞腫が考えられた症例。

る）、悪性末梢神経鞘腫、多形肉腫（悪性線維性組織球腫）、悪性間葉腫、未分化肉腫が含まれる。肉腫と名前の付く腫瘍でも、平滑筋肉腫、横紋筋肉腫、リンパ管肉腫、血管肉腫、滑膜肉腫、組織球肉腫、骨肉腫のように、発生部位や挙動が異なるものは通常は含まれない。

5-2）臨床症状

中〜高齢以降で発生が多い。真皮〜皮下組織での発生が多く、硬さや大きさは様々であるが、塊状を示すことが一般的である（図10）。局所浸潤性を示すので、固着性であることが多い。一般的には無症状であるが、発生部位によっては圧迫や浸潤による疼痛、跛行などの臨床症状がみられることがある。

5-3）検査および診断

5-3-1）細胞診

紡錘形〜不定形の非上皮性細胞が孤在散在性〜疎なシート状に採取され、これらの細胞は顆粒状の核クロマチンを有する類円形〜楕円形核をもつ（図11）。脂肪肉腫では脂肪滴がみられるなど、ある程度由来を推測することもできるが、多くは詳細な由来の特定は難しい。また、炎症などでみられる反応性線維芽細胞との区別や、軟部組織肉腫以外の紡錘形細胞腫瘍との鑑別が難しいことも多い。検査に十分な細胞数が採取できないこともある。よって、細胞診のみで軟部組織肉腫の確定は難しく、臨床像、発生場所などとあわせて考える必要がある。

5-3-2）病理組織学的検査

細胞診で確定に至らないことも多く、確定診断には病理組織学的検査が必要である。紡錘形細胞のシート状、錯綜する束状、渦巻き状、花筵状などの増殖巣を形成する（図12）。特徴的な増殖様式や、脂肪空胞や粘液基質の存在などから、細胞の由来を特定できる腫瘍もある。しかし、この腫瘍群に含まれる腫瘍の中には組織学的特徴が類似するものも多く、通常のHE染色標本のみでは腫瘍細胞の由来の特定が困難である。

現時点で、この腫瘍群での予後因子としては、個々の腫瘍細胞の由来よりは組織グレードが重要と考えられている。これは、組織グレードが再発や転移などの予後と関連しており、グレードが高い（高悪性度）腫瘍ほど再発率や転移率が上がるためである。この組織グレードは、細胞の分化度、核分裂指数、腫瘍壊死をスコア化し、合計スコアで決定される（表3）。腫瘍摘出

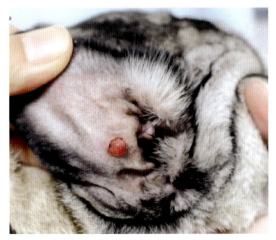

図13 犬皮膚組織球腫（肉眼所見）
無毛のドーム状結節として観察される。耳介は好発部位の1つ。
写真提供：みさと動物病院のご厚意による

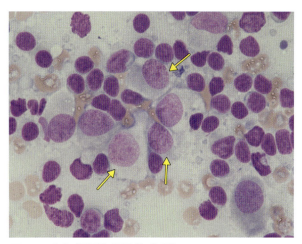

図14 犬皮膚組織球腫（細胞診）
中～大型の類円形細胞（矢印）が腫瘍細胞で，淡好塩基性の広い細胞質をもつ。退行期ではこの図のように小型リンパ球浸潤を伴う。
写真提供：アイデックス ラボラトリーズ（株）平田雅彦先生のご厚意による

前にツルーカット生検などで評価をすることもあると思うが，一部生検組織（楔形／パンチ／ニードルコア生検）によるグレード評価と，摘出後の腫瘍全体でのグレード評価を比較すると，一致率は59％との報告もある[1]。よって，術前の一部組織でのグレードは参考に留めておくべきである。

6）犬皮膚組織球腫

6-1）病態

皮膚の表皮内樹状細胞であるランゲルハンス細胞に由来する。犬では比較的よくみられる皮膚の良性腫瘍である。

6-2）臨床症状

すべての年齢で起こるが，4歳齢以下の犬で多くみられる。多くは孤在性に発生し，急速に成長するドーム状の結節や局面として観察される（**図13**）。脱毛や表面の潰瘍が一般的である。好発部位は，頭部，耳介，頸部，四肢であるが，どの部位でも起こりうる。通常，腫瘍の大きさは2.5 cm以下だが，4 cmになることもある。

6-3）検査および診断

6-3-1）細胞診

多数の独立円形細胞が観察され，これらは核クロマチンに乏しい核と淡好塩基性に染色される中等量～やや広い細胞質を有する。類円形核だが，楕円形や腎臓形を示すこともある。リンパ球浸潤を伴うものでは組織球間に小型リンパ球が観察されるが（**図14**），この場合は，肉芽腫性炎症との区別が難しくなることがある。

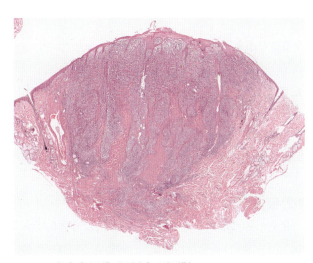

図15 犬皮膚組織球腫（病理組織）
ドーム状～結節状で，特に真皮表層に多く増殖する"top-heavy"の増殖様式を示す。

6-3-2）病理組織学的検査

組織球腫はドーム状～結節状を示し，真皮内に形成されるが，ときに皮下組織にも及ぶ。特に真皮表層に多く増殖する"top-heavy"の増殖様式を示し，しばしば上皮内にも浸潤する（**図15**）。一方，細胞形態が類似することがある反応性皮膚組織球症は，真皮深層や皮下組織に細胞が多く浸潤する"bottom-heavy"のパターンが多い。核分裂像は頻繁に観察されるが，核の異形性は低い。腫瘍の底部～辺縁部には小型リンパ球の浸潤がみられる。退行期になると全体にリンパ球が浸潤し，壊死巣が散在して，組織球腫の確定が難しく

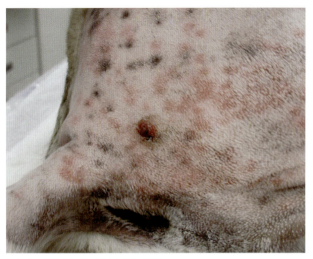

図16　肥満細胞腫（肉眼所見）
腫瘤の大きさ，形状や硬さは様々である。腫瘍細胞からのヒスタミンなどの放出で，腫瘍周囲に紅斑を生じることがある（ダリエ徴候）。本症例は提出された固定後組織では紅斑は不明瞭であったが，組織学的には表層の血管周囲の軽度炎症や水腫がみられた。
写真提供：つばさ動物病院のご厚意による

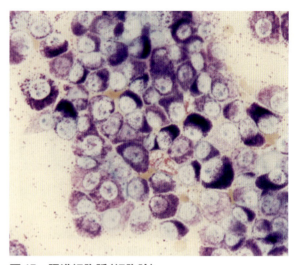

図17　肥満細胞腫（細胞診）
N/C比の比較的低い中心性類円形核を有し，細胞質内に好塩基性顆粒を有する。
写真提供：アイデックス ラボラトリーズ（株）藤森佳寿子先生のご厚意による

なることがある。

7）肥満細胞腫

7-1）病態
犬の皮膚腫瘍の中では最も発生の多い腫瘍である。

7-2）臨床症状
発生年齢には幅があるが，平均年齢は8歳齢である。10～15％は多発性に起こり，同時あるいは経時的に発生する。一般的には腫瘤を形成するが，硬さや形状，表面の状態などは多様で，腫瘤の肉眼像のみでの鑑別は難しい。腫瘍細胞からのヒスタミンや他の血管作動性因子の放出によって，腫瘍周囲に浮腫や紅斑などが生じることがあり，これはダリエ徴候と呼ばれる（図16）。

7-3）検査および診断
7-3-1）細胞診
中心性類円形核と，細胞質内の好塩基性顆粒を有する特徴的な細胞で，比較的容易に診断のできる腫瘍である（図17）。ディフ・クイック染色などの簡易染色では顆粒があまり染色されないことがあるため，注意が必要である。腫瘍細胞とともに，しばしば好酸球や線維芽細胞が観察される。低分化な形態の肥満細胞腫では特徴的な顆粒がみえにくい場合があり，他の独立円形細胞腫瘍との鑑別が必要となる。細胞異型などが顕著な

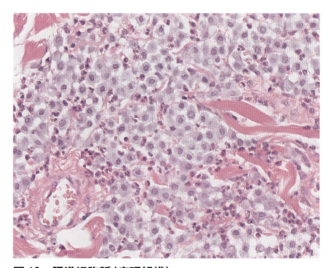

図18　肥満細胞腫（病理組織）
薄い灰青色の顆粒を有する類円形の腫瘍性肥満細胞のシート状増殖で構成される。しばしば好酸球浸潤を伴う。

場合には細胞診でもある程度のグレードの予測は可能だが，正確なグレードの決定には組織評価が必須となる。

7-3-2）病理組織学的検査
腫瘤は真皮～皮下組織に，あるいは皮下組織のみに形成され，類円形～多角形の肥満細胞のシート状増殖で構成される（図18）。腫瘍細胞は，細胞質内に薄いグレーがかった青色に染まる顆粒を有しており，この顆粒はトルイジンブルー染色で赤紫色に染まる異染性を示す。腫瘍細胞の分化度が低くなると，この顆粒がみえづらくなる。腫瘍組織内では好酸球浸潤が頻繁に観察され，コラーゲン線維融解，線維増生，水腫もよくみられる組織変化である。

表3 Patnaikらによる肥満細胞腫のグレード分類の基準と生存率

文献2より引用・改変

	組織学的特徴	1,500日以上の生存率
グレード1	・(毛包間)真皮に限局 ・よく分化し，比較的豊富な細胞質内顆粒をもった肥満細胞 ・腫瘍による壊死や水腫は最小限	93%
グレード2	・真皮深層まで，皮下組織に広がることもある ・分化度がやや低い腫瘍細胞で，細胞質内顆粒は様々，核分裂像は0～2個/高倍率1視野 ・比較的広範な壊死や水腫，間質の変性	44%
グレード3	・皮下組織まで深く，広く浸潤する ・分化度の低い腫瘍細胞で，細胞質内顆粒はみえづらく，頻繁な核分裂像(3～6個/高倍率1視野)，著しい核異型も示す ・広範な壊死や水腫，間質の変性	6%

　肥満細胞腫では，病理組織学的検査で評価されるグレードが予後に関連する因子の1つである。そのため，肥満細胞腫の病理組織学的検査では，グレード分類とマージン評価が重要なポイントとなる。肥満細胞腫には，主に2つのグレード分類が存在する。広く使用されているグレード分類は，1984年にPatnaikらが報告したもので[2]，細胞の分布や形態，核分裂指数，腫瘍内の水腫や間質の変化などが基準となる(**表3**)。しかし，皮下組織のみに発生した肥満細胞腫の場合，Patnaikのグレード分類にはこの基準が含まれていないため，厳密にはこの分類を用いることはできない。皮下組織の肥満細胞腫の多くは比較的よい挙動を示す。

　Patnaik分類での生存率の曖昧さや，病理医間でのグレードの相違の改善のため，近年，Kiupelらによって高／低グレードに分ける2段階のグレード分類法が提唱された[3]。この基準は**表4**に示す。この分類法によると，高グレードの肥満細胞腫では他の部位での発生や転移までの期間は著しく短く，また生存期間も短い(低グレードは生存期間の中央値が2年以上に対して，高グレードは4カ月以下)と報告されている。

8)上皮(表皮)向性リンパ腫

8-1)病態

　皮膚に発生するリンパ球系の増殖性病変として，人では①上皮向性リンパ腫，②セザリー症候群，③非上皮向性リンパ腫，④皮膚リンパ球症，⑤皮膚形質細胞腫と大別されている。動物の皮膚リンパ腫では組織学的な増殖様式から，上皮向性リンパ腫，非上皮向性リンパ腫と大別することが多く，セザリー症候群は上皮向性リンパ腫に含まれているが明確な診断基準は未だ定まっていない。

表4 Kiupelらによる肥満細胞腫のグレード分類の基準

1つ以上当てはまる場合は高グレードとする。
文献3より引用・改変

・7個以上/高倍率10視野の核分裂像
・3個以上/高倍率10視野の多核(核が3個以上)細胞
・3個以上/高倍率10視野の奇怪な(bizarre)核
・腫瘍細胞の10%以上の巨核細胞

　動物の皮膚リンパ腫の発生は比較的まれであるが，多くがTリンパ球に由来する。犬の皮膚リンパ腫ではこのTリンパ球に由来する上皮向性リンパ腫の割合が多いため，ここでは上皮向性リンパ腫について解説する。

8-2)臨床症状

　中～高齢の犬で発生が多く，発症の平均年齢は11歳齢である。人の場合と類似し，斑状(紅斑期)，局面状(扁平浸潤期)，腫瘍期の3つの病期に区分して捉えられているが，犬ではこれらの病期が混在することも多く，紅斑期や扁平浸潤期から腫瘍期への移行は人よりも早いと考えられている。

　皮膚症状はバリエーションに富んでおり，紅斑や鱗屑，色素脱失，脱毛，病期の進行によっては腫瘤として観察される(**図19**)。Scottらは臨床的な特徴から，①剥脱性紅皮症(全身性の紅斑，鱗屑，色素脱失，脱毛)，②粘膜皮膚境界部病変(粘膜皮膚境界部の紅斑，色素脱失，脱毛，びらん，潰瘍)，③単発性あるいは多発性の局面または結節(紅斑，鱗屑などを伴う局面や結節)，④口腔粘膜の潰瘍病変の主に4つのグルー

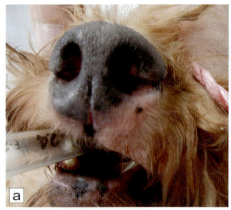
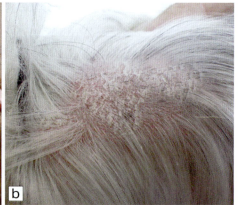
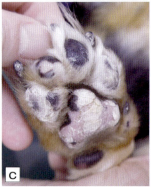

図19　上皮向性リンパ腫（肉眼所見）
上皮向性リンパ腫は様々な肉眼像を呈し，非腫瘍性の皮膚疾患と鑑別が難しいことも多い。
a：鼻鏡部，口唇の色素脱。
b：紅斑の上に鱗屑が付着している。
c：肉球の色素脱と鱗屑。肉球も好発部位の1つであるため必ず確認する。
写真提供：(a)ワールド動物病院，(b)泉が丘動物病院，(c)アイデックス ラボラトリーズ(株)関口麻衣子先生のご厚意による

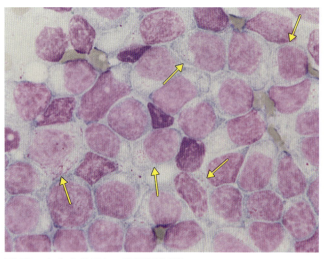

図20　上皮向性リンパ腫（細胞診）
腫瘍の進行によっては細胞を採取することが難しいが，顆粒リンパ球（矢印）が多くみられる場合にはこの腫瘍が示唆される。
写真提供：アイデックス ラボラトリーズ(株)平田雅彦先生のご厚意による

プに区分している[4]。

8-3）検査および診断

8-3-1）細胞診

　このリンパ腫は"上皮内へ浸潤"するため，組織構造が評価できない細胞診での確定診断は難しい。しかし，臨床所見に加え，顆粒リンパ球（細胞質内にアズール好性顆粒を有する大顆粒リンパ球［Large granular lymphocyte］）がみられる場合には，この腫瘍が示唆される（**図20**）。表皮内に腫瘍細胞がとどまっている場合には細胞を採取することが難しいが，結節を形成する場合には針生検で診断が可能である。

8-3-2）病理組織学的検査

　上皮向性リンパ腫の確定診断には，病理組織学的検査が必要である。確定的な特徴は，表皮や粘膜上皮，毛包上皮や付属器上皮間への腫瘍細胞の浸潤である（**図21a**）。腫瘍性のリンパ球は，上皮内へのび漫性の帯状浸潤あるいは散在する細胞集簇巣（ポートリエの微小膿瘍）として観察される。病期が進行した腫瘍期では，真皮や皮下組織へも広く浸潤していく（**図21b，c**）。小型あるいは小型〜中型リンパ球として観察されるが，病期が進行すると中型や大型リンパ球など腫瘍細胞が大型化し，核分裂像も頻繁になる。

　上皮向性リンパ腫のほとんどはTリンパ球性で，Mooreらによると犬では人と異なりCD8由来が多いと報告されている[5]。特に上皮向性リンパ腫の初期のように皮膚炎との鑑別が難しい場合には，上述のような組織学的な特徴に加え，Tリンパ球マーカー（抗CD3抗体）やBリンパ球マーカー（抗CD20抗体，抗CD79a抗体など）を用いた免疫組織化学的染色を行うことで確認できる。

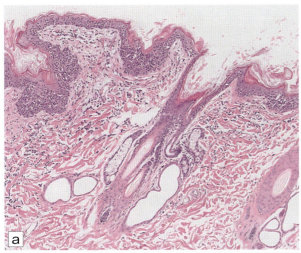
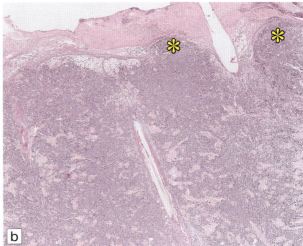
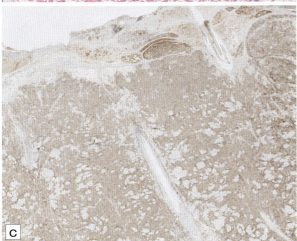

図21　上皮向性リンパ腫（病理組織）
a：表皮や毛包上皮内を中心にリンパ球が浸潤する（紅斑期）。
b：腫瘍期では真皮内へ広く浸潤する。この図ではリンパ球が中型になっている。＊はポートリエの微小膿瘍。
c：bと同部位の免疫組織化学染色。腫瘍細胞は抗CD3抗体（Tリンパ球マーカー）に陽性を示す。

インフォームド・コンセントにおける注意点

・扁平上皮癌
　浸潤性の強い腫瘍であるが，一般的に転移はまれである。しかし，病期の後期や細胞の分化度が低い場合には，支配リンパ節へ転移を起こす。治療法の第一選択は外科的切除であるが，浸潤性が強い腫瘍であるため，マージンには注意が必要である。切除不完全な場合，切除が難しい場合には，必要に応じて凍結手術や放射線療法，化学療法が選択される。

・毛芽腫
　完全切除によって治癒する病変で，切除が不完全であった場合のみ再発する。転移を起こすことはない。

・脂肪腫
　多くは切除によって治癒する。浸潤性脂肪腫は，脂肪腫同様に分化した脂肪細胞で構成される良性腫瘍だが，周囲組織に浸潤性を示す特徴があり，このため完全な切除が難しく再発しやすい。脂肪腫の中に肥満細胞腫が混在することや，軟性腫瘤として触知される軟部組織肉腫など，触診のみでは他の腫瘍の存在を否定できないことがある。このため，臨床経過や細胞診などの検査とあわせて検討し，挙動が異なる場合には精査するとよい。

・軟部組織肉腫
　肉眼病巣が存在する場合，一般的には外科的切除が選択される。悪性度や切除範囲によっては，外科的切除と組み合わせて放射線療法や化学療法が施されることもある。この腫瘍は周囲に偽被膜を有するため一見被包された腫瘤状にみえるが，真の被膜でないため，この位置で切除すると腫瘍細胞が残存していることが多い。ある報告では，病理組織学的にこのような狭いマージン（腫瘍と切除端の間が1mm以下あるいは偽被膜沿い）で切除した場合，グレード1の7％，グレード2の34％，グレード3の75％で局所再発を認めたと報告している[6]。このように強い浸潤性を示すため，外科的切除の際には広いマージンを含む切除が推

奨されている．発生場所や大きさによっては，完全切除するには断肢が必要になることもあるため，切除の範囲や治療方針は飼い主とよく相談することが望ましい．

・皮膚組織球腫

　時間の経過とともに自然退縮することが多いが，高齢での発生やリンパ球浸潤が弱い場合，ステロイド投与をしている場合（リンパ球浸潤が阻害されるため），退縮が遅いことがある．切除後の再発率は低く，予後は良好な腫瘍である．まれに複数箇所で発生することもあるが，再発を繰り返したり多発傾向を示す場合には，ランゲルハンス細胞組織球症の可能性も考慮する必要がある．

・肥満細胞腫

　すべての犬の肥満細胞腫は潜在的に悪性と考えるべきである．上述の組織グレードの他に予後が悪いとされている要因にはいくつかあるが，代表的なものとして，会陰部，陰嚢，包皮，指，粘膜皮膚境界部，鼻鏡に発生した場合，発見時に臨床症状がある場合，腫瘍の大きさが3cm以上である場合が挙げられる．また，組織標本上で確認されるKi67，AgNORなどの細胞増殖にかかわる因子や核分裂指数，KIT蛋白の発現パターンも，予後と相関すると報告されている．

結節状の腫瘍の場合，外科的切除単独でも対応できる腫瘍である．一般的には広いマージンが推奨されているが，グレードの低い小型腫瘍の場合には狭いマージンでも再発しないことがある．必要に応じて，ステロイドや分子標的薬などが使用される．しかし，術前にステロイドを使用した場合，肉眼的に病変が縮小したようにみえても病変内に腫瘍細胞が残存している可能性は否定できないため，切除時のマージンには注意が必要である．

・上皮（表皮）向性リンパ腫

　皮膚の上皮向性リンパ腫は進行性の疾患であり，予後不良である．有効な化学療法は分かっていないが，比較的使用される治療法としてロムスチン（CCNU）がある[7]．また，多剤併用療法，インターフェロン，レチノイド，ステロイド外用療法などが効果的である可能性もある．しかし，いずれの治療でも完治は困難である．経過は数カ月〜2年と幅があるが，初期では皮膚炎様の臨床症状を呈しリンパ腫と診断されにくいこともあり，確定診断が下されたときには病期が進行していることも多く，その後の進行も早い．最終的には，病変はリンパ節や他の臓器にも広がると考えられており，これらのモニターも必要になる．

◘ 参考文献 ◘

1）Gross TL, Ihrke J, Walder J, et al. Skin diseases of the dog and cat: clinical and histopathologic diagnosis, 2nd ed. Wiley Blackwell. 2005.

2）Patnaik AK, Ehler WJ, MacEwen EG. Canine cutaneous mast cell tumor : morphologic grading and survival time in 83 dogs. *Vet Pathol* 1984, 21(5), 469-474.

3）Kiupel M, Webster JD, Bailey KL, et al. Proposal of a 2-tier histologic grading system for canine cutaneous mast cell tumors to more accurately predict biological behavior. *Vet Pathol* 2011, 48(1), 147-155.

4）Scott DW, Miller WH, Griffin CE. Muller and Kirk's small animal dermatology, 6th ed. pp1330-1342, 2001. Saunders.

5）Moore PF, Affoter VK, Graham PS, et al. Canine epitheliotropic cutaneous T-cell lymphoma: an investigation of T-cell receptor immunophenotype, lesion topography and molecular clonality. *Vet Dermatol* 2009, 20 (5-6), 569-576.

6）Perry JA, Culp WT, Dailey DD, et al. Diagnostic accuracy of pre-treatment biopsy for grading soft tissue sarcoma in dogs. *Vet Comp Oncol* 2014, 12(2), 106-113.

7）Withrow SJ, Page R, Vail DM, et al. Withrow & MacEwen's small animal clinical oncology, 5th ed. Elsevier. 2013.

8）Goldschmidt MH, Dunstan RW, Stannard AA, et al. Histological classification of epithelial and melanocytic tumors of the skin of domestic animals. Armed Forces Institute of Pathology. 1998.

9）Hendrick MJ, Mahaffey EA, Moore FM, et al. Histological classification of mesenchymal tumors of the skin and soft tissue of domestic animals. Armed Forces Institute of Pathology. 1998.

10）Goldschmidt MH, Goldschmidt KH. 4 Epithelial and malanocytic tumors of the skin. *In*: Tumors in domestic animals, 5th ed. Meuten DJ, eds. Wiley Blackwell. 2017.

11）Hendrick MJ. 5 Mesenchymal tumors of the skin and soft tissues. *In*: Tumors in domestic animals, 5th ed. Meuten DJ, eds. Wiley Blackwell. 2017.

12）Kiupel M. 6 Mast cell tumors. *In*: Tumors in domestic animals, 5th ed. Meuten DJ, eds. Wiley Blackwell. 2017.

13）McSporran KD. Histologic grade predicts recurrence for marginally excised canine subcutaneous soft tissue sarcoma. *Vet Pathol* 2009, 46(5), 928-933.

14）Moore PF. A review of histiocytic diseases of dogs and cats. *Vet Pathol* 2014, 51(1), 167-184.

（下ノ原　望）

Chapter 9-2 猫の皮膚腫瘍

　猫の皮膚腫瘍も多くは犬の皮膚腫瘍と類似する。正常な皮膚構造はPart1 C1-1「皮膚の正常構造・機能」を，それぞれの皮膚構造と発生する腫瘍のタイプはPart1 C9-1「犬の皮膚腫瘍」を参照されたい。猫の皮膚腫瘍の概要を**表1，2**に示すが，ほとんど発生のない腫瘍や多くの非腫瘍性病変は割愛している。皮膚腫瘍の種類・名称には，よく耳にする一般的なものから非常にまれなものまで様々あるが，犬に引き続き動物のWHO分類に沿った名称を使用している。本文中では，猫でよくみられる腫瘍の他，発生は少ないが猫独特の所見を示す腫瘍について解説する。

1）扁平上皮癌

1-1）病態

　猫の皮膚腫瘍では最も発生の多い，表皮の扁平上皮由来の悪性腫瘍である。性質や原因も犬と同様で強い浸潤性を示すことが特徴である。扁平上皮癌への発展に関連する因子には，長期の太陽光線（UV）への曝露，色素の薄さ，無毛または毛の薄さなどが含まれる。

1-2）臨床症状

　若齢の発生もあるが年齢とともに発生率が上がり，9～14歳齢で発生が多い。好発部位は耳介，眼瞼，鼻鏡であり，特に白い毛の猫の耳介先端での発生はこの腫瘍に特徴的である（**図1**）。白い毛の猫では，他の色の猫よりこの腫瘍の発生リスクが13倍高いと報告されている[1]。肉眼的に腫瘍は，発赤，水腫，潰瘍を伴った局面状，クレーター状を呈し，徐々に深部組織に浸潤し，既存組織を破壊するように増殖する。二次感染も起こしやすい。

　猫ではUV曝露の他にパピローマウイルスも原因として示唆されており，パピローマウイルスのp16蛋白陽性の鼻鏡の扁平上皮癌では，同蛋白が陰性の扁平上皮癌よりも生存期間が長いとの研究報告がある[2]。

1-3）検査および診断

1-3-1）細胞診

　細胞診の特徴は犬の扁平上皮癌と同様であり，画像はPart1 C9-1「犬の皮膚腫瘍」の項を参照されたい。腫瘍細胞は孤在散在性～シート状，塊状に採取され，好中球を主体とする炎症を伴うことが多い。腫瘍細胞は類円形ないし多角形で，やや広い細胞質と，細網状のクロマチンを有する幼若な核をもつ。核と細胞質の成熟不一致（核細胞質解離）がみられる。腫瘍細胞とともに，大量の角化物が採取されることもある。

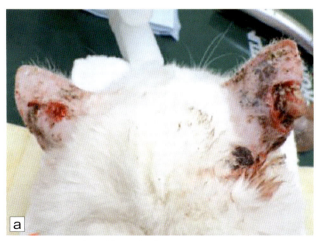 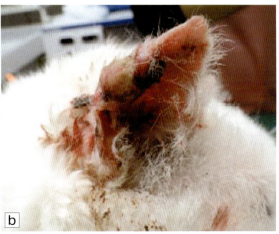

図1　扁平上皮癌（肉眼所見）
aは背側から，bは側方から撮影。左右の耳介には潰瘍を伴った斑状～局面状の病変が形成されている。
写真提供：あん動物病院　大石将司先生のご厚意による

Chapter 9 皮膚腫瘍

表1 主な猫の皮膚腫瘍の概要（上皮系腫瘍）

由来		腫瘍	好発年齢	好発部位	臨床・肉眼所見	組織所見	生物学的挙動	原因・特徴・その他
表皮・基底	良性	基底細胞腫	6～13歳齢	頚部、頭部	・通常は単発（ごくまれに多発） ・被包された黄色／皮下組織内の結節で、割面が黒色を呈することがある	表皮と連続する小型の基底細胞の多小葉性増殖で、中心に黒褐色の変性物を含む嚢胞を呈することが多い	切除で治癒	毛芽腫、アポクリン導管腺腫に再分類されたものが多いが、猫では基底細胞腫も存在すると考えられている
		乳頭腫（ウイルス性乳頭腫、扁平上皮乳頭腫）	不明（ウイルス性は若齢での発生傾向と推察）		・外方性に増殖する固着性～有茎状結節 ・ウイルス性病変は比較的小型	・表皮の外方性の乳頭状増殖 ・ウイルス性では、有棘層の細胞質の細胞変性効果や koilocyte* の出現	切除で治癒	・原因：ウイルス性乳頭腫はパピローマウイルス感染 ・ウイルス性乳頭腫の猫での発生はまれ
	中間	ウイルス性プラークボーエン病様疾患（BISC）	中～高齢	・プラーク：頭部、頚部 ・BISC：頭部、頚部、四肢、体幹	・プラーク：<1cmの隆起病変、色素沈着は様々、多発 ・BISC：様々、局面状～疣状、大きさは様々、多発することが多い	細胞：表皮の肥厚はあるが、極性は保たれる ・BISC：表皮内の細胞の異形成、浸潤はないが、ウイルスの細胞変性効果がみられることがある	・プラーク：退縮、あるいはBISCに移行 ・BISC：まれに扁平上皮癌など悪性腫瘍に進行	・原因：パピローマウイルス感染（FdPV-1, 2） ・免疫抑制で発生しやすいが、免疫異常のない猫でもみられる
	悪性	扁平上皮癌	9～14歳齢	耳介（特に白い猫の耳介先端）、眼瞼、鼻鏡	潰瘍を伴った局面状、クレーター状の破壊性を示す病変	角化傾向を示す扁平上皮癌の鳥状、索状増殖 高分化では癌真珠	・浸潤性が強い ・再発の可能性 ・一般的に転移率は低い（低分化の腫瘍や病期の後期にリンパ節転移）	原因：光線曝露、炎症、発がん物質、パピローマウイルスなど。BISCからの進行もある
		基底細胞癌	12～16歳齢	頭部、頚部	・浸潤を伴う局面、くぼみ状の病変 ・まれに多発	狭い細胞質と濃染性の核を有する基底細胞の巣状、柱状増殖 ・付属器の分化は認められない	・浸潤性を示す ・転移は比較的まれ	・発生はまれ ・低悪性度腫瘍 ・BISCからの進行もある
		基底扁平上皮癌	不明（扁平上皮癌・基底細胞癌と同様と思われる）	不明（扁平上皮癌・基底細胞癌と同様と思われる）	不明	扁平上皮癌あるいは包巣内導部への分化を伴う、基底細胞癌と類似の細胞の増殖	浸潤性を示す	・発生はまれ ・低悪性度腫瘍
		漏斗部角化棘細胞腫外毛根鞘腫				Part 1 C9-1「犬の皮膚腫瘍」を参照		猫での記述はない
毛包	良性	毛芽腫	中～高齢	頭部、頚部	・単発性で、通常直径1～2cmの硬い結節 ・大型化することも多い	・毛芽に類似する細胞のリボン状、索状、巣状増殖 ・猫では紡錘形のタイプが一般的	切除で治癒	以前、基底細胞腫と呼ばれていた腫瘍
		毛包上皮腫	4～11歳齢		多くは2cm以下の硬い結節だが、大型化することもある	・毛包下部の構造（毛母細胞、外毛根鞘、内毛根鞘）に分化を示す ・角化物を貯留する嚢胞構造を頻繁に形成	切除で治癒	猫ではやや含まれ
		毛母腫	不明	不明	不明	多嚢胞構造を形成し、基底様細胞から構成、陰影細胞（shadow cell）*²を含む多量の角質を含む	切除で治癒	猫では含まれ
	悪性	悪性毛包上皮腫・悪性毛母腫			Part 1 C9-1「犬の皮膚腫瘍」を参照			猫では発生はまれ／ほとんど記述がない

*1, *2 Part 1 C9-1「犬の皮膚腫瘍」を参照

9-2 猫の皮膚腫瘍

由来		腫瘍	好発年齢	好発部位	臨床・肉眼所見	組織所見	生物学的挙動	原因・特徴・その他
皮脂腺	良性	皮脂腺腫 皮脂腺導管腺腫 皮脂腺上皮腫	7〜13歳齢	頭部, 背部, 尾部	灰色〜褐色がかった硬い腫瘤	・いずれも皮脂腺由来の細胞で構成されるが、優勢となる細胞は、腺腫：細胞質に空胞を有する腺腫細胞、導管腺腫：扁平上皮で構成された導管上皮腫：小型好塩基性の細胞質の補助細胞	・腺腫・導管腺腫：切除によって治癒 上皮腫：浸潤性を示し、再発することがある。まれに支配リンパ節へ転移	・導管腺腫、皮脂腺上皮腫は猫ではまれ ・皮脂腺上皮腫は低グレード悪性挙動を示す
皮脂腺	悪性	皮脂腺癌	8〜15歳齢	頭部, 胸部, 会陰	・良性腫瘍と類似 ・しばしば潰瘍を伴う	・様々な量の細胞質内空胞を有する腫瘍細胞の増殖 ・頻繁な核分裂像と浸潤性を示す	・局所浸潤性を示す ・まれにリンパ節転移を起こす	発生はまれ
マイボーム腺	良性	マイボーム腺腫 マイボーム腺導管腺腫 マイボーム腺上皮腫	不明	眼瞼	茶/黒色もしくは暗赤色腫瘤	・皮脂腺由来の良性腫瘍と類似 ・炎症を伴うことが多い	切除で治癒	・猫での発生はまれ ・眼瞼のマイボーム腺由来で、形態的に皮脂腺腫と類似
マイボーム腺	悪性	マイボーム腺癌		眼瞼	良性腫瘍と類似	皮脂腺癌と類似	・浸潤性を示す ・まれにリンパ節転移	発生は非常にまれ
アポクリン腺	良性	アポクリン腺腫 （単純, 複合, 混合, 導管腺腫）	6〜13歳齢	頭部, 頚部	・波動性（嚢胞状の場合〜硬い腫瘤 ・導管腺腫：しばしば黒色沈着	・アポクリン腺分泌上皮細胞の腺構造（単純型） ・猫では複合・混合型はまれ ・導管腺腫は、アポクリン腺導管由来で、2層の上皮細胞が肉芽状の管状構造を形成。猫では、中央に壊死を含む島状増殖巣のパターンもみられる	切除で治癒	・猫の導管腺腫には基底細胞腫や毛芽腫との区別が難しいものがあるが、いずれも挙動は同じ（切除で治癒） ・導管腺腫：シャムでスク上昇
アポクリン腺	悪性	アポクリン腺癌 （単純, 複合, 混合, 導管癌）	5〜15歳齢	頭部, 鼠径, 腋窩, 口周囲	結節形成〜まれに炎症性癌に似た潰瘍性病変など、様々な形態	アポクリン分泌上皮あるいは導管の上皮細胞に悪性像所見がみられ、浸潤性を示す 複合・混合型は非常にまれ	・挙動は様々だが、リンパ節・遠隔臓器への転移を起こすこともある ・口周囲の病変は遅進行性・転移性が多い	シャムでリスク上昇
耳垢腺	良性	耳垢腺腫 （単純, 複合, 混合腺腫）	7〜10歳齢	耳道	硬いポリープ〜結節を形成	アポクリン腺腫と類似	切除で治癒	肉眼で過形成ポリープとの区別は難しい
耳垢腺	悪性	耳垢腺癌 （単純, 複合, 混合癌）	不明	耳道	しばしばびらんや潰瘍を形成	形態的に耳垢腺腫に似ることもあるが、浸潤性を示す	リンパ節転移を起こす	猫では腺腫より腺癌の割合が多い
肛門嚢アポクリン腺	良性	肛門嚢アポクリン腺腫	不明	肛門の腹外側の皮下		アポクリン腺腫と類似	切除で治癒	きわめてまれ
肛門嚢アポクリン腺	悪性	肛門嚢アポクリン腺癌	12歳齢	肛門の腹外側の皮下	・境界不明瞭なやや硬い腫瘤 ・潰瘍化はまれ	・アポクリン分泌上皮の充実性シート状、管状、ロゼット状の増殖 ・浸潤性を示す	・周囲組織への浸潤を示す ・リンパ節や遠隔臓器への転移の可能性が示唆されている	・猫ではややまれ ・高カルシウム血症の報告はない
爪床	良性	爪床角化棘細胞腫 （爪床ケラトアカントーマ）	不明	爪の根元 （爪床）	・爪の腫大や変形, 脱落 ・爪根元部の腫瘤	厚い扁平上皮で構成される壁を有し、中央に角化物を含む	切除（断指）で治癒	猫ではまれ
爪床	悪性	爪床扁平上皮癌	不明	爪の根元 （爪床）	1本／複数の指に発生し、爪や爪の根元部の腫脹, 変形	・皮膚の扁平上皮癌と類似の組織所見 ・隣接する末節骨の破壊	・多くは断指で治癒 ・ときに転移を起こす	・猫ではややまれ ・肺症候群（肺腫瘍の指への転移）との鑑別が必要
内分泌	悪性	メルケル細胞腫	中〜高齢	不明	やや硬い、真皮内の局面〜結節状病変	類円形〜多角形細胞のシート状増殖だが、表皮や付属器上皮への浸潤はない	・挙動は様々 ・猫ではリンパ節や肺に転移しやすい	・発生はまれ ・表皮・毛包上皮内の受容体細胞由来

表2 主な猫の皮膚腫瘍の概要（非上皮系腫瘍）

由来		腫瘍	好発年齢	好発部位	臨床・肉眼所見	組織所見	生物学的挙動	原因・特徴・その他
メラノサイト	良性	メラノサイトーマ	4～13歳齢で報告あり	不明	孤在性の境界明瞭な黒色結節	・異型性の低い多角形、紡錘形細胞の巣状、シート状増殖・メラニン顆粒の量は様々だが、豊富なことが多い	一般的には切除で治癒	猫ではまれ
	悪性	悪性黒色腫	高齢	頭部（口唇、鼻）、背部などの有毛部皮膚が多い	・孤在性、境界不明瞭な局面～腫瘤・メラニン顆粒の量により、淡灰色～黒色と様々	・良性腫瘍よりも細胞異型が高く、核分裂像が多い・メラニン顆粒の量は様々	リンパ節や遠隔臓器へ転移することがある	発生はまれ
線維	良性	線維腫	中～高齢	頭部、四肢	比較的境界明瞭な硬い結節	・豊富なコラーゲン線維を伴う線維細胞の錯綜する束状増殖・核分裂像はまれ	切除で治癒	高分化な線維肉腫との区別が難しい
		粘液腫	中～高齢	体幹、四肢	皮下組織の軟性の結節で、やや境界不明瞭	粘液状間質を有する線維芽細胞の疎な増殖	切除で治癒	豊富な粘液を産生する線維細胞または他の間葉細胞に由来
		猫のサルコイド	若齢	鼻、口吻	単発/多発性、<2cm、硬い隆起病変	・紡錘形細胞の増殖・表皮は肥厚し、紡錘形細胞の増殖巣内に長く伸びる	・切除で治癒するが、再発も起こりやすい・転移の報告はない	・ウシパピローマウイルス関連・牧場などウシとの接触がある猫で発生
	悪性	線維肉腫	・中～高齢・猫肉腫ウイルス（FeSV）では若い（平均約3歳齢）	四肢、体幹	・単発、様々な大きさの境界不明瞭な硬い皮膚～皮下腫瘤を形成・FeSV感染では多発することが多い	様々なコラーゲン線維を伴う線維芽細胞の錯綜する束状、ヘリンボーン状の増殖	・浸潤性が強く局所再発あり・転移率は低い・FeSVでは進行が早く、内臓を巻き込むこともある	FeSV感染では挙動が異なる
		粘液肉腫	中～高齢	体幹、四肢	・皮下組織の軟性で、境界不明瞭な腫瘤・粘液様（ゼラチン様）の割面	豊富な粘液基質を産生する多形性を示す線維芽細胞の増殖	・浸潤性が強く局所再発あり・転移率は低い	
		注射部位肉腫	平均8.1歳齢	注射部位	皮下組織や筋肉内の孤在性の硬い腫瘤で、しばしば中央が空洞状	・強い浸潤性を示す紡錘形細胞増殖・中央部の空洞化（壊死）、周囲の炎症細胞浸潤がみられることがある	・浸潤性が強く局所再発は多い・転移を起こすこともある	線維肉腫の他、多形肉腫、骨肉腫、軟骨肉腫、横紋筋肉腫などの様々な組織像を示す
		悪性線維性組織球腫（多形肉腫）	中～高齢	不明（あるいは注射部位）	孤在性、境界不明瞭な腫瘤	多角形～紡錘形細胞の増殖で構成され、組織球様細胞や巨細胞の出現、粘液様基質など様々な形態を示す	・浸潤性が強く局所再発あり・転移率は報告によって様々	線維芽細胞／筋線維芽細胞の表現型を示す間葉細胞から発生すると考えられている
脂肪	良性	脂肪腫	中～高齢	四肢、胸部、腹部	・単発性あるいは多発性・主に皮下組織に発生する軟性の腫瘤	成熟脂肪細胞のシート状増殖：分化した脂肪構造を含む	切除で治癒	成熟脂肪組織の肉眼所見で、ホルマリンに浮遊する
		血管脂肪腫	中～高齢	四肢、胸部、腹部	皮下組織がやや硬く、境界不明瞭な硬い腫瘤	・成熟脂肪細胞の増殖：分化した脂肪組織・血管脂肪腫：血管状構造が脂肪腫瘍内に豊富に含まれる	・浸潤性を示し、局所再発あり・転移率は低い	
	悪性	脂肪肉腫	中～高齢	四肢、体幹、頭部	皮下組織がやや硬く、境界不明瞭な硬い腫瘤	様々な大きさの脂肪空胞を有する円形～多角形細胞の増殖	・浸潤性を示し、局所再発あり・転移率は低い	高分化型や粘液型、多形型など様々なタイプがある
筋肉	良性	平滑筋腫	不明	背側の体幹、四肢、頭部	比較的境界明瞭な硬い腫瘤	平滑筋線維の錯綜する束状、しばしば垂直に交差	切除で治癒	・発生はまれ・立毛筋や血管平滑筋、生殖器付近の平滑筋から発生
		平滑筋肉腫	不明	不明	境界不明瞭な硬い腫瘤	・平滑筋線維の錯綜する束状、しばしば垂直に交差・細胞異型を示す	・浸潤性を示し、局所再発あり・転移はまれ	・発生はまれ・立毛筋や血管平滑筋から発生
	悪性	横紋筋肉腫	不明	不明（あるいは注射部位）	境界不明瞭な硬い腫瘤	多角形～腫大した紡錘形細胞の錯綜する束状増殖、多核細胞の出現	・浸潤性を示し、局所再発あり・転移は非常にまれ	発生は非常にまれ

9-2 猫の皮膚腫瘍

由来	腫瘍	良性/悪性	好発年齢	好発部位	臨床・肉眼所見	組織所見	生物学的挙動	原因・特徴・その他
血管・リンパ管	血管腫	良性	9～11歳齢	いずれの部位でも発生	・皮膚～皮下組織の境界明瞭な硬い結節 ・暗赤～青黒色にみえる	血液で満たされた様々な大きさの血管腔で構成される	切除で治癒	猫では一般的でない
	リンパ管腫	良性	不明	腹部正中、四肢	皮膚・皮下の波動性のある腫脹病変、ときに結節	異型性の低いリンパ管内皮細胞が裂隙を形成	ときに再発、進行する	発生はまれ
	進行性血管腫症	良性	若齢～高齢まで報告あり	いずれでも発生(遠位部が多い)	・赤青色の斑点～腫瘤・肥厚 ・ややスポンジ状	異型性の低いリンパ管の血管構造を含む脈管構造(動静脈)、毛細血管様など様々	・徐々に浸潤・進行する ・完全切除で治癒するが、難しいことが多い	遠位での病変、ややアグレッシブなことがある
	血管肉腫	悪性	中～高齢	頭部(特に眼瞼)、四肢遠位、掌球	・境界不明瞭な暗赤～青黒色の局面や結節 ・大型の出血球状にみえることがある ・ときに多発	血液を入れる不整形な血管腔で構成され、不規則な網目状やスリット状の裂隙を形成	・皮膚原発の場合は、切除によっては長い生存期間を得られることがある ・他臓器からの転移の場合は予後不良	原因：光線曝露が原因となることがある
	リンパ管肉腫	悪性	若齢～高齢まで報告あり	腹部や四肢	・真皮～皮下の境界不明瞭な軟らかい、スポンジ状病変 ・紫がかった打撲様	・様々な異型性を示す内皮細胞の増殖 ・増殖形態はリンパ管腫に類似 ・血液成分は少量～目立たない	・浸潤性が強く、まれに転移	以前"猫の下腹部脈管肉腫"とされていた腫瘍も含まれる
神経系	良性末梢神経鞘腫瘍(神経線維腫、シュワン細胞腫)	良性	中～高齢	頭部	真皮(～皮下組織)の硬い～やや軟性の結節の細状配列	波状状の紡錘形細胞の束状、渦巻き状、好酸球浸潤、核の柵状配列	切除で治癒	シュワン細胞または/かつ神経線維細胞から発生
	悪性末梢神経鞘腫瘍(神経線維肉腫、神経鞘シュワン細胞腫)	悪性	中～高齢	頭部	真皮～皮下組織の硬い～やや軟性の結節、良性より大型が多い	・増殖巣は良性に類似 ・異型性、核分裂像が多い ・浸潤性に増殖	・浸潤性を示し、局所再発あり ・転移率は低い	シュワン細胞または/かつ神経線維細胞から発生
肥満細胞	肥満細胞腫	良性～中間	平均10歳齢	頭部、頸部、四肢、体幹	・単発または多中心性に発生 ・大きさは数mm～2cm	・灰青色の顆粒を有する類円形細胞のシート状増殖 ・少数のリンパ球、好酸球浸潤、水腫を伴う	・切除である程度コントロール可能 ・核分裂数は予後と関連	・犬のような確立された組織グレードはない
	進行性組織球症	中間	7～17歳齢で報告あり	頭部、四肢遠位、体幹	・硬い、数mm～1.5cmの丘疹・結節 ・多くは多発性	真皮内の類円形～多角形細胞のシート状増殖 初期では異型性は低い(肉芽腫様にみえることがある)が、進行すると組織球性腫瘍様になる	・増大・縮小を繰り返すが、自然退縮はしない ・徐々に進行し、転移することもある	・低いグレードの組織球性肉腫 ・初期は進行が遅く緩やかだが、進行すると悪性挙動を示す
組織球系	組織球性肉腫	悪性	中～高齢	腹部、四肢	皮膚～皮下組織に多発性にみえる境界不明瞭な硬い腫瘤	異型性の強い大型の類円形～多角形細胞の増殖 ときに紡錘形細胞も出現 多核細胞も出現	・浸潤性、侵襲性が強い ・転移も多い(あるいは内臓病変と同時発生)	・猫ではまれ(多中心性病変の1つのことが多い) ・間質樹状細胞由来(マクロファージ由来との報告もある)
	皮膚形質細胞腫(髄外性形質細胞腫)	中間～悪性	不明	不明	多くは孤立性(ときに多発性)の比較的境界明瞭な腫瘤	腫瘍形質細胞のシート状増殖	高分化な腫瘍は切除で予後がよいこともあるが、低分化な腫瘍は多発し予後不良	猫では様々な形質細胞腫瘍を総称して"骨髄腫関連疾患(MRD)"と呼ぶ
リンパ球系	リンパ腫	悪性	平均10歳齢	いずれの部位でも発生	紅斑、鱗屑、色素脱、多数の皮膚の結節など様々	リンパ球様細胞の増殖 皮膚では一般的に以下に大別 ①上皮向性：上皮内への腫瘍細胞浸潤 ②非上皮向性：真皮～皮下組織の増殖、血管向性の増殖様式もある	・進行の速度は様々だが、一般的には上皮向性リンパ腫で、転移し予後不良 ・孤在性の非上皮向性リンパ腫で、切除での治癒例がある	猫では非上皮向性の方が多い

Chapter 9 皮膚腫瘍

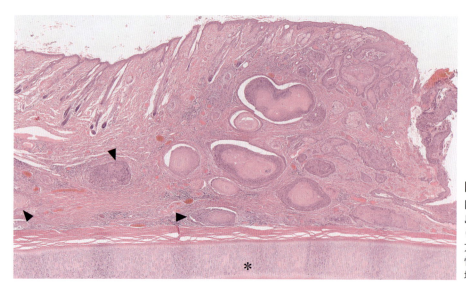

図2　扁平上皮癌（病理組織）
図右側に形成された扁平上皮癌の島状，索状増殖巣が，耳介軟骨（＊）に沿って皮下組織を耳の基部方向（図左側）に，非常に強い浸潤性を示す．矢頭は浸潤する腫瘍の増殖巣．

1-3-2) 病理組織学的検査

病理標本の特徴も，犬の扁平上皮癌と同様である．扁平上皮細胞が表皮から連続して島状，索状，小柱状に増殖し，真皮内，ときに皮下組織に浸潤する（図2）．様々な程度に角化を示し，高分化な腫瘍では増殖巣内に癌真珠がみられることがあるが，低分化の場合には少数の細胞に孤在性角化がみられる程度である．細胞間の結合性が脆弱になると棘細胞融解を起こし，解離した細胞が増殖巣に貯留して偽腺腔を形成し，腺癌のようにみえることもある．また，扁平上皮癌の中には一見，上皮細胞にみえない紡錘形を示すものもあり，この場合，周囲の間質の紡錘形細胞との区別が難しくなる．

1-4) 治療，予後

一般的に，扁平上皮癌はゆっくりと進行する腫瘍であり，強い浸潤性を示すが転移はまれである．しかし，病期の後期や細胞の分化度が低い場合には，支配リンパ節へ転移を起こす．

治療法の第一選択は外科的切除であるが，浸潤性が強い腫瘍であるためマージンには注意が必要である．切除不完全な場合，切除が難しい場合には，必要に応じて放射線療法，凍結療法，化学療法が選択される．

2) 多中心性上皮内扁平上皮癌（ボーエン病様疾患）

2-1) 病態

発生自体はそれほど多くないが，動物の中では猫での発生が多い腫瘍である．表皮基底層を越えない（表皮内の）扁平上皮細胞の悪性化が特徴だが，ときに扁平上皮癌や基底細胞癌といった浸潤性を示す腫瘍に発展することがある．パピローマウイルス感染が関連する腫瘍で，UV曝露との関連性はない．

2-2) 臨床症状

中〜高齢の猫での発生が多い．患者の免疫抑制状態が病変の発生・進行に関与することが示唆されている．体幹，四肢，頭部，頸部など有毛／無毛，有色素／乏色素のいずれの皮膚でも発生し，多くは多発病変を形成する．不整形で色素沈着や痂皮を有する局面状，あるいは疣状の病変として観察され，大きさは0.5〜3cmと様々である（図3）．

2-3) 検査および診断

2-3-1) 細胞診

扁平上皮癌と類似した細胞が採取されるが，細胞診では扁平上皮癌との明確な判別は困難である．

2-3-2) 病理組織学的検査

限局性の表皮や毛包漏斗部の不規則な肥厚性病変として観察され，しばしば幅の太い下方への乳頭状突起の形成を伴う．すべての層の色素沈着を起こすこともある．この肥厚した表皮内で増殖する角化細胞の細胞極性や正常な分化傾向は消失しているが，基底膜を越えた深部方向への浸潤は認められない（図4a）．腫瘍細胞の形態も様々で，明瞭な核小体をもつ大型核と豊富な好酸性細胞質を有する腫瘍細胞や，小型で円形〜楕円形の核と狭い細胞質を有する腫瘍細胞がみられる．比較的初期の病変では，ウイルスの細胞変性効果が確認できることがある（図4b）．まれに病変が進行

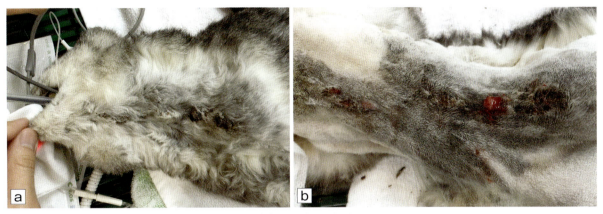

図3　多中心性上皮内扁平上皮癌（ボーエン病様疾患，肉眼所見）
aは剃毛前，bは剃毛後。色素沈着や痂皮を伴う局面状〜疣状の病変が，頚部に複数散在している。
写真提供：ユウ動物病院，DVMsどうぶつ医療センター横浜 佐々木悠先生のご厚意による

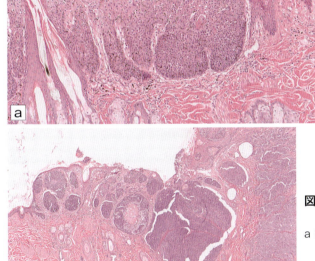

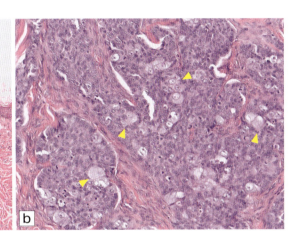

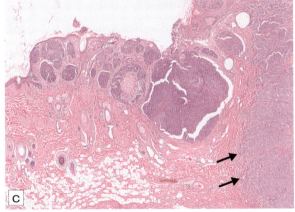

図4　多中心性上皮内扁平上皮癌（ボーエン病様疾患，病理組織）
a：矢印右側の比較的正常な皮膚にくらべ，左側の病変部は著しく肥厚している。内部の細胞も本来の細胞極性を消失して無秩序に配列しており，細胞異型もみられる。
b：腫瘍巣内に，淡い灰青色を示した広い細胞質を有する腫瘍細胞が孤在性〜集塊状に散在している（矢頭）。この変化はウイルスによる細胞変性効果の特徴の1つである。
c：図中央では基底膜が保持されているが，この腫瘍はまれに基底膜を越えて浸潤し，扁平上皮癌となる（矢印）。

し，腫瘍が基底膜を越えて真皮内に浸潤すると，病理組織学的には扁平上皮癌や基底細胞癌と診断される（図4c）。

2-4）治療，予後

徐々に拡大していく病変であり，まれに浸潤性を示す扁平上皮癌に進行する。初期癌の形態であるため外科的切除も選択肢となり，切除後の局所再発を認めないことが多いが，別の場所に新たな病変を形成することがある。その他，イミキモドクリームなどの外用，エトレチナートなどの内服，放射線療法，光線力学的療法などでも有効性が示唆されている。

浸潤性の扁平上皮癌に進行した例の中には，リンパ節や遠隔臓器転移を起こして予後が悪くなることがあるため，病期のステージ確認は予後を考える上で重要である。

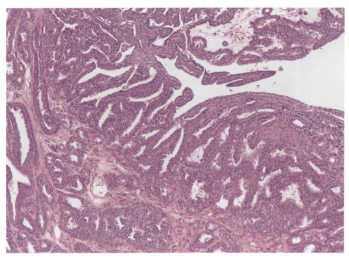

図5　アポクリン導管腺腫(病理組織)
狭い細胞質を有する細胞が腺管構造を形成しながら増殖し，しばしば細胞が重層に配列する。

3)アポクリン導管腺腫

3-1)病態

猫では一般的な良性腫瘍である。特に，以前に導管への分化(管腔形成)を伴う基底細胞腫と分類されていた腫瘍が，現在はアポクリン導管腺腫と再分類されている。

3-2)臨床症状

若齢(1歳齢)での発生報告もあるが，一般的には6～13歳齢で発生が多い。ヒマラヤン，ペルシャ種で発生率が高いが，性差は報告されていない。猫での好発部位は頭部，頸部である。孤在性の境界明瞭な結節として観察され，内部に様々な大きさの囊胞形成を伴うことが多く，囊胞の大きさによっては腫瘍が大型化することもある。

3-3)検査および診断

3-3-1)細胞診

アポクリン腺由来の上皮性細胞，異型性に乏しい立方～円柱状の上皮性細胞が集塊状に採取される像として観察される。形態的特徴から「アポクリン腺由来だろう」と予測されても，アポクリン腺組織のどこを起源とする病変かまでは見分けることができない。そのため，アポクリン腺を由来とする様々なタイプの良性病変(囊胞腺腫，導管腺腫および腺腫)に対しては，まとめて「アポクリン腺由来の良性病変」として評価される。ときに，アポクリン腺由来病変では悪性であっても細胞異型に乏しいものがあり，細胞診のみで悪性・良性を明確に判定することさえ困難となることもある。

3-3-2)病理組織学的検査

真皮～皮下組織の，境界明瞭な結節として形成される。アポクリン腺腫と同様に腺管構造を形成する腫瘍だが，管腔を覆う上皮細胞が重層(2列)に配列することが特徴で，管腔も様々な大きさ・形状を示す(図5)。以前に基底細胞腫に分類されていたことからも分かるように，構成する細胞の多くは基底細胞に似た狭い細胞質と小型類円形～楕円形核を有するが，扁平上皮への分化を伴うこともある。

猫で度々みられるバリエーションとしては，基底細胞腫に似た多小葉性の増殖巣を形成するタイプであるが，この腫瘍ではやや広い好酸性細胞質を有する細胞の集塊が確認され，これらはアポクリン分化の性質を有することが分かっている。これらはしばしば管腔を囲むように配列する。腫瘍細胞間にメラニン細胞が散在しており，メラニン顆粒が腫瘍細胞やマクロファージ(メラノファージ)に沈着することがあり，重度の場合には肉眼的に結節が黒色を帯びてみえる。

3-4)治療，予後

ゆっくりと大型化する腫瘍で，良性腫瘍であるため切除によって治癒する病変である。

4)線維肉腫，猫の注射部位肉腫

4-1)病態

間葉系細胞の悪性腫瘍である軟部組織肉腫の形態の1つで，特に線維肉腫は猫の皮膚腫瘍で発生の多い腫瘍である。注射部位肉腫には様々な肉腫の形態があり，線維肉腫もそのうちの1つであるが，注射部位肉腫の確定のためには，厳密には注射接種歴が必要であ

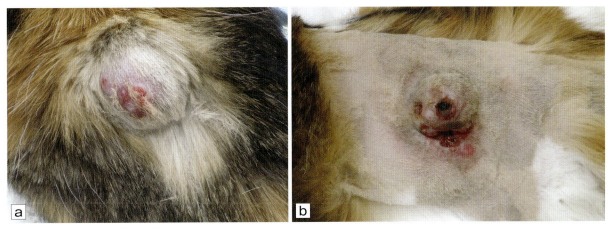

図6 注射部位肉腫（肉眼所見）
局所性の硬い腫瘤を形成し，表皮直下に達すると潰瘍を起こす。この症例では病変付近に注射接種歴があり，注射部位肉腫と考えられた。
写真提供：ブレイス動物の病院 鈴木成幸先生のご厚意による

る。このように，特に病理組織学的に線維肉腫と注射部位肉腫で類似点が多いため，本稿では両者をあわせて解説する。

多くの注射非関連性の線維肉腫の原因は不明である。レトロウイルス感染（猫白血病ウイルス[FeLV]の変異型である猫肉腫ウイルス[feline sarcomavirus：FeSV]）の発生もあるが，線維肉腫全体に占める割合は低い（約2％）。注射部位肉腫は，注射接種で惹起された持続する慢性刺激によって起こると考えられており，正確な発生率は確定が難しいが，1/10,000～1/1,000と推定されている。

4-2）臨床症状

注射非関連性の線維肉腫の発生の平均年齢は9.2歳齢だが，注射部位肉腫では平均8.1歳齢とやや若く，3歳齢から発生報告がある。多くの腫瘍は局所性であり，注射非関連性の線維肉腫では体部のどの部位にも発生しうるが，頭部や四肢で比較的発生が多い。比較的境界明瞭な腫瘤状を呈することもあるが，周囲に根を張るように浸潤し固着することもある。

注射部位肉腫は頚部（特に肩甲骨間），腰部，体幹，四肢などの注射接種部位で発生報告がある（図6）。肉眼像は上述に類似するが，中央に水様性～粘液状物を含んだ嚢胞形成は典型的な像である。注射非関連性の線維肉腫にくらべ，よりアグレッシブで浸潤性が強く再発を起こしやすい傾向がある。

FeSV感染による線維肉腫はやや状況が異なり，平均年齢3歳齢と比較的若齢で発生し，多中心性に病変が形成され転移を起こす。

4-3）検査および診断

4-3-1）細胞診

紡錘形～不定形の，境界不明瞭な好塩基性細胞質を有する非上皮性細胞が観察される（図7）。紡錘形細胞が多数採取されている標本では，炎症性病変に伴う反応性の線維芽細胞と肉腫との判別が問題となるが，細胞形態のみでこれらを明確に区別することは困難である。また異型性の強い紡錘形細胞が集塊状に採取された際にも，これらがワクチン関連性であるか否かを形態のみで評価することはできない。しかしながら，注射部位肉腫/線維肉腫で認められる細胞診像の傾向としては，①非上皮性細胞でありながら多数の細胞が採取される，②観察される非上皮性細胞には核の大小不同や大型核，多核の大型細胞などの強い異型性が観察される，③好中球やリンパ球，マクロファージなどの炎症細胞や変性壊死物の出現を伴うことがある，④粘稠性の高い液体成分とともに採取されることがある（このような場合，標本上では細胞成分が方向性をもって観察される）などが挙げられる。しかし，③のように炎症細胞が主体となって採取された場合，たとえ異型性の強い非上皮性細胞成分が観察されたとしても，炎症性病変との明確な判別はさらに困難である。

4-3-2）病理組織学的検査

線維肉腫では腫瘍細胞が真皮～皮下組織（特に皮下組織を主座に）に形成され，球状を示すこともあるが，しばしば周囲組織に浸潤性を示し筋肉を巻き込むことも多い。紡錘形細胞が錯綜する束状，波状，ヘリンボーン状の増殖で構成され（図8a），腫瘍細胞の細胞質は狭く，楕円形～細長い核を有する。より分化度の

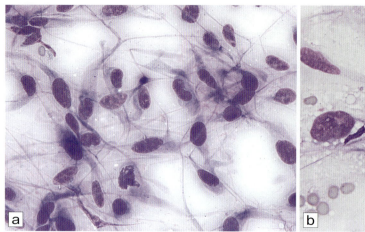
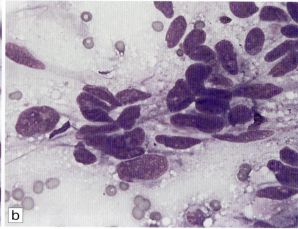

図7　線維肉腫／注射部位肉腫（細胞診）
a：線維肉腫。紡錘形の非上皮性細胞が集塊状に多数採取される。
b：注射部位肉腫。接種歴から注射部位肉腫と診断された例では，腫瘍細胞はより強い細胞異型を示している。
写真提供：アイデックス ラボラトリーズ（株）平田雅彦先生のご厚意による

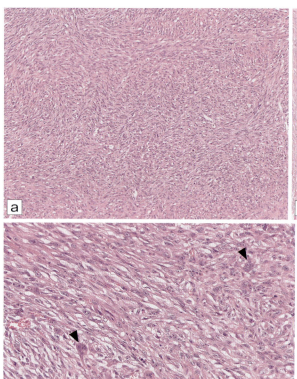
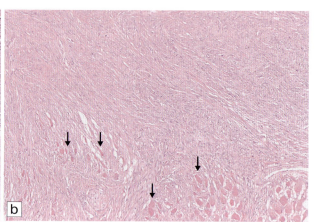

図8　線維肉腫／注射部位肉腫（病理組織）
a：紡錘形細胞が錯綜する束状，波状，ヘリンボーン状といったパターンを示して増殖する。
b：強い浸潤性を示す腫瘍で，周囲の骨格筋線維（矢印）間にも入り込むように浸潤・増殖する。
c：注射部位肉腫ではより細胞異型が強く，多核の腫瘍細胞（矢頭）が頻繁に出現する傾向がある。

低い腫瘍では多角形の核や多核の腫瘍細胞も出現し，核分裂も増加する。多核細胞の出現は，猫の線維肉腫でよく認められる。

注射部位肉腫では腫瘍が皮下組織に形成され，周囲組織に長く"舌"を伸ばすように浸潤・増殖するなど，一般的には浸潤性が強い（**図8b**）。組織像は様々で，線維肉腫の他，粘液肉腫，多形肉腫，骨肉腫，軟骨肉腫，横紋筋肉腫，組織球性肉腫などの組織像が確認されている。注射部位肉腫における線維肉腫の形態は，注射非関連性の肉腫と同様に紡錘形細胞の増殖を特徴とするが，注射非関連性の線維肉腫にくらべて細胞の大きさ・形が様々など，より強い細胞異型を示すことが多く，多核細胞も頻繁に出現する（**図8c**）。中央に液体成分を入れた腔の形成や，辺縁部のリンパ球・マクロファージなどの炎症細胞浸潤も一般的である。これらの特徴的な所見から注射部位肉腫が疑われたとしても，確定のためには注射接種歴の確認が必要である。肉芽組織内の線維芽細胞も異型性を示すことがあ

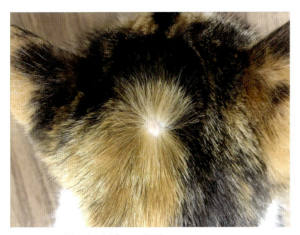

図9　肥満細胞腫（肉眼所見）
孤在性の，無毛の結節状の病変として観察され，小型のことが多い。
写真提供：東京猫医療センター 服部幸先生のご厚意による

り，炎症を伴う病変であるため，初期の段階ではしばしば腫瘍化の確定が難しい。

4-4）治療，予後

注射非関連性の線維肉腫では外科的切除が選択されることが多いが，腫瘍の浸潤性が強いため再発を起こすことも多い。必要に応じて放射線療法が選択される。転移は比較的少ない。

注射部位肉腫でも外科的切除が選択されることが多く，強い浸潤性から広いマージンの確保が推奨されている。必要に応じて放射線療法や化学療法が選択される。初期では転移は少ないが，悪性度の高い例，繰り返しの再発や生存期間が長い例で転移率が上昇する傾向がある。

FeSV感染による線維肉腫は進行が早く転移を起こしやすいが，有効な治療法は分かっていない。

5）肥満細胞腫

5-1）病態

猫の皮膚腫瘍では2番目に発生が多く，ある統計では皮膚腫瘍の21％を占める。猫では犬の肥満細胞腫と組織像や挙動で異なる点が多く，犬のように確立されたグレード分類もない。

5-2）臨床症状

やや硬い，無毛の丘疹状〜結節状の病変として観察され，多くは数mm〜2cmである（図9）。孤在性が多いが，まれに多発性に発生する。報告によってばらつきはややあるものの，好発部位には頭部，頸部，体幹，四肢，大腿，尾の背側が挙げられている。間欠的な瘙痒，発赤，水腫を伴うことがある。多くの肥満細胞腫は4歳齢以降に発生し，発生年齢の平均は10歳齢だが，まれに若齢での報告もある。シャムでやや発生が多いとの報告がある。内臓に発生する肥満細胞腫よりは少ないが，皮膚の肥満細胞腫でも末梢血中の肥満細胞増加を起こすことがある。

5-3）検査および診断

5-3-1）細胞診

多数の腫瘍性肥満細胞が採取される。細胞形態は犬のものと類似し，N/C比の比較的低い独立円形細胞で中心性類円形核を有し，細胞質内に好塩基性微細顆粒を含有する。猫では犬よりも細胞質内顆粒が細かく，細胞の大きさはおおむね均一であることが多い。また，犬とは異なり，好酸球や線維芽細胞の浸潤はあまりみられない。簡易染色（ディフ・クイック染色）では，顆粒の染色性がライト・ギムザ染色のものとやや異なり，青みがかっていることが多い（図10）。

5-3-2）病理組織学的検査

真皮内あるいは，ときに皮下組織に及ぶ被包されていない腫瘍組織であり，類円形細胞のシート状増殖で構成される（図11）。細胞診同様に，組織標本でも犬の肥満細胞にくらべ細かい細胞質内の顆粒が認められる。犬の肥満細胞腫にくらべて好酸球浸潤が目立たないことが多く，一方でしばしば小型リンパ球の浸潤を伴う。

細胞の形態によって，高分化型（well-differentiated），非定型または低顆粒型（組織球性とも呼ばれる，atypical, poorly granulated, or histiocytic），多形型（pleomorphic）と分類されており，猫の皮膚肥満細胞腫の多くは高分化型である。高分化型は，比較的均一な大きさで異型性の低い細胞で構成される。非定型肥満細胞腫はやや大型で円形〜多角形の肥満細胞で構成され，細胞質は広いが顆粒は目立たない。多形型では細胞の大きさが様々で，大型核や多核の腫瘍細胞も出現し，細胞質内顆粒は少量である。

5-4）治療，予後

猫の肥満細胞腫の多くは，切除によって治癒する良性病変と考えられている。同時あるいは時期をおいて多発性に発生することもあるが，転移はほとんどな

Chapter 9　皮膚腫瘍

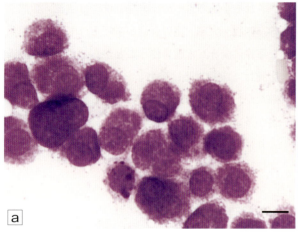
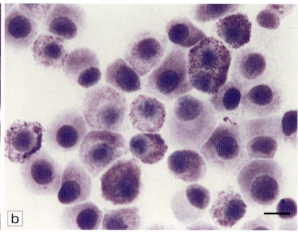

図10　肥満細胞腫（細胞診）
a：ライト・ギムザ染色　b：簡易染色（ディフ・クイック染色）
いずれも細かい細胞質内顆粒がみられるが，簡易染色の方がやや青みがかっていることが多い。
写真提供：アイデックス ラボラトリーズ(株) 藤森佳寿子先生のご厚意による

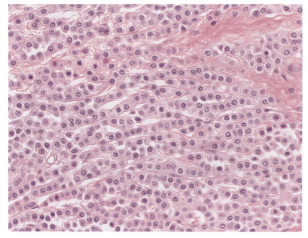

図11　高分化型の肥満細胞腫（病理組織）
比較的均一な大きさの類円形の肥満細胞のシート状増殖巣で構成される。細胞診と同様に，細胞質内の顆粒は犬の肥満細胞腫にくらべるとやや細かい。また，好酸球浸潤は少ないことが多く，逆にしばしばリンパ球浸潤を認める。

い。非定型肥満細胞腫では，切除後も再発することがある。多くの報告で形態的特徴と悪性挙動について相関は得られていないが，現在のところ予後と関連する因子は核分裂像であり，高倍率10視野で5個以上の分裂数と短い生存期間で相関がある。また，まれに，皮膚に多発する肥満細胞腫が，内臓型（全身型）の肥満細胞腫とともにみられることがあるため，念のため末梢血中の肥満細胞増加や脾臓・肝臓の腫大の有無の確認をしておくとよい。

6）猫の進行性（樹状細胞）組織球症

6-1）病態

猫では組織球疾患の発生は少なく，皮膚腫瘍においてこの腫瘍の発生率も低いが，猫独特の病変である。現在のところ，猫で認められている組織球性腫瘍は，進行性（樹状細胞）組織球症，組織球性肉腫，肺ランゲルハンス細胞組織球症である。皮膚組織球腫，反応性組織球症と報告された例もあるようだが，納得のいく十分な記述は得られていない。

猫の進行性組織球症は低グレードの組織球性肉腫と捉えられ，初期は比較的進行が遅く緩慢な挙動だが，病期が進行すると細胞の異型性が増し，転移などの悪性挙動を示す腫瘍である。

6-2）臨床症状

中〜高齢の猫で多く，7〜17歳齢で発生が報告されている。初期病変は孤在性の皮膚結節として確認されるが，徐々に複数の数mm〜1.5cmの結節，丘疹，局面が形成される（**図12**）。結節は硬く，瘙痒性はなく，無毛でときに潰瘍を伴う。好発部位は頭部，四肢の遠位，体幹である。病変は増大・縮小を繰り返すが，自然退縮はしない。

6-3）検査および診断
6-3-1）細胞診

この疾患の細胞診所見についてはほとんど情報がないが，一般的には単核あるいは多核の組織球が主体を占めるとされている。細胞には多形性がみられ，また炎症を伴うこともあるため，多くの場合，細胞診のみで他の独立円形細胞腫瘍（リンパ腫，形質細胞腫や組織球性肉腫など），あるいは肉芽腫性炎症と明確に区別することは難しい。特に，感染性疾患の除外の検討

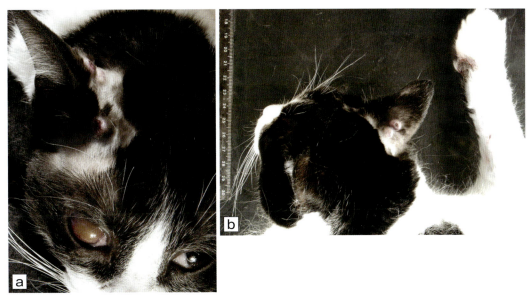

図12 猫の進行性（樹状細胞）組織球症（肉眼所見）
a：頭部（特に右耳介付近）に複数の丘疹～結節が散在している。この症例では右眼にも組織球性の腫瘍が確認され，転移と考えられた。他に腎臓に転移が確認された。
b：右前肢遠位にも結節形成が認められる。
写真提供：Purdue大学 Dr. Margaret A. Miller のご厚意による

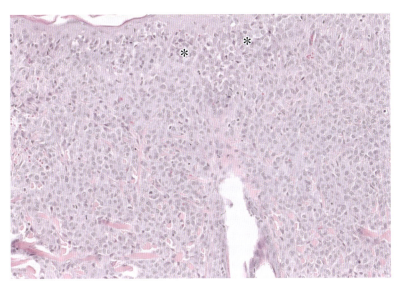

図13 猫の進行性組織球症（病理組織）
表皮直下～真皮内の類円形～多角形細胞のシート状増殖で構成される。ときに腫瘍細胞の表皮向性を認める（＊）。

が重要となる。

6-3-2）病理組織学的検査

真皮内の類円形～多角形の組織球のシート状増殖で構成され，まれに皮下組織に浸潤する（**図13**）。度々上皮向性を示す増殖を呈するが，犬の組織球腫と異なり E-cadherin 抗体※は陰性で，皮膚樹状細胞由来の腫瘍である。初期病変では組織球の異型性は低く，組織学的にも肉芽腫性炎症などの非腫瘍性の組織球増殖疾患との鑑別が難しいが，病期が進行すると細胞の異型性が増し，多核細胞の出現や核分裂の増加が確認される。

6-4）治療，予後

低グレードの組織球性肉腫と捉えられる腫瘍で，徐々に病態が進行していく。進行した病態では，多発性の皮膚結節に加え，リンパ節や複数の臓器（肺，腎臓，脾臓，肝臓など）に病変を形成する。皮膚病変を切除しても，しばしば別の部位に病変が形成される。現在のところ有効な治療法は分かっていない。

※ E-cadherin は上皮細胞表面上に発現する接着分子だが，表皮に存在するランゲルハンス細胞にも発現している。犬の皮膚組織球腫はランゲルハンス細胞に由来するため E-cadherin 抗体に陽性反応を示すが，猫の進行性組織球症は樹状細胞由来であるため，この抗体に陰性となる

インフォームド・コンセントにおける注意点

・扁平上皮癌

　一般的に，扁平上皮癌はゆっくりと進行する腫瘍であり，強い浸潤性を示すが転移はまれである。しかし，病期の後期や細胞の分化度が低い場合には，支配リンパ節へ転移を起こす。
　治療法の第一選択は外科的切除であるが，浸潤性が強い腫瘍であるためマージンには注意が必要である。切除不完全な場合や切除が難しい場合には，必要に応じて放射線療法，凍結療法，化学療法が選択される。

・多中心性上皮内扁平上皮癌（ボーエン病様疾患）

　徐々に拡大していく病変であり，まれに浸潤性を示す扁平上皮癌に進行する。初期癌の形態であるため外科的切除も選択肢となり，切除後の局所再発を認めないことが多いが，別の場所に新たな病変を形成することがある。その他，イミキモドクリームなどの外用，エトレチナートなどの内服，放射線療法，光線力学的療法などでも有効性が示唆されている。
　浸潤性の扁平上皮癌に進行した例の中には，リンパ節や遠隔臓器に転移を起こして予後が悪くなることがあるため，病期のステージ確認は予後を考える上で重要である。

・アポクリン導管腺腫

　ゆっくりと大型化する腫瘍で，良性腫瘍であるため切除によって治癒する病変である。

・線維肉腫，猫の注射部位肉腫

　注射非関連性の線維肉腫では外科的切除が選択されることが一般的だが，腫瘍の浸潤性が強いため再発を起こすことも多い。必要に応じて放射線療法が選択される。転移は比較的少ない。
　注射部位肉腫でも外科的切除が選択されることが多く，強い浸潤性から広いマージンの確保が推奨されている。必要に応じて放射線療法や化学療法が選択される。初期では転移は少ないが，悪性度の高い例，繰り返しの再発や生存期間が長い例で転移率が上昇する傾向がある。
　FeSV感染による線維肉腫は進行が早く転移を起こしやすいが，有効な治療法は分かっていない。

・肥満細胞腫

　多くの猫の肥満細胞腫は，切除によって治癒する良性病変と考えられている。同時あるいは時期をおいて多発性に発生することもあるが，転移はほとんどない。非定型肥満細胞腫では，切除後も再発することがある。多くの報告で形態的特徴と悪性挙動について相関は得られていないが，現在のところ予後と関連する因子は核分裂像であり，高倍率10視野で5個以上の分裂数と短い生存期間で相関がある。また，まれに皮膚に多発する肥満細胞腫が，内臓型（全身型）の肥満細胞腫とともにみられることがあるため，念のため末梢血中の肥満細胞増加や脾臓・肝臓の腫大の有無の確認をしておくとよい。

・猫の進行性組織球症

　挙動としては低グレードの組織球性肉腫と捉えられる腫瘍で，徐々に病態が進行していく。進行した病態では，多発性の皮膚結節に加え，リンパ節は複数の臓器（肺，腎臓，脾臓，肝臓など）に病変を形成する。皮膚病変を切除しても，しばしば別の部位に病変が形成される。現在のところ有効な治療法は分かっていない。

◆ 参考文献 ◆

1) Ruslander D, Kaser-Holtz B, Sardinas JC. Cutaneous squamous cell carcinoma in cats. *Comp Cont Educ Pract Vet* 1997, 19, 1119-1129.

2) Munday JS, French AF, Gibson IR, et al. The presence of p16 CDKN2A protein immunostaining within feline nasal planum squamous cell carcinomas is associated with an increased survival time and the presence of papillomaviral DNA. *Vet Pathol* 2013, 50(2), 269-273.

3) Goldschmidt MH, Dunstan RW, Stannard AA. Histological classification of epithelial and melanocytic tumors of the skin of domestic animals (WHO International Classification of Tumors of Domestic Animals). Armed Forces Institute of Pathology. 1998.

4) Hendrick MJ, Mahaffey EA, Moore FM, et al. Histological classification of mesenchymal tumors of the skin and soft tissue of domestic animals (WHO International Classification of Tumors of Domestic Animals). Armed Forces Institute of Pathology. 1998.

5) Goldschmidt MH, Goldschmidt KH. 4 Epithelial and Malanocytic Tumors of the Skin. *In*: Tumos in domestic animals, 5th ed. Meuten DJ, eds. Wiley Blackwell. 2017.

6) Hendrick MJ. 5 Mesenchymal Tumors of the Skin and Soft Tissues. *In*: Tumos in domestic animals, 5th ed. Meuten DJ, eds. Wiley Blackwell. 2017.

7) Kiupel M. 6 Mast Cell Tumors. *In*: Tumos in domestic animals, 5th ed. Meuten DJ, eds. Wiley Blackwell. 2017.

8) Moore PF. 8 Canine and Feline Histiocytic Diseases. *In*: Tumos in domestic animals, 5th ed. Meuten DJ, eds. Wiley Blackwell. 2017.

9) Gross TL, Ihrke PJ, Walder EJ, et al. Skin diseases of the dog and cat: Clinical and histopathologic diagnosis. Wiley Blackwell. 2005.

10) Withrow JS, Page R, Vail DM. Withrow and MacEwen's small animal clinical oncology, 5th ed. Saunders-Elsevier. 2013.

11) Sabattini S, Guadagni Frizzon M, Gentilini F, et al. Prognostic significance of kit receptor tyrosine kinase dysregulation in feline cutaneous mast cell tumors. *Vet Pathol* 2013, 50(5), 797-805.

12) Sabattini S, Bettini G. Prognostic value of histologic and immunohistochemical heatures in feline cutaneous mast cell tumor. *Vet Pathol* 2010, 47(4), 643-653.

13) Moore PF. A review of histiocytic diseases of dogs and cats. *Vet Pathol* 2014, 51(1), 167-184.

（下ノ原　望）

Chapter 10

ウサギでよくみられる皮膚疾患

1　ウサギの皮膚構造および皮膚疾患の概要

2　ウサギの主要な皮膚疾患とその治療

3　ウサギの皮膚腫瘍・膿瘍

Chapter 10-1 ウサギの皮膚構造および皮膚疾患の概要

ウサギは犬・猫に次ぐ愛玩動物として近年その地位を確立しつつあり，様々な品種が固定化され，飼い主が獣医師に求める獣医療レベルも年々上昇している。ウサギは体表全体を被毛に覆われており，皮膚や被毛の基本的な構造は犬・猫と同様であるが，ウサギ特有の特徴も有しており，様々な皮膚疾患に罹患する。本稿では，ウサギの皮膚の特徴と皮膚疾患の発生率を紹介する。

1) ウサギの被毛と皮膚の特徴

ウサギでは犬・猫同様に様々な品種が固定化され，品種ごとに被毛の色や毛質などが異なる(図1)。通常，ウサギの被毛は柔らかく，1つの毛包から1本もしくは複数の被毛が生えて密な被毛を形成している。このため，水で濡らすと犬・猫にくらべて乾きにくくウサギに与えるストレスも大きいため，ウサギにシャンプーをすることは避けるべきである。会陰部など局所的な汚れや全身の皮膚疾患などでシャンプーが必要となる際には，必要に応じて毛刈りし，ストレスをできる限り軽減するなどの配慮が必要となる。また，アンゴラ種など被毛が非常に長い品種では容易に毛玉ができるため日々の手入れが必須であり，レッキス種ではひげが縮れているなどの特徴がある(図2)。

ウサギは季節的に換毛し，通常は年2回の換毛がみられる。換毛は頭部から始まり頸背部へ，その後腹部へとかけて進行することが多く，換毛期には様々な成長段階の被毛がみられる(図3)。毛刈り後など，全体的に徐々に発毛するのではなく，つぎはぎ状に局所的に発毛する特徴があり，このような現象はアイランドスキンと呼ばれている(図4)。

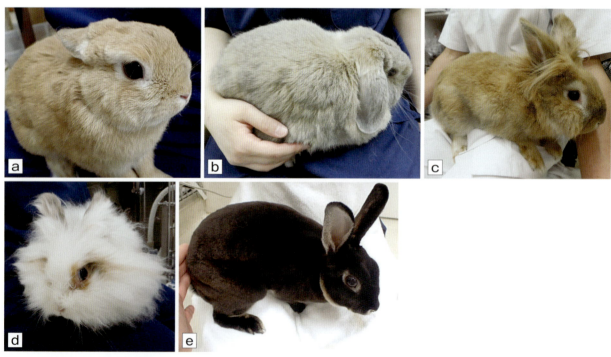

図1　品種による被毛の違い
a：ネザーランドドワーフ　b：ホーランドロップ　c：ライオン(ヘッド)ラビット
d：アンゴラ　e：レッキス
ドワーフ種やロップイヤー種などの愛玩種では品種改良により被毛が柔らかく改良されており，ライオンラビットは頸部周囲のみ長毛で，アンゴラ種は全身の被毛が非常に長く，日々の手入れが必須である。レッキス種は光沢のあるビロードのような被毛をしている。

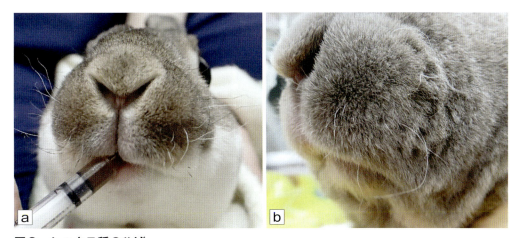

図2 レッキス種のひげ
レッキス種のひげは縮れていることが多い。

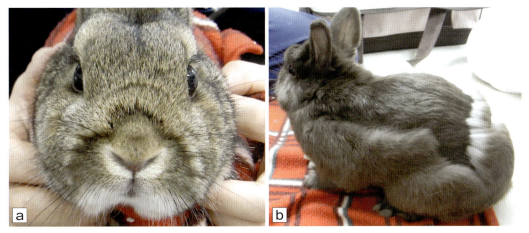

図3 換毛
a：吻部の換毛　b：換毛中の外観
ウサギの換毛は年2回みられ，頭部から背側，その後腹側部へと進むことが多い。多量の毛が抜けるが，換毛により皮膚が露出することはない。

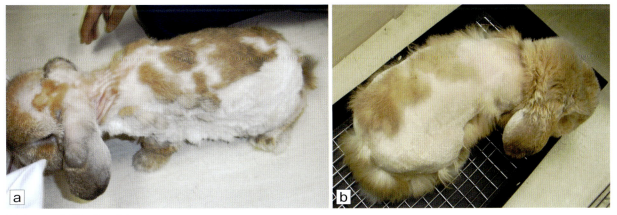

図4 アイランドスキン
剃毛後にみられた局所的発毛。
つぎはぎ状に発毛し，最終的にすべてが生えそろうという特徴があり，アイランドスキンと呼ばれる。

Chapter 10　ウサギでよくみられる皮膚疾患

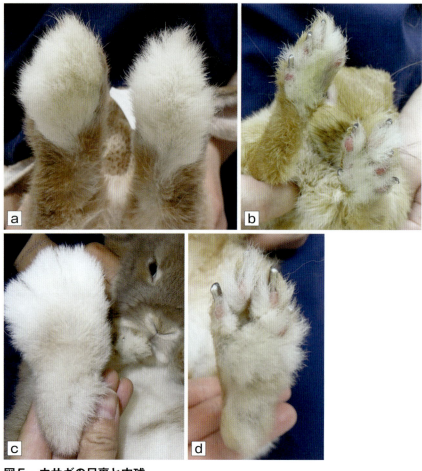

図5　ウサギの足裏と肉球
a，b：前肢
c，d：後肢
a，c：正常な足裏
b，d：肉球が露出した足裏
ウサギの肉球は小さく，代わりに硬い被毛で覆われている(a，c)。加齢や環境により足裏の被毛が薄くなると，肉球が露出する(b，d)。

　その他，ほとんどの哺乳類でみられる足裏の肉球はウサギでは発達が悪く，ウサギの四肢の足裏は硬い被毛で覆われている(図5)。また，雌では頸部腹側に肉垂と呼ばれる脂肪の塊が形成され，妊娠や偽妊娠などで巣作りに利用するため同部の毛を抜く行動がみられることもある(図6a)。雄では年齢とともに胸部から腰部にかけて背側部の皮膚が著しく肥厚し，特に高齢の雄では背中に鎧を被ったようになり，小さな注射針や縫合針を貫通させることが困難となる例が多い(図6b～e)。高齢雄の皮膚の肥厚は，テストステロンなど性ホルモンとの関連性が示唆されている[1,2]。一方で，その他のウサギの皮膚は薄く裂けやすいため，毛刈りを行う際には毛刈りをする方向の皮膚を十分に伸展させ，皮膚を傷つけないように毛刈りすることが重要である。特に，頸部や腋窩部，鼠径部や陰部などは皮膚襞が形成されやすいため，バリカンなどで皮膚を巻き込まないように細心の注意が必要である(図7)。
　ウサギの皮膚科診療で行う様々な皮膚検査は，基本的に犬・猫と同様に実施できる[3]。

2）ウサギの皮膚疾患の発生状況

　ウサギでも様々な皮膚疾患に罹患するが[1]，犬・猫と同様に，その発生傾向には偏りがある(実際でも)。図8，9に1動物病院に1年間に来院したウサギの皮膚疾患の発生頻度を調査した結果を示す[4]。筆者の経験でも，ウサギの皮膚疾患では湿性皮膚炎に起因する細菌性皮膚炎や足底皮膚炎，ツメダニの寄生などが多く，疾患傾向としては同調査と同様であると感じている。同報告では主な皮膚疾患の治療期間と再発率につ

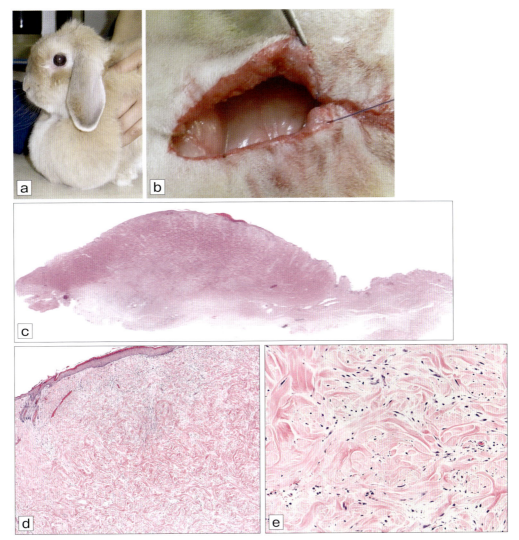

図6　性別による特徴

a：雌の肉垂　b：高齢雄の皮膚肥厚
加齢とともに雌では頚部腹側に肉垂と呼ばれる脂肪の塊が形成され，雄では背側部の皮膚が重度に肥厚する。
c〜e：ウサギの皮膚線維腫（強皮症様病変）の組織像。HE染色。
c：真皮が肥厚し，膨隆する腫瘤状病変を認める（弱拡大）。
d：表皮直下〜真皮深層において膠原線維が増生している（中拡大）。
e：密な膠原線維と少数の線維芽細胞が腫瘤を構成している（強拡大）。線維芽細胞の異型性は乏しく，疎に分布する。
写真提供：東京大学 ジェームズ・チェンバーズ・ケン先生のご厚意による

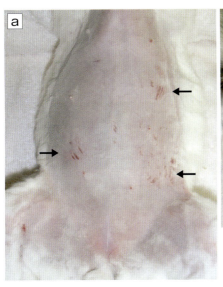
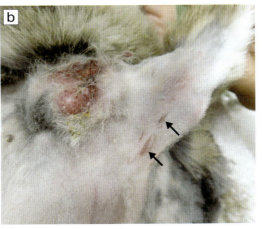

図7　毛刈り時の注意

ウサギの皮膚は薄く裂けやすい（a矢印）。特に腋窩部（b矢印）や鼠径部，陰部など皮膚襞がある部分でバリカンを使用する際には，細心の注意が必要である。

Chapter 10 ウサギでよくみられる皮膚疾患

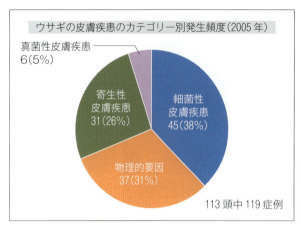

図8　ウサギの皮膚疾患の発生傾向1
1年間に来院したウサギの皮膚疾患119症例の発生頻度を原因により大別した結果を示す。
文献4より引用・改変

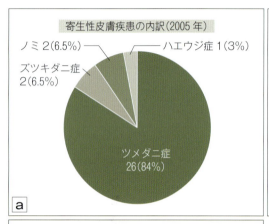

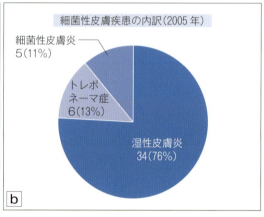

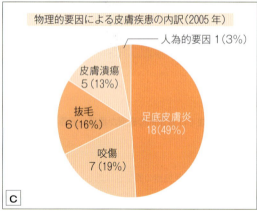

図9　ウサギの皮膚疾患の発生傾向2
図8で示した皮膚疾患の原因の詳細を原因別により詳細に調査した結果を示す。寄生虫ではツメダニ症(a)，細菌性皮膚疾患では湿性皮膚炎が(b)，物理的要因によるものは足底皮膚炎が最も多く(c)，それぞれ半数近く，もしくはそれ以上の発生率であり，疾患傾向に著しい偏りがあることが分かる。
文献4より引用・改変

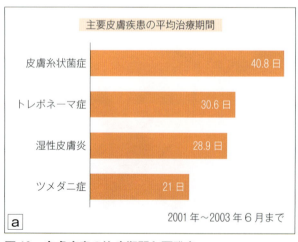

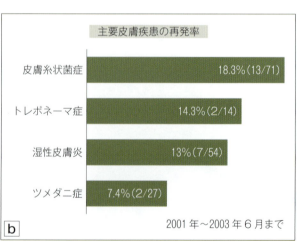

図10　皮膚疾患の治療期間と再発率
皮膚糸状菌症やトレポネーマ症などは，他疾患よりも治療期間が長く再発率も高い。
文献4より引用・改変

いても調査しており(図10)、皮膚糸状菌症やトレポネーマ症などが他疾患よりも治療期間が長く、再発率も高い傾向が確認されている[4]。

また、皮膚病変の外観や発生部位などの臨床所見から、ある程度疾患を絞り込むことができるのも犬・猫と同様である。このため、ウサギで好発する皮膚疾患とその疾患でみられる臨床症状を覚えておくことが重要である。

インフォームド・コンセントにおける注意点

ウサギの皮膚の基本的な構造は犬・猫や他の哺乳類と同様であるが、高齢雄の皮膚の肥厚やアイランドスキンなどウサギ特有の生理的な現象もいくつかみられる。また、ウサギの皮膚疾患も犬・猫同様、様々なものがみられるが、ウサギで好発する疾患傾向や症状などもウサギ特有なものがある。ウサギの皮膚疾患を診察する際には、犬・猫での基礎知識とともに、これらウサギで特徴的な所見を考慮することが重要である。

◆ 参考文献 ◆

1) Hess L, Tater K. Dermatologic diseases. *In*: Ferrets, rabbits, and rodents clinical medicine and surgery, 3rd ed. Quesenberry KE, Carpenter JW, eds. WB Saunders. pp232-244, 2012.
2) 柑本敦子, 内藤晴道, 尾崎佐記, 他. 強皮症様病変とライディッヒ細胞腫がみられたウサギの一例. 獣医麻酔外科学雑誌 2006. 37(2), 39-42.
3) 飯塚春奈, 三輪恭嗣. ウサギの皮膚疾患の検査方法. *Vet Med Exo Comp* 2009, 7(1), 12-19.
4) 鶴岡学. ウサギの皮膚疾患の発生状況. *Vet Med Exo Comp* 2009, 7(1), 6-10.

(三輪恭嗣)

Chapter 10-2 ウサギの主要な皮膚疾患とその治療

犬・猫同様，ウサギでも様々な皮膚疾患がみられるが，Part1 C10-1「ウサギの皮膚構造および皮膚疾患の概要」で述べたように，ウサギでも発生する皮膚疾患の傾向に偏りがみられる。本稿ではウサギでみられる主な皮膚疾患について，疾患概要，症状，診断，治療について，できる限り多くの写真を用いて紹介する。

1) 湿性皮膚炎 (流涙, 流涎, 尿焼けなど)

1-1) 疾患概要

湿性皮膚炎はウサギの皮膚疾患の中でも最も発生頻度が高く，流涙，眼脂，流涎，尿焼けなど他疾患の続発性疾患として多発する。ウサギの被毛は密に生え，被毛や皮膚は乾燥しているが，何らかの原因で慢性的に被毛や皮膚が濡れた状態になると二次的に細菌感染が生じ皮膚炎が発生する。流涙や眼脂は結膜炎や角膜炎などの眼疾患の他，鼻涙管炎や歯根部の異常による鼻涙管閉塞により涙が流出することで生じる。流涙による病変はそのほとんどが内眼角部でみられ，当初は同部の被毛が濡れているだけであるが（図1a, b），慢性的な流涙や眼脂，二次的な感染により同部の脱毛や皮膚の発赤，腫脹などがみられるようになる（図1c）。フレンチロップ種は品種として眼瞼内反症の発生率が高く，眼の周囲に湿性皮膚炎がみられることもある（図2）。

ウサギは全歯が生涯伸び続ける常生歯であり，不正咬合の発生率が非常に高い。不正咬合では口腔内の刺激や咀嚼異常により過剰な流涎が常にみられるようになり，罹患した症例では下顎部を中心に流涎による湿性皮膚炎がしばしばみられる（図3）。また，ウサギは頻繁に顔を洗うため，顎部に付着した流涎が前肢の内側部などにも付着し湿性皮膚炎の原因となることもある（図4）。

ウサギのカルシウム代謝は特殊で，消化管から摂取した過剰なカルシウムの大半を尿中に排泄する。この

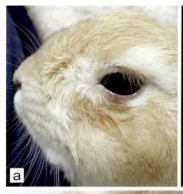
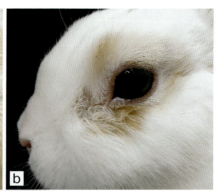
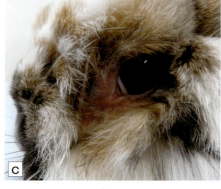

図1　流涙による湿性皮膚炎
a：軽症例　b：中症例　c：重症例
鼻涙管閉塞や眼疾患による慢性的な流涙(a)や眼脂(b)がみられ，二次的な感染や炎症が生じると，脱毛や皮膚の発赤，腫脹などがみられるようになる(c)。

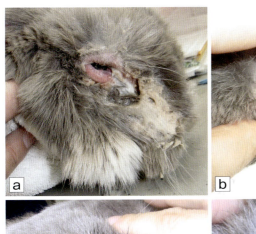
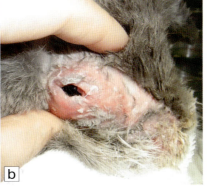
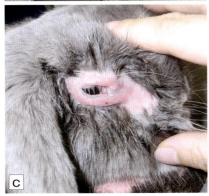
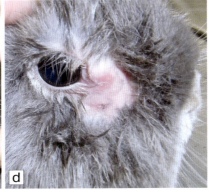

図2　流涙症の治療経過（フレンチロップ種）
a：初診時の所見
b：初診時の処置後の所見
c：治療開始3日後の所見
d：治療開始7日後の所見

フレンチロップ種では，眼瞼の内反（a，b）による慢性的な流涙がみられることが多い。流涙の拭き取りや局所の消毒，抗炎症薬の投与で多くの場合，皮膚炎は改善するが（c，d），眼瞼内反症に対する外科的治療が必要となることもある。

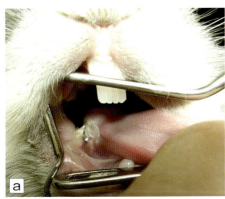
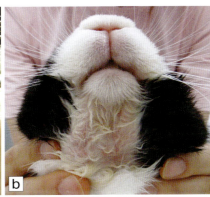
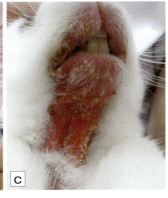

図3　不正咬合による湿性皮膚炎の発生機序
a：臼歯過長による舌損傷　b：湿性皮膚炎（初期）　c：湿性皮膚炎（慢性例）
不正咬合（a）による口腔内の刺激や咀嚼異常により過剰な流涎がみられる。
過剰な流涎は下顎部を中心とした湿性皮膚炎の原因となり（b），慢性例では二次感染などが生じ，脱毛や皮膚の発赤などがみられる（c）。

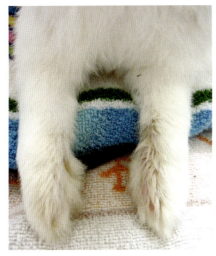

図4　流涎による前肢の病変
顎部に付着した流涎が顔を洗う際に前肢の内側部などに付着し，湿性皮膚炎の原因となることもある。

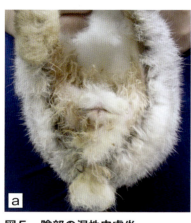 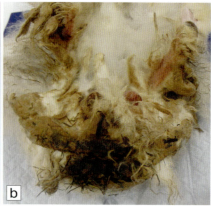 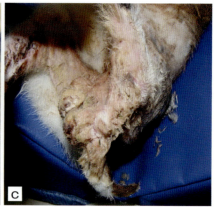

図5　陰部の湿性皮膚炎
a：軽症例。尿により陰部の被毛が汚染されている。
b：中症例。糞尿により陰部の被毛が汚染され，皮膚に発赤がみられる。
c：重症例。糞尿の汚染により陰部に広範囲な皮膚炎がみられる。
脊髄損傷による後躯の不全麻痺や麻痺，膀胱炎，肥満による陰部のグルーミング欠如などから陰部周辺に糞尿が付着し，陰部の湿性皮膚炎の原因となる。

ため，カルシウムの過剰摂取や脱水などによりカルシウム尿や砂粒症，尿路結石などに罹患する率が高い。また，脊椎の骨折などによる後躯の不全麻痺や麻痺，膀胱炎，肥満による陰部のグルーミング欠如などから陰部周辺に糞尿が付着し，同部で湿性皮膚炎がみられることも多い（**図5**）。

その他，まれではあるが不衛生な環境下で飼育しているウサギでは，足底が常に尿や水に濡れることで湿性皮膚炎がみられることがある。これらの詳細は「5）足底皮膚炎」の項に記載する。

1-2）症状

病変部の被毛は濡れ，被毛が塊状になっていることもあり，同部の皮膚は発赤し炎症を伴い腫脹していることもある。流涙による病変は内眼角部にみられることが多く，病変部では脱毛や発赤がみられる。また，被毛は残っているものの，痂皮状になった被毛が容易に抜け落ちることもしばしばある。二次的な感染や流涙の原因により眼瞼部に腫脹がみられることもある。

流涎による湿性皮膚炎は主に下顎部にみられ，被毛の湿潤や脱毛，皮膚の発赤や腫脹，酸味臭を伴うべたつきなどがみられ，緑膿菌（*Pseudomonas aeruginosa*）などの感染により被毛に色素が付着することもある。流涎による湿性皮膚炎はウサギが顔を洗うことから，下顎部だけではなく前肢の内側や顔面部でみられることもある（**図3，4**）。

陰部の湿性皮膚炎は通常，尿や糞便に汚染されることが原因となり，陰部の被毛が糞便で汚れ毛玉状になり，下部の皮膚で発赤や腫脹がみられる。症状の進行に伴い，皮膚のびらんや潰瘍化がみられることもあり，屋外飼育のウサギなどではウジなどの寄生がみられることもある。

1-3）診断

湿性皮膚炎の診断は，問診や身体検査により行う。被毛が濡れているだけなのか，その下部の皮膚に炎症が生じていないかどうか，炎症はどの程度かを視診と触診で判断する。

湿性皮膚炎ではほとんどすべてにおいて何らかの原因で被毛や皮膚の湿潤環境が持続し，二次的な感染や炎症が生じている。このため，原発疾患を特定することが重要である。主な原発疾患は，発生部位により以下のように分類される。眼の周囲の病変は鼻涙管閉塞もしくは眼窩内の上顎臼歯歯根部の異常による流涙，下顎部や前肢の病変は切歯や臼歯の不正咬合や口腔内腫瘍など口腔内病変による流涎，陰部や足裏の病変は排泄障害や不衛生な環境による糞尿の汚染などが原因となる。

外傷や外部寄生虫，皮膚糸状菌症などその他の疾患を除外し，上記の原発疾患の確認と病変部の確認により最終的に診断する。

1-4）治療

湿性皮膚炎の原因を特定し，原因に対する処置や治療を行うことで通常，皮膚炎は自然に治癒する。流涙症に対して鼻涙管洗浄を行い（**図6**），歯科疾患に対し

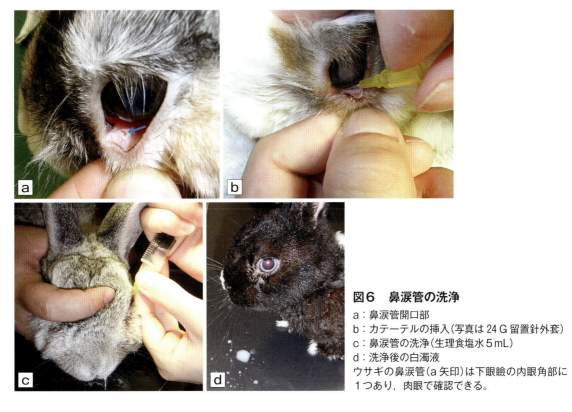

図6　鼻涙管の洗浄
a：鼻涙管開口部
b：カテーテルの挿入（写真は24G留置針外套）
c：鼻涙管の洗浄（生理食塩水5mL）
d：洗浄後の白濁液
ウサギの鼻涙管（a矢印）は下眼瞼の内眼角部に1つあり，肉眼で確認できる。

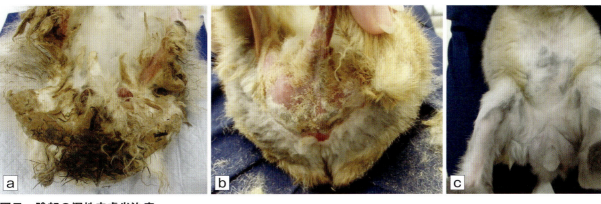

図7　陰部の湿性皮膚炎治療
a：糞便により汚れた陰部外観　b：毛刈り後外観　c：改善後外観
糞尿による汚染部の毛刈りや洗浄・消毒などを行い治療するが，通常は継続した管理が必要となる。

ては過長歯のトリミングなど必要な歯科処置を実施する。陰部の尿焼けや糞尿による汚染は同部の毛刈りや洗浄・消毒などを行い，衛生的な環境を維持するように飼い主に指導する（図7）。これらの治療は定期的に継続した治療が必要になることが多く，はじめに飼い主に十分にインフォームド・コンセントしておく必要がある。

皮膚に重篤な二次的感染や炎症が生じている場合や疼痛を伴う場合には，病変部の消毒など局所的な治療を追加し，必要に応じて経口的に抗菌薬や消炎鎮痛剤を投与する。

2）外部寄生虫症（ノミ，ダニ，ハエウジ，その他）

2-1）疾患概要

犬・猫同様，ウサギでも様々な外部寄生虫がみられる。愛玩用のウサギで遭遇する機会の多い外部寄生虫はツメダニ（*Cheyletiella parasitivorax*，図8）とズツキダニ（*Leporacarus gibbus*，以前は *Listrophorus gibbus*，図9）であり，その他の外部寄生虫はまれである（図10）[1]。比較的まれであるが注意が必要な外部寄生虫として疥癬（*Sarcoptes scabiei*：ヒゼンダニ，*Notoedres cati*：ネコショウセンコウヒゼンダニ，図11）が挙げられる。疥癬はツメダニやズツキダニとは異なり

Chapter 10　ウサギでよくみられる皮膚疾患

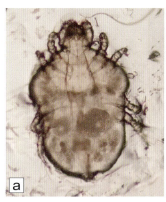
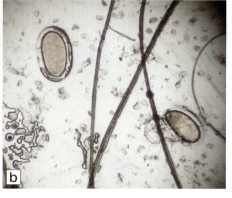

図8　ツメダニ（*Cheyletiella parasitivorax*）
a：虫体　b：虫卵

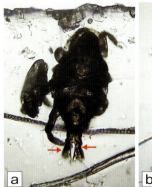
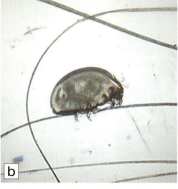

図9　ズツキダニ（*Leporacarus gibbus*）
a：雄　b：雌
雄の成虫は尾側に顕著な尾葉をもち（a矢印），雌の成虫には尾葉はなく卵円形の虫体をしているため，容易に雌雄鑑別できる。

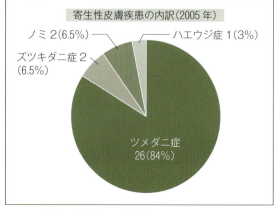

図10　外部寄生虫の発生率
ウサギでみられる外部寄生虫のほとんどはツメダニとズツキダニで，その他の外部寄生虫はまれである。
文献1より引用・改変

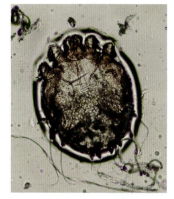

図11　疥癬（*Sarcoptes scabiei*, *Notoedres cati*）

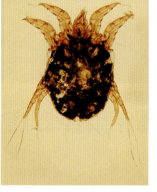

図12　ウサギキュウセンヒゼンダニ（*Psoroptes cuniculi*）
写真提供：斉藤動物病院 斉藤久美子先生のご厚意による

皮膚を穿孔するため，感染したウサギは強い瘙痒を示し，人や床材などを介し他個体に感染が広がりやすい。
ウサギキュウセンヒゼンダニ（*Psoroptes cuniculi*，図12）はミミダニとも呼ばれ，以前はときおりみられていたが，ほとんどのウサギが屋内で飼育されるようになり近年ではほとんどみられなくなった。ノミはウサギが単独で室内飼育されている場合に問題となることはほとんどないが，猫や犬と同居している場合や屋外に散歩に連れ出しているウサギではときおりみられる。このため，ウサギでみられるノミの多くはネコノミ（*Ctenocephalides felis*）やイヌノミ（*Ctenocephalides canis*）である。屋外に散歩に連れ出すウサギでは，まれにマダニなどの寄生がみられることもある。マダニの寄生はまれであるが，野兎病など様々な疾患を媒介する可能性があるため注意が必要である。
ニキビダニ（*Demodex cuniculi*，図13）は通常，臨

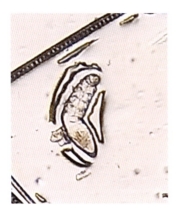

図13 ニキビダニ（*Demodex cuniculi*）
ニキビダニは通常問題となることはないが，免疫力の低下した症例でみられることもある。

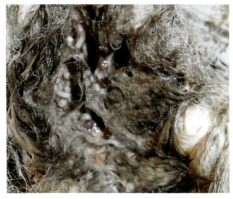

図14 ウジの寄生
尿焼けや糞便などで汚染された陰部でウジの発生がみられることがある。

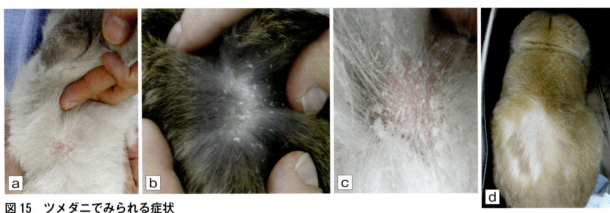

図15 ツメダニでみられる症状
症状は頚〜肩甲骨間の背側部でみられることが多く（a），鱗屑（b）や皮膚の発赤（c），脱毛（d）などの皮膚症状がみられる。

床的に問題となることはないが，他疾患やストレスなどにより免疫力の低下したウサギで脱毛などの原因になることがあると報告されている[2]。

その他，海外ではウサギヒフバエ（*Cuterebra cuniculi*）などの寄生虫も報告されているが，これらの寄生虫が愛玩用のウサギで問題となることはほとんどない。一方，屋外で多頭飼育されているウサギや衛生管理が行き届いていないウサギ，後躯麻痺に罹患したウサギなどでは陰部周辺に尿焼けや糞便の付着がみられ，同部にいわゆる一般的なハエが虫卵を産み付け，ウジが発生することもある（図14）。

2-2）症状

寄生する虫の種類により症状は異なる。被毛ダニであるズツキダニの寄生では，明らかな臨床症状がみられないことも多い。ズツキダニの多数寄生では，胡麻塩を振ったような被毛の外観や軽度の鱗屑，瘙痒がみられることもある。ツメダニの寄生では，軽〜中度の瘙痒を伴う鱗屑や被毛の菲薄化，皮膚の発赤などがみ られることが多い（図15）。ツメダニの皮膚病変は，頚部背側や肩甲骨間などでみられることが多い。疥癬では強い瘙痒感を伴う局所的な脱毛がみられ，脱毛部では特徴的な漿液性浸出液による痂皮形成がみられる（図16a）。疥癬の病変部は様々な部位でみられるが，爪の根元や耳介部などでみられることが多い（図16b，c）。

ノミやマダニの寄生は虫体を目視で確認できることが多く，ノミではノミの糞が被毛間に確認でき，ウサギが瘙痒を示すこともある（図17）。ノミやマダニなどの大型寄生虫の多数寄生では，吸血による貧血がみられることもある。ミミダニの寄生は外耳道内に特徴的な痂皮の形成がみられ，瘙痒を伴い頭部を激しく振ったり，耳を掻く動作が頻繁にみられ，動く虫体を肉眼で確認できることもある（図18）。

ハエウジ症は通常，後躯麻痺などに罹患した症例や肥満した症例，衛生管理が行き届いていない症例の陰部や褥瘡などでみられ，皮膚に付着した糞便や毛玉，皮膚襞内，開放創などに白色のウジを目視で確認でき

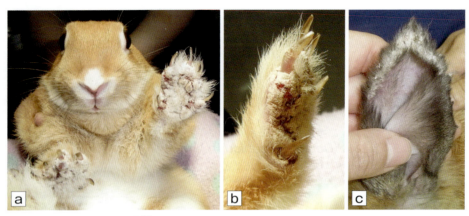

図16　疥癬でみられる症状
瘙痒感を伴う局所的な脱毛と特徴的な痂皮形成がみられる（a）。疥癬の病変部は様々な部位でみられるが，爪の根元（b）や耳介部（c）などでみられることが多い。

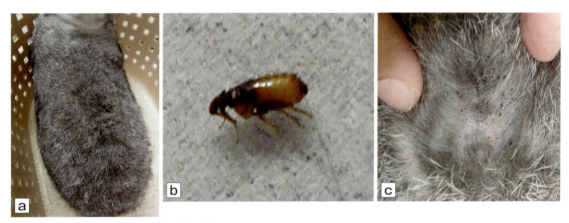

図17　ノミの寄生でみられる臨床症状
ノミの寄生はまれにみられ，被毛粗剛（a）や瘙痒などの症状がみられ，虫体（b）や糞（c）を確認することで診断する。

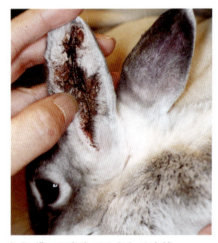

図18　ミミダニの寄生でみられる症状
外耳道に特徴的な痂皮の形成がみられ，瘙痒を伴い頭部を激しく振ったり，耳を掻く動作が頻繁にみられる。
写真提供：斉藤動物病院 斉藤久美子先生のご厚意による

る。開放創などから皮膚内に侵入したウジは疼痛の原因となり，食欲不振や全身状態低下の原因となる。

2-3）診断

外部寄生虫の診断は犬・猫同様，被毛の検査やテープ検査，皮膚の掻爬検査により，虫体もしくは虫卵を確認して診断する。ノミやマダニなどは肉眼でも視認できるが，その他の寄生虫の多くは鏡検により確認する。ツメダニやヅツキダニの多数寄生がみられる症例では，免疫力の低下の原因となる他疾患の有無を確認することも重要である。

2-4）治療

外部寄生虫の治療は犬・猫と同様に，イベルメクチン（0.4 mg/kg SC　2〜4週間ごと）や滴下型駆虫薬などの投与と環境整備により行う。筆者は主にセラメクチン（6〜12 mg/kg 滴下 30日ごと）を使用しているが，その他の薬剤でもウサギに利用できる。これらの薬剤の多くがウサギでの使用は効能外使用となるため，飼い主にインフォームドした上で使用する。セラメクチン以外では，イミダクロプリドやルフェヌロンなどの有効性も報告されている[2]。ウサギでの注意点として，フィプロニル（フロントライン®）による副作用が複数例報告されているため，ウサギでは使用すべ

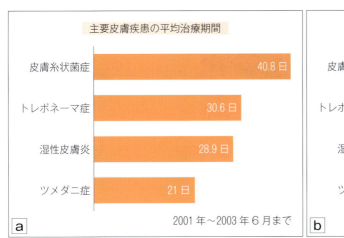
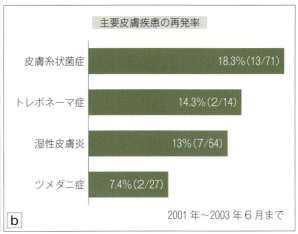

図19 ウサギの皮膚疾患の治療期間と再発率
皮膚糸状菌症は人獣共通感染症であり，治療期間が長く，再発率も高い。
文献1より引用・改変

きではない[2]。肉眼で確認できるノミやマダニは，ノミ取り櫛や鑷子などを用いて取り除く。

外部寄生虫の治療中は床剤やシェルターなど飼育環境の衛生管理に注意し，同一ケージ内にいるウサギや同じ生活環境にいる犬・猫などの他種の動物も，必要に応じて外部寄生虫に対する治療を実施する。

ミミダニの寄生により外耳道内に形成された痂皮は，駆虫薬の投与により徐々に改善するため無理に除去することは推奨されていない[2]。ハエウジの寄生がみられる場合にはすべてのウジを鑷子などで除去し，汚染された寄生部位を洗浄・消毒し，必要に応じて抗菌薬や鎮痛剤の投与などによる対症療法を実施する。

3) 皮膚糸状菌症

3-1) 疾患概要

犬・猫同様，ウサギでも皮膚糸状菌症はときおりみられる疾患である。ウサギで問題となる主な真菌は*Trichophyton mentagrophytes*であり，*Microsporum*属は比較的まれであるとする報告がある[2]。一方で，愛玩用ウサギでは*Microsporum*属の感染が最も一般的であるという報告もある[3]。*Microsporum*属の中では*M. canis*と*M. gypseum*が最も一般的である[3]。幼若な個体や何らかの原因で免疫力が低下した個体で発症することが多く，無徴候のキャリアーになる個体も多い。ある報告では，無徴候のウサギの3.8％で*T. mentagrophytes*の培養結果が陽性であったと報告されており[4]，その他の報告では，キャリアーは36％であったという報告もある[5]。直接接触やブラッシングブラシ，人を介して感染が広がる。

本疾患は犬・猫同様，人獣共通感染症であり，治療が長期間かかることと再発率も高いため（**図19**）[1]，飼い主へのインフォームド・コンセントが重要となる。

3-2) 症状

病変部は体幹の様々な部位や眼瞼，耳介，四肢などにもみられ，まれに爪床にみられることもある。病変部は局所的な被毛の菲薄化や脱毛がみられ，乾燥し痂皮や発赤を伴うことが多く，瘙痒がみられることもある（**図20**）。赤く盛り上がった中心部が明瞭な円形病変，いわゆる典型的なリングワーム状の病変がみられることはまれである[3]。若齢の症例が多いが，症状を示さないキャリアーも存在し，他疾患や過密飼育，何らかのストレスなどの要因により発症することもある。

3-3) 診断

皮膚糸状菌症の診断は犬・猫と同様であり，鏡検による菌糸や分節胞子，被毛の変化の確認やDTM培地による培養検査に基づき診断する。

3-4) 治療

イトラコナゾール（5〜10 mg/kg PO SID）などの抗真菌薬を経口投与し，必要に応じて病変部の毛刈りや局所消毒を行う。病変が局所的な症例でも，抗真菌薬の投与など全身的な治療が推奨されている[2]。同時に飼育環境の衛生管理を徹底する。通常，臨床症状がみられるのは発症した個体のみで，同居している他個体では症状がみられないことが多い。しかし，本疾患は

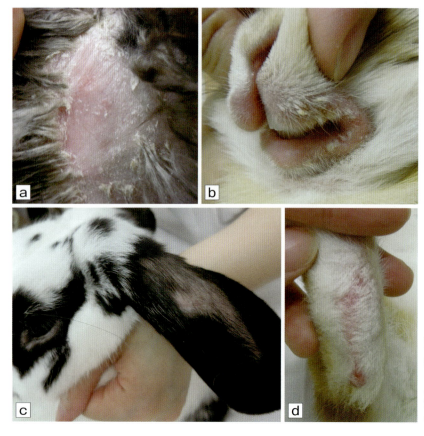

図20 皮膚糸状菌症でみられる症状
病変部は体幹(a)の様々な部位や口唇(b)、耳介(c)、四肢(d)などに認められ、局所的な被毛の菲薄化や脱毛がみられ、乾燥し痂皮や発赤を伴うことが多く、瘙痒がみられることもある。

人獣共通感染症であり、接触により感染が広がるため、同居個体も同時に治療することが推奨されている[3]。抗真菌薬の投与は2カ月以上に及ぶことが多く、症状の消失とともに真菌培養検査結果が2回陰性となってから中止する。

ウサギの被毛は密に生えており乾きにくく、シャンプーによるストレスを受けやすいことなどから、石灰硫黄合剤などを用いた薬浴などは推奨されていない[2,3]。

4)トレポネーマ症

4-1)疾患概要

トレポネーマ症は*Treponema paraluiscuniculi*が原因となる疾患であり、皮膚-粘膜移行部に特徴的な病変を形成する。本疾患の原因となる*T. paraluiscuniculi*は人の梅毒の原因である*T. pallidum*と類似しているが、ウサギから人への自然感染は成立しない[6]。本疾患の発生頻度は高くないもののウサギではときおりみられる疾患であり、通常の培養では培養できず、有効な抗菌薬も限られているため、典型的な症状を見落とさずに治療することが重要である。

本疾患は交尾や母子間の垂直感染により感染するが、不顕性感染例も多く海外では無症状個体の約25%が感染しており、国内の調査でも抗体陽性率は35%であった[4]。発症は若齢でみられることが多く、ある報告では3~49カ月齢で発症がみられ、年齢の中央値は7カ月齢であった[7]。抗体価陽性率は高いものの、実際の症例数はそれほど多くはなく、何らかのストレス要因などにより発症するものと考えられている[6]。

4-2)症状

本疾患では主に顔と陰部に症状がみられ、皮膚と粘膜の移行部である鼻孔や眼瞼、口唇周囲や肛門、陰唇、包皮部に特徴的なびらんや痂皮病変がみられ、紅斑や発赤、角質の堆積がみられることもある(図21)。本疾患は様々な年齢で発症するが、若齢での発生例が比較的多い。鼻孔周囲に病変がみられる症例では、くしゃみを伴うこともある。顔と陰部の両方に病変がみられることも多い。

4-3)診断

本疾患は培養や鏡検もしくは抗体検査により、*T. paraluiscuniculi*の存在を確認することで診断できる。しかし、*T. paraluiscuniculi*は通常の細菌培養で

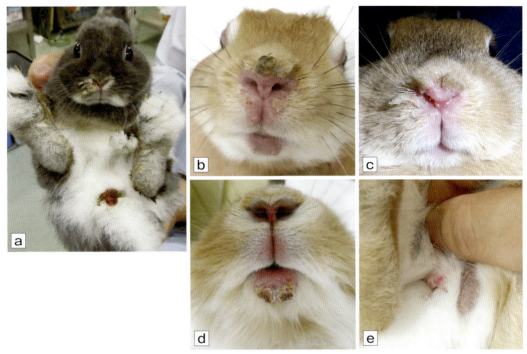

図21 トレポネーマ症でみられる症状
主に顔と陰部に症状がみられ(a)，皮膚と粘膜の移行部である鼻孔(b, c)や眼瞼，口唇周囲(d)や肛門(e)，陰唇，包皮部に特徴的なびらんや痂皮病変がみられ，紅斑や発赤，角質の堆積がみられることもある。

は培養できず，菌の検出には病変部の掻爬検体の暗視野鏡検や，ブラックインク法もしくは皮膚生検検体の銀染色などが必要となる[6]。また，抗体検査には人用のRPR試験の検査キットを用いることができるが，臨床症状などとともに複数回検査を行い，総合的に診断することが重要である[6]。

上記のように診断できるものの，実際の臨床現場では本疾患の皮膚病変は発生部位や外観などが非常に特徴的なため，病変部の外観に基づき診断的治療を行うことが多い。本疾患はエンロフロキサシンなどの一般的に用いられる抗菌薬では反応がみられない一方，本疾患に有効な抗菌薬を使用することで，ほとんどの症例では短期間に臨床症状の改善がみられるため診断的治療に基づく診断の有効性が高い。若齢であることや他院でエンロフロキサシンなどの抗菌薬に対する反応がみられないことなども，診断的治療を行う際の一助になる。

4-4) 治療

T. paraluiscuniculi に有効な抗菌薬はペニシリンとクロラムフェニコールであり，ヒト梅毒の起因菌（*T. pallidum*）に有効な薬剤はすべて感受性があると考えられている[6]。しかしウサギでは，腸内細菌叢の関係から使用できる抗菌薬の種類が限られており，ペニシリン系の抗菌薬の投与は注意が必要である。ペニシリン系抗菌薬の経口投与は致死的な腸毒素血症の原因となるため，ウサギでの使用は禁忌である。一方で，ペニシリンの非経口的な投与（長時間作用性ペニシリン 42,000〜84,000 IU/kg IM 1週間ごとに3回投与）は副作用のリスクが軽減され，実際に臨床での使用とその有効性が報告されている[6]。

筆者らは主にクロラムフェニコール（55 mg/kg PO BID）を第一選択薬として使用しており，ほとんどの症例で良好な結果を得ている。クロラムフェニコールは経口投与でもウサギでの安全性が確認されており，液状薬が市販されていた時期は本疾患の第一選択薬であった。現在では液状薬は販売されておらず，錠剤を粉状にして与え，毎日の投薬が比較的長期間必要となる。クロラムフェニコールの投与により臨床症状は1〜2週間で改善がみられ，その後完全に消失することが多いが，投薬の中止により再発がみられる例もあり，症状が完全に消失した後も2〜4週間の投与継続が推奨されている。

5) 足底皮膚炎

5-1) 疾患概要

足底皮膚炎はウサギではしばしばみられる疾患であ

Chapter 10 ウサギでよくみられる皮膚疾患

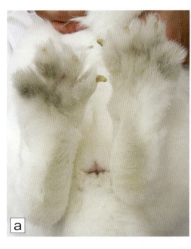
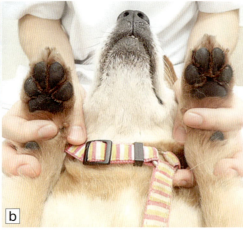

図22 ウサギと犬の足の裏
a：ウサギの後肢の裏
b：犬の前肢の裏
ウサギの足裏(a)は犬・猫(b)とくらべ肉球が非常に小さく，足裏全体を硬い被毛が覆っている。

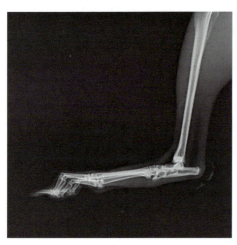

図23 ウサギの後肢X線画像（正常，側方向像）
ウサギの足裏は皮下組織などの軟部組織に乏しく，皮膚の直下に骨が存在している。

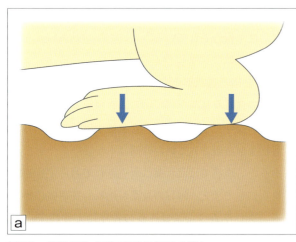
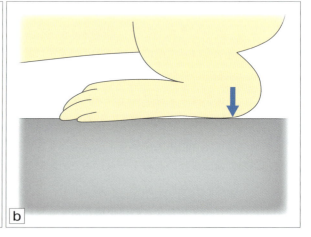

図24 野生下と飼育下での負重の違い
a：野生下での負重　b：飼育下での負重
野生では真っ平らな地面はなく，地面の状態により足裏の様々な部分に圧が分散する(a)。一方，飼育下では常に足裏の同じ位置が地面に接し，局所的な圧が慢性的に同じ部分に掛かっている。

り，ソアホック，飛節びらんなどと呼ばれることもある。ウサギの足裏は犬・猫や他の動物とくらべても特徴的であり，ほとんどの動物がもっている肉球が非常に小さく，足裏全体を硬い被毛が覆っている（図22）。また，肉球以外でもウサギの足裏は皮下組織などの軟部組織に乏しく，皮膚の直下に骨が存在している状態である（図23）。本来野生下では真っ平らな地面はなく，地面の状態により足裏の様々な部分に圧が

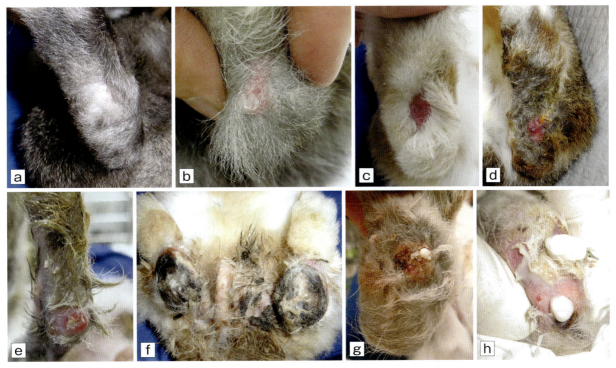

図25 足底皮膚炎でみられる症状
a, b：軽症例　c, d：中症例　e, f：重症例　g, h：膿瘍化
初期には被毛が薄くなり，脱毛や発赤がみられる(a, b)。この程度の病変は，中〜高齢のウサギでは一般的にみられる変化である。疾患の進行に伴い，脱毛部の拡大と発赤の悪化，皮膚のびらんや潰瘍がみられ，出血を伴うこともある(c, d)。さらに進行すると，疼痛のため跛行や患肢の挙上がみられるようになり，二次的な感染により膿瘍が形成されることもある(e〜h)。

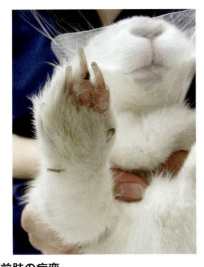

図26 前肢の病変
足底皮膚炎は後肢にみられることが多いが，前肢でみられることもある。

分散するが，飼育下では常に足裏の同じ位置が地面に接し，局所的な圧が慢性的に掛かっている（図24）。このような環境要因とあわせて，肥満や運動不足，加齢，不衛生な環境などの要因が重なり，足裏に病変が形成される。

5-2) 症状

初期症状として足裏，特に飛節部の被毛が薄くなり，同部の皮膚に脱毛や発赤がみられる（図25 a, b）。これらの病変は，中〜高齢（3歳齢以上）のウサギでは一般的にみられる変化である。疾患の進行に伴い，脱毛部の拡大と発赤の悪化や皮膚のびらん，潰瘍がみられ，出血を伴うこともある（図25 c, d）。さらに進行すると，疼痛のため跛行や患肢の挙上がみられるようになり，二次的な感染により膿瘍が形成されることもある（図25 e〜h）。足裏は皮下組織に乏しいため体表からの感染が骨にまで及びやすく，感染を伴う骨破壊や骨増生などがみられることもある。

病変は後肢の足裏にみられることが多いが，前肢でみられることもあり，一肢が罹患することで他の肢に負荷が掛かり，他肢にも病変が形成されることもある（図26）。

5-3) 診断

視診により病変部を確認し，外傷や骨折，腫瘍など他の疾患を除外し診断する。本疾患は前述したように，環境要因がその一因となっていることも多く，問診では飼育環境，特に床材の状態や衛生状態の管理方

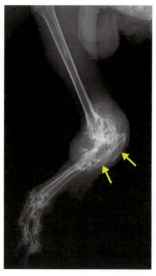

図27　足底皮膚炎に伴う骨病変（X線画像）
ウサギの膿瘍では，骨破壊や骨増生（矢印）などの骨病変がしばしば確認される。

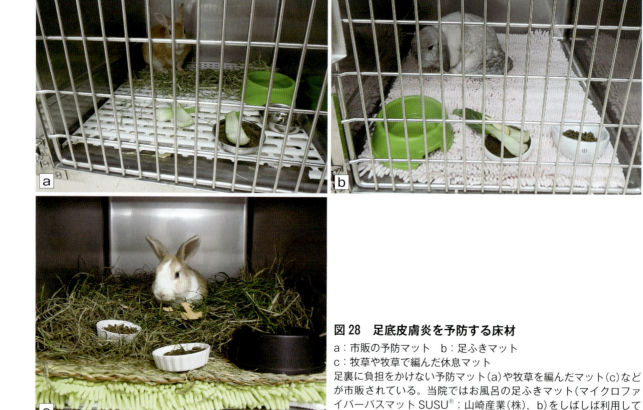

図28　足底皮膚炎を予防する床材
a：市販の予防マット　b：足ふきマット
c：牧草や牧草で編んだ休息マット
足裏に負担をかけない予防マット（a）や牧草を編んだマット（c）などが市販されている。当院ではお風呂の足ふきマット（マイクロファイバーバスマット SUSU®；山崎産業（株），b）をしばしば利用している。

法，ケージ外での運動の有無などを慎重に聴取する。通常は病変部の位置と特徴的な外観のため，容易に診断できる。病変部の腫脹やびらん，炎症が激しい場合や膿瘍が形成されている症例では，患部の X 線検査を行い骨病変の有無を確認する（図27）。

感染を伴っている症例では細菌培養・感受性検査を行い，腫瘍などが疑われる症例では病変部から採材し病理学的検査を実施する。

5-4）治療

本疾患は予防が重要であり，二次感染や病変が骨にまで及んだ症例では完治は困難となる。愛玩ウサギでは加齢に伴い飛節部の足裏に軽度の脱毛や発赤がみられることが多く，このような症例では病変部の進行を止めるため床材の変更など環境改善を行い，病変の進行がないことを定期的に確認するだけで，それ以外の治療は必要ないことが多い。

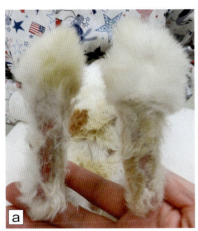
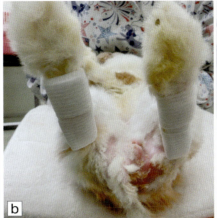
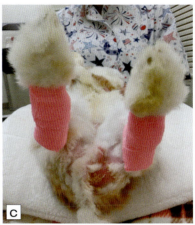

図29　足底皮膚炎に対するバンテージ処置
a：病変部外観　b：クッション材の装着　c：伸縮性包帯の装着
必要に応じて病変部の消毒や軟膏の塗布を行い，定期的にバンテージの交換を行う。

　環境改善は具体的には，ケージ外での運動を行う，肥満を改善する，ケージ内の床材をクッション性のあるものに変える，牧草などを十分な厚さに敷く，部分的に異なる床材を使用する，衛生管理を徹底するなどを行う。近年，本疾患を予防するための予防マットなどが市販されており，利用することができる(図28a)。当院ではお風呂の足ふきマット(図28b)などをしばしば利用しているが，症例によっては床材をかじってしまうこともあり，個々の症例に応じて飼い主と対応を検討する必要がある(図28c)。また，環境の改善は生涯継続する必要があるため，本疾患の治療では飼い主と良好なコミュニケーションを取り，指導することが重要である。

　脱毛だけではなく足底の皮膚に発赤や紅斑がみられる症例や，皮膚のびらん，潰瘍がみられる症例では，上記の環境改善を行うとともに，必要に応じて病変部の消毒や抗菌薬，鎮痛剤を投与する。抗菌薬は原則，病変部の細菌培養・感受性検査結果に基づき選択する。びらんや潰瘍が重篤な場合には，必要に応じて病変部の消毒後，軟膏の塗布やバンテージなどを行う(図29)。足裏はもともと汚れやすいため消毒やバンテージの交換は日々の管理が必要となるが，適切に実施することで多くの例で治癒することができる。一方で皮膚の状態は改善するものの発毛がみられず，生涯の管理が必要となる症例もいる。

　病変部が骨にまで波及している症例では，前述したより積極的に長期間治療を実施するが，疼痛が激しい場合や感染のコントロールが困難な症例では患肢の断脚術を実施することもある。ほとんどのウサギは1肢

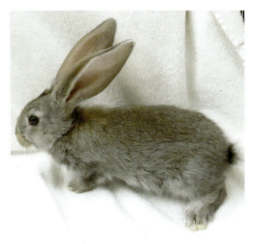

図30　ウサギの耳
ウサギの耳介は大きく，体温調節や集音などの役割を果たしている。

であれば，断脚後も良好なQOLを維持できる。

6）外耳炎

6-1）疾患概要

　ウサギは非常に大きな耳介をもつ特徴的な耳をしている(図30)。多くの品種の耳は立っているが，ロップイヤー(垂れ耳)という品種は耳が垂れているのが特徴で(図31)，犬と同様に耳道内の疾患が他品種にくらべると多発する傾向がある。その他，ウサギは頻繁に後肢で耳道内を清掃しているが，後躯麻痺や斜頸，肥満などで耳掃除ができない症例でも外耳炎がしばしばみられる。ミミダニの寄生により顕著な痂皮を伴う外耳炎がみられるが，近年ではミミダニはまれな疾患となっている。ウサギではしばしば斜頸がみられ，

Chapter 10 ウサギでよくみられる皮膚疾患

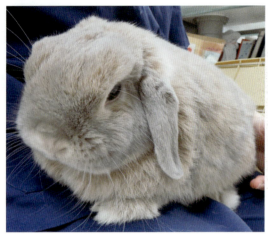

図31　ロップイヤー種
ロップイヤー（垂れ耳）種は耳が垂れており，耳の疾患に罹患しやすい。

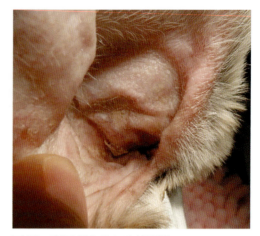

図32　肥厚がみられる外耳道

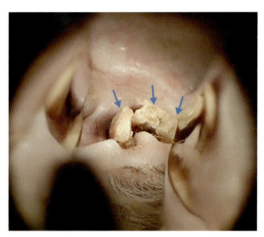

図33　耳道内の乾酪状膿
中耳炎や内耳炎などにより，耳道内に乾酪状の膿（矢印）の貯留がみられることがある。

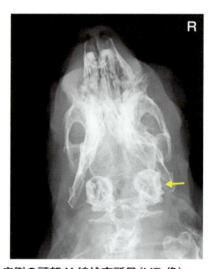

図34　症例の頭部X線検査所見（VD像）
右側鼓室胞の不透過性が亢進し，鼓室胞の骨不整もみられ，右外耳道内には膿が貯留していた（矢印）。頭部X線検査では，中耳炎の併発が疑われた。

様々な原因が報告されているが，その1つとして外耳炎から内耳や中耳に炎症が波及している例も散見される。

6-2）症状

罹患した症例は頭をよく振るようになる。後肢で耳を気にして掻く動作が頻繁にみられるようになる。耳鏡などで耳道内を確認すると耳垢や痂皮などがみられ，炎症を伴う場合には耳道内の発赤や肥厚を伴い，鼓膜を確認できないこともある（図32）。膿瘍が形成されると耳根部に皮下腫瘤が形成されたり，耳道内に排膿された白色の乾酪状膿が確認されることもある（図33）。

6-3）診断

耳鏡やビデオオトスコープなどを用いて耳道内を確認する。発生頻度の高いロップイヤー種や，後躯麻痺もしくは不全麻痺や重度の肥満により後肢が耳まで届かない症例，斜頸がみられる症例では，身体検査時に必ず耳道内を確認すべきである。耳道内の状態を確認し，必要に応じて耳垢の鏡検や細胞診，細菌および真菌学的検査を実施する。

耳道の肥厚や炎症などにより耳道内を十分に確認できない症例や，中耳・内耳炎を併発していることが疑われる症例では，頭部のX線検査（図34）やCT検査（図35）などを行い病変部の広がりを確認する。斜頸がみられる症例では，エンセファリトゾーン感染症などその他の疾患を鑑別するために必要な検査を実施する。

6-4）治療

耳道内に蓄積した耳垢や痂皮，膿などは耳道洗浄剤などを塗布した綿棒などを用いて，耳道の近位から遠位に向けて押し出すようにしてできる限り除去する

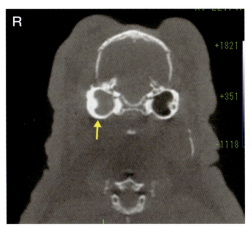

図35　外耳炎の頭部CT検査所見
図34と同症例の頭部CT検査では，右鼓室胞内を充満する病変（矢印）が確認された。

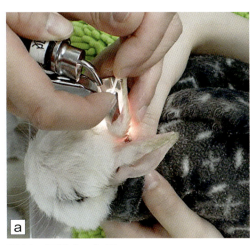
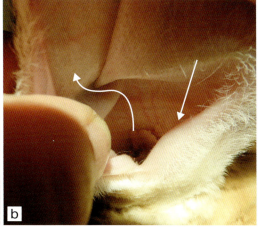

図36　耳道内の処置
ウサギを頭だけ出した状態で全身をタオルで巻き保定し，耳道内を観察する（a）。耳道内に蓄積した耳垢や膿などは，耳道洗浄剤などを塗布した綿棒などを用いて奥から掻き出すようにして除去する（b）。

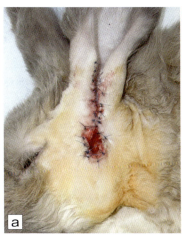
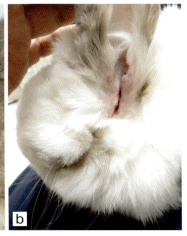

図37　垂直耳道切除
a：術直後外観　b：術後経過外観
重度の耳炎，耳道内や鼓室胞内などに膿が貯留した症例では，垂直耳道の切除や鼓室胞切開などの外科的治療が必要となる。

（図36）。耳垢の鏡検により細菌や真菌の存在を確認し，必要に応じて耳道内に抗菌薬や抗真菌薬などを塗布する。耳道内へ用いる薬剤は，犬・猫と同様のものを使用できる。筆者はウサギでは，犬・猫で行うような耳道内へ洗浄液を注入して洗浄するような処置は実施していない。

耳道内で重度の炎症や感染がみられる症例では，経口的な抗炎症薬や抗菌薬を投与する。ミミダニによる外耳炎では痂皮の除去や耳道洗浄などは実施せず，イベルメクチンなどの駆虫薬を投与した後，必要に応じて外耳炎の治療を行うことが推奨されている（「2）外部寄生虫症（ノミ，ダニ，ハエウジ，その他）」の項を参照）。

耳根部の膿瘍や外耳道から中耳，鼓室胞にかけて膿の貯留がみられる症例では，垂直耳道の切除や鼓室胞切開など外科的治療が必要となることが多い（図37）。

インフォームド・コンセントにおける注意点

・湿性皮膚炎

湿性皮膚炎のほとんどすべてで，流涙や流涎，排尿障害，下痢などの原発疾患が存在しており，それらに伴う皮膚の湿潤環境が持続することで発生している。このため，局所療法だけではなく，必ず原発疾患を確認して原発疾患に対する治療を行うことが重要であることを飼い主に説明する。

・外部寄生虫症

ウサギの外部寄生虫のうち，ノミは犬・猫などの他の飼育動物がいる際にみられることが多く，問診時に他の飼育動物の有無を確認することが重要である。また，外部寄生虫は飼育環境を介して他のウサギにも感染することがあるため，同環境内にいる個体の検査や治療を同時に行うか飼い主と相談することも重要である。

・皮膚糸状菌症

ウサギの皮膚糸状菌症は治療に長期間かかることと，治療の中断による再発率が高いことを治療開始時に飼い主に説明することが重要である。また，皮膚糸状菌症は人獣共通感染症であることも飼い主に伝える。

・トレポネーマ症

トレポネーマ症は，特徴的な臨床症状から診断的治療を行うことで治療が奏功することが多い。一方で，症状の消失後に投薬を中止すると再発することが多く，症状消失後も決められた期間投薬を継続することを治療開始時に飼い主に説明することが重要である。

・足底皮膚炎

足底皮膚炎は予防が重要であり，一度罹患し重症化すると完治させることが困難で，疼痛を伴い断脚が必要となることもある。初期の徴候がみられた際には，飼い主に本疾患の説明を丁寧に行い，発症しないような予防策を取るように指導する。

・外耳炎

ロップイヤー種や後躯の不全麻痺や麻痺がみられる症例では耳道内に耳垢が溜まりやすく，耳炎の原因となりやすい。これらの症例では1～3カ月ごとの定期的な検診を促し，耳道内の異常の有無を確認することが重要である。

参考文献

1) 鶴岡学. ウサギの皮膚疾患の発生状況. *Vet Med Exo Comp* 2009, 7(1), 6-10.
2) Hess L, Tater K. Dermatologic Diseases. *In*: Ferrets, rabbits, and rodents clinical medicine and surgery, 3rd ed. Quesenberry KE, Carpenter JW, eds. WB Saunders. pp232-244, 2012.
3) Canny CJ, Gamble CS. Fungal diseases of rabbits. *Vet Clin North Am Exot Anim Pract* 2003, 6(2), 429-433.
4) Saito K, Tagawa M, Hasegawa A. RPR Test for Serological Survey of Rabbit Syphilis in Companion Rabbits. *J Vet Med Sci* 2003, 65(7), 797-799.
5) López-Martínez R, Mier T, Quirarte M. Dermatophytes isolated from laboratory animals. *Mycopathologia* 1984, 88(2-3), 111-113.
6) 斉藤久美子. ウサギの皮膚疾患 スピロヘータによる皮膚疾患. *Vet Med Exot Comp* 2009, 7(1), 38-43.
7) Saito K, Hasegawa A. Clinical features of skin lesions in rabbit syphilis: a retrospective study of 63 cases (1999-2003). *J Vet Med Sci* 2004, 66(10), 1247-1249.

（三輪恭嗣）

Chapter 10-3 ウサギの皮膚腫瘍・膿瘍

ウサギではときおり体表部に腫瘤が形成される。犬・猫同様，これらの腫瘤の多くは腫瘍や膿瘍であるが，頭部に形成される腫瘤は歯科疾患に関連した膿瘍であることが多い。また，ウサギの体表部では皮膚や皮下に様々な種類の腫瘍が発生する。

本稿では，ウサギの皮膚腫瘍と膿瘍についてこれまでの報告をまとめるとともに，筆者の経験例について紹介する。

1）皮膚腫瘍

1-1）疾患概要

ウサギの体表腫瘤はしばしばみられ，その多くは膿瘍もしくは腫瘍である。これまでの報告では[1-3]，ウサギの皮膚疾患の中で腫瘍性疾患はまれであるとされているが，近年，ウサギの寿命が延びているせいか，筆者はしばしばウサギの体表腫瘍を経験している。

ウサギの体表腫瘍に関する海外での疫学的な報告では，体表腫瘍をウイルス性と非ウイルス性に分けて報告している[4]。ウイルス性腫瘍ではショープ線維腫とショープ乳頭腫の報告があるが，国内ではこれらの腫瘍は確認されていない。同報告では，非ウイルス性上皮性腫瘍では毛芽腫が最も多く，非ウイルス性間葉系腫瘍では脂肪腫や粘液肉腫，悪性末梢神経鞘腫などの発生が多い。その他，悪性黒色腫やリンパ腫などの発生がみられ，腫瘍類似病変としてコラーゲン過誤腫が確認されている（表1）。筆者らの病院での調査でも毛芽腫が最も多く，間葉系の悪性腫瘍の発生率が高く，同様の結果であった（表2）。

ウサギの特徴として，過剰なコラーゲンが毛包を圧迫し，毛包萎縮の原因ともなるコラーゲン過誤腫が知られており，腫瘍類似病変として確認される[1]。その他，直腸粘膜での乳頭腫がときおりみられる。

1-2）症状

体表の腫瘍は通常，疼痛などは伴わず，体表部の腫瘤病変として確認される（図1）。腋窩に発生した悪性末梢神経鞘腫などでは，疼痛や違和感による跛行や患肢の挙上がみられることもある。また，扁平上皮癌などでは表面が自壊した潰瘍状病変が確認されることもある（図2）。直腸粘膜に発生する乳頭腫は，糞便に付着した血液や肛門から突出した腫瘤に気付き来院することが多い（図3）。その他，ウサギではしばしば膿瘍が体表部の腫瘤病変として確認されるため鑑別が必要である。

表1　ウサギの体表腫瘍（海外報告例）

179頭190例の内訳を示す。毛芽腫が最多で31％を占め，ウイルス誘発性腫瘍も多発する。その他，悪性の間葉系腫瘍も多発し，腫瘍類似病変であるコラーゲン過誤腫もみられる。
文献4，5から引用・改変

ウイルス誘発性腫瘍	ショープ線維腫	19例
	ショープ乳頭腫	2例
非ウイルス誘発性上皮性腫瘍	毛芽腫	58例
	扁平上皮癌	5例
	扁平上皮乳頭腫	4例
	毛包上皮腫	3例
	アポクリン腺癌	3例
	マイボーム腺腫	2例
	皮脂腺癌	1例
非ウイルス誘発性間葉系腫瘍	脂肪腫	10例
	脂肪肉腫	3例
	粘液肉腫	9例
	悪性末梢神経鞘腫	8例
	線維肉腫	7例
	平滑筋肉腫	4例
	平滑筋腫	1例
	未分化肉腫	2例
	血管肉腫	2例
	横紋筋肉腫	1例
	骨外性骨肉腫	1例
その他（非ウイルス性腫瘍）	悪性黒色腫	8例
	リンパ腫	1例
	低分化円形細胞腫瘍	1例
腫瘍類似病変	コラーゲン過誤腫	26例

表2 ウサギの体表腫瘍（国内報告例）

108例の内訳（非腫瘍性病変13例を含む）。毛芽腫が最も多く、間葉系悪性腫瘍の発生率が高く、表1と同様の結果であったが、ウイルス誘発性腫瘍は確認できなかった。

文献5から引用・改変

悪性腫瘍	例
扁平上皮癌	3
基底細胞癌	2
悪性毛包上皮腫	2
線維肉腫	11
悪性末梢神経鞘腫	6
脂肪肉腫	3
横紋筋肉腫	4
粘液肉腫	3
軟骨肉腫	1
組織球性肉腫	1
血管平滑筋肉腫	1
骨外性骨肉腫	1
肉腫NOS（由来不明肉腫）	10
悪性黒色腫	3
リンパ腫	1

良性腫瘍	例
毛芽腫	22
乳頭腫	7
毛包上皮腫	1
線維腫	4
脂肪腫	3
線維脂肪腫	3
アポクリン腺腫	1
毛細血管腫	1
粘液腫	1

非腫瘍性病変	例
肉芽腫	8
皮膚線維症	1
乳頭腫状過形成	2
皮下膿瘍	1
唾液腺嚢胞	1

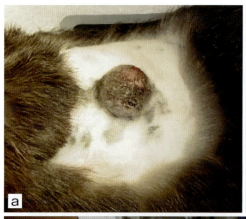
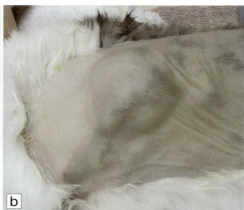
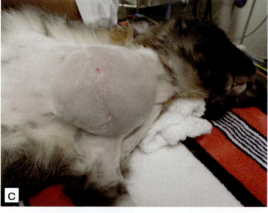

図1　体表腫瘍

体表の腫瘍は通常、疼痛などは伴わず、体表部の腫瘤病変として確認される。写真の症例は、摘出後にそれぞれ病理組織学的検査で毛芽腫（a）、悪性末梢神経鞘腫（b）、線維肉腫（c）と診断された。

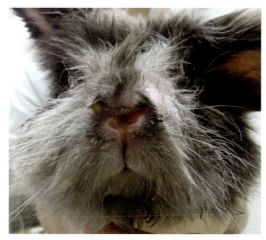

図2 鼻鏡部から鼻腔内に発生した扁平上皮癌
扁平上皮癌では，表面が自壊した潰瘍状病変がみられることもある。

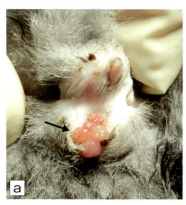 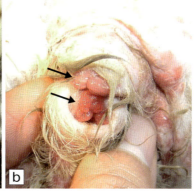

図3 乳頭腫
乳頭腫(矢印)はしばしば直腸粘膜に発生し，出血や排便障害の原因となる。

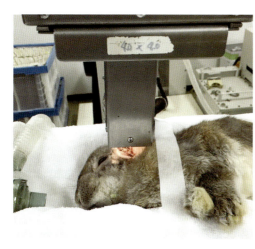

図4 放射線治療
体表腫瘍に対し放射線治療を実施することで，再発率の低下や腫瘍の縮小などある程度の効果を得られることが多いが，詳細な検討には今後の症例数の蓄積が必要である。

1-3)診断

体表部の腫瘍は細針生検(FNA)による細胞診や切開もしくは切除生検を行い，病理組織学的に診断する。下部組織や骨病変の有無の確認および転移病変の確認のため，必要に応じてX線検査やCT検査などを実施する。

1-4)治療

治療は腫瘍の外科的切除が第一選択となる。線維肉腫や悪性末梢神経鞘腫などは，広範なマージンを取っても局所再発する率が高い。ウサギでは体格が小さいことから広範なマージンを取ることが困難な場合があるが，悪性腫瘍の際にはできる限り大きなマージンを取ることが重要である。症例数は限られており詳細な報告はないものの，筆者はウサギの体表腫瘍に対して主に術後，放射線治療を実施しており，線維肉腫など複数例で有効性を確認している(図4)。

2)膿瘍

2-1)疾患概要

ウサギの膿は液状ではなく乾酪様で，感染などで形

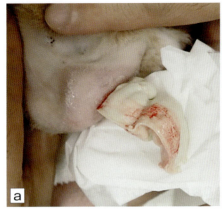
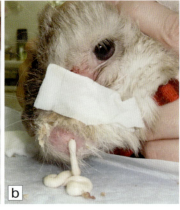

図5　ウサギの膿の性状
ウサギの膿は液状ではなく乾酪様で，膿は通常，膿瘍壁に囲われた内部に貯留し膿瘍を形成する。

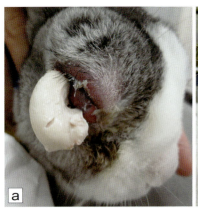
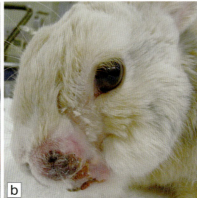
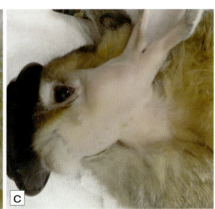
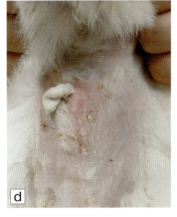

図6　膿瘍
膿瘍の多くは体の様々な部位（a：下眼瞼部，b：顎部，c：耳根部，d：胸部腹側）に体表腫瘤として発生する。ウサギでは歯科疾患に関連して顔面部に発生することが多い。

成された膿は通常，厚い壁（膿瘍壁）に覆われた内部に貯留し，膿瘍を形成する（図5）。ウサギの膿瘍の発生頻度は非常に高く，その多くは顔面部に形成され，そのほとんどが歯科疾患に関連している。その他，足底皮膚炎に続発し足裏に膿瘍が形成されることが多いが，体表や腹腔内を問わず様々な部位で膿瘍が形成される。ウサギの膿瘍からは，*Pasteurella multocida* や *Staphylococcus aureus* 以外にも様々な種類の菌が分離されている[6]。感染の原因となる菌種により，まれではあるが，乾酪状ではなく液体状の膿が形成されたり，ガスの発生を伴うこともある。

ウサギの膿瘍は発生頻度が高く，以前から様々な治療方法が試みられているが，現在でも発生部位によっては完治させることが困難な疾患である。治療困難な原因として，厚い膿瘍壁のため抗菌薬などの薬剤が患部に作用しにくい，歯根部や顎骨，肢の骨などの骨組織内部に病変が及んでいる例が多いことなどが考えられている。

2-2）症状

膿瘍の多くは体表腫瘤として飼い主が気付き来院する。身体の様々な部位で発生がみられるが，顔面や足裏などでみられることが多い（図6）。膿瘍の形成による明らかな疼痛，食欲や活動性の低下などはみられないことが多いが，周囲の皮膚に炎症を伴う場合や骨病変を伴う場合には，これらの症状がみられることもあ

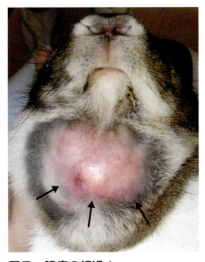
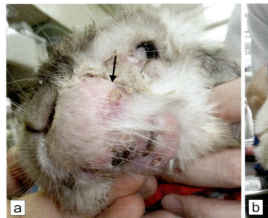
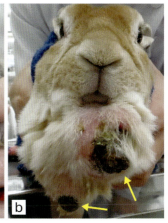

図7 膿瘍の経過1
膿瘍は徐々に大きくなり，それに伴い膿瘍上部の皮膚が発赤を伴いながら伸展する（矢印）。

図8 膿瘍の経過2
膿瘍は初期には皮下腫瘤として確認されることが多いが，次第に大きくなり，それに伴い膿瘍上部の皮膚が発赤を伴いながら伸展する（a）。その後，膿瘍の拡大が続くと同部の皮膚はさらに伸展し，菲薄化し白色を呈し（a矢印），やがて自壊もしくは皮膚の壊死がみられる（b矢印）。

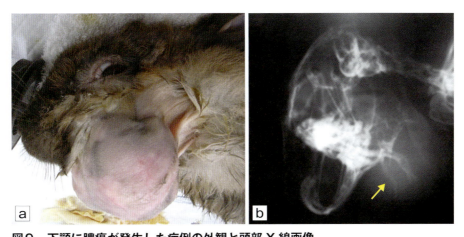

図9 下顎に膿瘍が発生した症例の外観と頭部X線画像
a：症例の外観　b：頭部X線画像（側方向像）
ウサギの膿瘍では骨融解や骨破壊像だけではなく，異常な骨増生（矢印）や骨嚢胞の形成がみられることがある。

る。歯科疾患が原因の膿瘍では食欲不振や流涎，過度の咀嚼行動などがみられ，眼窩内に膿瘍が形成された場合には眼球突出，足裏に膿瘍が形成された場合には跛行などの症状がみられることもある。

膿瘍が形成された初期には皮下腫瘤として確認されることが多い。膿瘍は徐々に大きくなり，それに伴い膿瘍上部の皮膚が発赤を伴いながら伸展する（図7）。その後，膿瘍の拡大が続くと同部の皮膚はさらに伸展し，菲薄化し白色を呈し，やがて自壊もしくは皮膚の壊死がみられる（図8）。皮下膿瘍は下部組織に固着性の場合も非固着性の場合もある。

2-3）診断

身体検査にて腫瘤状病変を確認し，FNAなどにより膿瘍や肉芽腫などと鑑別する。膿瘍の場合には白色，乾酪状の膿が吸引される。FNAで吸引した膿の細菌培養検査は陰性結果になることが多く，膿瘍の原因となっている細菌培養・感受性検査に用いる検体の採取は膿瘍切開後，十分に排膿した後に膿瘍壁に沿ってスワブを擦り付け採材するか，切除した膿瘍壁の一部を検体として検査に提出することが推奨されている[6]。

膿瘍は歯科疾患や足底皮膚炎など他の疾患に続発していることが多く，必要に応じてX線検査などにより病変部の広がりや原発疾患の有無を確認する。膿瘍による骨病変では，骨融解や骨破壊像だけではなく，異常な骨増生や骨嚢胞の形成がみられることがある（図9，10）。CT検査が実施できれば，病変部のより詳細な評価が可能となる（図10）。

Chapter 10　ウサギでよくみられる皮膚疾患

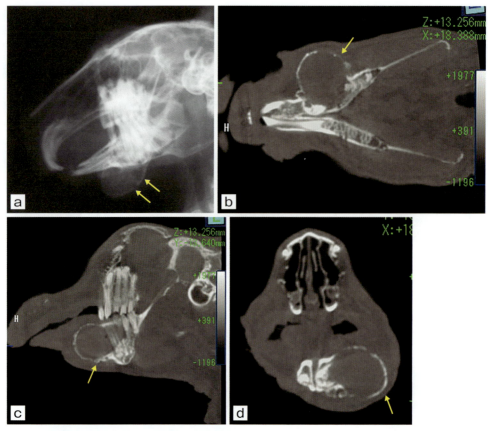

図10　下顎骨に形成された骨嚢胞を伴う膿瘍
a：頭部X線画像（側方向像）
b～d：頭部CT画像（b：コロナル像，c：サジタル像，d：アキシャル像）
CT検査が実施できれば，病変部（矢印）のより詳細な評価が可能となる。

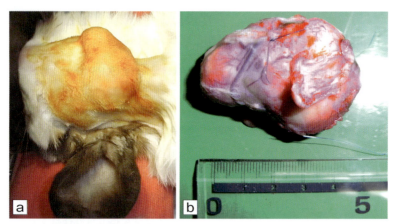

図11　膿瘍の外科的全切除
a：下顎部に発生した膿瘍
b：摘出した膿瘍
膿瘍は膿瘍壁ごと外科的に完全に切除できれば予後は良好であるが，完全に摘出できることはまれである。

2-4）治療

　ウサギの膿は前述したように乾酪状で切開により完全に排膿させることは難しく，厚い膿瘍壁自体に細菌が入り込んでいることも多く，膿瘍壁を完全に切除できないと再発する確率が高い。膿瘍を膿瘍壁ごと外科的に完全に切除できれば（**図11**）予後は良好であるが，多くの場合，歯根部や顎骨，肢の骨など膿瘍の深部は骨と連絡している。このような例では，膿瘍の病変部を完全に切除することは困難であり，切開排膿，造窓術，造袋術，抗菌薬を染み込ませたビーズの留置など様々な方法が試みられているが，再発を繰り返し，長期的な予後は不良のことが多い。

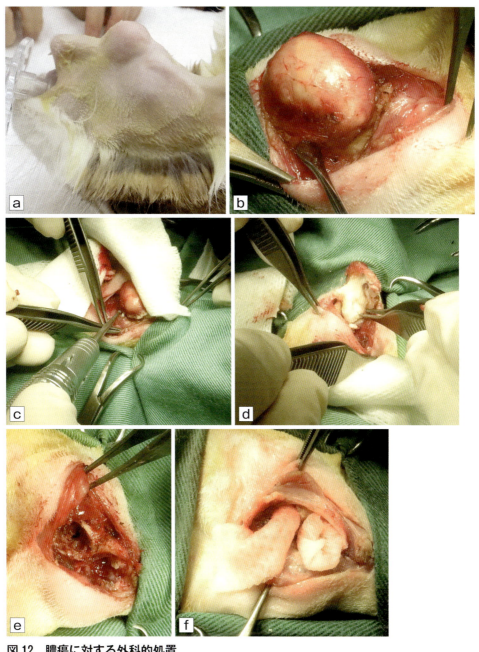

図12 膿瘍に対する外科的処置
a：術前外観　b：膿瘍の確認　c：膿瘍壁の顎骨からの分離
d：膿瘍摘出　e：膿瘍付着部の洗浄　f：抗菌薬を染み込ませたガーゼの挿入
顔面部に形成された膿瘍(a)は顎骨に病変が及んでいることが多く(b)，できる限り膿瘍壁や歯，骨組織などの下部組織も含んだ病変部の切除や掻爬を行い(c, d)，十分に洗浄を行った後(e)，開放創とし日々の洗浄を繰り返す．術後数日は，抗菌薬を染み込ませたガーゼを挿入しておくこともある(f)．

　筆者らは膿瘍の発生部位や下部組織との関連性に基づき，飼い主へ外科的切除，切開排膿処置，経過観察などを処置に伴うリスクや費用，予想される予後などを説明し，治療方針を選択している．体表部の膿瘍で下部組織に固着していないものは比較的容易に切除でき，切開排膿後に開放創とし洗浄を行うことで治癒する例も多い．一方で顔面部に形成された膿瘍は，外科的に切除することが困難な例が多く，完全に切除できたと思っても再発する例が多い．

　筆者らは顔面部に形成された膿瘍に対し，できる限り膿瘍壁や歯，骨組織などの下部組織も含んだ病変部の切除や掻爬を行い，十分に洗浄を行った後，開放創とし日々の洗浄を繰り返す治療方法を実施している（図12）．

　切開排膿を行う際には病変部の状態を観察し，膿瘍上部の皮膚が伸展され切開時に疼痛や出血を伴わなくなる段階まで待ち，その後，無麻酔下で処置を行うことが多い（図13）．膿瘍発見後すぐに処置を行わない

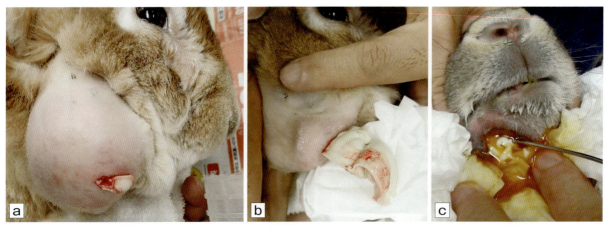

図13　膿瘍の切開排膿処置
膿瘍上部の皮膚を切開し(a)，圧迫や掻爬(b)で排膿した後，膿瘍内部を希釈したポビドンヨードなどの消毒薬で洗浄する(c)．

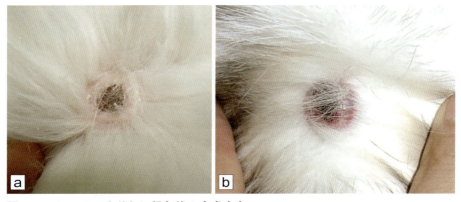

図14　エンロフロキサシン投与後の皮膚病変
エンロフロキサシンなどの薬剤を希釈せず皮内に投与すると，注射部位で皮膚炎がみられることがある．通常は，数日で自然治癒する．投薬時に薬剤を生理食塩水などで希釈し，皮内ではなく皮下に投与することで多くの場合予防できる．

理由としては，積極的な掻爬術を実施しない場合は処置を実施する時期にかかわらず，ほぼ間違いなく再発を繰り返すことから，症例や飼い主の負担をできる限り軽減するためであり，事前に飼い主と相談の上，治療方針を決めている．

膿瘍治療時には必ず細菌培養・感受性検査を実施し，適切な抗菌薬を使用する．外科治療後は2〜4週間程度，抗菌薬を使用することが多い．しかし，ウサギの膿瘍は厚い膿瘍壁に覆われており感染巣が骨深部などに存在するため，抗菌薬のみでの治癒はほとんどの場合期待できない．このため，再発を繰り返す症例や自壊や排膿などがみられない症例では1〜2週間程度で抗菌薬の投与を中止し，その後は必要に応じて投与するなど，盲目的に抗菌薬を漫然と投与し続けないような注意が必要である．

3）その他の疾患

その他，ウサギによく用いられるエンロフロキサシン投与による皮膚炎（図14）や，まれではあるが自咬症（図15），耳血腫（図16），胸腺腫に伴う皮膚炎（図17）がときおりみられる．また，筆者らは原因を特定できていないが，皮膚の石灰化がみられた症例を経験している（図18）．

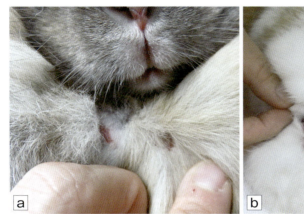
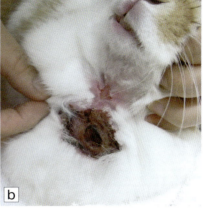

図15 自咬傷
自咬傷は雌の肉垂部でみられることが多い。雌ウサギは巣作りの際に同部の被毛を引き抜き，巣材として利用する。その他，足裏や会陰部などを舐め壊す症例も，ときおりみられる。自咬する原因を確認し，必要に応じて消毒やエリザベスカラーなどを装着して治療する。また，原因となっているものが確認できる場合にはそれに対する処置を行う。

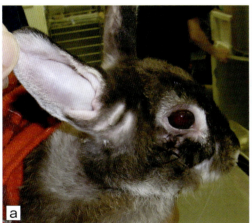
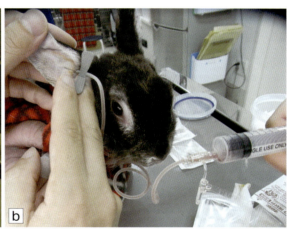
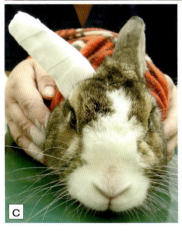

図16 耳血腫
a：症例外観
b：貯留した血液の除去
c：バンテージ装着
ウサギでもときおり耳血腫がみられる。診断や治療は犬に準じて行う。

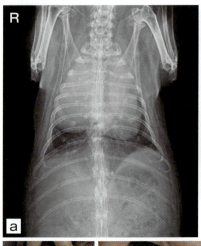
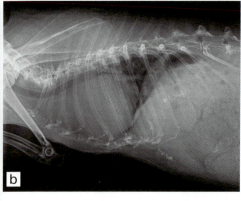
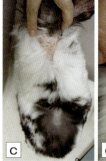
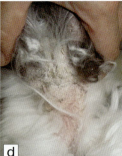
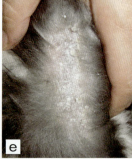
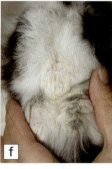
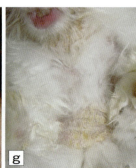
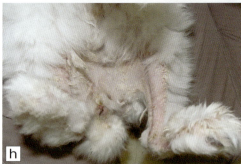

図17　胸腺腫でみられる皮膚病変
a：症例の胸部X線画像（腹背像）
b：症例の胸部X線画像（側方向像）
c：症例の全身外観
d：頚背部皮膚病変
e：腰部皮膚病変
f：頭部皮膚病変
g：胸部腹側皮膚病変
h：会陰部皮膚病変

猫で胸腺腫に伴う全身性剥離性皮膚炎が報告されているが，ウサギでも同様の症例が確認されている。胸腺腫と診断後，数ヵ月で全身の皮膚に脱毛や痂皮，鱗屑などがみられ，皮膚病変は徐々に進行していく。

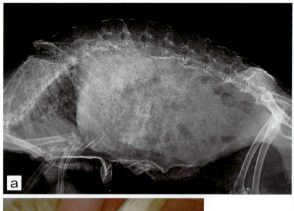
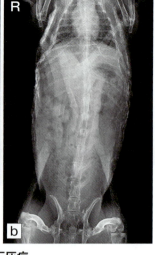
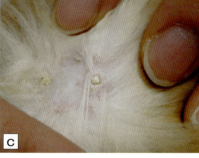

図18　皮膚の石灰症
a，b：全身の皮膚石灰化病変
　　（X線画像，a：側方向像，b：腹背像）
c：皮膚石灰化病変

筆者はこれまで限局的に皮膚の石灰化がみられた胸腺腫に対し(c)ステロイドを長期間投与した例で，全身の皮膚の石灰化がみられた症例を経験している。

インフォームド・コンセントにおける注意点

・皮膚腫瘍

　ウサギでも様々な皮膚腫瘍がみられるが，線維肉腫など再発を繰り返す腫瘍や乳腺腫瘍など転移しやすいものも多い。このため，ウサギの体表部に腫瘤病変を確認した際には，できるだけ早期に積極的に生検を行い，治療方針を飼い主と相談することが重要である。

・膿瘍

　ウサギの膿瘍，特に歯や骨に関連した膿瘍は，外科的に治療しても再発する例が非常に多く，完治困難な疾患であることを治療開始時に飼い主に説明しておくことが重要である。

◆参考文献◆

1) Hess L, Tater K. Dermatologic Diseases. *In* : Ferrets, rabbits, and rodents clinical medicine and surgery. 3rd ed. Quesenberry KE, Carpenter JW, eds. WB Saunders. pp232-244, 2012.
2) Harvey C. Rabbit and rodent skin diseases. *Semin Avian Exotic Pet Med* 1995, 4(4), 195-204.
3) Jenkins JR. Skin disorders of the rabbit. *Vet Clin North Am Exot Anim Pract* 2001, 4(2), 543-563.
4) von Bomhard W, Goldschmidt MH, Shofer FS, et al. Cutaneous neoplasms in pet rabbits : a retrospective study. *Vet Pathol* 2007, 44(5), 579-588.
5) 中田真琴, 坪井誠也, 三輪恭嗣. ウサギとモルモットの体表腫瘤. エキゾチック診療 2014, 6(2), 4-17.
6) 斉藤将之, 斉藤久美子. ウサギの膿瘍の微生物学的検索. *VEC* 2007, 5(2), 6-9.

（三輪恭嗣）

Part 2
耳科診療

Chapter 1　耳介の皮膚疾患
Chapter 2　外耳炎
Chapter 3　中耳炎

Chapter 1

耳介の皮膚疾患

1　犬の耳介の皮膚疾患

Chapter 1-1 犬の耳介の皮膚疾患

犬の耳疾患は大きく耳炎と耳介の皮膚疾患に分けられる。耳炎に関しては，Part2 C2「外耳炎」およびC3「中耳炎」をご参照いただきたい。一方で，耳介に主病変を呈する皮膚疾患に限定して解説された文献は一般的に目にすることがなく，その診断・治療に迷われる先生は多いであろう。そこで本稿では，「犬の耳介に主病変を呈する皮膚疾患」について総合的に紹介したいと思う。

1）概要，病態理解，症状

成書に記載されている部位別好発疾患リストの「耳」を参考にすると，**表**のような疾患が挙げられる[1]。明確に記載されているわけではないが，耳介の皮膚疾患を病態別に大きく分類すると，外部寄生虫性疾患，感染性疾患，免疫介在性疾患，アレルギー性疾患，虚血性疾患，その他脱毛性疾患，腫瘍性疾患，その他の疾患に分けることができる。

また，耳介における病変の分布と皮疹も診断において重要である。**図1**に，各疾患の一般的な分布と皮疹をまとめたので，参考にしていただきたい。実際には筆者も病変の表現型より病態を予測することで，早い段階で鑑別診断を絞ることができている。

ひとえに耳介の皮膚疾患といっても，これだけの病態・症状があるので，診断の際にはこれらの病態をよく理解した上で，診断を進めていくことが重要である。その基礎知識として，以下にこれらの疾患の，耳介病変を診断していく際に重要となる点を紹介する。

2）検査および診断

上述のように，耳介の皮膚疾患の病態は様々であり，検査・診断法も多岐にわたる。個々の疾患については各論として後述するが，ここでは筆者の考える犬の耳介の皮膚疾患全体を対象とした鑑別診断リストと，診断フローチャートを作成し，実施すべき検査の手順も同時に示した（**図2**，p288-291）。こちらは筆者が実際の診療で進めている診断手順であり，多くの症例は，こちらに沿って丁寧に診断を進めていけば（除外したものにチェックをつけていく），答えに近づけるはずである。

ただし，実際に耳の皮膚疾患をもった症例では，臨床経過や症状によってある程度疑わしい疾患を絞り込むことができるため，慣れてくると省ける手順も多い。重要なことは，シグナルメント，病歴，身体検査から疑わしい疾患を列挙するトレーニングを繰り返すことであり，これが診断への最大の近道である。まずは，本稿で示す各論の臨床写真から，病名と病態を連想するトレーニングから始めてみてもよいかもしれない。

また，技術的な面として，耳介の皮膚生検を実施したことがない先生も多いかと思われる。**図3**に耳介の生検方法を示すので参考にしていただきたい。もし，それでも自信がもてない場合は，迷わず皮膚科専門医に相談するべきである。

p292以降，これら疾患の各論を紹介していくが，本稿は総合的な診断技術についてまとめているものなので，各疾患の詳細に関して書ききれない部分は，各自でさらに深い情報を調べていただきたい。

表 耳の疾患
文献1より引用・改変

部位	一般的な疾患	珍しい疾患
耳	アトピー性皮膚炎 食物過敏症 ニキビダニ症 皮膚筋炎 皮膚糸状菌症 ハエ刺咬性皮膚炎 外耳炎 ミミヒゼンダニ症 疥癬 耳輪皮膚症	パターン脱毛症 水疱性類天疱瘡 犬の類レプラ様肉芽腫症候群 寒冷凝集素関連性疾患※ 薬物反応 凍傷 ヨークシャー・テリアの黒皮症，脱毛症 落葉状天疱瘡 紅斑性天疱瘡 耳介の増殖性血栓性血管性壊死 ツツガムシ病 血管炎，血管症

※本稿ではクリオグロブリン血症，クリオフィブリノゲン血症，寒冷凝集素病を総称して寒冷凝集素関連性疾患という言葉を用いる。

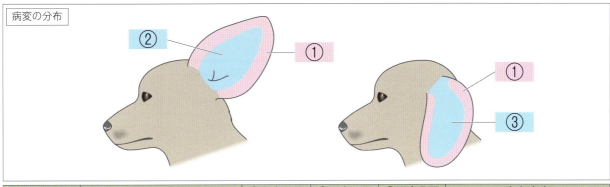

疾患群	疾患名	①耳介辺縁	②耳介凹面	③耳介凸面	主な皮疹
外部寄生虫性疾患	疥癬	○		△	鱗屑，痂皮，掻破痕
	ミミダニ症		○		コーヒーかす様の耳垢
	ニキビダニ症	○	△	△	膿疱，面皰，脱毛，痂皮
感染性疾患	皮膚糸状菌症	○		○	脱毛，面皰，鱗屑
	膿皮症	△	○	△	膿疱，痂皮，表皮小環
	マラセチア症		○		苔癬化，紅斑
免疫介在性疾患	落葉状天疱瘡	○	○	○	膿疱，痂皮
	紅斑性天疱瘡	○	○	○	膿疱，痂皮
	水疱性類天疱瘡		○		水疱，紅斑
	薬疹		○		びらん，痂皮，膿疱
アレルギー性疾患	犬アトピー性皮膚炎（CAD）		○	△	紅斑，掻破痕，苔癬化
	皮膚食物有害反応（CAFR）		○	△	紅斑，掻破痕，苔癬化
虚血性疾患	寒冷凝集素関連性疾患	○	○	○	潰瘍，壊死，鱗屑，痂皮，脱毛，色素沈着
	血管炎	○	○	○	潰瘍，壊死，鱗屑，痂皮，脱毛，色素沈着
	虚血性皮膚症	○	○	○	潰瘍，壊死，鱗屑，痂皮，脱毛，色素沈着
	耳介の増殖性血栓性血管性壊死	○			潰瘍，壊死，鱗屑，痂皮，脱毛，色素沈着
その他脱毛性疾患	パターン脱毛症	△		○	脱毛，被毛のミニチュア化
	ステロイド皮膚症		○	○	脱毛，鱗屑，皮膚萎縮，紅斑，紫斑，面皰
	内分泌疾患	△		○	脱毛，色素沈着，鱗屑
腫瘍性疾患	腫瘍性疾患	△	△	△	腫瘤
その他の疾患	耳輪皮膚症	○	×	×	鱗屑，毛包円柱，痂皮
	耳血腫		○	○	耳介の膨隆
	末端浮腫	○		△	浮腫，脱毛，鱗屑

○：好発，△：場合によって発症，×：基本的に発症しない，空欄：基本的に特徴的な部位とはいえない

図1　耳介における病変の分布と主な皮疹（筆者が作成）

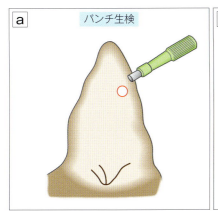
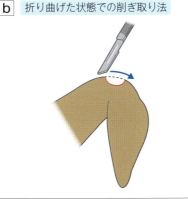
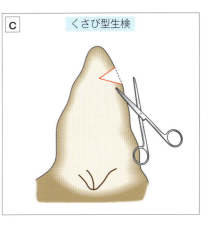

図3　耳介の生検方法とその適応

耳介の生検法は大きく3つある。いずれの方法も，小型犬では皮膚を縫合する際に耳介の形状が変わってしまうおそれがあることを考慮する必要があり，場合によっては開放創として管理することもある。

a：耳介軟骨より手前の皮膚をパンチ生検で抜く方法。皮膚が薄く，軟骨と分離する際には組織損傷に注意する（血管などは軟骨周囲に分布）。
b：折り曲げて辺縁に向けて，軟骨手前レベルで削ぎ落とす方法。比較的簡易的で，サンプルも良好に保たれやすいと感じている。
c：くさび型に切り取る方法。最も良質なサンプルを採取できるが，耳介の形が変わることは必至。もう落ちてしまいそうな部位で適応。

Chapter 1 耳介の皮膚疾患

鑑別診断リスト

①外部寄生虫性疾患
- □疥癬
- □ミミダニ症
- □ニキビダニ症

②感染性疾患
- □皮膚糸状菌症
- □膿皮症
- □マラセチア症

③免疫介在性疾患
- □落葉状天疱瘡
- □紅斑性天疱瘡
- □水疱性類天疱瘡
- □薬疹

④アレルギー性疾患
- □犬アトピー性皮膚炎
- □皮膚食物有害反応

⑤腫瘍性疾患
- □皮膚組織球腫
- □その他

⑥虚血性疾患
- □寒冷凝集素関連性疾患
- □血管炎
- □虚血性皮膚症
- □耳介の増殖性血栓性血管性壊死

⑦その他脱毛性疾患
- □パターン脱毛症
- □ステロイド皮膚症
- □内分泌疾患

⑧その他
- □耳輪皮膚症
- □耳血腫
- □末梢浮腫

診断フローチャート

- ●臨床経過や症状から初期鑑別リストを作成し，必要に応じてA→(B, C)→ Dへと進めていく
- ●BとCなどは症状が大きく異なる疾患なので，必ずしもABCDのすべてが必要ではない
- ●各ブロック(A～D)の具体的な診断フローチャートは次ページ以降を参照

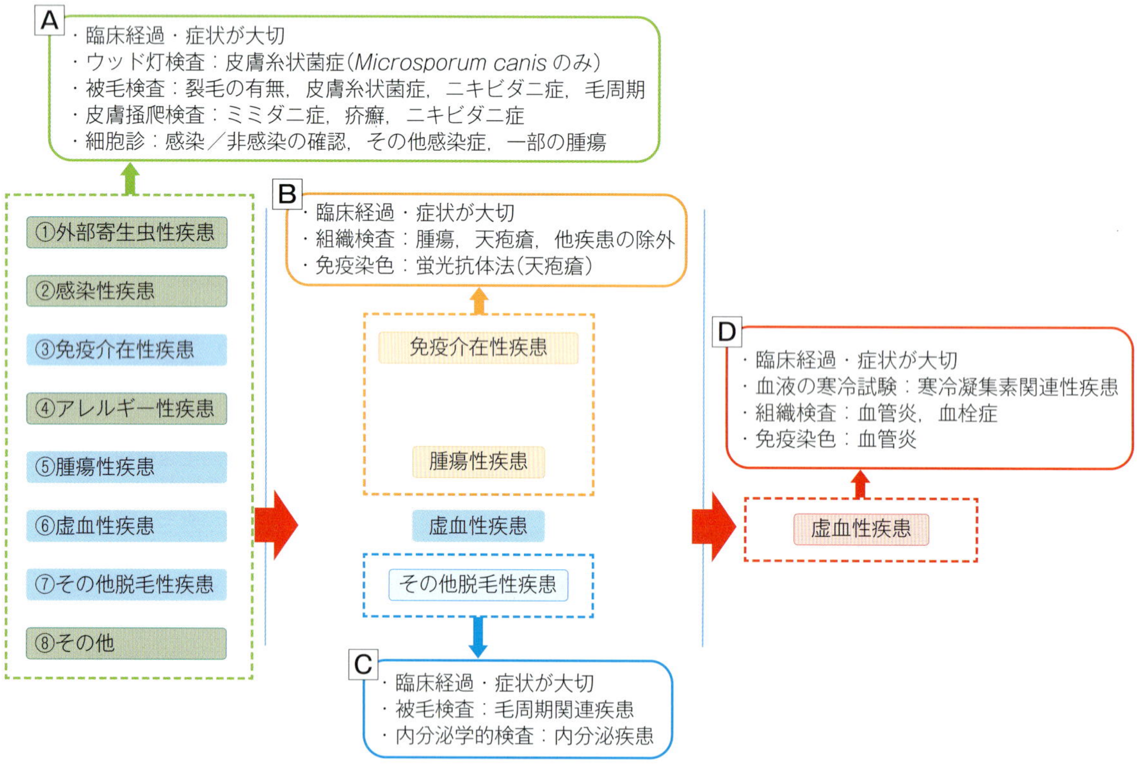

A
- ・臨床経過・症状が大切
- ・ウッド灯検査：皮膚糸状菌症(*Microsporum canis*のみ)
- ・被毛検査：裂毛の有無，皮膚糸状菌症，ニキビダニ症，毛周期
- ・皮膚掻爬検査：ミミダニ症，疥癬，ニキビダニ症
- ・細胞診：感染／非感染の確認，その他感染症，一部の腫瘍

B
- ・臨床経過・症状が大切
- ・組織検査：腫瘍，天疱瘡，他疾患の除外
- ・免疫染色：蛍光抗体法(天疱瘡)

C
- ・臨床経過・症状が大切
- ・被毛検査：毛周期関連疾患
- ・内分泌学的検査：内分泌疾患

D
- ・臨床経過・症状が大切
- ・血液の寒冷試験：寒冷凝集素関連性疾患
- ・組織検査：血管炎，血栓症
- ・免疫染色：血管炎

①外部寄生虫性疾患
②感染性疾患
③免疫介在性疾患
④アレルギー性疾患
⑤腫瘍性疾患
⑥虚血性疾患
⑦その他脱毛性疾患
⑧その他

→ 免疫介在性疾患 / 腫瘍性疾患 / 虚血性疾患 / その他脱毛性疾患 → 虚血性疾患

図2 耳介の皮膚疾患の鑑別診断リストおよび診断フローチャート①

各検査の流れとポイント

A

◆各検査のポイントと意義
1. 臨床経過・症状
   - 耳輪皮膚症や耳血腫，末梢浮腫はその特徴的な症状から診断する
   - 強い瘙痒を呈する場合は，疥癬，ミミダニ症，アレルギー性疾患が鑑別となる
   - その他すべての疾患で，臨床経過と症状が重要となる
2. ウッド灯検査
   - 皮膚糸状菌症（M. canis のみ）を検出する最初のツール
   - 瘙痒の強くない脱毛病変では必ず最初にウッド灯検査を実施する
   - 陽性の場合はその被毛の直接鏡検と培養検査にて確定診断を目指す
   - 陰性の場合は次の検査に進む（皮膚糸状菌症の完全除外ではない）
3. 被毛検査
   - 裂毛の有無によって，自傷性疾患と非自傷性疾患の鑑別を行う
   - 被毛で皮膚糸状菌やニキビダニが検出されないかチェックする
   - その他の脱毛症を疑う際に毛周期や毛構造を注意深く評価する（後述）
4. 皮膚掻爬検査
   - 疥癬虫，ニキビダニ（まれにミミダニ）の検出には皮膚掻爬検査が必要となる
   - 疥癬虫は耳介辺縁の浅層を広く，ニキビダニは病変部を深く掻爬する
5. 細胞診
   - 細胞診で細菌の貪食像を確認できれば細菌感染症と診断できる
   - 膿疱が無菌性で棘融解細胞が認められる場合は天疱瘡が疑わしい

除外・確定できる疾患

①外部寄生虫性疾患
- □疥癬
- □ミミダニ症
- □ニキビダニ症

②感染性疾患
- □皮膚糸状菌症
- □膿皮症

④アレルギー性疾患
- □犬アトピー性皮膚炎
- □皮膚食物有害反応

⑧その他
- □耳輪皮膚症
- □耳血腫
- □末梢浮腫

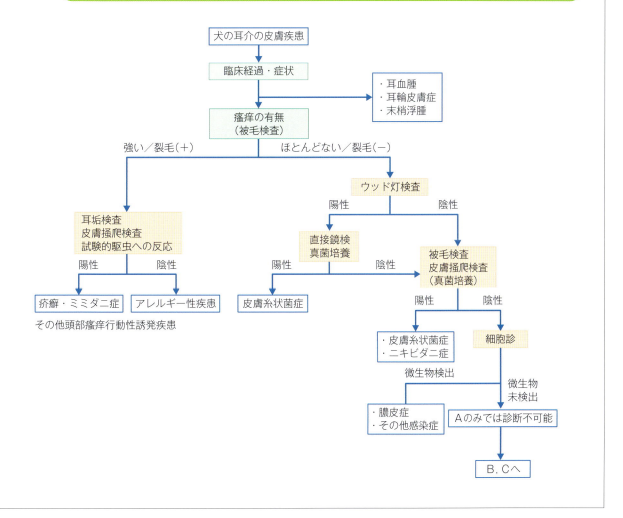

Chapter 1　耳介の皮膚疾患

B
◆各検査のポイントと意義
1. 臨床経過・症状
   ・膿疱の細胞診で細菌が検出されない場合は免疫介在性疾患が疑われる
   ・腫瘤を認める場合は，腫瘍および非腫瘍性疾患の可能性がある
2. 病理組織学的検査
   ・このブロックBでは，基本的に病理組織学的検査が必要となる
3. 免疫染色
   ・天疱瘡が疑われる場合は，凍結組織も用意して蛍光抗体法を実施することが望ましい

除外・確定できる疾患

③免疫介在性疾患
□落葉状天疱瘡
□紅斑性天疱瘡
□水疱性類天疱瘡
□薬疹

⑤腫瘍性疾患
□皮膚組織球腫
□その他

C
◆各検査のポイントと意義
1. 臨床経過・症状
   ・若齢の好発犬種で好発部位であればパターン脱毛症を考慮する
   ・長期的なステロイド(特に外用)の使用歴があり，皮膚萎縮を伴う脱毛症はステロイド皮膚症の可能性が高い
   ・内分泌疾患の徴候がある場合は関連を除外する必要がある
2. 被毛検査
   ・パターン脱毛症では脱毛部でミニチュア化した被毛を認める
   ・すべての脱毛症で毛周期異常の有無を確認することが勧められる
3. 内分泌学的検査
   ・毛周期異常が確認される場合は，内分泌スクリーニング検査を実施する
   ・内分泌疾患では耳介に病変が出ることは一般的ではない

除外・確定できる疾患

⑦その他脱毛性疾患
□パターン脱毛症
□ステロイド皮膚症
□内分泌疾患

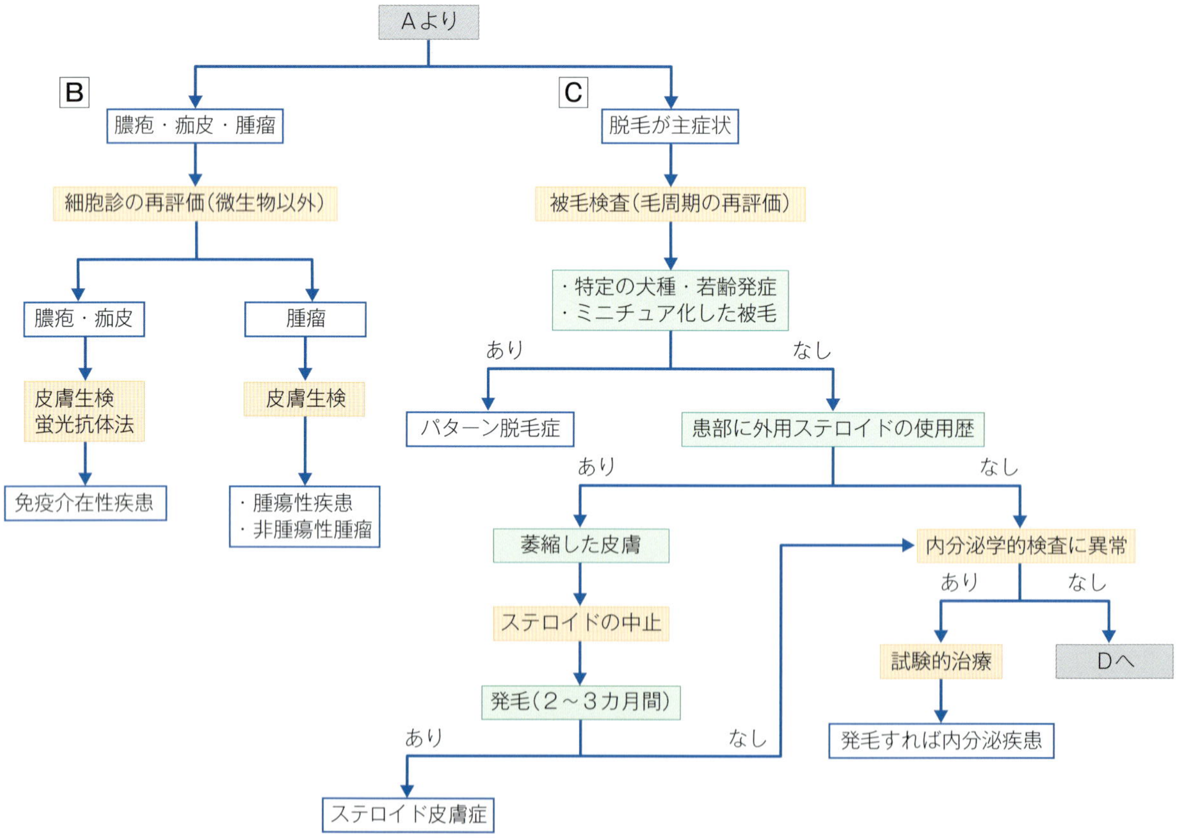

図2　耳介の皮膚疾患の鑑別診断リストおよび診断フローチャート②

D

◆各検査のポイントと意義
1. 臨床経過・症状
　・虚血性疾患では耳介先端から鱗屑を伴う脱毛が始まり，最終的に潰瘍，壊死，脱落することが多い
　・寒冷時のみ症状を呈する場合は寒冷凝集素関連性疾患が鑑別となる
2. 血液の寒冷試験
　・寒冷時に症状を呈する症例では実施する必要がある
　・血液の寒冷試験，寒冷凝集素試験によって病態を評価する（図12を参照）
3. 病理組織学的検査
　・病理組織学的検査によって，虚血の原因となる所見（血栓，血管炎）を探索する
　・原因となる所見が得られない場合もある

除外・確定できる疾患

⑥虚血性疾患
□寒冷凝集素関連性疾患
□血管炎
□虚血性皮膚症
□耳介の増殖性血栓性血管性壊死

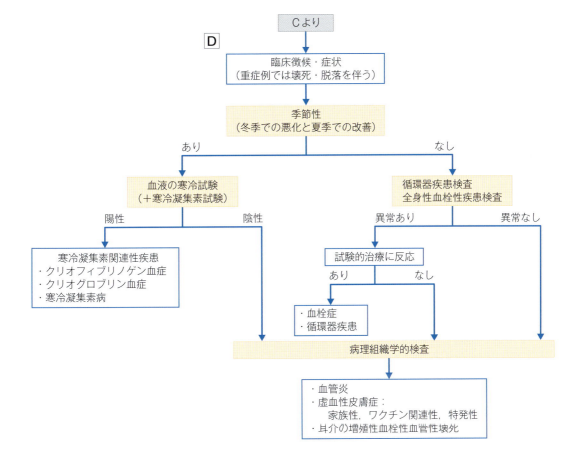

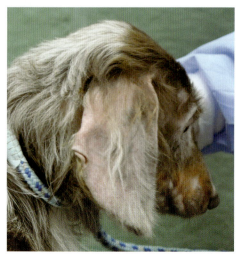

図4 疥癬
激しい痒みを伴う，耳介辺縁に強調された脱毛が特徴。鱗屑を伴う場合も多い。

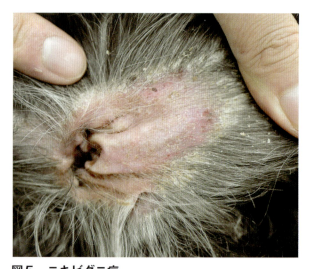

図5 ニキビダニ症
毛包に一致した鱗屑を大量に認め，皮膚掻爬検査によって大量のニキビダニが検出された。

3）外部寄生虫性疾患

3-1）疥癬（図4）

○**症状**：疥癬の好発部位は耳介，顔面，肘部，飛節とされており，約70％の症例は耳介や顔面に病変をもつ[1]。初期は痂皮性丘疹を形成するが，進行すると脱毛，紅斑，厚い黄色痂皮，掻破痕などを認める。特に耳介辺縁の脱毛，痂皮病変が特徴的である。痒みスコアが10段階で10と高く，耳介辺縁に鱗屑や痂皮を多く認める症例では，疥癬が強く疑われる。

○**診断**：多くの症例で耳介ひっかき反射陽性となる[1]。好発部位において，広範囲で浅い皮膚掻爬検査を実施し，虫体や卵を探す。検出できない場合でも，試験的治療の反応を確認する必要がある。

○**治療**：一般的な外部寄生虫薬（Part1 C3-4「犬の外部寄生虫疾患」を参照）。

3-2）ミミダニ症

○**症状**：一般的に認める疾患であり，診断は容易。通常は耳道内にコーヒーかす様の耳垢が充満しており，耳炎に伴い耳介内側に病変を呈す[1]。まれに異所性寄生として他の部位の皮膚にも寄生する。

○**診断**：まずは耳鏡で耳道内の虫体を確認する。検出できない場合は，耳垢の鏡検（10% KOHなどで溶解）で虫体を確認する。異所性寄生では，広く浅い皮膚掻爬検査が必要である。

○**治療**：一般的な外部寄生虫薬（Part1 C3-4「犬の外部寄生虫疾患」を参照）。

3-3）ニキビダニ症（図5）

○**症状**：毛包に寄生するため，毛包一致性膿疱や面皰に加え，びらん，潰瘍，痂皮，排膿，出血などを伴う深い病変が形成されやすい。顔面と同時に耳道内寄生を認めることがあるが，多くの場合，四肢端や体幹にも病変をもつ（汎発性ニキビダニ症）。また，耳介辺縁の皮膚に病変を示す症例もいる。

○**診断**：とにかく，毛包が強調されている部位で深い皮膚掻爬検査を実施することが重要である。掻爬が難しい部位では，複数箇所で被毛検査を実施する。滲出液や皮膚を絞りテープでスタンプした標本の細胞診も，感度が高い検査とされている。

○**治療**：一般的な外部寄生虫薬（Part1 C3-4「犬の外部寄生虫疾患」を参照）。

4）感染性疾患

4-1）皮膚糸状菌症（図6）

○**症状**：一般的に，顔面，耳介，四肢端，尾において，脱毛，鱗屑，痂皮，毛包一致性の丘疹，膿疱などを認める。特に頭部は好発部位だが，耳介のみに病変を呈している症例を経験したこともある。通常は病変が左右非対称である点も重要。

○**診断**：まずはウッド灯検査（*Microsporum canis*のみ陽性となる）にてスクリーニングを行った後，陽性被毛があれば陽性被毛の直接鏡検を行い，菌体が確認できれば確定診断となる（図7）。陽性被毛を認めない場合は，病変周囲の被毛や皮膚掻爬によるサンプルを

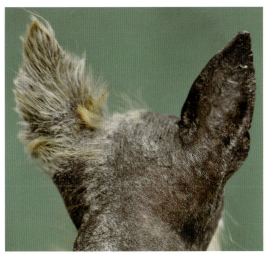

図6 皮膚糸状菌症
皮膚糸状菌症は耳介に好発するが，左右非対称となることが多い。

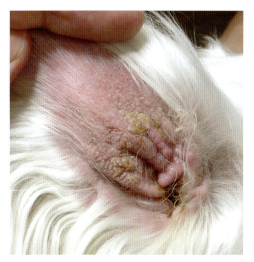

図8 膿皮症，細菌の増殖，マラセチア症
犬アトピー性皮膚炎（CAD）や皮膚食物有害反応（CAFR）では耳介凹面や耳道に紅斑や掻破痕を認めるが，二次感染を併発している場合も多い（細菌，マラセチア）。

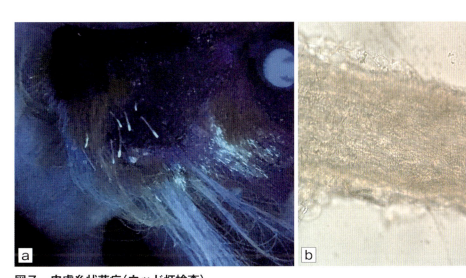

図7 皮膚糸状菌症（ウッド灯検査）
ウッド灯陽性被毛を認めた場合の診断は容易。ウッド灯下で陽性被毛を採取し（a），それを鏡検すると被毛の分節分生子を確認できることが多い（確定診断となる，b）。

直接鏡検し，菌体を探索する。菌体が確認できない場合は，病変部の被毛サンプルおよび歯ブラシによって広く採取したサンプルを用いて真菌培養を実施する。
○**治療**：基本的に試験的治療は推奨されない。全身性および外用抗真菌薬を用いて治療し，真菌培養が2回連続で陰性となるまで継続する。同時に同居動物や環境の清浄化に努める必要がある。

4-2）犬の類レプラ様肉芽腫症候群

頭部，耳介に限局性肉芽腫病変を形成する疾患で，抗酸菌が検出されるが，原因菌は特定されていない。筆者の知る限り本邦における報告はみつからないため，本稿の鑑別診断リストからは除外する。

4-3）膿皮症，細菌の増殖，マラセチア症（図8）

○**症状**：膿疱，丘疹，痂皮，表皮小環が耳介に認められることがあるが，一般的な表在性膿皮症が耳介に強調されて発現することは多くない。特に，膿疱や痂皮が耳介に多く認められる際には，落葉状天疱瘡との鑑別が重要となる。また，細菌性（マラセチア性）外耳炎で二次的に耳介凹面の皮膚に細菌やマラセチアの増殖を認める場合も多い。これらは外耳炎治療に伴い改善されることが多い。

○**診断**：破裂していない膿疱もしくは痂皮下の細胞診

| Chapter 1　耳介の皮膚疾患

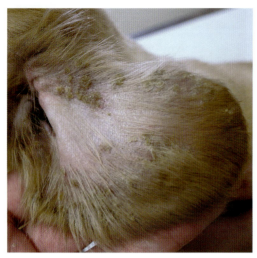

図9　落葉状天疱瘡
耳介は好発部位であり，初期には膿疱を形成するが，破裂してびらんや痂皮を認めることも多い。
写真提供：Vet Derm Tokyo 伊從慶太先生のご厚意による

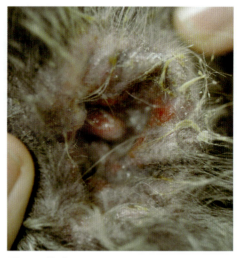

図10　薬疹
薬疹が疑われた症例。この症例のように，実際は膿疱よりもびらんを認める方が一般的である。

で，好中球に貪食された細菌（主にブドウ球菌）が確認できれば膿皮症と診断できる。一方で，細菌を認めず，変性の少ない好中球や棘融解細胞を認める場合は，天疱瘡の可能性を考慮する（後述）。外耳炎に伴う細菌の増殖では，貪食像を認めない場合も多い。
○治療：膿皮症では，外用薬で治癒しない場合のみ全身性抗菌薬の使用を検討する（Part1 C3-1「細菌性疾患：犬の膿皮症」を参照）。外耳炎に伴う微生物の増殖に対しては，外耳炎の治療を行う（耳道内の清浄化，外耳炎の基礎疾患の治療）。

5）免疫介在性疾患

5-1）落葉状天疱瘡（図9）
○症状：比較的よく遭遇する自己免疫性疾患である。頭部，顔面，耳介に病変をもつ症例は80％以上とされており[1]，耳介に膿疱や痂皮をもつ症例は多い。
○診断：新鮮な膿疱の細胞診で感染体が検出されず，変性の少ない好中球に囲まれた棘融解細胞を認めた場合は本疾患の疑いが強い。確定診断には病理組織検査が必要となるが，同時に蛍光抗体法による表皮間IgG抗体の検出も診断の補助となる。
○治療：免疫抑制治療（Part1 C6-1「比較的遭遇する自己免疫性皮膚疾患」を参照）。

5-2）紅斑性天疱瘡
○症状：落葉状天疱瘡と全身性エリテマトーデスの中間型とされており，あまり重症化しないのが特徴[1]。病変は鼻，顔面，耳などの頭部に限局される。まれな疾患。
○診断：病理組織学的検査が必要。
○治療：免疫抑制治療（Part1 C6-1「比較的遭遇する自己免疫性皮膚疾患」を参照）。

5-3）水疱性類天疱瘡
○症状：ヘミデスモゾームに対する自己免疫性疾患で，皮膚，口腔内，粘膜皮膚境界部で，紅斑や局面から水疱が形成される[1]。まれな疾患。
○診断：病理組織学的検査，蛍光抗体法。
○治療：免疫抑制治療。自然寛解もありうる（Part1 C6-1「比較的遭遇する自己免疫性皮膚疾患」を参照）。

5-4）薬疹（図10）
○症状：びらんや潰瘍が一般的だが，膿疱を形成する場合もある。
○診断：病理組織学的検査が必要だが，薬剤投与歴との関係が重要。確定診断には薬剤の使用中止もしくは再投与に対する反応が必要。
○治療：薬剤の使用中止。

5-5）血管炎
虚血性疾患のグループで紹介する。

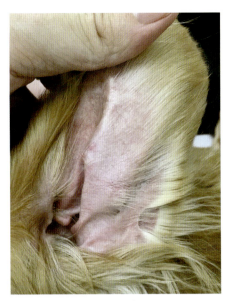

図11　CAD症例の耳介
CADやCAFRでは感染を伴わない，耳介凹面や耳道の紅斑，掻破痕を認める。耳介辺縁には変化を認めないのが特徴。

6）アレルギー性疾患

6-1）犬アトピー性皮膚炎（CAD，図11），皮膚食物有害反応（CAFR）

○症状：これらの2つの疾患では，基本的に耳介内側の紅斑や耳根部の脱毛，掻破痕が特徴的である。

○診断：動物のアレルギー性疾患に関する国際委員会（ICADA）の犬アトピー性皮膚炎（CAD）診断ガイドラインに準じて評価を進めると分かりやすい[2]。つまり，特徴的な部位に瘙痒性皮膚炎を伴い，外部寄生虫性疾患，二次感染が除外できた場合はアレルギー性皮膚炎と考えられる。除去食試験によって症状が改善し，食物負荷試験で再度悪化する症例を皮膚食物有害反応（CAFR）と診断し，除去食試験によって症状が改善しない症例をCADと診断する。

○治療：CAFRでは制限食による管理，CADでは複合的な治療が必要（Part1 C4-1「犬アトピー性皮膚炎」およびC4-2「食物アレルギー」を参照）。

7）虚血性疾患

一般的に虚血性疾患の症状はどれも類似しているが，臨床経過やわずかな所見の違いによって，いくつかの疾患として分類されている。おそらくオーバーラップしている疾患も存在し，確定診断が難しい症例も多い。したがって，診断名をつけるというより，虚血の原因を探索するという表現がふさわしいかもしれない。

7-1）クリオグロブリン血症・クリオフィブリノゲン血症

○症状：クリオグロブリンおよびクリオフィブリノゲンは寒冷で沈殿し，加温によって再溶解する蛋白で，多くの場合基礎疾患に伴い二次的に産生される[1]。これらは毛細血管における血管炎や血栓の原因となり，血流障害の結果から，耳介，鼻稜，四肢端，尾などに痛み，紅斑，丘疹，先端チアノーゼ，壊死，潰瘍などの病変を示す（クリオグロブリン血症・クリオフィブリノゲン血症）。クリオグロブリンが赤血球に対する自己抗体（IgM）であり，それによって貧血を呈す場合は，寒冷凝集素病と呼ばれる。

○診断：病歴や症状から本症が疑わしい場合は，血液の寒冷試験を実施する（図12）。貧血を伴う場合は，寒冷凝集素試験やクームステストもあわせて実施する。病理組織学的検査は補助的検査になるが，単独で血流障害の原因を特定することはできない。

○治療：基礎疾患の治療が重要。その他，寒冷を避ける，免疫抑制治療，ペントキシフィリンなどが有効となる。

7-2）血管炎（図13）

○症状：血管が炎症の標的となる疾患の総称。免疫介在性疾患の側面をもつが，結果的に虚血を引き起こすため，虚血性疾患のグループで紹介する。皮膚血管炎は一般的に，食物過敏症，昆虫刺咬症，悪性腫瘍，全身性エリテマトーデス，薬剤投与，ワクチンなどに関連することが多いとされている[1]。耳介は皮膚血管炎の好発部位であり，耳介辺縁だけでなく血管に沿って病変を示すことが多い。脱毛，線状の色素沈着，鱗屑，潰瘍，痂皮，壊死などが特徴で，組織欠損によって耳介の形状が変化する。

○診断：ワクチン歴の聴取，ベクター介在性疾患の除外は重要。病理組織学的検査が必要だが，典型的な血管炎の所見を得られないことも多く，その場合は虚血を示す他の所見をもって診断する。蛍光抗体法は補助的な検査となる。

○治療：免疫抑制治療，ペントキシフィリン，ドキシサイクリンなど。

Chapter 1 耳介の皮膚疾患

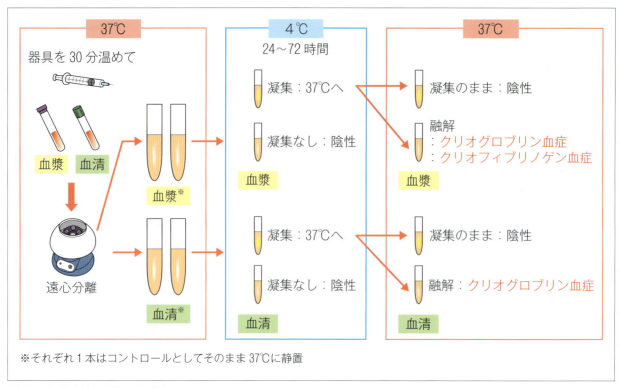

図12 血液の寒冷試験の手順

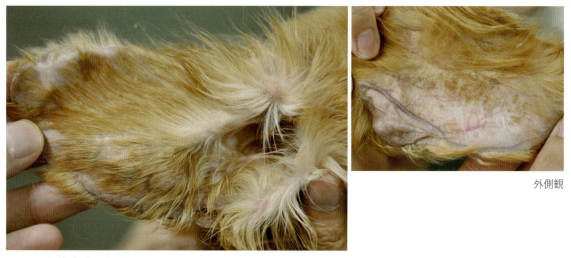

図13 血管炎を疑う症例
耳介辺縁のみでなく，血管の走行に沿った分布を認めることが多い。

7-3）虚血性皮膚症（図14）

○**症状**：虚血性皮膚症に分類される最も一般的な疾患は，犬の家族性皮膚筋炎である。その他に狂犬病ワクチン誘発性脱毛性血管炎，ワクチン関連性虚血性皮膚症，特発性虚血性皮膚症，耳介の増殖性血栓性血管性壊死が含まれている[3]。局所性の狂犬病ワクチン誘発性脱毛性血管炎を除き，耳介先端は虚血性皮膚症の好発部位とされており，紅斑，鱗屑，痂皮，びらん，潰瘍，色素沈着，チアノーゼ，壊死を伴う萎縮性皮膚病変を呈す。

○**診断**：病理組織学的検査，ワクチン歴の有無。
○**治療**：ペントキシフィリン，ビタミンE，免疫抑制治療。

7-4）耳介の増殖性血栓性血管性壊死（図15）

○**症状**：鱗屑や色素沈着を伴うくさび型の壊死性潰瘍が，耳介先端より発症し，凹面にも広がるのが特徴[1]。進行するとその部位は完全に壊死し，耳介の形状が変化する。原因は不明だが，フェンベンダゾールで誘発されたという報告がある。成書では独立した疾

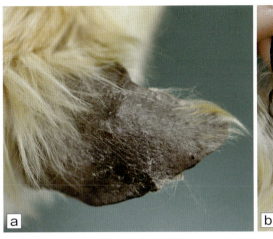
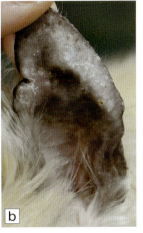
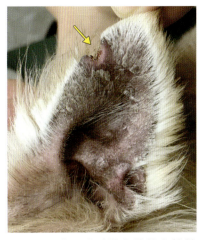

図14　重度の虚血性皮膚症（特発性）を疑う症例
冬季のみ症状を呈し，血液の寒冷試験は陰性であった。このタイプは小型犬で多く認め，さわると冷感があり，比較的均一に脱毛と色素沈着を呈す。

図15　耳介の増殖性血栓性血管性壊死を疑う症例
虚血性皮膚症の一型ともされており，耳介辺縁の壊死脱落（矢印）が特徴。

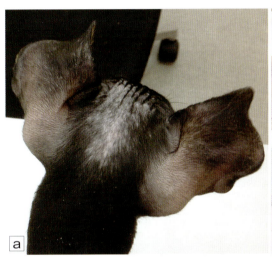
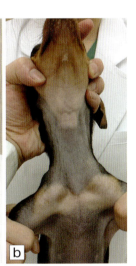

図16　パターン脱毛症
左右対称性で被毛のミニチュア化を伴う脱毛を認める。

患として分類されているが，近年のレビューでは上記のように虚血性皮膚症に含まれている[3]。
○診断：病歴や症状と病理組織学的検査をあわせて診断。
○治療：ペントキシフィリンが有効な症例がいる。

8）その他の脱毛性疾患

8-1）パターン脱毛症（図16）

○症状：脱毛部被毛のミニチュア化（幅，長さの短小化）に特徴づけられる，若齢で発症し徐々に進行する非炎症性，非瘙痒性の脱毛。耳介，頚部〜腹部の腹側面，大腿後縁の3部位に好発するが，耳介の罹患率が一番高いとされている[1]。
○診断：好発犬種，若齢発症（多くは1歳齢以下）で，好発部位に発症し，脱毛部被毛のミニチュア化が確認されれば臨床的診断となる。病理組織学的検査は客観的な診断の補助となる。
○治療：メラトニンやミノキシジルなどの補助的治療にとどまる。

8-2）ステロイド皮膚症（図17）

○症状：外用ステロイドの使用歴がある部位で，皮膚萎縮や鱗屑，紅斑，面皰などを伴う脱毛を認めた際は，ステロイド皮膚症が疑われる。耳介外側や耳根部は，外用薬塗布によるステロイド皮膚症の好発部位である。さらに，ステロイド含有点耳薬の長期使用によって，耳介内側にステロイド皮膚症を発症する症例もいる。
○診断：外用ステロイドの使用歴と症状が合致し，外

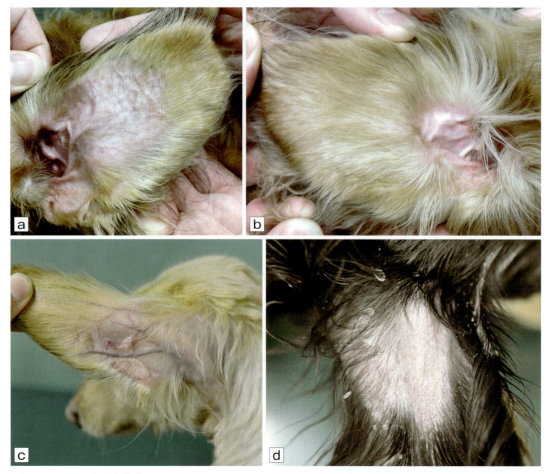

図 17 ステロイド皮膚症
a：外用ステロイドの長期使用によって，耳介内側にステロイド皮膚症を発症した症例。反対側の耳介（b，正常部）とくらべると違いが分かりやすい。
c：耳根部〜耳介外側もステロイド皮膚症の好発部位。飼い主が薬剤を塗りやすいことも原因の1つと考えられる。
d：脱毛とともに大型の鱗屑を伴う症例も多い。

用ステロイドの中止による改善を認めた場合に確定診断となる。病理組織学的検査も補助的検査となるが，実施しない場合も多い。
○治療：外用ステロイドの中止。

8-3）内分泌疾患（図18）

○症状：基本的に内分泌疾患で耳介の脱毛症が起こることは少ないとされているが[1]，進行すると耳介の被毛が薄くなる場合もある。筆者は毛周期停止（アロペシアX※）のポメラニアンでも，耳介の後縁まで脱毛が広がる症例をみることがある（※：アロペシアXを内分泌疾患とすることには議論あり）。
○診断：甲状腺機能低下症は症状＋ホルモン検査。
　副腎皮質機能亢進症は画像診断＋ホルモン検査。
　性ホルモン失調症は避妊／去勢手術への反応。
　毛周期停止（アロペシアX）は上記疾患の除外。
○治療：各疾患の治療法に準ずる（Part 1 C5-2「後天

性の脱毛症：内分泌疾患」を参照）。

9）腫瘍性疾患

9-1）皮膚組織球腫（図19）

○症状：若齢でよく発症する良性腫瘍で，頭部，四肢に好発する。赤色ドーム状の腫瘤が特徴的で，若齢犬で耳介にこのような腫瘤を認めた際は本症が疑われる。
○診断：細胞診で組織球様細胞を多数認めた際は，本症の可能性がきわめて高い。確定診断には病理組織学的検査が必要。
○治療：多くのものは数カ月以内に自然退縮するが，退縮しない場合や生活に支障を来す場合は外科切除が適応となる。

9-2）その他の腫瘍性疾患

あらゆる腫瘍が耳介に発生する可能性があるが，筆

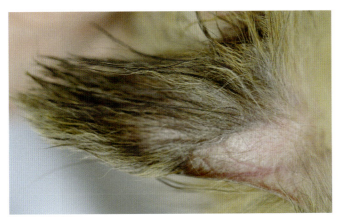

図18　アロペシアXで耳介の脱毛を認めた症例
一般的に，内分泌疾患やアロペシアXでは耳介に脱毛を伴うことは少ないとされているが，例外はある。

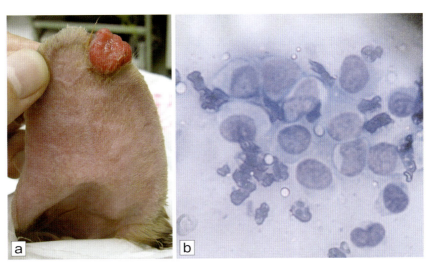

図19　1歳6カ月齢のミニチュア・ダックスフンドに認めた皮膚組織球腫
針吸引にて仮診断はついたが，退縮が遅かったため外科切除した。
写真提供：ビジョン動物愛護病院のご厚意による

者の知る限り犬の耳介に好発する腫瘍の記載はない。また，まれではあるが非腫瘍性の腫瘤が形成される可能性もある。

10）その他の疾患

10-1）耳輪皮膚症（図20）
○**症状**：耳介辺縁部に限局する鱗屑と毛包円柱を特徴とする角化異常症。特にダックスフンドに好発する。重症例では辺縁に厚い鱗屑塊や毛包円柱塊が付着し，それが脱落する際に出血を伴うこともある。激しい瘙痒を伴わない点で，疥癬と鑑別できる。
○**診断**：耳介辺縁に限局した症状から，第一に本症を疑うことができる。血管炎や虚血性皮膚疾患との鑑別が困難な場合は病理組織学的検査が必要となるが，それらの疾患は耳介の中心部や他の部位にも病変をもつことが多く，やはり耳介に限局した症状の分布が決め手となる。一方で，初期の虚血性疾患との鑑別は困難な場合が多いのも事実である。
○**治療**：抗脂漏シャンプーや外用保湿剤による対症療法。

10-2）耳血腫
○**症状**：耳介に血様の液体が貯留する疾患。
○**診断**：症状，病変部より採取した液体の細胞診。
○**治療**：内科的，外科的治療が適応（本稿では詳細を割愛）。

10-3）ミニチュア・ダックスフンドの末梢浮腫（図21）
○**症状**：若齢のミニチュア・ダックスフンドでの発症が報告されている。耳介や尾などの末梢に浮腫を認める疾患[4]。瘙痒を伴うことが多い。原因は不明。
○**診断**：犬種，年齢，症状から本症を疑い，病理組織

Chapter 1　耳介の皮膚疾患

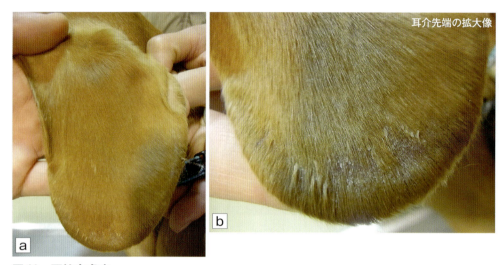

図20　耳輪皮膚症
虚血性疾患と類似してみえるが，耳介辺縁の限局した角化障害が特徴である。
写真提供：Vet Derm Tokyo 伊從慶太先生のご厚意による

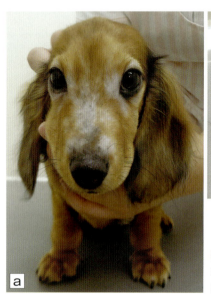

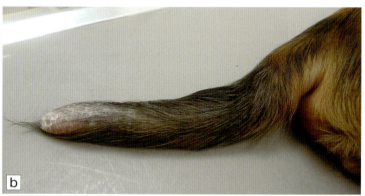

図21　顕著な末梢浮腫を認めた若齢のミニチュア・ダックスフンド
写真では分かりにくいが，両側耳介も辺縁に向かい著しい浮腫と脱毛を認めていた（尾［b］を参考）。

学的検査とあわせて診断。
○**治療**：プレドニゾロン，ニコチン酸トコフェロール，カルバゾクロムスルホン酸ナトリウムによって症状が改善したとの報告がある。

11）治療および予後

　治療も各疾患によって様々であり，基本的には各疾患に対する根本治療を実施していくことになる。本稿は耳介の虚血性疾患で特徴的な治療法を紹介する。なお，これらはいずれも人薬を代用している点には留意していただきたい。

11-1）血流改善作用を期待できる外用薬
○ヒルドイド（マルホ（株），ヘパリン類似物質）：保湿作用のほか，血流改善効果が期待できる。クリーム，ソフト軟膏，ローション，スプレーなどが利用できる。
○アクトシン®軟膏3％（マルホ（株），ブクラデシンナトリウム）：もともとは人の急性循環不全に対して用いられていた「アクトシン®注射用」の外用薬であり，末梢の血管を拡張させることで血流改善作用を期待できる。

11-2）血流改善作用を期待できる全身薬
○ペントキシフィリン：毛細血管の拡張および赤血球の形態的柔軟性を増加させる効果をもち，人の閉塞性動脈硬化症の治療薬として用いられている。家族性皮

膚筋炎の犬に対して，25 mg/kg BID での効果が確認されている[5]。また，用いる際はビタミンEとの併用が推奨されている[3]。ただし，輸入薬である。

○**ビタミンE**：ビタミンEには，抗酸化作用などの他に微小循環系の動態を改善させる効果があるとされている。冠動脈梗塞モデル犬にて，虚血性障害から保護する作用を示したことから[6]，犬の虚血性皮膚疾患の治療にも用いられている。

11-3) 寒冷を避ける

虚血性疾患では実際に，寒冷時期に犬用のフードや耳あてを用いることで，症状を認めなくなる症例がいる。

インフォームド・コンセントにおける注意点

日常診療において，耳介に何らかの皮膚病変をもっている症例に出会う機会は多いと思われるが，飼い主がその症状に気付いていない場合も多々ある。獣医師はわずかな徴候を見逃さず，なぜその症状が起こっているのかよく考える癖をつけ，必要に応じて飼い主に検査や治療を提案することができればよいと思う。

また，症状がひどくなると途端に心配になってしまう飼い主も多い。やはり，耳は大きくて美容上も重要な器官であるため，進行する症状に対して不安を覚える気持ちにも共感できる。一方で，虚血性疾患などでは確定診断がとれないことや，治療反応が乏しい場合も多くあるということを，予め飼い主に理解してもらうことが重要である。それでも，闇雲に全身薬を長期間飲むことよりも，診断を目指した検査をしてみることに価値を見出していただければ，飼い主と獣医師が力をあわせて診断・治療に臨めるのではなかろうかと考えている。

参考文献

1) Miller WH, Griffin CE, Campbell KL. Muller & Kirk's small animal dermatology. Saunders. 2013.
2) Hensel P, Santoro D, Favrot C, et al. Canine atopic dermatitis: detailed guidelines for diagnosis and allergen identification. *BMC Vet Res* 2015, 11, 196.
3) Morris DO. Ischemic dermatopathies. *Vet Clin North Am Small Anim Pract* 2013, 43(1), 99-111.
4) Mitsuda C, Oda H, Ito M, et al. Juvenile-onset, severe peripheral edema in Miniature Dachshunds. 獣医臨床皮膚科 2010, 16(3), 133-136.
5) Rees CA, Boothe DM. Therapeutic response to pentoxifylline and its active metabolites in dogs with familial canine dermatomyositis. *Vet Ther* 2003, 4(3), 234-241.
6) Tripathi Y, Hegde BM. Effect of alpha-tocopherol pretreatment on infarct size following 90 minutes of ischemia and 4 hours of reperfusion in dogs. *Indian J Physiol Pharmacol* 1997, 41(3), 241-247.

（大隅尊史）

Chapter 2

外耳炎

1　外耳炎の概要
2　急性外耳炎の診断と治療
3　慢性外耳炎の診断と治療

Chapter 2-1 外耳炎の概要

外耳炎とは，多因子によって引き起こされる外耳の炎症で臨床症状の1つである。その発生頻度は犬で10〜20％，猫で2〜10％と高く[1]，ジェネラリストは15〜20分の診察時間で効率よく対応することが求められる。急性期の対応が適切でないと，再発を繰り返し，慢性期へと移行する。さらに慢性期の管理が不十分だと，不可逆性変化を経て，最終的に外科的手術が必要な状態に陥ってしまう。本章では，外耳に起こる炎症を急性外耳炎と慢性外耳炎に分類し，「どうみて，どう治すか」を解説する。

1）外耳炎の基本

1-1）外耳炎の臨床徴候を捉える

外耳炎とは，外耳（耳介〜鼓膜まで）に惹起された炎症である。炎症（特に急性期）の徴候というのは，発赤，腫脹，発熱，疼痛，機能障害の5主徴を基本とする。ゆえに，外耳炎の主な臨床症状として，紅斑，腫脹，痒み，痛み，頭を振る，耳垢，耳漏，脂漏，悪臭などが生じる。さらに，慢性期になると上皮が肥厚し，やがて耳道が線維化を起こし硬くなり，徐々に閉塞する。

飼い主の訴えとして，「耳の痒みと痛み」や「耳漏」が多い。「耳の痒み行動＝外耳炎」「耳漏＝外耳炎」となりがちではあるが，これは主訴への対応として不十分である。それらの主訴へのアプローチをフローチャートにまとめた（図1）。

1-2）外耳炎を分類する

1-2-1）経過による分類

外耳炎は炎症の時間経過により，急性外耳炎と慢性外耳炎に分類される。一般的に，急性期の炎症は組織学的には滲出炎と呼ばれ，血液の一時停止による充血や，血液の血漿成分や細胞成分の血管外への滲出という現象がみられる。傷害因子の広がりを防ぐために防御的にはたらく血漿成分と細胞成分（炎症細胞）を炎症局所に供給する反応である。急性炎症を担当する主な炎症細胞は顆粒球であり，中でも好中球が大きな役割を果たしている。

一方，慢性期の炎症は組織学的には増殖炎と呼ばれ，滲出は弱く，組織細胞の増殖が顕著な炎症で，組織の修復や免疫反応に関連した細胞増殖を主体とする。この炎症は侵襲物が生体から出ていかないので，緩やかに組織障害が持続している状態である。慢性炎症に関与する細胞は，長期戦に耐えられ自分で分裂して増殖することが可能なリンパ球やマクロファージ，線維芽細胞などである[2]。さらに，この反応により線維化や肉芽形成が生じる。急性炎症の臨床所見とやや異なるため，慢性炎症の所見が見落とされてしまうことがある。

さらに，経過により外耳炎は，急性外耳炎，亜急性外耳炎，慢性外耳炎，再発性外耳炎に分類される[3]。臨床症状が持続した期間が7日以内ならば急性外耳炎，7〜30日以内ならば亜急性外耳炎，31日以上ならば慢性外耳炎と呼ばれている。また，適切な治療によって，いったん臨床症状は軽快するも，ある一定期間を経て再発する場合は再発性外耳炎と呼称されている[3]。

1-2-2）分布による分類

病変の分布による分類の場合，片側性と両側性に分類される。片側性の外耳炎は，異物，外傷，感染症，ポリープや腫瘍，不適切なイヤーケア，耳道の持続的な病理変化などが原因で起こる可能性が高い。これは，左右差を生む要因にもなる。両側性の外耳炎では，皮膚炎，内分泌・免疫・角化異常，構造的要因，環境的要因，全身性疾患などが原因になる可能性が高い。

1-2-3）性状による分類

構造や皮疹の性状による分類の場合，紅斑性，紅斑耳垢性，化膿性などが代表的である[3]。紅斑性外耳炎（図2）では，耳道内分泌物を伴わず，耳道や耳介の炎症（例：紅斑，腫脹）を臨床症状とする耳炎である。この場合，感染のない耳炎の可能性（例：初期の犬アトピー性皮膚炎）を示唆する[4]。紅斑耳垢性外耳炎は，耳道や耳介に濃厚で脂性な耳垢を伴い紅斑を主体とす

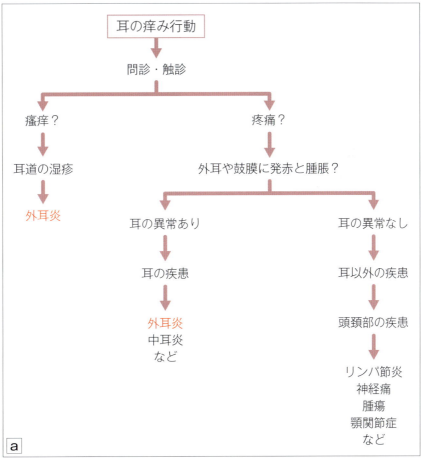
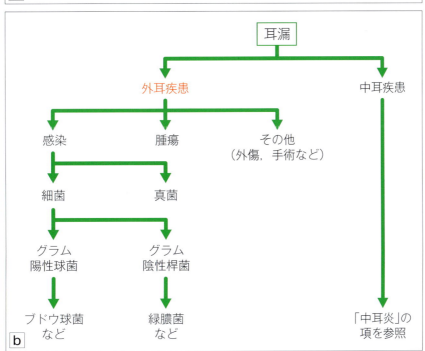

図1 よくある主訴へのアプローチ

Chapter 2　外耳炎

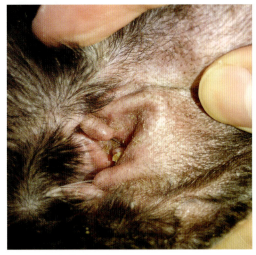

図2　紅斑性外耳炎
耳介と耳道の紅斑が主体の外耳炎。

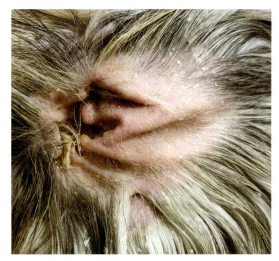

図3　紅斑耳垢性外耳炎
耳介と耳道に紅斑と耳垢を伴う外耳炎。

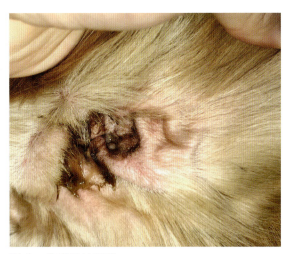

図4　化膿性外耳炎
耳介と耳道に耳漏を伴う外耳炎。

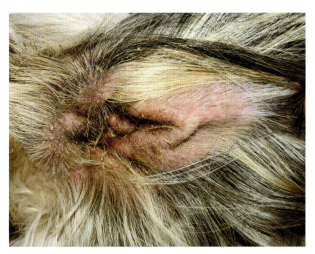

図5　過形成性外耳炎
耳道の硬化と狭窄と伴う耳炎。耳垢と少量の耳漏がみられた。

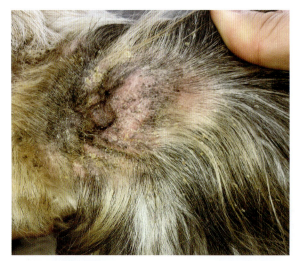

図6　閉塞性外耳炎
耳道閉塞を伴う耳炎。

る耳炎である[4]（**図3**）。この分泌物はマラセチアやグラム陽性菌の存在を示唆する。化膿性外耳炎は、化膿性分泌物（耳漏）を伴う耳炎である[3,4]（**図4**）。この分泌物は、グラム陽性球菌（特にブドウ球菌）やグラム陰性桿菌（特に緑膿菌）の存在を示唆する。

なお、外耳道の過形成（**図5**）や閉塞（**図6**）を伴う外耳炎は、慢性経過（慢性炎症）を示唆する。閉塞している場合は耳道の石灰化病変の存在も懸念される。

人の耳鼻科学では、耳道内の病変の分布から限局性外耳炎、び漫性外耳炎とさらに細かく分類している。また、緑膿菌感染によって生じた難治性の外耳道炎を悪性外耳道炎と分類している。

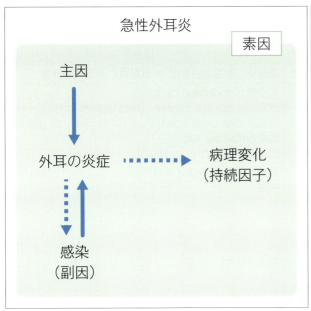
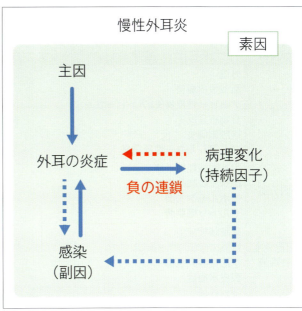

図7　4つの基礎因子の関連性

1-3)外耳炎の病態を考える

炎症には原因が存在する。外耳炎の原因は4つの基礎因子からなり，それらは素因，主因，副因，持続因子に分類される。

1-3-1)素因

素因は耳道内の正常な微小環境を変化させる因子である。本質的には解剖学的，生理学的，行動学的要因であり，換気不足や高湿な環境を生み出す。素因のみでは外耳炎は発症しないが，外耳炎を発症させるリスクに影響している。つまり，素因の存在下では耳炎の発症の閾値が低くなり，外耳炎が発症しやすくなる。さらに，主因，副因，持続因子と協調して外耳炎の悪化に影響を及ぼす因子でもある。

1-3-2)主因

主因は正常な外耳道環境において，それ自体で外耳炎を発症させることができる因子である。

1-3-3)副因

副因は異常な外耳道環境において，耳炎を発症または病状を悪化させる因子である。これは異常な耳道環境下もしくは素因の存在下で耳炎を生じさせる。

1-3-4)持続因子

持続因子は素因，主因，副因における耳炎の結果として生じた解剖学的または生理学的変化であり，慢性化(難治化)にかかわる因子である。この因子によりしばしば二次感染が生じ，外耳炎が増悪化し症状が持続される。持続した炎症は，さらに病理変化を助長させる。このような負の連鎖が外耳炎の難治化に関係していると推測される。

1-3-5)臨床診断

急性外耳炎と慢性外耳炎で想定される4つの因子の関連性について**図7**にまとめた。また，4つの基礎因子の詳細については**表1～4**にまとめた。これら4因子を用いて外耳炎の臨床診断を決定する。

臨床診断を決定する際に，初発例・急性例では主に主因と副因について評価し，また，素因について配慮する。再発例では，主因と副因とともに素因について丁寧に評価する。慢性例ではすべての因子について，丁寧に成因を同定・整理し治療する必要がある。

2)外耳炎の病理発生をイメージする(図8)

主因により外耳に炎症が生じると，表皮肥厚[5,6]と耳垢腺過形成[7,8]が続発し，耳垢が過剰に産生される。また耳炎は「耳道の自浄作用」を障害するため，耳垢が貯留しやすくなる[9]。その結果，マラセチアやブドウ球菌(Staphylococcus)などの常在菌が増殖し，耳炎を悪化させる[3]。また，素因により耳道内の湿度が上昇すると耳漏が発生しやすくなる。

耳炎が繰り返され持続すると，過剰な表皮肥厚とアポクリン腺の拡大・過形成および真皮炎症細胞浸潤による線維化が生じ，外耳の軟部結合組織を増加させ耳道狭窄を引き起こす[3]。その結果，耳道内の湿度が上昇し，耳道表面が浸軟すると二次感染(耳漏)や炎症(湿疹)が生じ，慢性外耳炎となる[10,11](**図9**)。

Chapter 2　外耳炎

表1　主因（Primary cause）
青字は各カテゴリーでより primary なもの。

疾患群	種類
皮膚炎	外傷 脂漏性皮膚炎 アトピー性皮膚炎（アトピー性耳炎） 食物有害反応 接触皮膚炎 ノミアレルギー性皮膚炎
内分泌	甲状腺機能低下症 副腎皮質機能亢進症 性ホルモン失調 セルトリ細胞腫
自己免疫性疾患	落葉状天疱瘡 皮膚エリテマトーデス 水疱性類天疱瘡 表皮水疱症
免疫介在性疾患	多形紅斑 血管炎 薬疹 血管症
角化異常	本態性脂漏症 脂腺炎 亜鉛反応性皮膚症 ビタミンA反応性皮膚症 コッカー・スパニエルの特発性炎症性・過形成性外耳炎 ペルシャの特発性顔面皮膚症

疾患群	種類
腺の異常	過分泌，脂腺の過形成 or 低形成による分泌異常
寄生虫	耳疥癬（Otodectes cynotis） 疥癬（Sarcoptes scabiei, Notoedres cati） 毛包虫（Demodex spp.[D. canis, D. felis, D. gatoi]） Eutrombicula spp. ヒメダニ（Otobius megnini）
異物	植物（ノギ，キンエノコロ） 被毛 砂 ゴミ 乾燥した薬剤（例：イヤーパウダー） 虫 綿棒の破片 コイン おもちゃ
微生物（まれ）	真菌（Dermatophytes, Sporothrix, Aspergillus）
ウイルス	猫免疫不全ウイルス（FIV）／猫白血病ウイルス（FeLV） 犬ジステンパー
その他	若年性蜂窩織炎 好酸球性肉芽腫群 子猫の増殖性壊死性外耳炎 耳軟骨炎
特発性	原因不明

表2　副因（secondary cause）

原因	種類
細菌	球菌（Staphylococcus spp., Streptococcus spp., Enterococcus spp.） 桿菌（Pseudomonas spp., Proteus spp., Escherichia coli, Klebsiella spp., Corynebacteria spp.）
酵母菌	マラセチア（Malassezia spp.） カンジダ（Candida spp.）

表3　素因

要因	種類
構造的要因	耳道狭窄（シャー・ペイ，短頭種） 耳道内の過剰な被毛（プードル） 耳介内側の被毛（スパニエル系） 耳道開口部を塞ぐような垂れ耳（バセット・ハウンド，ブラッドハウンド） 耳道内の分泌腺過多（コッカー・スパニエル）
多湿	環境（夏の高温多湿） 水泳 グルーミング 水性基剤の洗浄液や抗菌薬，または水による浸軟と加湿
閉塞性病変	腫瘍（耳垢腺腫，脂腺腫，扁平上皮癌，肥満細胞腫，組織球腫，アポクリン腺腫，形質細胞腫など） ポリープ シスト（猫のアポクリン嚢腫）

要因	種類
全身性疾患	免疫抑制を促す疾患（例：内分泌疾患） 衰弱 腎疾患 肝疾患 膵疾患
治療	不適切な洗浄液の使用（特に酸性，収斂性，アルコール性溶液で注意） 耳の清掃や洗浄による人為的外傷（特に綿棒に注意） 局所抗菌薬の乱用
原発性中耳炎	①滲出性中耳炎 ②腫瘍，呼吸器疾患，敗血症に由来する中耳炎

表4 持続因子

要因	種類
外耳の病理変化	上皮の移動（epithelial migration の低下（鼓膜の胚上皮[germinal epithelium of the eardrum]の障害，耳道の過形成，上皮のしわ，潰瘍，耳疥癬などが原因） 浮腫，表皮肥厚（急性変化） 増殖性変化，耳道狭窄，耳道軟骨周囲の石灰化（慢性変化）
鼓膜の変化	表皮肥厚 拡張 憩室またはポケット 穿孔

要因	種類
腺の変化	アポクリン腺の閉塞と拡張 汗腺炎 皮脂腺の過形成
中耳の病理変化	真珠腫 デブリス（落屑物）の蓄積 肉芽組織 滲出性中耳炎 骨髄炎 感染（バイオフィルムの形成）

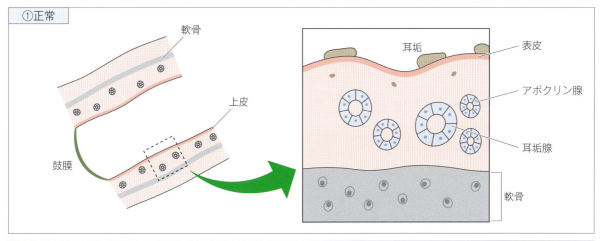

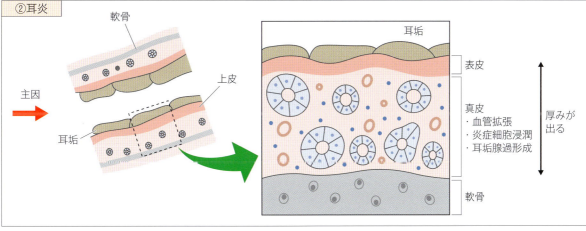

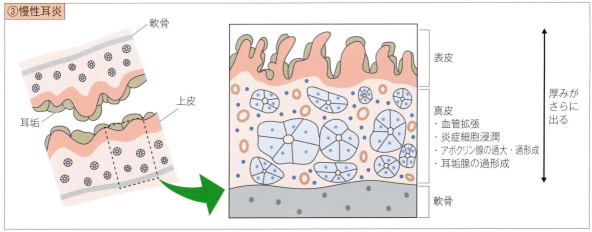

図8　外耳炎の病理発生のイメージ図（一部簡略化）

Chapter 2　外耳炎

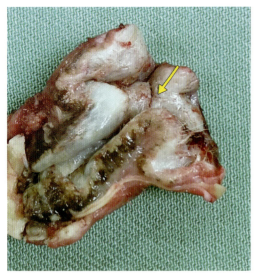

図9　慢性外耳炎の耳道の縦断像
慢性外耳炎により上皮が肥厚している。
矢印：外耳の上皮。

表6　持続因子の基本的な治療オプション

・増殖性病理変化の治療と管理
・二次感染（特に耐性菌，緑膿菌）の治療
・中耳炎の管理

外耳炎が45〜60日間持続した場合，化膿性滲出物や炎症細胞により産生された蛋白分解酵素が鼓膜上皮を徐々に壊死させ脆弱化し，やがて穿孔させる可能性がある。この結果，被毛，耳垢腺分泌物，滲出物，微生物などが鼓室胞内に移行し，中耳炎を引き起こす[12]。中耳炎が発症すると，持続因子として慢性外耳炎を難治化させる。さらに外耳炎が年単位で持続すると，耳道軟骨に沿って石灰化が認められ，不可逆的変化を伴うことになる。

3）外耳炎を治療する

外耳炎治療で大切なことは，対症療法と原因療法を並行して実施することである。対症療法は痒みなどの臨床症状を軽減させるためだけでなく，外耳の本来の機能や構造を少しでも回復させ，自然治癒力を高め，治癒を促進するために実施される。よって，最終的に外耳炎の臨床症状を除去するには，対症療法の助けが必要になることを強調したい。しかし，根本的な問題の解決には，4つの基礎因子に対する原因療法も必要不可欠である。原因療法の基本的な治療オプションを**表5**にまとめた。

表5　原因療法の基本的な治療オプション

素因を解決する基本的な治療オプション
耳洗浄による耳道内環境の管理
抜毛（健康な耳の抜毛は推奨されない）
不適切な耳の掃除や洗浄の中止
閉塞性病変の除去（例：ポリープと腫瘍）
副因を解決する基本的な治療オプション
感染症の管理
主因（主にcommon diseases）を解決する基本的な治療オプション
寄生虫の駆虫
異物（植物，薬物など）の除去
外傷への対応
脂漏性皮膚炎の管理
アレルギー性皮膚炎の管理
全身性皮膚疾患の管理（例：内分泌疾患など）

持続因子の治療は，経験と専門的知識をかなり要求する。持続因子が抑えられないと，耳道は永続的かつ非可逆的なダメージを受けることになる。持続因子を管理する最善の方法は，できるだけ初期に正確に診断と治療を施して耳炎の進行を止めることである。基本的な治療オプションは，**表6**のとおりである。

3-1）コンプライアンスとアドヒアランス

耳科診療で最も大切なことの中に，コンプライアンスとアドヒアランスの問題がある。耳科治療の多くは飼い主が実行することを忘れてはならない。どんなに正しい知識や経験があっても，飼い主が治療を実行できなければ成果は得られない。コンプライアンスの問題として，①用量不足，②飲み忘れ，③治療の早期中止などがある。アドヒアランスを向上させるためには，予め問題になりそうなことをオープンに話し合い，飼い主自らが納得して最も適切な治療選択ができるように情報を提供することが要求される。コンプライアンスを向上させるためには**表7**のような方法がある[13]。

表7 コンプライアンスを向上させるための方法

文献13より引用・改変

- 投薬の楽な薬または飼い主が投薬可能な薬を処方
- 投薬回数が少ない薬を処方
- なるべく重要な薬を絞り，処方する薬の数を減らす
- 嗜好性の高い薬を処方
- 治療の重要性を納得してもらう（なぜ必要なのか）
- 処方箋を渡す（簡単な手書きでもよい）
- 局所治療薬とイヤークリーナーの使用法をみせる
- 曖昧な表現をなるべく避け，より具体的に伝える
  （例：1日2回→朝食時と夕食時，12時間ごと）
- 局所療法やイヤークリーナーを許容できるように疼痛管理を実施する
- 現在の外耳炎治療の目的が管理なのか完治なのかを明確に伝える
- 耳の状態を確認すべく定期的な再診を組む
- 再診を組み，繰り返し治療状況を確認する

インフォームド・コンセントにおける注意点

外耳炎は複雑である。だからこそ，興味深い。よって筆者は，外耳炎の病態や治療について，飼い主にただ「伝える」のではなく，「イメージさせる」ようにインフォームすることを心掛けている。百聞は一見に如かず。

参考文献

1) Logas DB. Diseases of the ear canal. *Vet Clin North Am Small Anim Pract* 1994, 24(5), 905-919.
2) 清水道生，内藤善哉　編．カラーイラストで学ぶ　集中講義　病理学　改訂2版．メジカルビュー社．2016.
3) Jackson H, Marsella R. BSAVA manual of Canine and Feline Dermatology 3rd ed. British Small Animal Veterinary Association, 2012.
4) Forsythe PJ. Acute otitis externa: the successful first-opinion ear consultation. *In Practice* 2016, 38, 2-6.
5) Fernando SDA. Certain histopathological features of the external auditory meatus of the cat and dog with otitis externa. *Am J Vet Res* 1966, 28, 278-282.
6) van der Gagg. The pathology of the external ear canal in dogs and cats. *Vet Q* 1986, 8(4), 307-317.
7) Fraser G. The histopathology of the external auditory meatus of the dog. *J Comp Pathol* 1961, 71, 253-258.
8) Stout-Graham M, Kainer RA, Whalen LR, et al. Morphologic measurements of the external ear canal of dogs. *Am J Vet Res* 1990, 51(7), 990-994.
9) Roth L. Pathologic changes in otitis externa. *Vet Clin North Am Small Anim Pract* 1988, 18(4), 755-764.
10) Harvey RG, Paterson S. Otitis externa: An essential guide to diagnosis and treatment. CRC Press. 2014.
11) Huang HP, Fixter LM, Little CJ. Lipid content of cerumen from normal dogs and otitic canine ears. *Vet Rec* 1994, 134(15), 380-381.
12) Griffin CE, Song M. Otitis workshop. *In*: Advances in Veterinary Dermatology Volume 3. Kwochka KW, Willemse T, von Tscharner. Butterworth-Heinemann. pp369-375, 1996.
13) Tim Nuttall. Successful management of otitis externa. *In Practice* 2016, 38, 17-21.

（今井昭宏）

Chapter 2-2 急性外耳炎の診断と治療

耳科診療は「初診(初め)が肝心」である。急性期の外耳炎は，一次診療の現場でよく遭遇し，15～20分の診察時間でセンスよく対応しなくてはならない。本稿では，急性外耳炎の診断と治療について知っておくべき内容を中心に解説する。

なお，実際に急性期(発症後7日以内)に外耳炎を主訴として来院される患者は意外と少なく，実際は亜急性期(発症後7～30日経過)に入ってから来院される方が多いと思われる。基本的に両者の診断と治療アプローチにおいてさほど差異はないため，本稿では「急性外耳炎」としてまとめて解説している。

1) 急性外耳炎を診る

1-1) 問診をとる

問診はまず，主訴を正確に捉えることから始まる。そして病歴を聴取する。病歴聴取は外耳炎の期間と重症度の決定から始まる。続いて，主因，副因，素因を早期に同定することで慢性外耳炎へ移行することを防ぎたい。そのため，表1に挙げた質問は重要である。

1-2) 身体検査をする

身体検査は，一般的身体検査，皮膚科検査，耳科検査の順で実施するとよい。耳科検査としては耳介と耳孔，その周囲の視診で，紅斑，分泌物，悪臭，鱗屑，痂皮，腫脹，狭窄，掻破痕，潰瘍，丘疹，膿疱などを観察する。また，軟骨部外耳道の触診では，構造異常の触知と痒みや疼痛を予想させる行動(耳をさわると嫌がるなど)を観察する[1]。もし耳道の触診時に硬さや非可動性が触知されるならば，線維化や石灰化が生じていると考えられる。

1-3) 耳鏡検査をする

耳科診察は視診が重要である。手持ち耳鏡またはビデオオトスコープ(VO)を用いて耳鏡検査を行う。必ず両耳を検査するが，よりよい耳から実施する。理由は，①耳の形状の把握，②感染拡大の防止，③最初に不快な思いをさせると検査を許容しなくなるためである。

耳鏡検査では初診時に耳道の状態を評価し，再診時に治療と耳洗浄の有効性を評価する。また，再診時の評価においてVOで記録した画像を比較することが望ましい。視診時に評価すべき臨床所見を表2にまとめた[1]。観察だけならば無麻酔でVOを使用することができる。もちろん，患者の状況や観察の目的に応じて，鎮静もしくは全身麻酔下で精査をしている。VOは従来の耳鏡と比較し，十分な光量と拡大像を通して鼓膜に至るまで，その構造や皮疹の性状を詳細に提示することができ，何より飼い主に対する教育的効果が大きいことが最大のメリットである[1]。

1-4) 臨床診断を考える

病歴と臨床所見より外耳炎を評価，分類する。外耳炎の評価では，「分泌物，構造，皮疹の性状」と「分布」に着目する。急性外耳炎では，紅斑耳垢性が最も多く[2]，紅斑性外耳炎は比較的よくみられるが，化膿性外耳炎は比較的少ない[2,3]。また，慢性外耳炎でよくみられる過形成や閉塞はほぼない。「分布」は，片

表1　問診

・耳に痒みや痛みなどの臨床症状があるか？
・本症状は片側性か両側性か？
・本症状はいつから始まった？(症状の期間の確認)
・本症状は現在までにどのように変化した？
・過去に同症状が現れたことがあるか？　その頻度は？
・もし過去に同症状が現れていたならば，発症は何歳齢のときか？
・皮膚に何か症状があるか？　全身性皮膚疾患があるか？
・耳に異物が迷入した可能性があるか？
・よく水泳をするか？　耳に液体が入る可能性があるか？
・どこでよく運動するか？
・体調はどうか？
・持病があるか？
・治療やイヤーケアーは何をしているか？　どのように実施しているか？
・治療反応性は？

表2　視診時に評価すべき臨床所見

文献1より引用・改変

●水平耳道と垂直耳道の状態 　紅斑，潰瘍，腫脹，萎縮，増生，過形成，狭窄， 　鱗屑，丘疹，膿疱などの上皮の状態	●分泌物の観察 　性状：水様性，膿性，血性，粘性，脂性，乾性 　　　　など 　量
●鼓膜の状態の観察 　欠損，肥厚，充血，膨隆，不明瞭なツチ骨柄，鼓 　膜越しの液体や隆起性病変	●異物や耳疥癬などの検出
	●腫瘍やポリープの観察

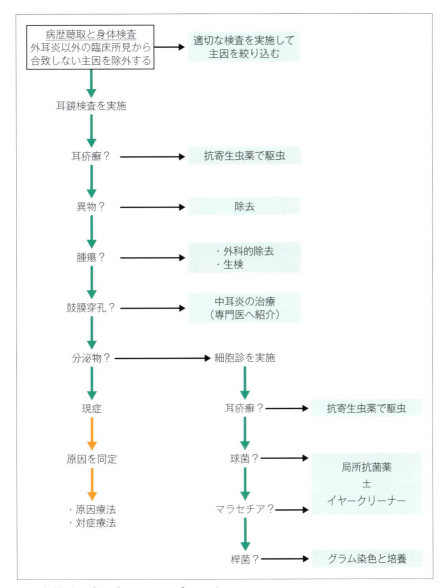

図　急性外耳炎の病因へのアプローチ

側性か両側性かに着目する。このように分類することにより，診断や検査の精度を高めるだけでなく，治療方針を決める際に役立つ。

　次に病因を考える。急性外耳炎の病因として主因と副因に着目し，臨床診断を決定する。急性例では，耳道内異物と耳疥癬は丁寧に除外したい。また，再発例や慢性例に移行しないよう素因にも配慮する。さらに，急性外耳炎の犬の16％は中耳炎を合併している可能性があることにも留意したい[4]。急性外耳炎の病因へのアプローチを図にまとめた。

1-5)検査を行う

1-5-1)顕微鏡検査

　主に感染症の検査で用いられる。分泌物を伴う紅斑耳垢性外耳炎や化膿性外耳炎では必須である。この検査の目的は，①寄生虫や微生物の検出，②適切な治療

表3　外耳炎でよくみられる起炎菌1
GPC：グラム陽性球菌，GNC：グラム陰性球菌，GPR：グラム陽性桿菌，GNR：グラム陰性桿菌
文献5より引用・改変

	正常な耳でみられる菌体	外耳炎の耳でみられる菌体
GPC	Staphylococcus pseudintermedius Staphylococcus shleiferi subspecies coagulans Coagulase-negative Staphylococcus spp. Streptococci spp. Micrococcus spp.	Staphyloccus pseudintermedius β-streptococci Enterococcus spp.
GNC		
GPR	Bacillus species Corynebacterium spp.	Corynebacterium spp.
GNR		Pseudomonas aeruginosa Proteus mirabilis Escherichia coli
真菌	Malassezia pachydermatis Lipid-dependent Malassezia spp. （例：M. furfur, M. obtuse）	Malassezia spp.（common）

表4　外耳炎でよくみられる起炎菌2
GPC：グラム陽性球菌，GNC：グラム陰性球菌，GPR：グラム陽性桿菌，GNR：グラム陰性桿菌
文献6より引用・改変

	急性外耳炎でよくみられる菌体	慢性外耳炎でよくみられる菌体
GPC	Staphylococcus spp. Streptococci spp.	Enterococcus spp.
GNC		
GPR	Corynebacterium spp.	
GNR		Pseudomonas aeruginosa Proteus mirabilis Escherichia coli
真菌	Malassezia spp. Candida spp.（uncommon）	Malassezia spp. Candida spp.（uncommon）

薬の決定，③治療反応性の確認をするために実施され，主に耳垢検査，細胞診検査を行う。

耳垢検査はコーヒーブラウン色の乾性耳垢が多量にみられ，耳疥癬（例：Otodectes cynotis）の感染が強く疑われる症例で行われる。方法は，耳垢を流動パラフィンに溶かし，顕微鏡の低倍率（4倍）で直接観察し，寄生体を検出する。

細胞診検査は細菌とマラセチアの感染が疑われる症例で実施される。方法は，綿棒を用いて分泌物を採取，スライドグラスに塗布し，ロマノフスキー染色などで染色，菌体を検出する。両側性の場合，左右の耳で感染所見が異なることがあるため，必ず両耳を検査する。急性外耳炎において球菌またはマラセチアが検出された場合は，外耳炎でよくみられる起炎菌からある程度予想できる（**表3，4**）。しかし，桿菌が主体に検出された場合と治療抵抗性が確認された場合は，迅速にグラム染色と細菌培養検査，薬剤感受性検査を実施するのが望ましい（緑膿菌を同定するため）。

細胞診において，細菌の過剰増殖（over-growth）か感染（infection）の所見かを区別することは重要である。over-growthの所見では細菌が増殖しているが，好中球浸潤がほとんどない場合が多い。この場合の治療は耳洗浄で洗い流せば十分で，状況に応じて抗菌薬入りのイヤークリーナーを使用する。infectionの所見では細菌が増殖し，好中球の浸潤，貪食像，核の流出（nuclear streaming）がみられる。この場合は抗菌薬で局所治療が必要である。

2）急性外耳炎を治療する

急性外耳炎治療のgoalは**表5**のとおりである。

表5 急性外耳炎治療のgoal

1．原因療法
・主因と副因への対処
・素因の管理
2．対症療法
・不快感と痛みの緩和
・耳洗浄による分泌物と汚れの除去
・炎症の緩和
・感染の管理
3．飼い主の教育
・病態と治療の理解

表6 耳垢の意義

耳垢の組成
・脱落した角質上皮
・耳垢腺と皮脂腺からの分泌物
・外来物（異物，塵埃）
・被毛
耳垢の生理作用
・清掃作用 耳道の自浄作用により耳道から脱落した上皮や塵埃を排除する
・保湿作用 耳道の皮膚を乾燥から保護
・疎水作用 耳道の皮膚を過度な湿潤から保護
・感染防御作用 リゾチーム，IgA，酸性pHにより細菌や真菌や一部のウイルスの発育抑制

表7 過剰な耳垢を除去する利点

文献2より引用・改変

・耳鏡検査が容易になる
・菌体の除去または増殖防止
・残留した微小異物（砂，薬物など），毒素，脂漏，角化物の除去
・局所治療薬の透過性亢進
・局所治療薬の不活化防止

2-1）耳洗浄

耳垢には本来，存在する意義がある（**表6**）。耳垢の生理作用により，耳道内の微小環境を快適に維持している。耳垢の過剰な堆積や臨床症状，炎症の所見がみられないのならば，耳洗浄は必ずしも実施する必要はない。しかし，耳垢が耳炎の原因，診断と治療の妨げになるならば，耳洗浄は必須である。過剰な分泌物を除去する利点は**表7**のようである[2]。

耳洗浄には，①無麻酔下で耳道を直接手でマッサージする方法，②無麻酔下または③麻酔下でフィーディングチューブを用いて耳道内を洗浄する方法の3つの手法がある。急性外耳炎では，主に①と②の手法が用いられる。しかし，急性外耳炎では耳洗浄に対して不快感や痛みを示すことがある。その場合，ステロイドで耳の炎症を緩和させてから耳洗浄を開始すべきである。

2-1-1）直接手でマッサージする方法

①の方法では，使用する洗浄液は成分を理解し，目的によって使い分けるとよい（**表8**）。洗浄液には，耳垢や堆積物を溶解，軟化させる耳垢溶解剤と界面活性剤，耳道内の湿度を減少させる効果がある収斂剤，微生物の増殖を抑える抗菌薬などの成分を含む製品がある。耳垢をターゲットとした耳洗浄では，耳垢溶解剤を含有する洗浄液が望ましい。また，堆積物をターゲットとした耳洗浄では，界面活性剤を含有する洗浄液が望ましい。微生物の増殖抑制を目的とした耳洗浄では，抗菌薬，収斂剤，酸性化剤，アルカリ性化剤を含有する洗浄液が望ましい。ただし，酸性化剤はびらん・潰瘍を伴った耳道では使用を控えた方がよい（灼熱感を感じるかもしれないため）。耳漏を伴う耳の洗浄では，Tris-EDTAや電解水が望ましい。また，鼓膜が穿孔している場合，洗浄液（Tris-EDTA，スクアレン，電解水，精製水，生理食塩水は除く）は内耳毒性に配慮して使用を控えた方が望ましい。

耳洗浄の大部分は飼い主が実施することを忘れてはならない。耳洗浄の初めの一歩は，飼い主の目の前でデモンストレーションを行うことである。しっかりと耳介を保持し，イヤークリーナーで耳道内を十分に満たす。次に，垂直耳道と水平耳道の軟骨を意識して，手で「優しく」マッサージをする。その際に，うまく洗えているときの音を飼い主に聞かせ，適切な耳洗浄のやり方を示す。マッサージが終わったら，耳道内の液体を除去するために頭を振らせる。これを可能ならば数回繰り返す。耳介などに残った液体はコットンなどで優しく取り除く。このときに綿棒を使用すると，出てきた汚れを耳道の奥に押し込むことがあるため，使用は控えた方がよい（洗浄後に点耳する場合は，耳洗浄終了時点から15～30分後に実施するよう指導している）。

家庭内耳洗浄では汚れを観察し，イヤークリーニングの適切な頻度を決定する。イヤークリーニングの翌日も汚れがひどければ，次の日も洗浄が必要と考え，逆に汚れがひどくなければ，1日おきに減らす。その後も汚れがひどくなければ，週1～2回に頻度を落と

表8　各洗浄液の成分と特徴

洗浄液	成分	特徴・注意点
耳垢溶解剤	スクアレン プロピレングリコール グリセリン ラノリン ミネラルオイル 尿素過酸化物	・脂漏や耳垢の溶解 ・耳垢溶解剤に耳垢を5〜15分間浸した後に洗浄すると，効率的に汚れを除去できる ・スクアレンは鼓膜穿孔があっても使用可能 ・マラセチアが増殖しやすくなる可能性あり ・湿度減少効果または抗真菌効果をもつ洗浄液で仕上げるとよい
耳垢除去剤 （界面活性剤）	ジオクチルソジウムスルホサクシネート	・固まった耳垢の軟化 ・耳垢除去 ・数滴点耳後5〜15分間で堆積物が軟化し，より汚れを除去できる ・数滴点耳後，ぬるま湯で洗浄が必要 ・痒みを助長させる可能性あり
収斂剤	イソプロピルアルコール 酢酸 ホウ酸	・耳道内の湿度を減少 ・臭いの減少 ・刺激性に注意（潰瘍に使用すると灼熱感あり）
酸性化剤	酢酸 ホウ酸 乳酸 リンゴ酸 安息香酸 サリチル酸 二酸化ケイ素	・耳道内の湿度を減少 ・臭いの減少 ・微生物の増殖抑制 ・アミノグリコシドの最適pHがアルカリ性であるため，一緒に使用しない ・フルオロキノロンは低pH下では作用が減弱するため，一緒に使用しない ・刺激性に注意（潰瘍に使用すると灼熱感あり）
アルカリ性化剤 （Tris-EDTA）		・キレート化剤 ・菌体の細胞膜を破壊，抗菌作用を高める ・点耳15〜30分前に使用 ・アミノグリコシド，フルオロキノロン，クロラムフェニコール，クロルヘキシジン，スルファジアジン銀と相乗作用がある ・鼓膜穿孔があっても使用可能
消毒剤	パラクロロメタキシレノール クロルヘキシジン 酢酸 ヨードフォル	・微生物の増殖を抑制 ・クロルヘキシジンはTris-EDTAと相乗効果がある ・クロルヘキシジンとヨードフォルは基本的に鼓膜穿孔時に使用不可 ・0.2％以下のクロルヘキシジンならば，犬で鼓膜穿孔時であっても使用可能（猫は使用不可）
電解水 （中性電解水， 微酸性電解水）		・水流で汚れを洗い流す ・微生物の殺菌・消毒に有効 ・鼓膜穿孔があっても使用可能 ・びらん，潰瘍があっても使用可能 ・有機物存在下で効果が得られないことがあるため，洗浄後に使用する方が殺菌効果が期待される
その他 （精製水， 生理食塩水）		・水流で汚れを洗い流す ・鼓膜穿孔があっても使用可能 ・びらん，潰瘍があっても使用可能 ・残存した場合，上皮が浸軟し感染のリスクあり

す。再び汚れがひどければ，頻度を戻して適切な頻度に調節するとよい。再診時にover-cleaningになっていないか，適切に耳洗浄が行われているかをチェックするとよい。

2-1-2）フィーディングチューブによる洗浄

①の耳洗浄は簡易的で耳炎の管理には必要不可欠なのだが，水平耳道の固着物や分泌物を十分に取り除けないことがある。この場合，3〜5Frフィーディングチューブを用いて，無麻酔で除去することが可能である。長期間堆積した異物であれば，全身麻酔下で除去する可能性もある。

洗浄液は中耳洗浄にも使用できる電解水や精製水，生理食塩水を選択する。経験的に筆者は感染にも配慮し，中性電解水や微酸性電解水を使用している。耳垢の沈着が著しい場合，洗浄前に耳垢溶解剤を使用している。また，調合耳垢水（蒸留水45 mL，重曹3 g，グリセリン15 mL）や市販の耳垢除去剤も便利である[1]。耳洗浄後は外耳に対する刺激性が懸念されることから，洗浄液にて除去した後に外用ステロイドを点耳している[1]。

表9 グルココルチコイドの力価
文献7，8より引用・改変

力価	グルココルチコイド
High	ジフルコルトロン吉草酸エステル 0.1% モメタゾンフランカルボン酸エステル（1 mg/g） ジフルプレドナート（0.5 mg/mL）＊
Medium	ベタメサゾン吉草酸エステル（1.2 mg/mL） ベタメサゾン酢酸エステル（1 mg/mL） デキサメサゾン酢酸エステル（1 mg/mL） ヒドロコルチゾンアセポン酸エステル（0.11 mg/mL）＊ フルオシノロンアセトニド 0.01%
Low-Medium	トリアムシノロンアセトニド（1 mg/mL）
Low	プレドニゾロン 0.5% ヒドロコルチゾン酢酸エステル 1%

＊アンテドラック

2-2）局所療法

局所療法は急性外耳炎治療の主役である。我々が臨床で使用する点耳薬には，単剤と合剤（抗菌薬，グルココルチコイド，抗真菌薬を含む）がある。基剤が油性基剤（例：クリーム，軟膏など）だと耳道の中で異物になる可能性があるため，ローションまたはソリューションタイプが推奨される。外耳炎の治療は基本的にはステロイド単剤による炎症の緩和が主体であるが，合剤は臨床症状と細胞診から感染所見が得られた場合に用いられる。基本的な局所治療として，0.5～1 mL/耳（小型犬ではそれ以下），1日1～2回，約7～14日間の点耳で経過をみる（モメタオティック®は1日1回で投与するように能書に記載されているので注意）[2]。耳が過剰に汚れていると，薬液が不活化して本来の効果を発揮しないことがあるので注意したい。

2-2-1）グルココルチコイド

急性外耳炎の治療には，グルココルチコイドの局所療法が必須である。その主な目的は，①痒みと痛みの緩和，②耳道狭窄の解除，③耳垢腺と皮脂腺からの分泌抑制である。薬剤を選択する際には，グルココルチコイドの力価を考慮する（**表9**）[2,7]。導入はベタメサゾン吉草酸エステルやヒドロコルチゾンアセポン酸エステルなど，比較的力価の強いグルココルチコイドを点耳する。ある程度改善が得られれば，トリアムシノロンアセトニドなどの力価の低いグルココルチコイドに落として管理する。

2-2-2）抗菌薬

局所療法であれば，最小発育阻止濃度の約1,000倍の薬液を耳道内に投与することができる[8,9]。そのため，in vitro の検査結果で耐性菌であっても十分に殺菌できる[8,9]。急性外耳炎の細胞診において球菌が主体であれば，クロラムフェニコール，フロルフェニコール，ゲンタマイシン，フシジン酸，ポリミキシンBとミコナゾールのコンビネーション（相乗効果がある），フルオロキノロンなどを含有する点耳薬が有効である[2,3]。桿菌が主体であれば，アミノグリコシド，ポリミキシンB，フルオロキノロンが有効である[2,3]。このうちできる限り，first-line（第一選択）の抗菌薬から用いるのが望ましい（**表10**）。

鼓膜が穿孔している場合，アミノグリコシド，クロルヘキシジン，ポリミキシンB，クロラムフェニコールは内耳毒性を示す可能性があるため，鼓膜の有無を注意して観察してから使用すべきである[2,10-13]。しかしながら，これら内耳毒性についてはやや誇張されて報告されているように思える。過去の文献において，0.15%クロルヘキシジン（犬のみ）[10,14,15]とゲンタマイシン[10,14,16]は重大な内耳毒性が起きなかったと報告されている。実際に内耳毒性が生じたとしても，疾患の悪化によるものなのか，点耳薬の使用によるものなのか区別することは困難である[17]。現在，獣医学領域において局所療法による内耳毒性の臨床的報告は限られているため，今後も症例を重ね，検討する必要がある。

2-2-3）抗真菌薬

細胞診においてマラセチアが有意に検出された場合，局所療法としてナイスタチン，イミダゾール系（ミコナゾール，ケトコナゾール，クロトリマゾール），トリアゾール系（イトラコナゾール，ポサコナゾール），テルビナフィンなどを含む点耳薬が推奨される。また，補助的にパラクロロメタキシレノール，

表10 抗菌薬の選択
GPC：グラム陽性球菌，GNR：グラム陰性桿菌

	第一選択	第二選択	備考
アミノグリコシド	ネオマイシン ゲンタマイシン	トブラマイシン アミカシン	・広域（＊ネオマイシンは他のアミノグリコシドと比較し力価が低い。GPCに有効だが，グラム陰性菌への効力は弱い。Tris-EDTA併用時に広域） ・低pHで効果減弱 ・膿性分泌物により効果減弱 ・内耳毒性に注意（ゲンタマイシンは除く） ・Tris-EDTAで抗菌増強効果あり
フルオロキノロン		マルボフロキサシン エンロフロキサシン オルビフロキサシン シプロフロキサシン プラドフロキサシン	・広域 ・低pHで効果減弱 ・Tris-EDTAで抗菌増強効果あり
ポリミキシン	ポリミキシンB		・狭域：GNR（＊ミコナゾール併用時に広域） ・膿性分泌物により効果減弱 ・内耳毒性に注意
アンフェニコール	クロラムフェニコール フロルフェニコール		・広域（＊緑膿菌への効力は低い） ・クロラムフェニコールはTris-EDTAで抗菌増強効果あり。また，内耳毒性に注意
セファロスポリン （第三世代）		セフタジジム	・狭域：GNR（セフタジジム，＊優れた抗緑膿菌作用）
その他	フシジン酸		・狭域：GPC
その他	0.15〜0.2％クロルヘキシジン		・広域 ・猫で内耳毒性のリスクが高い ・Tris-EDTAで抗菌増強効果あり
その他		スルファジアジン銀	・広域 ・内耳毒性は低リスク ・膿性分泌物により効果減弱 ・Tris-EDTAで抗菌増強効果あり

有機酸のうちサリチル酸とホウ酸を含有するイヤークリーナーも有用である。なお，人の報告によると，クロトリマゾール，フルコナゾール，ミコナゾール，ケトコナゾール，エコナゾールは内耳毒性がみられないとされている[18]。

2-2-4）抗寄生虫薬

耳疥癬（*Otodectes cynotis*）に対して，アベルメクチン（イベルメクチン，ミルベマイシン），ペルメトリン，チアベンダゾール，ロテノン含有の点耳薬が推奨されている[19]。off-label use（効能外使用）であるがイベルメクチン[20]とフィプロニル[21]による*O. cynotis*の局所治療の報告がある。1％イベルメクチン溶液をさらにプロピレングリコールで10倍に希釈して点耳薬を作製後，猫32頭に21日間1日1回の点耳で治療すると，全頭で副作用なく完治した[20]。また，犬35頭と猫14頭に10倍希釈したフィプロニル溶液を2滴ほど点耳（1回だけ）すると全頭で副作用なく完治した[21]。ただし，*O. cynotis*が皮膚に拡大している可能性があるため，筆者は内服療法との併用を推奨している。

2-3）内服療法

局所療法により動物に嫌な思いをさせると，局所療法を許容しなくなる可能性がある。そのため，急性例では痛みと不快感を増大させないケアが必要な場合がある。局所療法の前もしくは同時にグルココルチコイドで治療すると，不快感を緩和でき，局所療法がよりスムーズになることがある。成書によると，2〜3日間の抗炎症量のプレドニゾロンもしくはメチルプレドニゾロンの内服が推奨されている[3]。また，疼痛の緩和を強化するために鎮痛剤（例：トラマドール　犬：5 mg/kg TID。猫：2 mg/kg BID〜TIDで始めて，様子をみて4 mg/kg BID〜TIDに増量）を加えることがある。ただし，グルココルチコイドとNSAIDsの併用は禁忌である。

*O. cynotis*には抗寄生虫薬の内服療法としてフルラネラル（犬）[22]，アフォキソラネル（犬と猫）[23,24]，サロ

ラネル(犬)[25]が著効する。また古典的ではあるが，イベルメクチン(犬)[11,26]とモキシデクチン(猫)[27]も有効である。さらに，内服薬ではないが，全身療法としてフルララネル(猫)[28]，サロラネル(猫)[29]，セラメクチン(犬と猫)[30]，モキシデクチン(猫)[31,32]などのスポットオン製剤も十分に効果を示す。

3) フォローアップ

急性外耳炎では，7〜14日ごとに再診を組む。毎回，耳鏡検査と顕微鏡検査を実施し，臨床症状と細胞診上で炎症と感染所見が消退するまで診察する。細胞診では，炎症を確認する際に，好中球浸潤だけでなく，nuclear streamingの存在にも着目する。外耳炎軽快後，無治療で経過観察するか，状況に応じて隔週〜週1回の耳洗浄とグルココルチコイド点耳で長期管理する。

インフォームド・コンセントにおける注意点

急性外耳炎は再発しやすい。感染症(副因)は経験的な治療により完治することがあるが，もし再発するなら，速やかに主因と素因を再び同定し適切に治療しなければならない。耳炎が再発し続けるとやがて慢性外耳炎へと発展してしまう。飼い主には予め，①急性外耳炎再発時に原因精査の必要性があること，②もし原因が同定できず再発を繰り返せば，やがて慢性外耳炎へ発展する可能性があることを丁寧にインフォームしておく必要がある。

参考文献

1) 今井昭宏，永田雅彦．耳科診療におけるビデオオトスコープの利用と適用．獣医皮膚科臨床 2018, 24(1), 25-31.
2) Forsythe PJ. Acute otitis externa: the successful first-opinion ear consultation. *In Practice* 2016, 38(Suppl 2), 2-6.
3) Jackson H, Marsella R. BSAVA manual of Canine and Feline Dermatology 3rd edition. BSAVA, 2012.
4) Cole LK, Kwochka KW, Kowalski JJ, et al. Microbial flora and antimicrobial susceptibility patterns of isolated pathogens from the horizontal ear canal and middle ear in dogs with otitis media. *J Am Vet Med Assoc* 1998, 212(4), 534-538.
5) Shaw S. Pathogens in otitis externa: diagnostic techniques to identify secondary causes of ear disease. *In Practice* 2016, 38(Suppl 2), 12-16.
6) Paterson S. Discovering the causes of otitis externa. *In Practice* 2016, 38(Suppl 2), 7-11.
7) 日本皮膚科学会アトピー性皮膚炎診療ガイドライン作成委員会(古江増隆，佐伯秀久，古川福実，他)．アトピー性皮膚炎診療ガイドライン．日皮会誌 2009, 119(8), 1515-1534.
8) Tim Nuttall. Successful management of otitis externa. *In Practice* 2016, 38(Suppl 2), 17-21.
9) Robson DC, Burton GG, Bassett RJ. Correlation between topical antibiotic selection, in vitro bacterial antibiotic sensitivity and clinical response in 17 case of canine otitis externa complicated by Pseudomonas aeriginosa. *In*: College Science Week Proceedings (Dermatology Chapter). Australian College of Veterinary Scientists, Gold Coast. pp101-104, 2010.
10) Paterson S. Topical ear treatment-options, indications and limitations of current therapy. *J Small Anim Pract* 2016, 57(12), 668-678.
11) Harvey RG, ter Haar G. Ear, nose and throat diseases of the dog and cat. CRC press. 2017.
12) Oishi N, Talaska AE, Schacht J. Ototoxicity in dogs and cats. *Vet Clin North Am Small Anim Pract* 2012. 42(6), 1259-1271.
13) Morris DO. Medical therapy of otitis externa and otitis media. *Vet Clin Small Anim* 2004, 34(2), 541-555.
14) Harvey RG, Paterson S. Otitis externa: An essential guide to diagnosis and treatment. CRC press. 2014.
15) Merchant SR. Ototoxicity. *Vet Clin North Am Small Anim Pract* 1994, 24(5), 971-980.
16) Strain GM, Merchant SR, Neer TH, et al. Ototoxicity assessment of a gentamicin sulphate otic preparation in dogs. *Am J Vet Res* 1995, 56(4), 532-538.
17) Hannley MT, Denneny JC, Holzer SS. Use of ototopical antibiotics in treating 3 common ear diseases. *Otolaryngol Head Neck Surg* 2000, 122(6), 934-940.
18) Munguia R, Daniel SJ. Ototopical antifungals and otomycosis: a review. *Int J Pediatr Otorhinolaryngol* 2008, 72(4), 453-459.
19) Koch SN, Torres SM, Plumb DC. Canine and Feline Dermatology Drug Handbook. Wiley-Blackwell. 2012.
20) Huang HP, Lien YH. Otic ivermectin in the treatment of feline Otodectes infestation. *Vet Dermatol* 2000, 11, 46S.
21) Vincenzi P, Genchi C. Efficacy of fipronil (Frontline) against ear mites (Otodectes cynotis) in dogs and cats. *In*: Proceedings of the 14th Annual Congress of the ESVD-ECVD, pp177-179, 1999.
22) Taenzler J, de Vos C, Roepke RK, et al. Efficacy of fluralaner against Otodectes cynotis infestations in dogs and cats. *Parasit Vectors* 2017, 10(1), 30.
23) Machado MA, Campos DR, Lopes NL, et al. Efficacy

of afoxolaner in the treatment of otodectic mange in naturally infested cats. *Vet Parasitol* 2018, 256, 29-31.

24) Carithers D, Crawford J, de Vos C, et al. Assessment of afoxolaner efficacy against Otodectes cynotis infestations of dogs. *Parasit Vectors* 2016, 9(1), 635.

25) Becskei C, Cuppens O, Mahabir SP. Efficacy and safety of sarolaner in the treatment of canine ear mite infestation caused by Otodectes cynotis: a non-inferiority study. *Vet Dermatol* 2018, 29(2), 100-139.

26) Yazwinski TA, Pote L, Tilley W, et al. Efficacy of ivermectin against Sarcoptes scabiei and Otodectes cynotis infestations of dogs. *Vet Med Small Anim Clin* 1981, 76(12), 1749-1751.

27) Miller WH, Griffin CE, Campbell KL. Muller and Kirk's Small Animal Dermatology 7th ed. Saunders, 2012.

28) Taenzler J, de Vos C, Roepke RKA, et al. Efficacy of fluralaner plus moxidectin (Bravecto® Plus spot-on solution for cats) against Otodectes cynotis infestations in cats. *Parasit Vectors* 2018, 11(1), 595.

29) Becskei C, Reinemeyer C, King VL, et al. Efficacy of a new spot-on formulation of selamectin plus sarolaner in the treatment of Otodectes cynotis in cats. *Vet Parasitol* 2017, 238(Suppl 1), S27-30.

30) Shanks DJ, McTier TL, Rowan TG, et al. The efficacy of selamectin in the treatment of naturally acquired aural infestations of otodectes cynotis on dogs and cats. *Vet Parasitol* 2000, 91(3-4), 283-290.

31) Davis WL, Arther RG, Settje TS. Clinical evaluation of the efficacy and safety of topically applied imidacloprid plus moxidectin against ear mites (Otodectes cynotis) in client-owned cats. *Parasitol Res* 2007, 101, 19-24.

32) Fourie LJ, Kok DJ, Heine J. Evaluation of the efficacy of an imidacloprid 10%/moxidectin 1% spot-on against Otodectes cynotis in cats. *Parasitol Res* 2003, 90(Suppl 3), S112-113.

（今井昭宏）

Chapter 2-3 慢性外耳炎の診断と治療

ほとんどの急性外耳炎は局所療法によって管理することが可能である。しかしながら，その多くは再発を繰り返し，慢性外耳炎へと発展する。その後も進行性に悪化することも少なくない。臨床家は外耳炎のバリエーションにあわせた細やかな対応が要求される。
本稿では，「急性外耳炎の診断と治療」を踏まえた上で，慢性外耳炎において注目すべき事項を中心に解説する。

1) 慢性外耳炎を診る前に…

急性外耳炎と比較し，慢性外耳炎は皮疹，構造，分泌物がより多彩になる。また，外耳炎の原因としてかかわる因子が増え，複雑に絡み合い，診断と治療が困難になる傾向がある。できるだけ外耳炎の進行を避けるべく，筆者は診察時に表1の点に注意している。

2) 慢性外耳炎を診る

2-1) 問診をとる

問診はまず主訴を捉える。病歴聴取で外耳炎の期間と重症度を確認する。慢性外耳炎では，原因(主因，副因，素因，持続因子)について徹底的に聞き込み，同定する必要がある。最低でも表2の質問をしておきたい。また，その他の質問としては，Part2 C2-2「急性外耳炎の診断と治療」の表1を参照するとよいかもしれない。

2-2) 身体検査・耳鏡検査を実施する

基本的には急性外耳炎の検査手順と同様である(Part2 C2-2「急性外耳炎の診断と治療」を参照)。身体検査では臨床所見の見落としがないように，より丁寧に身体検査を繰り返す必要がある。皮膚検査において，若齢ではアトピー性皮膚炎(犬)，食物有害反応，ポリープ(猫)，老齢では内分泌疾患(甲状腺，副腎)，腫瘍，ポリープ(犬)などの基礎疾患に注意を払いたい。耳科検査時には，慢性外耳炎の所見(例：耳道周囲の線維化や石灰化と開口時の痛みなど)を確認したい。

耳鏡検査は表3の所見を確認する。慢性外耳炎の犬の52〜82.6％は，中耳炎を合併している[1,2]ため，鼓膜の穿孔は丁寧に評価したい。耳道が腫脹，狭窄している場合は，①鎮静麻酔または全身麻酔をかけて耳鏡

表1　外耳炎の診察で注意すべき点

・現症を丁寧に評価する：「木を見て森を見ず」な診察になってはならない
・外耳炎の原因を整理する
・基礎疾患自体が悪化していないか確認する
・他に基礎因子が新生していないか確認する
・対症療法が適切であるか確認する
・原因療法が適切であるか確認する
・アドヒアランスとコンプライアンスに問題がないかを確認する

表2　慢性外耳炎の診察で問診すべき項目

・臨床症状は？
・片側性か両側性か？
・神経症状はあるか？
・いつから耳の病気が始まったか？
・時間経過とともに(皮疹と構造は)どのように変化したか？
・耳の病気は何回再発したか？
・季節性はあるか？
・気温と湿度が発症に関連しているか？
・分泌物の性状は？ どんな臭いか？ 時間経過とともにどのように変化したか？
・痛みで物がしっかり噛めないか？ また，口がしっかり開けられないか？
・全身性疾患，皮膚疾患があるか？
・食事や運動や水泳は十分に管理されているか？
・感染症や人獣共通感染症の疑いがあるか？
・過去の治療は？ 治療反応性は？
・耳の病気は何らかの治療により軽快するか？(再発性)
・耳の病気は治療を施しても持続しているか？(持続性)

表3 耳鏡検査で確認すること

●水平耳道と垂直耳道の状態 　紅斑，潰瘍，腫脹，萎縮，増生，過形成，狭窄，鱗屑などの上皮の状態
●鼓膜の状態の観察 　欠損，肥厚，充血，膨隆，不明瞭なツチ骨柄，鼓膜越しの液体や隆起性病変
●分泌物の観察 　性状：水様性，膿性，血性，粘性，脂性，乾性など 　量
●異物や耳疥癬などの検出
●腫瘍やポリープの観察

検査を実施するか，②短期的に炎症を沈静化してから耳道を観察するとよい。どちらを選択するかは臨床症状の重症度や疑われた基礎因子に依存する。

慢性外耳炎の耳鏡検査時に感染所見は認識しやすいが，炎症所見を見落すことがあるので注意したい。また，慢性外耳炎では様々な分泌物がみられる。そこに存在する微生物は，分泌物の性状である程度予測することができる。通常の耳垢はこげ茶色の脂性の分泌物であるが，マラセチアが顕著に存在する場合，薄茶色の脂性の分泌物がみられ，ブドウ球菌（*Staphylococcus*）が顕著に存在する場合，黄色でやや脂性～湿性の分泌物がみられる。緑膿菌が顕著に存在する場合，黄緑色になり，粘液性の分泌物（ときに出血性）がみられる。バイオフィルムが形成されると，黒褐色～黒色の粘着性粘液状分泌物がみられる。また，緑膿菌以外の桿菌が存在する場合，黄色でクリーム状の分泌物がみられる[3]。

2-3）臨床診断を考える

急性外耳炎の評価と同様，「分泌物，構造，皮疹の性状」と「分布」に着目する。慢性外耳炎では紅斑耳垢性と化膿性が多い。慢性化膿性外耳炎では，緑膿菌感染によって生じる難治性の外耳炎に発展することがある。また，臨床経過が長期化した場合，過形成性または閉塞性外耳炎に発展する。

慢性外耳炎の負の連鎖（**図**）を止めるべく，原因に対し体系的にアプローチする必要がある。主因と副因を再考するだけではなく，素因と持続因子をしっかり同定すべきである。

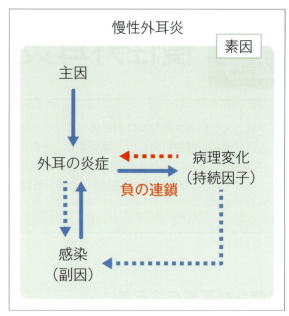

図　慢性外耳炎の負の連鎖

3）検査を行う

3-1）顕微鏡検査

顕微鏡検査は慢性外耳炎においても非常に重要な検査である。基本的には急性外耳炎のときと同様に実施され，慢性外耳炎の原因になる可能性の高い菌体（Part2 C2-2「急性外耳炎の診断と治療」表3，4）[3,4]を効率的に推測することが可能である。しかし，慢性外耳炎では，耐性菌（例：メチシリン耐性 *S. Pseudintermedius*［MRSP］）や緑膿菌による感染や混合感染が問題になることが多いため，できる限りグラム染色を実施し，グラム陽性球菌とグラム陰性桿菌を同定し，主体となる原因菌を推測することが望ましい。こうすることにより，除去すべき原因菌を想定しながら，治療反応性を評価し，治療方針を決定することができる。

3-2）細菌培養検査と薬剤感受性検査

局所性抗菌薬で治療できる外耳炎の症例では，細菌培養検査と薬剤感受性検査は基本的に有用ではないと考えられている。その理由として，検査結果が全身性抗菌薬療法を対象としており，必ずしも局所性抗菌薬療法を対象としたものではないからである。ある研究で，耐性菌に感染した外耳炎の犬10頭を局所性抗菌薬で経験的に治療した結果，90％（9頭）で有効性を示したと報告されている[5,6]。また，局所療法では内服療法と比較し，圧倒的に高濃度の抗菌薬を病巣に直接

投与できるというメリットがある。このため，*in vitro* の薬剤感受性検査にて予想された耐性菌であっても，用量依存性抗菌薬（例：フルオロキノロン）の局所療法ならば十分に効果を示す可能性が高い。よって，局所療法で外耳炎を治療できる場合，細菌培養検査と薬剤感受性検査は対費用効果の低い検査ということになる。

　外耳炎治療において全身性抗菌薬が必要な場合は，基本的に細菌培養検査と薬剤感受性検査を実施する必要がある[5]。ただし，この検査を実施する前に，細胞診にて感染所見（分泌物より細菌と白血球を検出）を確認することが理論上望ましい。また，緑膿菌は耐性獲得能が非常に高い。悪性外耳炎を抗菌薬で治療しても良好な反応性が得られない場合は，再度細菌培養検査と薬剤感受性検査を実施する必要があるかもしれない。

3-3）画像検査

　慢性外耳炎におけるX線検査では，石灰化病変や耳道狭窄を評価することが可能である。外耳道が顕著な石灰化病変を伴い重度に狭窄している場合は，内科的治療に対する反応性は非常に乏しい場合が多く，結果的に進行性病変となるため，外科手術の適応となる。X線検査は外科的治療が要求されるかどうかを決定するための有用な検査となるかもしれない。

　X線検査で中耳炎の有無も評価することが可能である。有用な中耳X線像は，腹背像，左右の側頭像である。その中耳炎のX線所見として，①鼓室胞内のデンシティーの上昇，②鼓室胞壁の肥厚，融解，不整，③鼓室胞の大きさの変化，④骨新生を伴う[7]が挙げられる。しかしながら，少なくとも約25％の中耳炎症例では，これらの所見が認められない[8]。X線検査で所見が認められない場合，耳道内に陽性造影剤（2〜5 mL）を注入し中耳内が造影されれば，鼓膜損傷と中耳炎の存在を示唆する[8]。ただし，X線検査よりCT・MRI検査の方が中耳内液体貯留の検出感度が高いため，中耳炎の評価にはX線検査よりもCT・MRI検査が推奨される[7,9]（詳細はPart2 C3-2「犬と猫の（急性・慢性）中耳炎の診断と治療」を参照）。

3-4）皮膚科検査

　基本的に外耳炎は全身性皮膚疾患の現症の1つとして生じた臨床症状と考えられている。問診と身体検査から臨床診断を導き出し，原因を決定するための適切な検査を実施する必要がある。例えば，犬アトピー性皮膚炎に対しては，除去食試験で食物有害反応を除外し，IgE検査と皮内反応試験を実施して免疫療法を実施したい。慢性外耳炎ではIgE検査，内分泌検査，尿検査，血液検査，皮膚生検などの追加検査が要求されるかもしれない。

4）慢性外耳炎を治療する

　慢性外耳炎治療の目標は，耳道内環境をできる限り元の状態に戻すことである。そのため，原因療法とともに現症にあわせた対症療法が要求される。その治療方針について**表4**にまとめた。慢性外耳炎治療のgoalは，**表5**のとおりである。

4-1）耳洗浄

　慢性外耳炎では，耳道狭窄を伴い分泌物が貯留しやすいため，マッサージによる耳洗浄だけでは水平耳道（特に耳道骨部）に残存した汚れを十分に取り除けないことが多い。この場合，3〜5Frのフィーディングチューブを用いた耳洗浄が有用である。基本的には無麻酔で実施されるが，状況に応じて，全身麻酔をかけてビデオオトスコープガイド下で実施する。特に耳道骨部に堆積した汚れや被毛，異物の除去は，繊細で丁寧な操作を必要とするだけでなく，鼓膜付近の操作であるため，可視化して全身麻酔下で施術することが推奨される。

　全身麻酔をかけたら，必要性に応じて，細胞診や細菌培養検査のために先にサンプリングしておく。全身麻酔下耳洗浄では，耳垢があれば，予め耳垢溶解剤や耳垢除去剤などで耳垢を溶解・除去させるとよい。次にビデオオトスコープを用い，フィーディングチューブをチャネルから挿入し，鼓膜付近で洗浄液（精製水，中性電解水，微酸性電解水など）をフラッシュして汚れを除去する。この際に，チューブ先端を使用して耳道にこびりついた汚れをこそぎとりながら洗浄する。また，耳道骨部に被毛や汚れが残存していれば，鉗子で丁寧に取り除く。最後に耳道内に洗浄液が残らないように，ビデオオトスコープガイド下にて吸引・除去する。耳洗浄は炎症を誘引する可能性があるため，施術後にステロイドを点耳（1日1回5〜10滴／耳で数日間），または内服（抗炎症量で約5日間）するとよい。そしてマッサージによる家庭での耳洗浄の方

Chapter 2 外耳炎

表4 慢性外耳炎の治療方針

○：おおむね必要，△：状況に応じて必要，＊：注意，VO：ビデオオトスコープ

	治療法	正常(耳垢のみ)	紅斑性	紅斑耳垢性	化膿性	過形成性	閉塞性
内科的治療	原因療法		○	○	○	○	○
	対症療法						
	ステロイド点耳		Medium 以下 ＊	Medium 以下 ＊	Medium 以下 ＊	High ＊	High ＊
	内服療法		△ (疼痛管理など)	△ (全身性疾患や皮膚疾患など)	△ (中耳炎など)	○	○
	局所抗菌薬			△ (細胞診次第)	○	○	△ (注入可能ならば)
	耳洗浄	△ (臨床症状と細胞診次第) ＊基本的に不必要		○ (耳垢の溶解が必要)	○	○	△ (注入可能ならば)
	内視鏡処置			△ (耳道骨部の耳垢の堆積など)	△ (中耳炎など)	○	△ (VO可能ならば)
外科的治療(根治療法)						△ (臨床症状と現症次第)	△ (臨床症状と現症次第)

表5 慢性外耳炎治療の goal

原因療法
・主因と副因の同定と対処
・素因の管理
・持続因子の同定と対処
対症療法
・不快感や痛みの管理
・耳洗浄による分泌物と汚れの除去
・炎症の緩和
・感染の管理
・慢性炎症による病理変化の解除(状況に応じて)
飼い主の教育
・病態と治療の理解
・予後の理解

法を指導し，1週間ごとに再診を組み経過観察する。

慢性外耳炎により重度の耳道狭窄があり，フィーディングチューブがしっかり入らず，洗浄ができないことがある。その場合，耳洗浄前にプレドニゾロン(0.5～2 mg/kg/day)かメチルプレドニゾロン(0.4～1.6 mg/kg/day)を1～3週間内服させ，耳道狭窄を解除することが優先される。その後，耳道狭窄が解除できない場合は，内科的治療による管理は難しく，外科的治療の適応になる。

4-2)局所療法

急性外耳炎と同様に慢性外耳炎でも局所療法が治療の基本となる。使用される薬剤は基本的には同じだが，慢性外耳炎に対するグルココルチコイドと抗菌薬の使用について解説する。

4-2-1)グルココルチコイド

慢性外耳炎では，慢性炎症と外耳の病理変化(例：表皮肥厚や過形成性変化など)が重大な問題となる。導入は，できる限り力価の強いステロイド(例：モメタゾンフランカルボン酸エステルなど)から導入するのが治療のコツである(Part2 C2-2「急性外耳炎の診断と治療」の表9)。また，アンテドラックは，上皮深部への浸透に伴って力価の弱いステロイドに分解されてしまう。よって，外耳の病理変化が重度な場合は，ノンアンテドラックを推奨している。さらに，基剤に着目すると，ジメチルスルフォキシド(DMSO)は，通常皮膚を通過しないような薬物でも混合溶液で皮下吸収を促進するため，DMSOを基剤としたフルオロキノロン点耳薬は耳道の過形成を伴う慢性外耳炎を治療するのに非常に有効である[10]。

ただし，長期的にステロイド点耳が必要な場合は，力価の低いグルココルチコイドに後々切り替えた方がよい。ステロイドの局所療法でも体内に吸収され全身

表6 緑膿菌感染に対する抗菌点耳薬の調合例

抗菌薬	溶液	頻度と用量
アミカシン	アミカシン注射液を滅菌水かTris-EDTAで30〜50 mg/mLに希釈[11]	1日1回1mL/耳
トブラマイシン	トブラマイシン注射液を滅菌水かTris-EDTAで8 mg/mLに希釈[11]	1日1回0.15〜0.3 mL/耳
エンロフロキサシン	2.5%エンロフロキサシン注射液を滅菌水で1:4に希釈[12]	1日1回1mL/耳
マルボフロキサシン	1%マルボフロキサシン注射液を滅菌水で1:4に希釈[12]	1日1回1mL/耳
スルファジアジン銀	0.1%スルファジアジン銀溶液(滅菌水かTris-EDTAで希釈)[12]	1日1回1mL/耳
セフタジジム	セフタジジム注射液を100 mg/mLに希釈[12]	1日1〜2回1mL/耳

性に影響を及ぼし，①肝酵素の上昇，②甲状腺ホルモンの低下，③視床下部-下垂体-副腎系(HPA軸)の抑制による多飲多尿などがみられる可能性がある。

4-2-2) 抗菌薬

慢性外耳炎では緑膿菌などのグラム陰性桿菌の関与，バイオフィルムの関与などが多くなり，感染のコントロールが一段と難しくなる。代表的な局所の抗菌薬・消毒薬として，グラム陽性球菌には，クロラムフェニコール，フロルフェニコール，フシジン酸，アミノグリコシド(ネオマイシン，ゲンタマイシン，フラマイセチン)，0.15〜0.2%クロルヘキシジン(犬のみ)などで治療する。グラム陰性菌(特に桿菌)には，第一選択薬として，ポリミキシンB，アミノグリコシド(ネオマイシン，ゲンタマイシン)，0.15〜0.2%クロルヘキシジン(犬のみ)から使用する。治療効果が十分に得られない場合は，細菌培養検査と薬剤感受性試験の結果を元に第二選択薬(Part2 C2-2「急性外耳炎の診断と治療」の表10)を考慮する。また，緑膿菌感染に対する抗菌点耳薬の調合例を**表6**にまとめた。これら抗菌薬に対し，内耳毒性は常に配慮されるべきである。しかしながら，感染所見とともに鼓膜穿孔が観察された場合，内耳毒性を恐れて抗菌薬を断念するよりも感染を除去する方が優先される。

グラム陰性桿菌(特に緑膿菌)にはTris-EDTAの抗菌薬併用療法が有効である。Tris-EDTAを抗菌投与の15〜30分前に耳洗浄液として使用することで，アミノグリコシド，フルオロキノロン，クロラムフェニコール，クロルヘキシジン，スルファジアジン銀の抗菌作用を増強させるという報告がある[10]。また，それら抗菌薬とTris-EDTAを同時に投与しても，ある程度の抗菌増強効果が得られる可能性がある[12]。逆にアミノグリコシドとフルオロキノロンは酸性環境下で効果が減弱化するため，酸性洗浄液との併用は避けるべきである。ただし，耳道は優れた緩衝作用をもつため，洗浄液により変化した耳道内pHはすぐに正常(雄：pH 6.1，雌：pH 6.2)に戻るとされている[12]。

細菌(例：緑膿菌やブドウ球菌)[13-15]や酵母菌(例：*Malassezzia pachydermatis*)[16,17]は，バイオフィルムを形成することが知られている。バイオフィルムを除去する方法は，①物理的・機械的除去，②抗菌薬や殺菌消毒薬の局所塗布，③抗菌薬の内服療法の3つある。局所療法として，Tris-EDTAは耳道内に形成されたバイオフィルムを破壊するのに有効である[15]。

4-3) 内服療法

外耳炎の治療において内服療法が必要な場合がある。その適用は**表7**のとおりである。

表7 内服療法の適応

- 外耳炎が重度で局所療法だけでは反応しない場合
- 中耳炎が併発している場合
- 慢性増殖性変化によって狭窄している場合(薬剤が耳道深部まで届かない)
- 飼い主が局所療法を実施できない場合(コンプライアンスの問題)
- 副作用(薬疹，内耳毒性など)の問題で局所療法を実施できない場合
- 耳に限定されず，他の臓器にも病変が存在する場合
- 潰瘍病変が存在する場合(局所抗菌薬と洗浄液の使用に制限あり)

使用される抗菌薬は，基本的には細菌培養検査によって決定されるべきである。*Staphylococcus*(球菌)に対する第一選択薬は，セファロスポリン(例：セファレキシン22 mg/kg BID)，アモキシシリン・クラブラン酸カリウム(20〜25 mg/kg BID)，クリンダマイシン(10 mg/kg BID)が代表的である。その他にリンコマイシン，セファドロキシルが挙げられる[12]。コンプライアンスや投薬に問題があるときには，セフォベシンを使用することがある。混合感染の場合，ST合剤(25 mg/kg BID)，SO合剤(27.5 mg/kg SID)，フルオロキノロンがよい[12]。しかしながら，フルオロキノロンは培養検査で適切な第一選択薬がない

ときに備えて，第二選択薬として温存したい[12]。

慢性外耳炎の感染を内服療法のみで治療することはできる限り控えたい。その理由として，①抗菌薬による副作用のリスク増大，②耐性菌が発現するリスクの増大，③軽快するまでに時間がかかる可能性があるからである。また，紅斑耳垢性外耳炎では，内服薬の効果が通常よりも低くなる可能性がある。紅斑耳垢性外耳炎の分泌物は耳垢が主体であり，耳垢内に生息する微生物には，内服薬が十分に透過していかない可能性がある[12]。よって，その場合には耳洗浄液と内服薬を併用した方がよりよい効果が得られるかもしれない。

4-3-1) 緑膿菌

緑膿菌（グラム陰性桿菌）に対する抗菌薬は細菌培養検査によって決定されるべきであるが，桿菌に対する第一選択薬として，セファロスポリンとアモキシシリン・クラブラン酸カリウムで経験的に治療できるかもしれない[18]。しかしながら，それらでは十分な効果を得られないことが多い。第二選択薬としてフルオロキノロンが緑膿菌感染に有効である。エンロフロキサシンは有効であるが，シプロフロキサシンとマルボフロキサシンはさらに有効性が高いとされている[19-22]。一般的には緑膿菌に対して，エンロフロキサシン 20 mg/kg，シプロフロキサシン 20 mg/kg，マルボフロキサシン 5 mg/kg，オルビフロキサシン 7.5 mg/kg のいずれかを1日1回で使用する。猫では腎障害のリスクがあるため，マルボフロキサシンが好まれる[23-27]。フルオロキノロンに耐性を示した場合は，局所治療を含めた他の抗菌薬（アミカシン，ゲンタマイシン，トブラマイシン，カルベニシリン，セフタジジムなど）を検討する必要がある[12]。

緑膿菌感染では，バイオフィルムの形成がよく問題になる。N-アセチルシステインは，バイオフィルムの破壊・除去を促し，抗菌薬の浸透性を上昇させる[12]。

中耳炎を伴う場合：中耳炎を伴う慢性外耳炎の治療では，抗菌薬を通常の濃度で投与してしまうと，中耳に到達する抗菌薬到達濃度が低くなる可能性が高い。そのため，通常よりも高濃度（例：エンロフロキサシン 20 mg/kg）で投与した方がよい[12]。治療期間は臨床症状が回復してからさらに1週間投与する[12]。詳細は Part2 C3-2「犬と猫の（急性・慢性）中耳炎の診断と治療」を参照してほしい。

4-3-2) 抗真菌薬

抗真菌薬の内服療法は，マラセチアが関与する重度の紅斑耳垢性外耳炎，または局所療法で治療しても反応性が得られなかった症例で使用される。第一選択薬はケトコナゾール（5〜10 mg/kg SID），イトラコナゾール（5 mg/kg SID），第二選択薬はテルビナフィン（30 mg/kg SID）が挙げられる[28,29]。猫ではイトラコナゾールが第一選択薬である[28,29]。約2週間で改善傾向がみられ，4週間以内に軽快することが多い。そのため，2〜4週間で効果判定としている。臨床症状が軽快した後，1週間投薬を継続することが望ましい。

4-3-3) 抗炎症薬

慢性外耳炎で使用する抗炎症薬として代表的なものは，グルココルチコイドとシクロスポリンである。グルココルチコイドは，プレドニゾロンかメチルプレドニゾロンを使用する。これは強い炎症による痛みが強い症例か，外耳の病理変化を伴う過形成性および閉塞性外耳炎の症例で使用される。通常，プレドニゾロンを抗炎症量（0.5〜1 mg/kg SID）で14日間導入し，臨床症状と皮疹（紅斑，腫脹，潰瘍など）が軽快したら 0.5 mg/kg EOD で14日間投与，その後状況に応じて漸減，休薬する[10]（副作用として多飲多尿などがみられた場合，メチルプレドニゾロンに切り替えている）。重度な耳炎には 1〜1.5 mg/kg SID で導入し，5日間後に EOD に減量し，漸減していく[9]。疼痛が強い症例では，トラマドール（用量は Part2 C2-2「急性外耳炎の診断と治療」を参照）を併用している。シクロスポリンは慢性外耳炎，特に手術が選択肢にできなかった過形成性外耳炎と閉塞性外耳炎の症例で使用するのが望ましい。あるパイロット研究で，シクロスポリン 5 mg/kg BID で12週間継続して治療した結果，臨床症状，聴覚，QOL の改善が得られたとの報告がある[30]。

4-4) フォローアップ

慢性外耳炎では，はじめは7〜14日ごとに再診を組み，状況に応じて期間を延ばし，28〜56日ごとで再診を組む。耳鏡検査で臨床症状（痒み）や皮疹（紅斑，腫脹，潰瘍など）が改善または維持できているかと，細胞診上で炎症と感染所見が消退しているかを評価する。治療は臨床症状と感染所見が消退してから1週間後に終了する。治療期間は通常は4週間，最長で12週間実施する。それでも改善しないものは専門医に紹介するのが望ましい。外耳炎軽快後，無治療で経過観察するか，状況に応じて隔週〜週1回の耳洗浄

表8　慢性外耳炎に対する外科手術の適応や特徴

術式	適応	禁忌	利点	合併症
外側耳道切除術	・低換気状態-垂れ耳，耳道狭窄，被毛 ・垂直耳道の耳垢腺過形成 ・垂直耳道の線維化 ・垂直耳道の腫瘍 ・再発性外耳炎と中耳炎の管理を補助する目的として	・中耳炎を併発している場合 ・水平耳道の狭窄がある場合 ・耳道の増殖性変化と石灰化を伴う場合 ・アトピー性皮膚炎の患者 ・コッカー・スパニエル	・聴覚を温存 ・比較的深刻な合併症が生じづらい手術 ・換気状態が良化 ・分泌物の排膿が良化 ・シャー・ペイで有効（？）	・離開 ・拘縮 ・感染 ・切除後の耳道開口部の狭窄 ・外耳炎の臨床症状の緩和の失敗
垂直耳道切除術	・垂直耳道内側の増殖性変化 ・垂直耳道の耳垢腺過形成 ・垂直耳道の線維化 ・垂直耳道の腫瘍 ・水平耳道と中耳が正常である方がよい （*すでに聴覚の温存が難しい場合は全耳道切除および鼓室胞骨切り術の方が好まれる）	・中耳炎 ・水平耳道の増殖性変化	・垂直耳道の完全除去が可能 ・比較的多くの病変を切除可能	・離開 ・感染 ・切除後の耳道開口部の狭窄 ・外耳炎の臨床症状の緩和の失敗 ・顔面神経麻痺 ・立ち耳ではなくなる可能性
全耳道切除および鼓室胞骨切り術	・慢性（持続性）外耳炎および難治性外耳炎 ・骨髄炎 ・傍耳膿瘍 ・慢性耳道剥離 ・水平耳道の線維化 ・水平耳道の石灰化 ・水平耳道および鼓室胞内の腫瘍，非腫瘍（例：真珠腫） ・すでに聴覚の温存が難しい場合	・聴力が十分にある場合	・成功率（満足度）が高い術式 ・術後追加治療の必要性が最も少ない	・最も合併症が起きる術式 ・離開，排膿，血腫，漿液腫 ・感染 ・顔面神経麻痺 ・前庭障害 ・ホーナー症候群（猫で多い） ・舌下神経障害 ・傍耳膿瘍 ・瘻管 ・聴覚消失 ・難聴 ・耳介の皮膚病

や，隔週〜週1回の耳洗浄とグルココルチコイド点耳（力価の弱い点耳薬）の併用，または抗炎症薬の内服療法（例：シクロスポリン）で長期管理する。

慢性外耳炎は進行性病変（不可逆的変化）へ移行することがあるため，定期的に再診を組んで状況を確認し続けるのが理想的である。よって，予め飼い主に治療過程を丁寧に伝えておくことが重要である。例えば，家庭内洗浄，再診の必要性，疼痛管理，QOLの維持，予後の長期的展望，外科手術の可能性，医療費について十分にインフォームしておくとよい。

5）慢性外耳炎の外科的管理

かつてより外科手術は，不可逆的病理変化をもつ外耳炎に対する救済処置と考えられていた。現在は耳炎管理における補助的治療としても利用される。その適応や特徴を**表8**にまとめた。外科的管理は，主因と副因に対してアプローチされる治療方法ではないことに注意したい。例えば，アレルギー性皮膚炎に起因する耳炎の症例の場合は，耳道を切除してもその周囲の組織に炎症性変化が持続し，痒みが続くことがあるため適応にならない。基本的には，腫瘍性病変や閉塞性外耳炎に対して実施されるべき手術である。

Chapter 2　外耳炎

インフォームド・コンセントにおける注意点

慢性外耳炎では，長期的な管理が必要になるケースが多い。よって，飼い主に病態や検査・治療の内容と必要性，費用，予後（特にQOL），外科手術の可能性（特に合併症のリスク）などについて予め丁寧に説明しておくべきである。また，慢性外耳炎の診断と治療には，専門的知識や経験を必要とすることが多い。よって，難治性を示す場合は，早期に専門医への紹介を検討することが推奨される。

参考文献

1) Cole LK, Kwochka KW, Kowalski JJ, et al. Microbial flora and antimicrobial susceptibility patterns of isolated pathogens from the horizontal ear canal and middle ear in dogs with otitis media. *J Am Vet Med Assoc* 1998, 212(4), 534-538.
2) Spruell J. Treatment of otitis media in the dog. *J Small Anim Pract* 1964, 5(2), 107-122.
3) Shaw S. Pathogens in otitis externa: diagnostic techniques to identify secondary causes of ear disease. *In Practice* 2016, 38(Suppl 2), 12-16.
4) Paterson S. Discovering the causes of otitis externa. *In Practice* 2016, 38(Suppl 2), 7-11.
5) Miller WH, Griffin CE, Campbell KL. Muller and Kirk's Small Animal Dermatology 7th ed. Saunders. 2012.
6) Robson D, Burton G, Bassett R. Correlation between topical antibiotic selection, in vitro bacterial antibiotic sensitivity and clinical response in 16 cases of canine otitis externa complicated by Pseudomonas aeruginosa. *In*: Proceedings of the North American Veterinary Dermatology Forum. 21, p314, 2010.
7) Bischoff MG, Kneller SK. Diagnostic imaging of the canine and feline ear. *Vet Clin North Am Small Anim Pract* 2004, 34(2), 437-458.
8) Trower ND, Gregory SP, Renfrew H, et al. Evaluation of the canine tympanic membrane by positive contrast ear canalography. *Vet Rec* 1998, 142(4), 78-81.
9) Harvey RG, Paterson S. Otitis externa: An essential guide to diagnosis and treatment. CRC press. 2014.
10) Paterson S. Topical ear treatment-options, indications and limitations of current therapy. *J Small Anim Pract* 2016, 57(12), 668-678.
11) Morris DO. Medical therapy of otitis externa and otitis media. *Vet Clin Small Anim Pract* 2004, 34(2), 541-555.
12) Tim Nuttall. Successful management of otitis externa. *In Practice* 2016, 38(Suppl 2), 17-21.
13) Harvey RG, ter Haar G. Ear, nose and throat diseases of the dog and cat. CRC press. 2017.
14) Dunne WM Jr. Bacterial adhesion: seen any good biofilms lately? *Clin Microbiol Rev* 2002, 15(2), 155-166.
15) Pye CC, Yu A, Weese JS. Evaluation of biofilm production by Pseudomonas aeruginosa from canine ears and the impact of biofilm on antimicrobial susceptibility in vitro. *Vet Dermatol* 2013, 24(4), 446-449.
16) Blakenship JR, Mitchell AP. How to build a biofilm: a fungal perspective. *Curr Opin Microbiol* 2006, 9(6), 588-594.
17) Figueredo LA, Cafarchia C, Otranto D. Antifungal susceptibility of Malassezia pachydermatis biofilm. *Med Mycol* 2013, 51(8), 863-867.
18) Bloom P. A practical approach to diagnosing and managing ear disease in dogs. *Compend Contin Educ Vet* 2009, 31(5), 1-5.
19) Nuttall TJ. Use of ticarcillin in the management of canine otitis externa complicated by Pseudomonas aeruginosa. *J Small Anim Pract* 1998, 39(4), 165-168.
20) Wildermuth BE, Griffin CE, Rosenkrantz WS, et al. Susceptibility of Pseudomonas isolates from the ears and skin of dogs to enrofloxacin, marbofloxacin, and ciprofloxacin. *J Am Anim Hosp Assoc* 2007, 43(6), 337-341.
21) Rubin J, Walker RD, Blickenstaff K, et al. Antimicrobial resistance and genetic characterization of fluoroquinolone resistance of Pseudomonas aeruginosa isolated from canine infections. *Vet Microbiol* 2008, 131(1-2), 164-172.
22) Seol B, Naglić T, Madić J, et al. In vitro antimicrobial susceptibility of 183 Pseudomonas aeruginosa strains isolated from dogs to selected antipseudomonal agents. *J Vet Med B Infect Dis Vet Public Health* 2002, 49(4), 188-192.
23) Foster AP, DeBoer DJ. The role of Pseudomonas in canine ear disease. *Comp Cont Educ Pract Vet* 1998, 20, 909-919.
24) Carlotti DN, Guagere E, Koch HJ, et al. Marbofloxacin for the systemic treatment of Pseudomonas spp. suppurative otitis externa in the dog. *In*: Advances in Veterinary Dermatology Vol 3. Kwochka KW, Willemse T, von Tscharner C, eds. Butterworth Henemann. pp463-464. 1996.
25) Cole LK, Papich MG, Kwochka KW, et al. Plasma and ear tissue concentrations of enrofloxacin and its metabolite ciprofloxacin in dogs with chronic end-stage otitis externa after intravenous administration of enrofloxacin. *Vet Dermatol* 2009, 20(1), 51-59.
26) Walker RD, Stein GE, Hauptman JG, et al. Pharmacokinetic evaluation of enrofloxacin administered orally to healthy dogs. *Am J Vet Res* 1992, 53(12), 2315-2319.
27) Kay-Mugford PA, Weingarten AJ, Ngoh M. Determination of plasma and skin concentrations of orbifloxacin in dogs with clinically normal skin and dogs with pyoderma. *Vet Ther* 2002, 3(4), 402-408.
28) Gupta AK, Kohli Y, Li A, et al. In vitro susceptibility to the seven Malassezia species to ketoconazole, voriconazole, intraconazole and terbinafine. *Br J Dermatol* 2000, 142(4), 758-765.
29) Morris DO. Malassezia dermatitis and otitis. *Vet Clin*

North Am Small Anim Pract 1999, 29(6), 1303-1310.
30) Hall J. Oral cyclosporine in the treatment of end state ear disease: a pilot study. *In*: Proceedings of the 18th Annu Meeting Am Acad Vet Dermatol Am Coll Vet Dermatol. p217, 2003.

(今井昭宏)

Chapter 3

中耳炎

1　中耳炎の概要

2　犬と猫の(急性・慢性)中耳炎の診断と治療

3　犬の真珠腫の診断と治療

4　犬の滲出性中耳炎の診断と治療

5　猫の炎症性ポリープの診断と治療

Chapter 3-1 中耳炎の概要

中耳炎とは，中耳に発生した炎症である。中耳は外耳と内耳の間に介在するため，中耳炎は外耳と内耳に波及することがある。そのため，皮膚症状だけでなく神経症状を合併し臨床症状は多彩になり，臨床的総合力が要求されることも少なくない。また，中耳炎はやや過小評価されている傾向にある。実際，一次診療ではあまり遭遇しないように思えるが，その発生頻度は犬の慢性外耳炎の50〜80%とかなり多い[1,2]。健常猫でも14%は中耳炎が存在していたとの報告もある[3]。
　本稿では，ジェネラリストとして臨床的に必要な基礎知識を中心に整理し，犬と猫の主要な中耳炎の概要を解説する。

1) 中耳を知る

　中耳は鼓膜，耳小骨，鼓室（上鼓室，中鼓室，下鼓室），耳管で構成された領域のことである（**図1**）（なお，犬と猫の鼓室胞は下鼓室にあたる）。中耳は外耳から入った音の機械的エネルギーを効率よく内耳に伝えるための経路であり，空気中のエネルギーを液体中のエネルギーに変換する役割を担っている[4]。外耳と中耳を隔てている鼓膜が振動すると，機械的エネルギーが耳小骨を介して蝸牛窓へと伝わる。これらは鼓室内に収まっており，耳管により内圧が均等に保たれている。

　中耳内腔は扁平〜立方上皮で内張りされている。また，中耳の耳管開口部とその付近は線毛を有する上皮で内張りされ，耳管から咽頭（呼吸器）へと連続している。中耳の一部表面には顔面神経や眼に関する交感神経枝が分布しており，上鼓室の一部に鼓索神経（顔面神経由来），岬角に鼓室神経叢（鼓室神経，顔面神経の吻合枝，交感神経枝）などが走行している[5]。

1-1) 防御機構

　中耳は鼓膜によって，外耳からの病原体や異物などの侵入から守られている。さらに基本的な防御機構として，①粘液線毛装置，②サーファクタント（界面活性物質），③常在細菌叢を備えている。粘液線毛装置は粘液層と粘液を産生する杯細胞および線毛を有する線毛上皮細胞からなり，耳管からの微生物や外来物質の侵入を機械的に防いでいる。サーファクタントは本来，表面張力を下げるために存在している。しかし，コレクチンというサーファクタントプロテインは外来物質や微生物と直接結合することができ，貪食細胞と補体を活性化させる能力がある。また，サーファクタントは酸化ストレスから保護するのに重要な役割も担っている。中耳は常在細菌叢により病原菌から守られている。正常犬の中耳内には，*Staphylococcus* spp., *Streptococcus* spp., *Escherichia coli*, *Branhamella* spp., *Bordetella bronchiseptica*, *Enterococcus* spp., *Bacillus* spp., *Clostridium perfringens* が常在して，中耳を保護していると考えられている[6]。

　病原体や異物，腫瘍などは，侵入門戸を通じて中耳に異常を引き起こす。その侵入門戸には，①鼓膜の穿孔による外耳からの侵入，②耳管から上行性に侵入，③鼓室胞壁の侵食による侵入，④血行性または神経経路を介した侵入が挙げられる（**図2**）。犬では①が最も多く，猫では②が比較的多いとされている[6]。

1-2) 障害による中耳の変化

　中耳領域は障害を受けると様々な反応や変化を示す。代表的なものとしては，①炎症（例：鼓膜，中耳の粘膜上皮，耳管など），②鼓膜の治癒，③杯細胞の化生と粘液線毛クリアランスの減損，④鼓室胞壁の骨化生，⑤炎症性ポリープの形成，⑥ホーナー症候群が挙げられる[6]。

　外耳や中耳に炎症があると，鼓膜に炎症を生じることがある。すると鼓膜は肉眼的に充血，出血，肥厚し，結果的に不透明になる。鼓膜炎が持続または重度になると，鼓膜が穿孔してしまう。鼓膜の穿孔は，外傷，突発的な圧力，外耳炎による分解酵素とプレッシャー，慢性寄生虫感染，腫瘍によっても生じる。鼓膜は損傷すると治癒すべく，上皮の移動（epithelial

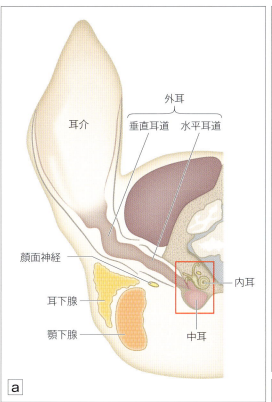
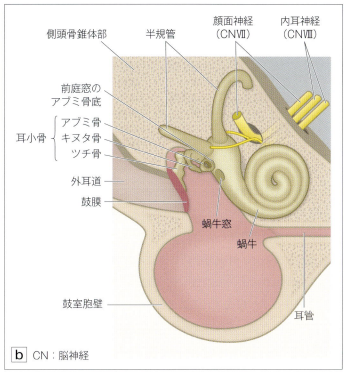
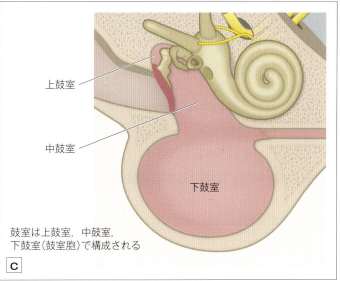

図1　中耳の構造

migration)が生じ，急速に鼓膜の穿孔を修復しようとする．ある実験動物モデルにおいて，2〜5mmの穿孔であれば，9日間で修復されたという報告がある[6]．

中耳炎が慢性化すると，耳管粘膜の線毛を有する細胞が減少することが知られている．慢性炎症により耳管が閉塞し中耳内圧が上昇すると，線毛上皮細胞が減少し，さらに，中耳粘膜骨膜内に杯細胞が顕著に増加したと報告されている．そして，杯細胞から分泌される粘液の粘弾性が上昇し，結果的に粘液線毛クリアランスが減損した．粘液の粘弾性の上昇は，耳管の閉塞，中耳内圧上昇，線毛上皮細胞から杯細胞への化生のさらなる一因になると予想されている[6]．

中耳の感染症では，炎症性メディエーター（例：サ

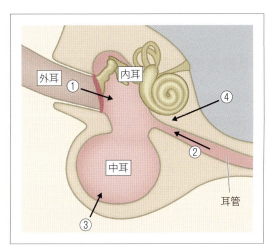

図2　侵入門戸

侵入門戸には，①鼓膜の穿孔による外耳からの侵入，②耳管から上行性に侵入，③鼓室胞壁の侵食による侵入，④血行性または神経経路を介した侵入が挙げられる．

表1　中耳炎の関与を疑う臨床症状

	内耳炎併発	中耳炎	外耳炎併発
臨床症状	捻転斜頸 運動失調 難聴 旋回運動 眼振　など	中耳とその周囲の痛み（口を開けたがらない，硬いものを噛めないなど） 難聴（液体貯留） ホーナー症候群 顔面神経麻痺 滲出液 痒み行動（主に中耳周囲）　など	痒み行動（主に外耳） 頭を振る 耳漏と悪臭　など

イトカインや分解酵素など）が骨膜増生による骨形成や鼓室胞壁の肥厚を引き起こす。すると，鼓室胞の歪みと中耳内腔のボリュームが減少する[6]。また，中耳の炎症が持続すると，骨融解を助長させる可能性もある。

中耳炎が生じると，炎症性反応と過形成性反応により中耳ポリープが形成されることがある。急性中耳炎では，浮腫，充血，炎症細胞浸潤により粘膜骨膜が急速に発達する。慢性中耳炎では，慢性炎症細胞と肉芽組織の集簇によって特徴づけられる粘膜骨膜の発達がみられる。そして，発達した粘膜骨膜から何らかの機序によりポリープが形成されるが，詳細は不明である[6]。耳管や鼻咽頭側で発達したポリープは，嚥下困難や呼吸困難を引き起こすことがある。また，中耳側で発達したポリープは耳漏をはじめとする外耳炎と中耳炎の臨床症状を引き起こしやすい。

中耳炎が生じると，中耳を通過する眼（第三眼瞼，上眼瞼，下眼瞼など）に関する節後交感神経線維が障害されることがある。その結果として，同側に縮瞳，眼球陥入，第三眼瞼突出，眼瞼下垂，顔面の皮膚の末梢血管拡張がみられる。これらをホーナー症候群と呼び，猫では鼓室神経叢の損傷によって顕著に臨床症状が現れる[6]。

2）中耳炎の臨床症状を捉える

中耳炎の臨床症状はやや捉えづらいかもしれない。Littleらの研究によると，中耳炎と診断される前に50％以上の症例で2年以上臨床症状が持続していたと報告されている[2]。また，Fosterらの報告によると，19.5％もの症例では無徴候だが，頭頸部CT撮影時に中耳の異常所見が得られている[7]。中耳炎に関する重要な臨床症状を**表1**にまとめた。

中耳炎が疑われる臨床症状として，口を開けたがらない，硬いものを噛めない，吠えやあくびをしたがらない，おもちゃを咥えたがらないなどがある。また，中耳内の液体貯留により，難聴を来すこともある。この場合は耳介を優しく牽引すると痛みを示す[5]。耳周囲の痛みは中耳炎を疑う臨床的特徴の1つといえるかもしれない。

中耳炎によって神経症状を呈す場合もある。口の横からご飯を食べこぼす場合は，交感神経の損傷（特に猫）を疑う。縮瞳，眼球陥入，第三眼瞼突出，眼瞼下垂などの眼の症状を伴う場合は，ホーナー症候群（特に猫）を考慮する。まれに涙腺に分布する交感神経が障害されると，乾性角結膜炎がみられることがある。また，耳を気にして掻く場合やクーンと鳴いたり，頭や顔面を床や家具などに擦り付けたりして痛みを示す場合は，顔面神経の損傷（主に犬）を疑う。まれに顔面神経麻痺がみられることがある[5]。

中耳炎は外耳炎に起因してみられることが多い（特に犬）ため，外耳炎と関連する臨床症状が実は最も多い。外耳炎の臨床症状（Part2 C2-1「外耳炎の概要」を参照）の中でも，痒み行動，頭を振る，耳漏と悪臭などがよくみられる。

まれに中耳の感染が内耳に波及し，内耳炎を合併することがある。その臨床症状としては，捻転斜頸，運動失調，難聴，旋回運動，眼振などが挙げられる。中耳炎とは無関係な末梢性前庭症状の重要な鑑別診断として，特発性前庭症候群は注意すべきである。内耳炎を合併したときと症状が似ているが，この場合，およそ1〜10日間で徐々に症状が改善する[8]。

飼い主の訴えとして，「耳の痒みと痛み」や「耳漏」が多い。これは外耳炎の症状として認識され，中耳炎が過小評価されることがある。また，中耳や内耳に関連する神経症状を主体とした訴え（例：目がちゃんと開かない，首をずっと傾げているなど）も少なくない。

3）中耳炎を分類する

人では主な中耳炎として，急性中耳炎，慢性中耳

表2　中耳内の腫瘍と非腫瘍性病変

非腫瘍性病変	腫瘍（良性）	腫瘍（悪性）
真珠腫	乳頭状腺腫	扁平上皮癌，未分化癌
コレステリン肉芽腫	頭蓋骨下顎骨骨症	線維肉腫
炎症性ポリープ		リンパ腫

表3　犬・猫の中耳炎の主な原因

犬				猫		
	Primary	Secondary			Primary	Secondary
慢性中耳炎 （*急性中耳炎）	感染-経耳管*	感染*-経外耳道 感染*-血行性（まれ） 寄生虫*（ミミヒゼンダニ） 外傷* 異物* 医原性* 腫瘍 ポリープ 肉芽腫 その他		慢性中耳炎 （*急性中耳炎）	感染*-経耳管	感染*-経外耳道 感染*-血行性（まれ） 医原性 外傷* 異物* 腫瘍 ポリープ 肉芽腫 寄生虫（ミミヒゼンダニ） その他
真珠腫性中耳炎 （後天性真珠腫）	内陥説	上皮化生説 穿孔説 上皮侵入説				
滲出性中耳炎	耳管の機能不全？					

＊：急性外耳炎を引き起こしうる主な原因

炎，滲出性中耳炎，真珠腫性中耳炎の4つに分類される[4,9]。獣医学領域では，来院時には病理学的変化が進行している場合が多く，慢性中耳炎，真珠腫性中耳炎，滲出性中耳炎などがみられる。中耳炎が慢性化し重篤になると何らかの機序により，炎症性ポリープが発生することがある[5,10]。また，中耳内の腫瘍や非腫瘍性病変（表2）がまれに生じることもある[11]。

中耳炎は，病理発生により原発性と続発性に分類される[10]。原発性では経耳管感染により中耳炎が発生する（特に猫）[5,10]。一方，続発性では外耳炎と鼓膜穿孔により感染が外耳から中耳に拡大した結果，中耳炎が発生する（特に犬）[5,10]。また，外傷や腫瘍や肉芽腫などにより二次的に中耳炎が発生することもある。血行性に中耳に感染が拡大することもあるが，非常にまれだと考えられている[10]。

真珠腫は上皮が存在しない鼓室内に上皮細胞が迷入して増殖した非腫瘍性病変で，外層は角化扁平上皮で内張りされ，内部はケラチンで構成される類表皮嚢腫である[12]。基本的には先天性と後天性に分かれるが，ほとんどが後天性である[12]。人では，後天性真珠腫は真珠腫性中耳炎と呼ばれ，慢性外耳炎の一型に分類される[4]。後天性真珠腫は病理発生により一次性真珠腫（鼓膜の一部が陥凹することで起こる）と二次性真珠腫（鼓膜穿孔などにより外耳から中耳に扁平上皮が入り込むことで起こる）に分類される。発症機序として，一次性真珠腫では内陥説，二次性真珠腫では上皮化生説，穿孔説，上皮侵入説など様々な説が提唱されている。犬ではほとんどが二次性真珠腫であると推測されている。森山らの報告によると，本症の発症原因は単一ではなく，様々なメカニズムが関与すると推察されている[13]。

獣医学領域では中耳炎を十分に分類しきれていないが，犬と猫の主な中耳炎の原因を表3にまとめた。なお，筆者の知る限り，猫における真珠腫と滲出性中耳炎の臨床的報告はない。

4）中耳炎を診断する

耳科診療は視診が大切である。しかし，外耳や鼓膜は耳鏡で直接的に評価することができるが，中耳はできない。よって，臨床所見を多角的に評価することで診断を下す。中耳炎の診断は，①臨床症状，②鼓膜の外貌と完全性，③画像診断により中耳の病理変化を立証することに基づいている[14]。また，中耳疾患（例：腫瘍，真珠腫，ポリープ，肉芽腫など）によっては，生検などの精密検査が必要とされる。

鼓膜穿孔は所見として診断的価値が非常に高い。しかし，感染や炎症が存在していたとしても鼓膜は十分

な再生能を有している。そのため，鼓膜が存在しても中耳炎を否定することはできない。正常な鼓膜は半透明で薄くやや張っており，簡単に穿孔することはないが，異常な鼓膜はより不透明で厚くなり，ときに脆くなっている。

5）中耳炎を治療する

中耳炎の内科的治療は，適切に行われれば75％の成功率が得られるとされている[15]。しかし，治癒するまでに数週〜数カ月かかる可能性もあり，治療する飼い主の負担は大きい。中耳炎の内科的治療の基本的手順は**表4**にまとめた。

また，中耳炎治療で重要なことは，病態にあわせて局所療法と全身療法をセンスよく組み込むことである。中耳炎は基本的には局所療法で治療される。しか

表4　中耳炎の内科的治療の基本的手順

1．中耳にアクセスする（必要があれば，鼓膜穿刺や耳内視鏡外科を実施する）
2．細胞診と培養検査を実施する
3．フラッシュと吸引により中耳内を丁寧に洗浄する
4．中耳内に薬液（抗菌薬やグルココルチコイド）を注入する
5．耳処置後より局所療法（例：グルココルチコイドや抗菌薬）で炎症と感染を管理する（必要に応じて全身療法を検討する）
6．週1回〜隔週で再診，必要に応じて耳洗浄を繰り返し実施する
7．再診の間隔を徐々に延ばす

し，局所療法のみでうまくいかない場合は全身療法の適応となる。その他，慢性増殖性変化によって狭窄している場合，局所療法が安全に実施できない場合，内耳炎を合併している場合は全身療法の適応となる。

インフォームド・コンセントにおける注意点

多くの場合，飼い主は知識不足から中耳炎を安易に考えがちである。それにもかかわらず，検査や治療の費用が比較的高額になるため，飼い主の同意が得られず，途方に暮れてしまうことも少なくない。よって，中耳炎の多彩な臨床症状を正確に捉え，病態を丁寧に説明し，検査と治療の重要性をしっかりと納得してもらう必要がある。我々が思っている以上に，飼い主は「どうして？」と思っているのかもしれない。

参考文献

1) Cole LK, Kwochka KW, Kowalski JJ, et al. Microbial flora and antimicrobial susceptibility patterns of isolated pathogens from the horizontal ear canal and middle ear in dogs with otitis media. *J Am Vet Med Assoc* 1998, 212 (4), 534-538.
2) Little CJ, Lane JG, Pearson GR. Inflammatory middle ear disease of the dog: the pathology of otitis media. *Vet Rec* 1991, 128 (13), 293-296.
3) Sula MM, Njaa BL, Payton ME. Histologic characterization of the cat middle ear. In sickness and in health. *Vet Pathol* 2014, 51 (5), 951-967.
4) 永井良三 総監修. 耳鼻咽喉科・頭頸部外科研修ノート 改訂第2版. 診断と治療社. 2016.
5) Paterson S, Tobias K. Atlas of ear diseases of the dog and cat. Wiley-blackwell. 2013.
6) Zachery JF. Pathologic basis of Veterinary disease, 6th Ed. Elsevier. 2017.
7) Foster A, Morandi F, May E. Prevalence of ear disease in dogs undergoing multidetector thin-slice computed tomography of the head. *Vet Radiol Ultrasound* 2015, 56 (1), 18-24.
8) Parker AJ, Chrisman CL. How do I treat? Otitis media-interna in dogs and cats. *Progress in Vet Neurol* 1995, 6 (4), 139-141.
9) 野村恭也 監修, 加我君孝 編. 新耳鼻咽喉科学 第11版. 南山堂. 2013.
10) Harvey RG, Paterson S. Otitis externa: An essential guide to diagnosis and treatment. CRC press. 2014.
11) Sula MJ. Tomors and tomorlike lesions of dog and cat ears. *Vet Clin North Am Small Anim Pract* 2012, 42 (6), 1161-1178.
12) Risselada M. Diagnosis and management of cholesteatomas in dogs. *Vet Clin North Am Small Anim Pract* 2016, 46 (4), 623-634.
13) 森山寛, 本多芳男. 後天性真珠腫の成因, 鼓膜所見, 病態. 耳鼻咽喉科・頭頸部外科 Mook. 1990, 33-45, 金原出版.
14) Harvey RG, ter Haar G. Ear, nose and throat diseases of the dog and cat. CRC press. 2017.
15) Gotthelf LN. Diagnosis and treatment of otitis media in dogs and cat. *Vet Clin North Am Small Anim Pract* 2004, 34 (2), 469-487.

（今井昭宏）

Chapter 3-2 犬と猫の(急性・慢性)中耳炎の診断と治療

　人の主な中耳炎の中には，急性中耳炎と慢性(化膿性)中耳炎があり，感染症(特に細菌)が主な原因である。しかし，獣医学領域において，それらの分類はまだ十分ではなく，いわゆる中耳炎として認知されているようである。さらに，中耳炎自体の認識も浅く，まだまだ学術的に十分とは言えないのが現状である。本稿では，犬と猫の中耳炎について病態，診断，治療について解説する。

1) 中耳炎とは

1-1) 定義

　中耳炎とは中耳に発生した(急性または慢性の)炎症である[1,2]。中耳炎が長期的に持続し，中耳内に慢性変化を伴ったものを慢性中耳炎という[2]。なお，人の中耳炎の急性から慢性への移り行きについては，急性中耳炎発病後3カ月の終わりになっても治療によって耳漏を止めるに至らなかったときに「慢性化した」と考えられている[3]。

1-2) 病因と病態

　中耳炎は病態により，原発性と続発性に分類される。原発性は猫で多くみられ，呼吸器感染をきっかけに耳管を介して上行性に感染する(経耳管感染)と考えられている。原因菌として，*Streptococci* spp., *Staphylococci* spp., *Pasteurella* spp., *Mycoplasma* spp., *Bordetella* spp. などが推察されている[4,5]。猫上部気道ウイルス(カリシウイルス，ヘルペスウイルス)が猫の中耳炎の病理発生の一翼を担うとされているが，ウイルス感染が直接的な原因であるというエビデンスが存在しないのが現状である[6-8]。つまり，上部気道感染において，ウイルスが直接関与して中耳炎を引き起こしているのか，あるいはウイルス性上部気道感染に細菌感染が合併して結果的に中耳炎が生じているのか，病理発生の詳細は不明である。

1-2-1) 猫

　猫では，鼻副鼻腔疾患をもつ場合，上行性に中耳炎が発症すると示唆されている。Detweiler らの報告によると，CT 画像上，正常猫では5.5%(1/18頭)，鼻副鼻腔疾患の猫では28%(13/46頭)で中耳腔内滲出液が検出されている。副鼻腔疾患で最も多かったのは，炎症性疾患と腫瘍である。興味深いことに，中耳炎症状はほとんど示さなかったと報告している[9]。筆者らは，耳管の機能異常が病態に関連していると推測している。

　猫では続発性がまれにみられる。感染(細菌，マラセチア，耳疥癬など)，炎症(外傷性，医原性など)，異物により外耳炎が生じ，鼓膜が穿孔した結果，中耳炎へと波及することが知られている[5]。その後，鼓膜が再生し外耳炎が消退しても，中耳炎が持続することがある。また，猫ではポリープが原因で続発性に中耳炎が生じることもある[5]。病態としては，ポリープが鼓膜を穿孔し二次感染が生じた結果，中耳炎へと波及する[5]。ポリープが中耳内に収まっている場合は，中耳内のポリープ自体の存在により二次感染が起こり，結果的に中耳炎が生じる可能性もある[4,5]。実際に猫のポリープを伴う中耳炎では，*Staphylococcus pseudintermedius*, *Bordetella* spp., *Bacteroides* spp., *Fusobacterium* spp., *Mycoplasma* spp. が分離されている[10]。

1-2-2) 犬

　犬ではほとんどが続発性であり，細菌感染症を伴う慢性外耳炎が原因とされている。慢性外耳炎により鼓膜が脆弱になり，やがて穿孔し中耳炎へと波及するが[5]，その病態は複雑である。

　犬の耳道はL字型であり，外耳の感染により産生された蛋白質分解酵素などを含む滲出液や炎症産物は，水平耳道に蓄積しやすい。すると，滲出液と炎症により鼓膜の上皮とコラーゲンが徐々に壊死し，結果的に鼓膜が薄く脆弱になり，何らかの原因により穿孔する。この穿孔部分を介して，デブリス(落屑物)，耳垢腺分泌物，被毛，微生物，滲出物，薬液などが中耳内に侵入すると，中耳粘膜が組織反応を起こし炎症が

惹起され，結果的に感染を引き起こす。よって，外耳炎が45～60日間持続していると，中耳炎の併発率が高いとされている[5]。

中耳炎の原因菌として，*Pseudomonas aeruginosa*, *S. pseudintermedius*, *Streptococci* spp., *Proteus* spp., *Klebsiella* spp., *Escherichia coli*, 嫌気性菌などが知られている[11-13]。Coleらによると，緑膿菌感染を伴う外耳炎の83％もの症例が中耳炎を併発していると報告している[11]。その他の続発性の原因として，異物性，外傷性，医原性，腫瘍性などが知られている[10]。

1-3）シグナルメント

筆者が知る限り，中耳炎のシグナルメントについては十分な情報がない。年齢については，鼓室胞切開術が行われた中耳炎の猫の平均年齢は，5.5歳齢と報告されている[8]。また，中耳洗浄が施された中耳炎の犬（44頭）の平均年齢は6.1歳齢（最少年齢：1.2歳齢，最高年齢：13歳齢）と報告されている[14]。

2）臨床症状

獣医学領域で急性中耳炎の臨床症状をあまりみることはなく，来院時にはだいぶ時間が経過していることが多く，ほとんどが慢性症状である。しかしながら，異物，外傷性，医原性に急性症状（耳漏や激しい耳痛など）を伴うこともまれにみられる。

猫の原発性中耳炎の多くは，内耳炎が発症するまで明らかな症状が出ないとされている[8]。しかし，頭を振る，前足で耳を掻くなどの症状がみられる可能性はある[4]。また，ときおり，ホーナー症候群や難聴を示すことがある[8]。さらに，猫の原発性中耳炎は，呼吸器疾患（特に鼻副鼻腔疾患）の続発症として生じることが多いため，くしゃみや眼・鼻の分泌物を伴っている可能性があるので確認するべきである[5,9]。

続発性中耳炎では，耳痛がみられ，食事，あくび，口を使う遊びの際の不快感や，片側のみの咀嚼がみられる。また，活発に頭を振る（耳介にダメージを受ける），耳痛が原因で床に耳を擦り付けることがある。そして多くの場合，耳漏がみられる。さらに，中耳炎により神経症状がみられることがある。顔面神経麻痺があれば，同側の口唇と耳の下垂・麻痺，眼瞼裂が広くなり，瞬きができなくなる（図1）。また，中耳炎に

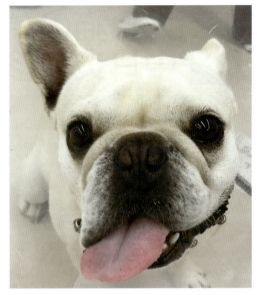

図1　顔面神経麻痺を伴うフレンチ・ブルドッグ
右耳に中耳炎があり，同側に顔面神経麻痺を生じている。右側の口唇の下垂がみられる。

より涙腺に分布する副交感神経が障害されると，中耳炎と同側に乾性角結膜炎が生じることもある。内耳神経の障害があれば，前庭症候群として，捻転斜頚，運動失調，旋回，眼振がみられる。眼に関する交感神経支配の障害（ホーナー症候群）があれば，縮瞳，眼瞼下垂，第三眼瞼突出，眼球陥入がみられる[5,8]。飼い主によっては難聴を訴えることもある[8]。猫では炎症性ポリープに付随する呼吸器症状を伴うことがある（Part2 C3-5「猫の炎症性ポリープの診断と治療」を参照）。

3）検査

3-1）耳鏡検査

中耳炎の耳鏡検査は特異度の高い検査であるが，感度の低い検査である[15]。鼓膜の穿孔がある場合は，診断的価値が高く，中耳炎と臨床的に診断できる（図2）。ただし，実際は分泌物や狭窄などにより鼓膜の状態が正確に評価できないことも少なくない（図3）。Eomらの報告では，221の犬の耳に対し，31％は耳洗浄後でさえ耳道狭窄により鼓膜を評価できなかったとされている[16]。また，耳炎が重度であると，耳鏡検査を許容しないこともある。よって，他の検査系とあわせて総合的な判断が必要になる。筆者は検査感度を少しでも上げるべく，①耳洗浄後の耳鏡検査を丁寧に行う，②無麻酔下でビデオオトスコープを使用し，鼓

膜の確認に努める．③耳道狭窄や疼痛が重度の場合は，グルココルチコイドの内服（0.5 mg/kg/day 10～14日間）や点耳薬で狭窄解除または疼痛緩和をしてから再評価をしている．

中耳炎の症例には，鼓膜が存在していることも少なくない．中耳に炎症や感染があったとしても，鼓膜は再生する能力を有しているからである．また，猫は多くの場合，原発性に発症するため，鼓膜の裏側に中耳炎が潜んでいる可能性がある．正常な鼓膜（図4）は，半透明でパールピンク色を呈しており，ほどよく張りがあるが，異常な鼓膜は，不透明で濁った色を呈しており，張りがなく脆弱である[17,18]．その他の鼓膜の異常所見として，肥厚や充血，外側に膨隆がある場合，ツチ骨柄がみえにくい場合，鼓膜越しに液体や隆起性病変がみられる場合は，中耳炎を疑うべきである[17,18]．

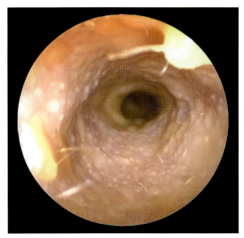

図2　慢性中耳炎のビデオオトスコープ像
水平耳道に耳漏が付着している．また，鼓膜は認められない．
写真提供：犬と猫の皮膚科　村山信雄先生のご厚意による

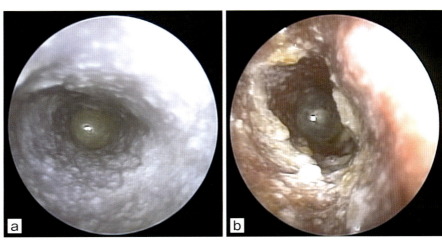

図3　化膿性外耳炎のビデオオトスコープ像
水平耳道深部に耳漏の貯留が認められる．耳漏により観察できないが，鼓膜は肥厚し，残存している．
写真提供：ぱんだ動物病院　田中樹竹先生のご厚意による

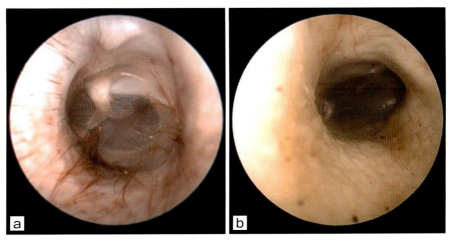

図4　犬と猫の正常な鼓膜
a：犬　b：猫
写真提供：犬と猫の皮膚科　村山信雄先生のご厚意による

Chapter 3　中耳炎

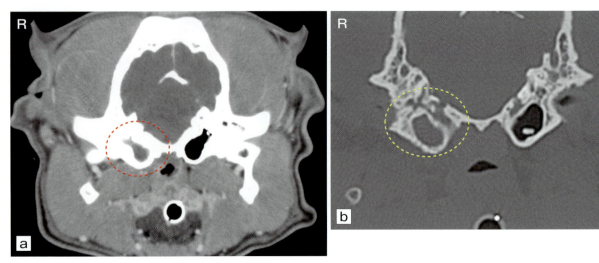

図5　右耳に中耳炎を伴うフレンチ・ブルドッグのCT像
a：造影CT画像（軟部条件）。右鼓室胞内の不透過性亢進がみられる（破線）。
b：骨条件。右鼓室胞壁が虫食い状に破壊されていることが分かる（破線）。

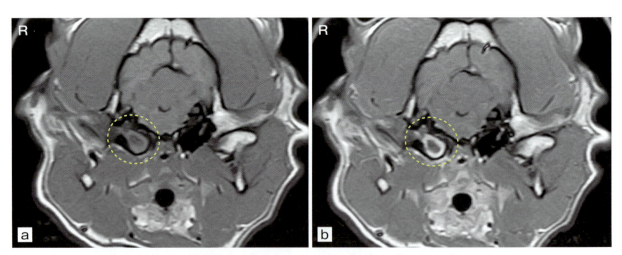

図6　右耳の中耳炎と同側に顔面神経麻痺を呈したフレンチ・ブルドッグのMRI像
a：T1強調画像（造影前）　b：T1強調画像（造影後）
右鼓室胞に沿って造影される粘膜の肥厚が認められる（破線）。なお，MRI検査では骨の変化は分かりにくい。

3-2）画像検査

3-2-1）X線検査

中耳炎のX線検査は特異度の高い検査であるが，感度の低い検査である。中耳腔内は空気で満たされている。よって，基本的には，中耳内の軟部組織，液体，中骨変化を検出するためにX線検査を行うが，中耳炎があったとしても約30％は見逃される可能性がある[19]。中耳炎が早期であるか重症度が低い場合には，過小評価する傾向にある。そのため，中耳炎を見逃さないためにもCT・MRI検査はできる限り実施したい。

3-2-2）CT検査

中耳炎のCT検査は，中耳内の滲出液やポリープなどを検出するために非常に有効な検査である。特に，耳鏡検査がうまくできないときには適応である。CT検査によって，鼓室胞内の不透過性亢進と，鼓室胞壁の骨融解または骨肥厚を確認する[8]（図5）。

ただし，CT検査であっても，中耳炎が早期であるか重症度が低い場合には過小評価してしまう傾向がある[20]。CT検査の偽陽性率は11％で，偽陰性率は17％であると報告されている[21]。

3-2-3）MRI検査

MRI検査は軟部組織の評価に強く，CT検査は骨の評価に強い（図6）。よって，中耳炎か内耳炎によって生じた神経症状を評価する際に適応となる。中耳炎から内耳炎や髄膜炎に波及したと疑われる場合に，MRI検査は非常に有用である[5]（図7）。

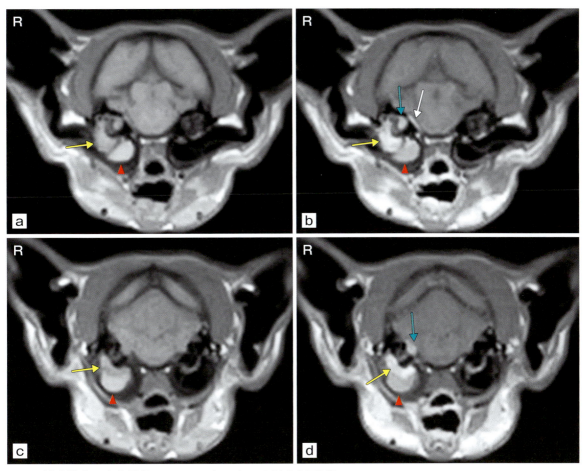

図7 続発性中耳炎を伴うスコティッシュホールドのMRI像
a, c：T1強調画像（造影前）　b, d：T1強調画像（造影後）
右鼓室胞内には、造影される鼻咽頭ポリープの実質部（黄色矢印）と、造影されない液体貯留領域（矢頭）が存在している。右内耳領域にも造影増強効果を認め（青色矢印）、それと連続する髄膜にまで病変が波及している（白色矢印）。鼻咽頭ポリープと、その周囲の細菌性中耳炎およびそこから波及した内耳炎・髄膜炎と診断される。

表1　鼓膜穿刺術の適応

①中耳炎の確定診断
②内圧上昇による耳痛の緩和
③培養や細胞診などのサンプル採取
④排膿と洗浄
⑤薬液の注入

4）診断

中耳炎は、臨床症状と耳鏡検査と画像検査にて臨床診断を下す。耳鏡検査では鼓膜の欠損または鼓膜の外貌をみて、異常所見をみつけることが大切である。画像検査では、中耳内の液体貯留と慢性変化を検出する。慢性変化がないものは急性中耳炎の可能性がある。

確定診断として、必要に応じて鼓膜穿刺術を実施し、中耳内容物を採取して確認後、細胞診や細菌培養検査などを用いて原因菌を特定する。その後、理想的には抗菌薬などの治療反応性をみて評価するとよい。

5）鼓膜穿刺術

鼓膜穿刺術は、検査と治療目的で中耳内にアクセスしたい場合に実施される手技である。鼓膜穿刺術の適応について**表1**に示す。また、手順を以下にまとめた。

なお、穿刺後にポリープや腫瘍がみられた場合、生検を行い、診断を確定する（Part2 C3-5「猫の炎症性ポリープの診断と治療」を参照）。

5-1）鼓膜穿刺術の手順

①画像検査（または耳鏡検査）にて、中耳内の液体貯留と両側性か片側性かも確認しておく
②全身麻酔下で外耳道を丁寧に洗浄する
③滅菌処理されたトムキャットカテーテルの先端を60度の鋭角にカットする
④ビデオオトスコープガイド下で作製したカテーテルを鼓膜の5時から7時方向で、なるべく鼓膜の中心側ではなく、縁側を穿刺する（Part2 C3-4「犬の滲

出性中耳炎の診断と治療」の図5を参照)。この方向に穿刺することで，鼓膜の血管，ツチ骨柄，胚芽細胞のダメージを回避することができる
⑤うまく穿刺できない場合は，CO_2レーザーまたは半導体レーザーで鼓膜に小さく切開を加える
⑥鼓膜穿孔部から無菌のフィーディングチューブなどを通し，病巣部に到達させ，培養と細胞診のためのサンプルを吸引して確保する。うまく出てこない場合(膿汁が少ない場合)は，1 mLの生理食塩水を注入し，その後，吸引してサンプルを確保する。なお，中耳内病変(例：ポリープ，腫瘍，肉芽腫)がみつかれば，生検サンプルを確保する
⑦サンプル確保後，吸引して排膿する。その後，生理食塩水または電解水を用いて中耳内を洗浄する。洗浄する際には優しく行う。また，サクションを用いて吸引するのも効果的である。洗浄の際に穿孔部が十分な大きさになっておらず，膿汁がうまく出ていかなければ，少し拡大するとよい。しかし，拡大しすぎると，穿孔部が修復するのに時間がかかる可能性があるので注意する
⑧処置によって惹起した炎症を抑えるべく，洗浄後は中耳内に1％トリアムシノロンアセトニド水性懸濁注射液を0.1 mL注入する

鼓膜穿刺した穴は，すぐには戻らない。1週間ごとに再診を組み，3～6週間後に鼓膜の再建があるか，何か問題がないかを評価する[22,23]

6)治療

中耳炎は内科的治療として，中耳内洗浄と適切な薬物投与(局所療法と全身療法)が必要となる症例が多い。適切に治療が施されれば，その成功率は75％ともいわれている[5]。内科的治療に反応しない場合，肉芽組織や骨変化が不可逆的なダメージを引き起こしているため，外科手術が必要になる。

獣医耳科学はまだ発展途上であり，治療方法にも多様性があるようである。ここでは，その一例を示している。

7)治療：中耳内洗浄

7-1)中耳内へのアクセス

鼓膜がない場合は全身麻酔をかけ，ビデオオトスコープガイド下でそのまま鼓室内にアクセスできる。しかし，ときに中耳内へのアクセスがうまくいかないことがある。鼓膜がある場合は，前述した鼓膜穿刺術①〜⑤によって中耳内にアクセスする。耳道狭窄によりアクセスが難しい場合，プレドニゾロン内服(0.5 mg/kg/day 10〜14日間)やグルココルチコイド点耳薬により狭窄を予め解除してから，中耳内にアクセスを試みるとよい。

7-2)サンプルを採取する

アクセスする際には，3〜5 Frのフィーディングチューブを用いる。ビデオオトスコープガイド下で中耳内に挿入し，2.5〜5 mLのシリンジでゆっくりと優しく吸引をかけて耳漏のサンプルを採取する。もしサンプルが取れなければ(例：膿汁が少なすぎる)，1 mLの生理食塩水を注入し吸引して，サンプルとして採取する。

膿汁はできる限り中耳(病巣)内のサンプルを採取したい。Coleらによると，水平耳道と中耳内のサンプルをそれぞれ採取して分離された菌の薬剤感受性試験の結果を比較すると，約80％で異なると報告している[11]。よって，成書では，外耳〜中耳まで膿汁があれば，水平耳道のサンプルと中耳のサンプルをそれぞれ採取し，薬剤感受性試験をする方がよいと書かれている[8]。

7-3)細胞診と細菌培養検査

中耳から採取したサンプルの細胞診では，細菌や炎症細胞などがみられる。中耳炎のサンプルは混合感染であることが多く，球菌や桿菌だけでなく，ときにマラセチアも検出されることがある。犬の中耳の細菌は，*S. psuedintermedius*(グラム陽性球菌)や*P. aeruginosa*(グラム陰性桿菌)が検出され，薬剤耐性が問題になることが多い(猫の中耳炎では耐性菌で困ることは少ない)。そのため，グラム染色にて染め分け，細菌培養検査と薬剤感受性試験の結果が出る前に経験的治療に反映させるとよい。

細菌培養検査は感染症を同定するのに，細胞診よりも感度の高い検査として考えられている。細胞診で細菌が出ていなくても，細菌培養検査では検出されることがある。逆に細胞診で細菌が出ているのに，細菌培養検査では陰性となることもあるかもしれない。そのときは何かしらのエラーがあったと判断し，再度細菌

培養検査を行うべきである。また，細菌培養検査結果と臨床結果があわないことがあるかもしれない。検査は完璧なものではない。その場合は，もう一度原点に立ち返り，臨床所見と細胞診の検査結果とあわせて総合的な見解を得るよう心掛ける。

7-4）中耳内洗浄の手技

中耳内洗浄は，中耳炎治療の中で最も重要な処置である。中耳内に膿汁が存在すると，治療したくても点耳薬がうまく浸透しない。また，膿汁が中耳の粘膜骨膜に接触していると，膿汁内の化膿性滲出物や多くの分解酵素により，中耳炎が持続してしまう。さらに，バイオフィルムが形成されると，細菌や分解酵素などを中耳内にトラップしてしまう。よって，治療の基盤をつくるためにも，洗浄により物理的に膿汁を除去する必要がある。

中耳内洗浄ではビデオオトスコープのチャネルから3～5Frのフィーディングチューブを挿入し，ビデオオトスコープガイド下で中耳腹側にアプローチし，洗浄液を1mL（または2.5mL）シリンジを用いて，優しくフラッシュして吸引する[5]。または，フラッシュと吸引を細かく繰り返し，水流を生み出し，汚れを落とす方法もある。この際，過剰に水圧を掛けると，耳小骨，前庭窓，蝸牛窓が障害され，前庭障害，顔面神経麻痺，ホーナー症候群，内耳炎を合併する可能性がある[18]。このため，Gotthelfは「low volume low pressure」での耳洗浄を推奨している[5]。なお，洗浄液としては，生理食塩水，Tris-EDTA，電解水などを体温ぐらいに温めて使用する。筆者は抗菌コントロールのために，Tris-EDTAと電解水を優先して使用している。最後に，中耳腔内に洗浄液が残らないように吸引する。

中耳内洗浄時に耳垢が堆積している場合があるが，状況に応じて2～5倍希釈した耳垢溶解液を使用することがある。しかし，耳垢除去後には，生理食塩水，Tris-EDTA，電解水などで十分に洗浄する必要がある。さらに，最後に中耳腔内に洗浄液が残らないように吸引する。

一方，Palmeiroらの報告では，「high volume moderate pressure」での耳洗浄を推奨している[14]。これは，十分な液量を用い，優しくしっかりとしたフラッシュを内耳が障害されない程度に行うということである。この報告では，洗浄液は60mLのうち，生理食塩水と耳垢溶解液を1：1でブレンドしたものを使用し，洗浄後は抗菌薬と耳洗浄で管理していた。また，50％以上の犬はグルココルチコイドで治療された。すると，82％（36/44頭）で中耳炎が軽快し，軽快するまでの平均期間は118日と報告している[14]。

7-5）薬液の注入

中耳腔内へ直接薬液を注入すると，数日間とどまり，高濃度で薬剤を効かせることができる[5]。犬と猫の下鼓室は深く，さらに，耳管が中鼓室領域の内側に開口しているので，抗菌薬などが注入されるとなかなか外へ逃げていかない。薬液はフィーディングチューブで中耳腹側にアプローチして，外耳に漏れ出るぐらいまで注入する。投与量は個体の大きさに依存するが，推定量は0.1～0.3mLで1mLは超えない。

注入する薬液は術者によって意見が分かれるところだが，基本はグルココルチコイドを選択している。これは，耳洗浄や処置により中耳に炎症を惹起してしまっている可能性が高いからである。また，感染症が耳炎の慢性変化を基盤として持続しているため，慢性炎症の管理を優先すれば，感染症は耳洗浄のみで十分に管理ができると推察しているからである。グルココルチコイドの局所療法として，1％トリアムシノロンアセトニド水性懸濁注射液，デキサメサゾンリン酸エステルナトリウム（4mg/mL），フルオシノロン（Synotic®）のうち，いずれかを中耳内に注入して処置を終了としている。

7-6）処置後の耳洗浄

骨部外耳道や中耳内は，通常のマッサージによる洗浄では耳の中の汚れを十分に除去できない。よって，処置後も定期的に（基本は週1回～隔週）3～5Frフィーディングチューブを用いて無麻酔で耳洗浄を行うと，より良好に管理できる。洗浄液は安全で感染症の管理もできる電解水を推奨している。なお，耳垢は電解水で溶けないため，状況に応じて耳垢溶解液で洗浄後，電解水か生理食塩水で十分に洗浄して，耳垢溶解液を外耳と中耳内にできるだけ残さないように配慮している。

緑膿菌感染であっても，耳洗浄，抗菌薬，耳炎の原因の対処ができれば，通常はすぐに軽快する[24]。筆者の経験上ではあるが，耳洗浄と炎症の管理のみで軽快することも決して少なくない。それほど中耳炎に対す

7-7) 処置後のグルココルチコイド

グルココルチコイドは①中耳粘膜の炎症と滲出液を抑制する，②中耳粘膜の肉芽腫性変化を抑える，③中耳内で分泌される粘液を抑制し，粘稠性を低下させる，④耳管の腫脹を抑え，排液しやすくする作用がある[5]。しかし，副作用があるため，糖尿病，副腎皮質機能亢進症，ニキビダニ症，妊娠の有無などには常に留意する必要がある。

一般的には，中耳炎は全身療法で管理することが多いかもしれない。プレドニゾロンかプレドニゾン（1～2 mg/kg SID）を1～2週間，その後，様子をみて0.5 mg/kg EODに漸減後，休薬する[5]。また，プレドニゾロン以外にメチルプレドニゾロン（0.8 mg/kg/day）やトリアムシノロン（0.1～0.2 mg/kg/day）も使用されることがある[20]。

局所療法で管理する方法もある。グルココルチコイドの点耳薬（水溶性，例：Synotic®）を1日1回0.5～1 mLで数週間，外耳から点耳する方法もある。その後，様子をみて頻度を漸減する。多くの場合，局所療法のみでも十分に治癒する。

7-8) 処置後の抗菌薬

抗菌薬は原因菌を除去するために投与される。処置後，全身療法で治療するか局所療法で治療するかは，意見が分かれる。

局所療法は最小発育阻止濃度（MIC）の何倍も高濃度の抗菌薬を投与できるが，抗菌薬が接触しない肉芽組織の中にトラップされた菌などには浸透していかない可能性がある。これは，全身療法ならば血行性に到達することができる。しかし，全身療法は中耳への薬剤移行性が低く，薬用量の最大量で投与しないと有効性が得られないことがある。また，全身療法は，耳垢や耳漏内にトラップされた細菌への浸透性はさらに低くなると予想される。逆に局所療法であれば，耳道か中耳腔内の分泌物に対して直接接触し，浸透する可能性がある。よって，最も有効な中耳炎抗菌薬治療は，局所抗菌薬投与と内服抗菌薬のコンビネーションであるのかもしれない。しかし，筆者の経験上，耳道が重度に狭窄していなければ，局所療法のみの治療で，おおむね軽快している。よって，状況に応じて，全身療法と局所療法を使い分けるとよいだろう。

全身療法として使用する抗菌薬は，薬剤感受性試験の結果で決定する。抗菌薬は基本的には3～4週間は投与するが，より長期的になる可能性もある[24]。薬用量は最大量で投与しないと有効性が得られない可能性があるので，注意が必要である。例えば，エンロフロキサシンは通常は5 mg/kgで経口投与するが，中耳の緑膿菌治療において，0.5 μg/mLのMICに達するためには，20 mg/kgで経口投与する必要がある。

局所療法は，中～大型犬では1～1.5 mLの抗菌薬（水溶液）を1日1～2回で点耳する。使用される抗菌薬は，ゲンタマイシン[25,27]，ペニシリンG[25]，フルオロキノロン系（シプロフロキサシン，エンロフロキサシン，マルボフロキサシン）[25,26]，カルベニシリン[8]，チカルシリン[8]，セフタジジム[8]，メロペネム[8]などがある。もしも，抗真菌薬の投与が必要であれば，クロトリマゾール[25,26]，ミコナゾール[26]を中耳内に投与している。

7-9) 疼痛管理

中耳炎は痛みがある。疼痛管理が必要な場合には，トラマドール（犬：1～4 mg/kg BID～TID，猫：4 mg/kg BID）を1週間，併用している。

8) 再診

中耳炎の再診時には，水平耳道と中耳の膿，粘液，液体の有無と鼓膜の有無を確認する。はじめは週1回で再診を組む。再診時，分泌物が存在すれば，中耳内洗浄を実施する。通常は2～4週間以内には耳炎が軽快し，耳漏の分泌も減少する。最終的に，外耳と中耳の分泌物が消退すれば，中耳内の炎症と感染は軽快したと判断される。その際に確認でCT検査を実施できると，なおよい。軽快後は中耳炎の治療はいったん休止し，隔週で再診を組み，モニターする。その後は状況に応じて，再診の間隔を延長していく。ただし，再発する症例も少なくない。よって，洗浄と再診のペースは，症例に応じて決定することが望ましい。

鼓膜が再建しているか，処置後3～6週間で評価する。鼓膜再生に4カ月を要した症例も報告されている[22]。鼓膜の胚上皮や血液供給が重度に損なわれていれば，鼓膜は永久に穿孔する可能性もある[22]。

9）バイオフィルム

バイオフィルムとは，生物または非生物の表面に固着した微生物の集合体のことである[28]。細菌（例：ブドウ球菌と緑膿菌）[29]と酵母菌（例：マラセチア）[30]によって，外耳または中耳にバイオフィルムが形成される。臨床的には，粘稠性があるスライム状の耳漏で，茶褐色か黒色を呈している[24]。細胞診では好塩基性を呈し，不定形のベール状の物質としてみられる[24]。実際に，臨床的にはバイオフィルムの存在を推測できても，確認できないことが多い。これがさらに治療を難しくしている。

バイオフィルムは，洗浄効果の軽減，抗菌薬の浸透の阻害，微生物の保護とともに，耐性菌を発生しやすくする臨床的に非常に厄介な存在である[24]。しかし，バイオフィルムは，徹底的な洗浄と吸引によりある程度，物理的な除去が可能である[24]。よって，外耳と中耳にバイオフィルムが形成された症例では，徹底的な耳洗浄によりできる限り汚れを落とし，バイオフィルムに高濃度の抗菌薬が接触できるようにすることが治療のコツである。しかし，仮にバイオフィルムにより抗菌薬の浸透が阻害されたとしても，局所療法で高濃度の抗菌薬を投与すれば，バイオフィルムを破壊することは可能である[24,29,30]。そのため，頻度も1日1回の局所療法よりは1日2回が推奨される[8,24]。さらに，全身療法を行うならば，できるだけ上限に近い用量で加えると，なお効果的である。

局所療法として，Tris-EDTAは有効である[8,24]。Tris-EDTAは *in vitro* で緑膿菌のバイオフィルムを破壊したと報告されている[31]。また，全身療法として，N-アセチルシステインは，中耳内のバイオフィルムと粘膜の溶解を助長する[24]。さらに，N-アセチルシステインとブロムヘキシンは粘液を液化する効果があるとされている[24]。このため，バイオフィルムで難治化している症例では，併用しながら治療することがある。

10）内耳毒性

内耳毒性（ototoxicity）とは，内耳構造（蝸牛，前庭，半規管，内耳機能）を障害しうる薬剤と化学物質の性質と定義される[32-37]。局所療法や全身療法で使用される薬剤や，耳洗浄液に含まれる化学物質などには，内耳毒性をもつものがあるので，中耳炎治療で用いる際には細心の注意が必要である。

内耳毒性は，蝸牛や前庭器の有毛細胞のダメージにより生じる[5]。蝸牛に主に毒性を示す性質を蝸牛毒性（cochleotoxic）といい，前庭器官に主に毒性を示す性質を前庭毒性（vestibulotoxic）という[8]。蝸牛にダメージが及ぶと難聴がみられる。また，前庭にダメージが及ぶと，前庭症状（水平眼振，捻転斜頸，旋回運動，斜視，悪心，食欲不振）がみられる[34-39]。前庭症状は前庭が障害されてからおよそ10分と，かなり急性に症状を示す可能性がある[34-39]。生じてしまった症状（特に捻転斜頸）は，永続的になる可能性がある[5,8]。

鼓膜が穿孔または欠損すると，中耳内に入った薬剤が蝸牛窓を介して内耳に到達する可能性がある。中耳炎が起きているとき，蝸牛窓からの透過性が上昇する。これは，滲出液に含まれる酵素が蝸牛窓を覆う上皮を浸軟させるため，透過性が上昇するとされている。透過性が上昇すると，炎症メディエーター，毒素，薬物などが内耳に到達しやすくなる。蝸牛窓を透過すると，コルチ器の外リンパに入る。やがて，有毛細胞に接触し，知覚する細胞が変性し，最終的に臨床症状を現す。興味深いことに，中耳炎の慢性期では蝸牛窓の上皮が肥厚するため，内耳毒性物質の透過性をブロックする可能性がある。よって，慢性期の方が薬剤による内耳毒性は生じにくいかもしれない[5,8]。

内耳毒性は濃度依存性（用量依存性）である[34-39]。ゆえに，可能な限り内耳毒性物質を回避し，内耳毒性のある薬剤の濃度と頻度を減らすことでリスクを軽減することができる[34-39]。また，再診の際に前庭症状に素早く気付き休薬することができるように，注意深く観察することが重要である。

中耳炎治療では，内耳毒性の可能性がある局所治療薬や耳洗浄液（**表2**）に対するリスクと治療のベネフィットの評価は常に考慮する必要がある。例えば，多剤耐性緑膿菌に対してアミノグリコシド系抗菌薬が有効であれば，内耳毒性の可能性に配慮しつつ，中耳内に注入して治療することはよくあることである。よって，必ずしも「内耳毒性がある薬剤を中耳内に使用してはいけない」わけではない。状況に応じて臨機応変に対応することが，耳科診療では重要である。

表2　耳炎で用いる主な薬剤と洗浄液の内耳毒性

薬剤または洗浄液	用途	備考
プロピレングリコール	基剤	・中耳の刺激性 ・前庭の毒性
スクアレン	耳垢溶解液	・安全である
過酸化尿素 ジオクチルソジウムスルホサクシネート トリエタノールアミン	耳垢溶解液	・内耳毒性の可能性あり
生理食塩水	洗浄液	・安全である
クロルヘキシジン	洗浄液（0.2%，犬のみ） 洗浄液（0.15%，犬のみ）	・明らかな副作用はないが注意する ※猫は禁忌（蝸牛と前庭の有毛細胞の変性）
ポピドンヨード	洗浄液	・蝸牛と前庭に毒性あり
酢酸	洗浄液（5%） 洗浄液（2〜2.5%）	・中耳の刺激性 ・酢酸2〜2.5%であれば，エビデンスに欠けるが，安全であると考えられている
Tris-EDTA	洗浄液	・安全である
電解水	洗浄液	・明らかな副作用はない ※エビデンスが少ない
アミノグリコシド	点耳薬（ゲンタマイシン） 点耳薬（ゲンタマイシン以外）	・ゲンタマイシンは安全である ・ゲンタマイシン以外は内耳毒性の可能性あり
フルオロキノロン	点耳薬（特にシプロフロキサシンとマルボフロキサシン）	・基本的には安全である ※エビデンスがまだ少ない
クロラムフェニコール	点耳薬	・猫で内耳毒性あり。犬は不明（部分的蝸牛機能低下）

11）予後

通常，早期に発見し，原因を同定し，適切に治療されれば，予後は良好である。前庭障害（捻転斜頚，軽度運動失調）は持続する可能性があるが，すぐに慣れて普通に生活を送れる。さらに，顔面神経麻痺やホーナー症候群のような神経症状もみられるが，これも持続してしまう可能性がある[20]。

中耳炎と内耳炎を伴う症例では，側頭骨錐体部（petrous temporal bone）と鼓室胞壁（osseous bulla）の骨髄炎を発症することがある。ときおり，その感染が前庭と蝸牛や顔面神経から脳幹に上行性に到達し，脳幹膿瘍や髄膜炎を引き起こし，中枢性前庭症状を示す可能性がある[20]。

インフォームド・コンセントにおける注意点

中耳炎は，過小診断されがちである。臨床症状や耳鏡検査などから中耳炎が疑われるならば，早期発見，早期治療されれば，予後はよくなる可能性が高いことを伝え，積極的に診断（例：画像検査）と治療することを推奨する。

参考文献

1) Zachery JF. Pathologic basis of veterinary disease, 6th Ed. Elsevier. 2017.
2) Paterson S, Tobias K. Atlas of ear diseases of the dog and cat. Wiley-blackwell, 2013.
3) 野村恭也 監修，加我君孝 編. 新耳鼻咽喉科学 第11版. 南山堂，2013.
4) Kennis RA. Feline otitis: Diagnosis and Treatment. *Vet Clin North Am Small Anim Pract* 2013, 43 (1), 51-56.
5) Gotthelf LN. Diagnosis and treatment of otitis media in dogs and cat. *Vet Clin North Am Small Anim Pract* 2004, 34 (2), 469-487.
6) Veir JK, Lappin M, Foley JE, et al. Feline inflammatory polyps: historical, clinical, and PCR findings for feline calici virus and feline herpes virus-1 in 28 cases. *J Feline Med Surg* 2002, 4 (4), 195-199.
7) Klose TC, MacPhail CM, Schultheiss PC, et al. Prevalence of select infectious agents in inflammatory aural and nasopharyngeal polyps from client-owned

cats. *J Feline Med Surg* 2010, 12 (10), 769-774.
8) Harvey RG, ter Haar G. Ear, nose and throat diseases of the dog and cat. CRC press, 2017.
9) Detweiler DA, Johnson LR, Kass PH, et al. Computed tomographic evidence of bulla effusion in cats with sinonasal disease: 2001-2004. *J Vet Intern Med* 2006, 20 (5), 1080-1084.
10) Gotthelf LN. Small animal ear diseases: an illustrated guide, 2nd Ed. Elsevier Saunders, 2005.
11) Cole LK, Kwochka KW, Kowalski JJ, et al. Microbial flora and sensitivity patterns of isolated pathogens from the horizontal ear canal and middle ear in dogs with otitis media. *J Am Vet Med Assoc* 1998, 212 (4), 534-538.
12) Jordan DG. Azithromycin. *Comp Cont Ed Vet Pract Vet* 2001, 21 (3), 242.
13) Colombini S, Merchant SR, Hosgood G. Microbial flora and antimicrobial susceptibility patterns from dogs with otitis media. *Vet Dermatol* 2000, 11 (4), 235-239.
14) Palmeiro BS, Morris DO, Wiemelt SP, et al. Evaluation of outcome of otitis media after lavage of the tympanic bulla and long-term antimicrobial drug treatment in dogs: 44 cases (1998-2002). *J Am Vet Med Assoc* 2004, 225 (4), 548-553.
15) Little CJ, Lane JG. An evaluation of tympanometry, otoscopy and palpation for assessment of the canine tympanic membrane. *Vet Rec* 1989, 124 (1), 5-8.
16) Eom K, Lee H, Yoon J. Canalographic evaluation of the external ear canal in dogs. *Vet Radiol Ultrasound* 2000, 41 (3), 231-234.
17) Gotthelf LN. Examination of the ear. *Clinician's brief* 2016, 64-72.
18) Radlinsky MG. Advances in otoscopy. *Vet Clin North Am Small Anim Pract* 2016, 46 (1), 171-179.
19) Parker AJ, Chrisman CL. How do I treat? Otitis media-interna in dogs and cats. *Prog Vet Neurol* 1995, 6 (4), 139-141.
20) Harvey RG, Paterson S. Otitis externa: An essential guide to diagnosis and treatment. CRC press, 2014.
21) Love NE, Kramer RW, Spodnick GJ, Thrall DE. Radiographic and computed tomographic evaluation of otitis media. *Vet Radiol Ultrasound* 1995, 36 (5), 375-379.
22) Faulkner JE, Budsberg SC. Results of ventral bulla osteotomy for the treatment of middle ear polyps in cats. *J Am Anim Hosp Assoc* 1990, 26 (5), 496-499.
23) Cox CL, Slack RWT, Cox GR. Insertion of a transtympanic ventilation tube for the treatment of otitis media with effusion. *J Small Anim Pract* 1989, 30 (9), 517-519.
24) Tim Nuttall. Successful management of otitis externa. *In Practice* 2016, 38 (Suppl 2), 17-21.
25) Paterson S, Payne L. Brain stem evoked auditory responses in 37 dogs with otitis media before and after topical therapy. *Vet Dermatol* 2008, 19, S30.
26) Mansfield PD, Miller SC. Ototoxicity of topical preparations. *In*: Small animal ear diseases: an illustrated guide. Gotthelf LN, eds. Saunders. pp145-154, 2000.
27) Strain GM, Merchant SR, Neer TM, et al. Ototoxicity assessment of gentamicin sulphate otic preparation in dogs. *Am J Vet Res* 1995, 56 (4), 532-538.
28) Blakenship JR, Mitchell AP. How to build a biofilm: a fungal perspective. *Curr Opin Microbiol* 2006, 9 (6), 588-594.
29) Walker M, Singh A, Weese JS. Bacterial biofilms. *Clinician brief* 2017, 103-108.
30) Figueredo LA, Cafarchia C, Otranto D. Antifungal susceptibility of Malassezia pachydermatis biofilm. *Med Mycol* 2013, 51 (8), 863-867.
31) Pye CC, Yu A, Weese JS. Evaluation of biofilm production by Pseudomonas aeruginosa from canine ears and the impact of biofilm on antimicrobial susceptibility in vitro. *Vet Dermatol* 2013, 24 (4), 446-449, e98-99.
32) Strain GM. Aetiology, prevalence and diagnosis of deafness in dogs and cats. *Br Vet J* 1996, 152 (1), 17-36.
33) Strain GM. Deafness in dogs and cats. Strain GM, eds. CABI. 2011.
34) Rybak LP, Kanno H. Ototoxicity. *In*: Otorhinolaryngology: head and neck surgery, 15th edn. Ballenger JJ, Snow JJB, eds. Williams & Wilkins. pp1102-1108, 1996.
35) Oishi N, Talaska AE, Schacht J. Ototoxicity in dogs and cats. *Vet Clin North Am Small Anim Pract* 2012, 42 (6), 1259-1271
36) Pickrell JA, Oehme FW, Cash WC. Ototoxicity in dogs and cats. *Semin Vet Med Surg (Small Anim)* 1993, 8 (1), 42-49.
37) Merchant SR. Ototoxicity. *Vet Clin North Am Small Anim Pract* 1994, 24 (5), 971-980.
38) Venker-van Haagen AJ. The ear. *In*: Ear, nose, throat and tracheobronchial diseases in dogs and cats. Venker-van Haagen AJ, eds. Schlütersche Verlagsgesellschaft. pp1-50, 2005.
39) Mills PC, Ahlstrom L, Wilson WJ. Ototoxicity and tolerance assessment of a TrisEDTA and polyhexamethylene biguanide ear flush formulation in dogs. *J Vet Pharmacol Ther* 2005, 28 (4), 391-397.

（今井昭宏）

Chapter 3-3 犬の真珠腫の診断と治療

真珠腫は「腫」と記述されるが腫瘍ではない。しかし，この病変は中耳内で進行性に拡大するアグレッシブな性質を持ち合わせている。獣医学領域において，慢性中耳炎の11%は真珠腫であったと報告されている[1]。このことから真珠腫は過小診断されていると示唆されている[2]。
本稿では，真珠腫について精通するべく，真珠腫の病態，診断，治療について概説する。

1）真珠腫とは

1-1）定義

真珠腫（cholesteatoma）とは中耳内に拡張性に発生する類表皮嚢腫で，外層は角化重層扁平上皮（真珠腫母膜）により内張りされ，内腔は角化上皮落屑物が貯留したものである[3]（図1）。

1-2）病因と病態

真珠腫は上皮が存在しない鼓室内に上皮細胞が迷入して増殖した非腫瘍性病変で，"Skin growing in the wrong place"といわれている[4]。真珠腫は先天性と後天性に分類され，犬の過去の報告ではすべて後天性真珠腫であった[3]。後天性真珠腫の発症には，感染と炎症が重要な役割を担っている[5]。

後天性真珠腫は一次性（原発性）と二次性（続発性）とさらに細分化される[3]。一次性真珠腫は，耳管の機能不全による鼓室換気不全が原因で起こる[3]。また，二次性真珠腫は，慢性中耳炎や外傷の合併症として発症すると考えられている[3]。その病理発生は未だに解明されていないが，様々な仮説が存在する（図2）。

一次性真珠腫の病理発生として内陥説（retraction theory）が有力である[3]。内陥説によると，耳管の機能不全により鼓膜が鼓室側に内陥することで真珠腫が

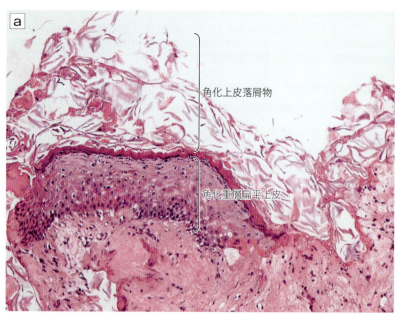
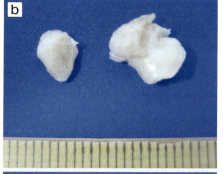
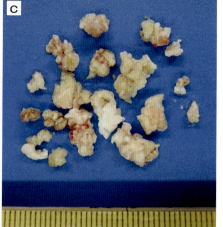

図1　真珠腫の所見
a：病理組織像
b，c：外科手術によって摘出された真珠腫
写真提供：東京大学　内田和幸先生ならびにジェームズ・チェンバーズ・ケン先生のご厚意による

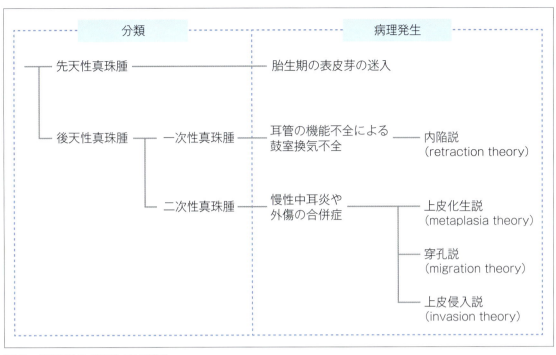

図2　真珠腫の分類と病理発生

発症するとされている[3]。また，二次性真珠腫の病理発生として上皮化生説(metaplasia theory)，穿孔説(migration theory)，上皮侵入説(invasion theory)が有力である[3]。上皮化生説では，慢性炎症により中耳内の線毛を有する呼吸上皮が重層扁平上皮に化生することで真珠腫が発症するとされている[3]。穿孔説では，鼓膜が破けた結果，外耳道の重層扁平上皮が鼓室胞内に移行し，そして，慢性炎症により重層扁平上皮からケラチンが産生され真珠腫が生じるとされている[3]。最後に，上皮侵入説によると，鼓膜の角化上皮細胞が基底膜を突破して鼓室の上皮下に侵入することで真珠腫が発症するとされている[3]。

犬の真珠腫の病態として現在最も多くみられるのは，耳道閉塞を伴う慢性外耳炎が生じ，鼓膜が穿孔して中耳炎が発症し，その後，慢性中耳炎の合併症として真珠腫が発生するパターンであると考えられている[3]。また，耳管機能不全から真珠腫が発生するパターンは，短頭種で比較的好発していると推測されている[6]。これは，耳管の機能不全以外にも鼓室内が陰圧になりやすい頭部の解剖学的要因が関連していると考えられる[6]。

1-3) シグナルメント

犬では症例数が少ないため，好発犬種，性差，年齢について有意差を示す報告はない。しかしながら，短頭種(フレンチ・ブルドッグ，パグ)，スパニエル系，レトリーバー系で比較的多いとされる[3,7]。性差については人では男性が多く，犬でも雌よりも雄で多いとされている[3,7]。真珠腫は中〜高齢でみつかることが多いが，過去の報告によると2〜12歳齢と幅広い[3]。また，本邦の報告では4〜12歳齢で，平均8.2歳齢と報告されている[7]。

2) 臨床症状

犬の真珠腫では，慢性外耳炎でみられる症状を示すことが多い。例えば，耳漏，耳の痒みと痛み，頭を振る，頭を床に擦り付けるなどがある。Greciらと筆者らの報告によると，耳漏は約73％と最も多かった[7,8]。

真珠腫性中耳炎の症状として，顔面神経麻痺(約45.5％)や開口時の不快感(約54.5％)，開口不全が挙げられる[8]。また，約15％の症例で，内耳が関連する神経症状(末梢性前庭性運動失調や捻転斜頚，眼振など)がみられると報告されている[9]。さらに，真珠腫が鼻咽頭や喉頭を圧迫する場合，内腔が減少し呼吸器症状がみられることがある[3]。

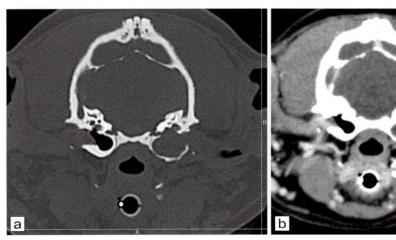

図3　真珠腫のCT画像
a：骨条件。鼓室胞の拡大および骨融解がみられる。
b：軟部組織条件。軟部組織腫瘤あるいは液体貯留がみられる。
写真提供：東京大学　内田和幸先生ならびにジェームズ・チェンバーズ・ケン先生のご厚意による

3）検査

3-1）耳鏡検査

真珠腫の症例では慢性外耳炎を伴っている場合が多い。そして、水平耳道ならびに外耳道骨部が狭窄し、真珠腫がはっきりと確認できないことも少なくない。

真珠腫は中耳〜外耳に、突出した白色〜黄色の結節として観察されることがある[2,3]。また、人では炎症性ポリープの存在は「真珠腫の前兆」と考えられ、犬でも53.8％の真珠腫症例で炎症性ポリープが併発していた[7]。よって、犬で炎症性ポリープがみられた場合は、画像検査などで中耳内の精査をするのが望ましい。

3-2）画像検査

3-2-1）X線検査

真珠腫があると、中耳内腔の透過性低下、鼓室胞の拡張、鼓室胞壁と側頭骨岩様部の硬化がよくみられる。また、鼓室胞壁の肥厚や融解がみられることもある。真珠腫性中耳炎が重症になると、中耳が変形、崩壊することがある[3,10-12]。

3-2-2）CT検査

真珠腫の画像検査においてはCT検査が主流である。真珠腫では中耳腔内の不透過性亢進、鼓室胞の拡張が特徴的で（図3）、鼓室胞壁の骨融解と骨増生などもみられる。また、側頭骨岩様部と錐体部の骨融解や顎関節の骨硬化がみられる[2,3,12,13]。鼓室胞の拡張は真珠腫すべての症例で得られる所見ではなく、Hardieらの報告では57.9％[2]、筆者らの報告では53.8％[7]の症例で認められた。もしかすると、真珠腫の初期で

あれば、鼓室胞の拡張は起こりにくいと推察している。

造影剤投与後、真珠腫は嚢胞なので通常は造影増強をほぼ認めない。しかし、真珠腫の周囲に沿って造影剤が入り、リング状に、または部分的に造影増強が認められることがある[7,13]。

3-2-3）MRI検査

MRI検査は軟部組織の解像力がCT検査より高いため、真珠腫をより早期に診断できるかもしれない。Harranらの報告によると、真珠腫はT1強調画像で等信号、T2強調画像とFLAIRで混合信号（mixed intensity）となり、造影剤によってほぼ造影増強されないのが特徴的である[14]。筆者らの報告によると、T1強調画像で微かに高信号（92.3％）、T2強調画像とFLAIRで不均一な高信号（69.2％）となり、造影増強はほぼみられない（92.3％）症例が最も多かった[7]。また、Harranらは、MRI検査でも鼓室胞の拡大、鼓室胞壁の肥厚、側頭骨岩様部と錐体部の変化がみられ、造影後に鼓室胞壁の内側が部分的に造影増強されたと報告している[14]。

3-3）病理組織学的検査

真珠腫は、中耳内に発生し、外層が角化重層扁平上皮（真珠腫母膜）により内張りされ、内腔が角化上皮落屑物で構成された類表皮嚢腫である[2-4,7]。よって、外科または耳内視鏡処置により中耳内から摘出した組織に対して病理組織学的検査を行い、角化重層扁平上皮（真珠腫母膜）と角化上皮落屑物（角化物）の存在を証明する。

4）診断

臨床症状，耳鏡検査，画像検査により臨床診断を下す[3,11]。さらに，耳内視鏡または外科手術によって中耳内から摘出した白色～黄白色の組織（**図1b, c**）に対して病理組織学的検査を実施し，角化重層扁平上皮（真珠腫母膜）と角化上皮落屑物（角化物）の存在を証明することで確定診断を下す[2-4]。角化物のみでは，臨床診断が真珠腫であっても確定診断とは言い難い。筆者らの報告によると，臨床的に真珠腫である症例のうち76.9％で，耳内視鏡ガイド下生検により角化重層扁平上皮（真珠腫母膜）と角化上皮落屑物（角化物）の存在を証明し，確定診断が得られている[7]。

耳道が狭窄している場合，外耳道から産生された角化物が外耳から出て行かず，徐々に中耳内に蓄積して角化物塊を形成することがある。これは真珠腫と誤診される可能性があるので注意したい。

5）治療

真珠腫の治療には外科的治療と保存的治療がある。外科的治療が真珠腫治療の第一選択であり，人では聴力の保持や維持を目的に実施され，獣医学領域では根治治療を目的に実施される。しかしながら，真珠腫は再発率が高い[2,3,8]。また，外科手術による合併症のリスクも決して低くない。よって，状況に応じて保存的治療が選択される。保存的治療として全身療法と経外耳道内視鏡処置（trans-canal endoscopic procedure：TEP）が実施される。

5-1）外科的治療

真珠腫に対する主な術式は，全耳道切除術および外側鼓室胞骨切術（total ear canal ablation and lateral bulla osteotomy：TECA-LBO）と，腹側鼓室胞切開術（ventral bulla osteotomy：VBO）である。TECA-LBOとVBOの成功率に差はないとされ，術者が状況にあわせて適切な術式を選択する[9]。VBOは，鼓室胞を腹側からアプローチし，中耳内容物を除去する術式である。TECA-LBOは，外耳道を摘出後に鼓室胞の外側からアプローチし，中耳内容物を除去する術式である。

VBOは，耳道が正常または外耳の病理変化が軽度であるときに適応となる。外耳道をそのまま温存することができるため，術後に状況に応じて定期的に耳洗浄をすることも可能である[2]。TECA-LBOは，耳道狭窄が重度である場合に適応かもしれない。この術式では耳道が切除されるため，耳道の上皮が中耳腔内に再び移行することを防ぐことができるだけでなく，外耳の継続的な治療なども必要なくなる[9]。

外科手術後の再発率は20～50％と報告されている[2,8]。特に，開口不全，神経症状，鼓室胞壁の融解など，病状が進行している症例ほど再発率が高いと考えられている[9]。また，これら手術によって中耳内からすべての上皮を取り除くことができなくても，症状の緩和につながり，術後に抗菌薬と抗炎症薬によって臨床症状を長期的に管理できる可能性がある。

5-2）保存的治療

5-2-1）全身療法

感染と炎症は，真珠腫の病理発生において重要な要素である。抗菌薬と抗炎症薬を長期的に投与することで，症状の緩和を目的に治療する。しかし，真珠腫は進行性であり，全身療法では真珠腫の進行は十分に止めることができない。その結果，臨床症状が治まらず，神経症状や呼吸器症状が悪化する可能性がある。よって，外科手術を実施するまでの緩和治療などで適応となる。また，過去の報告では，再発例や外科を拒絶した症例の長期的管理を目的に利用されていた[3]。

5-2-2）TEP

獣医学領域で初めて外科に代わる有効な治療法として報告されたのがTEPである[7]。TEPは病理組織学的検査，真珠腫の除去（減容積）による症状の緩和，外耳と中耳の徹底的な洗浄などを目的に実施される経外耳道内視鏡処置である。筆者らの報告によると，TEPによる再発率は30.8％であり，処置後の合併症の発生率は9％である[7]。しかし，その合併症（顔面神経麻痺）は一時的であり，8週間で回復している[7]。適応は，何らかの理由により外科的治療が実施できない症例や再発例である。また，外科の前段階の治療としても選択される。以下に手順について解説する。

TEPの手順

①全身麻酔後，CT検査を実施し（可能であればMRI検査も），垂直耳道，水平耳道，耳道骨部の長さや幅，中耳の大きさを計測する

②外耳のDorsal fold（耳鏡検査時に観察される垂直耳

Chapter 3 中耳炎

道と水平耳道の境界部にある突起)～中耳までの距離を測定する。これはビデオオトスコープによる視覚的な情報だけでなく,数値的情報によって生検の際に中耳に到達できているかを確認するために必要である

③結節性病変の性状,分布,大きさを把握する。結節性病変が必ずしも同一の性状であるとは限らない。例えば,ポリープと真珠腫が同時に存在することもある

④全身麻酔を維持したまま,横臥位に寝かす

⑤病巣から細菌培養検査のサンプルを採取後,電解水を用いて丁寧に耳洗浄をする

⑥外耳道にポリープがみられた場合,ビデオオトスコープガイド下で鉗子を用い牽引除去する。病変が残った場合は鉗子で除去するか,半導体レーザーで蒸散させる。出血がみられた場合は,電解水で灌流して止血する。得られた病変は「外耳から採取」と明記し,病理組織学的検査へまわす

⑦水平耳道または耳道骨部が狭窄し中耳にアプローチできない場合は,鉗子が通るように半導体レーザーを用いて耳道の一部を蒸散する

⑧ビデオオトスコープ(状況に応じて硬性内視鏡)で中耳の白色～黄色の病変を確認し,5Frの生検鉗子を用いて中耳から病変を採取する。採取する位置は鼓膜腹側5～7時方向(理想的には腹尾側方向)から採取すると,安全に処置ができる。採取する際のコツは,表層の角化重層扁平上皮と内腔の層状の角化物を含むサンプルが診断に必要になるため,内部だけでなく,結節の表層または鼓室胞壁まで挿入して結節表層にあたる組織を採取するとよい。5Frの生検鉗子は得られる組織が小さいため,理想的には6個ぐらい採取できるとよい[15]。得られた病変は「中耳から採取」と明記し,病理組織学的検査へまわす

⑨生検後,鉗子,3～5Frのフィーディングチューブ,サクション,電解水(または生理食塩水)を用いて残存する組織を除去する。その際に,前庭窓や蝸牛窓や鼓室神経叢などを障害しないように注意する(Part2 C3-2「犬と猫の(急性・慢性)中耳炎の診断と治療」を参照)

⑩洗浄後,0.1 mLのトリアムシノロンアセトニド(ケナコルト-A® 皮内用関節腔内用水懸注50 mg/5 mL)を中耳腔内に注入して,TEPは終了する。なお,基本的には入院の必要はない。帰宅時にNSAIDsなどの抗炎症薬を経験的に処方してもよい

⑪処置後,院内チューブ洗浄を週1回で2～4週間実施する。その後,調子がよければ隔週で4週間実施し,最終的に月1回の維持を目標にする。その際,基本的には無麻酔で行う。漸減する決め手は,耳漏などの「耳の状態」や,耳を引っ掻いたり頭を振ったりする「痒み行動」などに基づく

⑫チューブ洗浄と同時に,家庭内耳処置としてイヤークリーナーとステロイド点耳で治療する。頻度は1日1回で2～4週間,その後,隔日投与で4週間,様子をみて,最終的に週1～2回に漸減する

⑬もしもグルココルチコイド点耳と電解水による耳洗浄を行っているにもかかわらず,耳漏がみられた場合は,細胞診と細菌培養検査を実施する。その結果に基づき抗菌薬を選択し,局所療法と全身療法で積極的に治療する

6)予後

　真珠腫は再発率が高いが,外科手術により根治できる可能性のある疾患である。また,早期発見・早期治療であれば,予後はよりよくなる。真珠腫の再発率は20～50%であり[2,8],術後～再発までの期間は平均7.5カ月を要する[8]。再発した症例は,再度手術することで根治する可能性もある[3]。根治しなかった症例であっても,真珠腫は非腫瘍性病変であるため,保存的治療により,長期間(例:29カ月以上)生存できる可能性はある[2,3,7]。ただし,より重篤な臨床症状(例:神経症状,開口できない)をもつ場合は,術後の生存期間中央値は16カ月と報告されている[2]。

　一方,手術の適応外の場合に保存的治療が選択されるが,TEPの再発率は30.8%で,処置後～再発までの期間は平均4.3カ月であった[7]。再発した症例は再度TEPを実施することで,臨床症状を抑えられる可能性がある[7]。ただし,TEPは保存的治療であるため,処置後,永続的な管理が必要とされる。筆者らの報告によると,TEP後の院内チューブ洗浄の頻度が月1回まで漸減できた症例は,6/11頭(54.5%)であったとされている。執筆時点で筆者が知る限り,TEP後に真珠腫が直接的な原因で死亡した報告はない[7]。

インフォームド・コンセントにおける注意点

　重篤な症状になる前に，早期発見・早期治療を心掛けるべきである。また，真珠腫は再発率が高い。治療法について丁寧に説明し，定期検診の必要性や長期管理の可能性について，事前にインフォームしておくことが大切である。

◆ 参考文献 ◆

1) Little CJ, Lane JG, Gibbs C, et al. Inflammatory middle ear disease of the dog: the clinical and pathological features of cholesteatoma, a complication of otitis media. *Vet Rec* 1991, 128(14), 319-322.

2) Hardie EM, Linder KE, Pease AP. Aural cholesteatoma in twenty dogs. *Vet Surg* 2008, 37(8), 763-770.

3) Risselada M. Diagnosis and management of cholesteatomas in dogs. *Vet Clin North Am Small Anim Pract* 2016, 46(4), 623-634.

4) Banco B, Grieco V, Di Giancamillo M, et al. Canine aural cholesteatoma: a histological and immunohistochemical study. *Vet J* 2014, 200(3), 440-445.

5) Maniu A, Harabagiu O, Perde Schrepler M, et al. Molecular biology of cholesteatoma. *Rom J Morphol Embryol* 2014, 55(1), 7-13.

6) Schuenemann RM, Oechtering G. Cholesteatoma after lateral bulla osteotomy in two brachycephalic dogs. *J Am Anim Hosp Assoc* 2012, 48(4), 261-268.

7) Imai A, Kondo H, Suganuma T, et al. Clinical analysis and nonsurgical management of 11 dogs with aural cholesteatoma. *Vet Dermatol* 2019, 30(1), 42-e12.

8) Greci V, Travetti O, Di Giancamillo M, et al. Middle ear cholesteatoma in 11 dogs. *Can Vet J* 2011, 52(6), 631-636.

9) Harvey RG, ter Haar G. Ear, nose and throat diseases of the dog and cat. CRC press. 2017.

10) Harvey RG, Paterson S. Otitis externa: an essential guide to diagnosis and treatment. CRC press. 2014.

11) Paterson S, Tobias K. Atlas of ear diseases of the dog and cat. Wiley-Blackwell. 2013.

12) Garosi LS, Dennis R, Schwarz T. Review of diagnostic imaging of ear diseases in the dog and cat. *Vet Radiol Ultrasound* 2003, 44(2), 137-146.

13) Travetti O, Giudice C, Greci V, et al. Computed tomography features of middle ear cholesteatoma in dogs. *Vet Radiol Ultrasound* 2010, 51(4), 374-379.

14) Harran NX, Bradley KJ, Hetzel N, et al. MRI findings of a middle ear cholesteatoma in a dog. *J Am Anim Hosp Assoc* 2012, 48(5), 339-343.

15) Schulman FY. Veterinarian's guide to maximizing biopsy results. Wiley-Blackwell. 2016.

（今井昭宏）

Chapter 3-4 犬の滲出性中耳炎の診断と治療

原発性滲出性中耳炎は近年，滲出性中耳炎と呼称されるようになった。滲出性中耳炎はキャバリア・キング・チャールズ・スパニエル(CKCS)の代表的疾患といっても過言ではない[1-4]。本稿では，一次診療で遭遇しやすいCKCSの滲出性中耳炎を中心に，滲出性中耳炎の病態，診断，治療について概説する。

1) 滲出性中耳炎とは

1-1) 定義

犬では詳細な定義は不明だが，人では，何らかの原因で耳管のはたらきが障害され，中耳腔内が陰圧になり，粘膜から滲出液が生じて貯留している状態を滲出性中耳炎と呼んでいる[5]。

1-2) 病因と病態

犬の滲出性中耳炎は，中耳腔内に滲出液が貯留している状態であり，2つの病態の関与が推察されている。1つ目は，何らかの原因により耳管の機能不全や閉塞が起こり，中耳腔内から粘液の排泄が減少することで生じると考えられている（図1）。2つ目は，中耳と耳管粘膜の炎症や過敏性反応によって，粘稠性のある粘液の分泌が増加することで生じると推察されている[6]。

短頭種の解剖学的特性（特に咽頭や鼻咽頭）が，滲出性中耳炎の発症に関与すると示唆されている[7]。例えば，先天的に軟口蓋の形成異常をもつ犬では，中耳疾患や難聴のリスクがあると報告されている[6]。また，キャバリア・キング・チャールズ・スパニエル(CKCS)の非常に厚い軟口蓋と狭い鼻咽頭が滲出性中耳炎の発症と関連すると考えられている。さらに，短頭種でみられる鼓室胞の低形成と滲出性中耳炎がよく同時にみられるといわれている[6]。

1-3) シグナルメント

短頭種でよく発症すると考えられているが，ほとんどがCKCSである[1-3]。Stern-Bertholtzらの報告によると，43頭のCKCS(61症例)のうち86%は3～7歳齢で来院していた[2]。しかし，過去の報告によると，11カ月～12.5歳齢までとだいぶ幅がある[1-3]。性差はほぼないとされている[2]。

その他の犬種ではボクサー，ダックスフンド，シー・ズーで報告されている[2,8]。なお，Hayesらは，28頭中9頭(32%)のボクサーで滲出性中耳炎があったと報告している[7]。

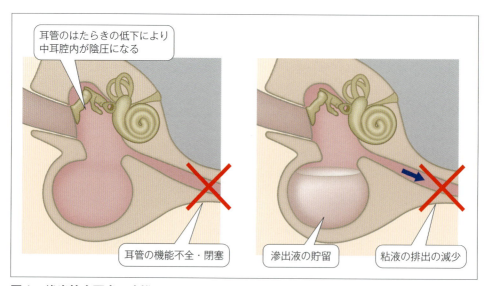

図1 滲出性中耳炎の病態

2）臨床症状

CKCSの滲出性中耳炎でみられる主な臨床症状は，難聴，頚部の掻破行動，耳の痒み，頭を振る，あくび，捻転斜頚，顔面神経麻痺，前庭障害である[9]。神経症状は，粘液が貯留して鼓室内の圧力が上昇した結果生じるとされている。難聴は，貯留液によって音の伝導が障害されるためとされている。

多くの場合，2つ以上の臨床症状が同時にみられる。Coleらの報告によると，頚部と耳の痒み行動および難聴が72.1％と最も多かった。また，頭を振るのが27.9％，金切り声をあげるのが18.6％，頚部の痛みが11.6％，あくびが4.6％，運動失調，耳の痛み，顔面神経麻痺が2.3％であった[1]。CKCSの滲出性中耳炎の臨床症状は時々，頚部椎間板ヘルニアや脊椎空洞症の臨床症状と符合することがあるので，注意して評価する必要がある。また，多くの症例でいびきや嚥下障害などの咽頭に関する症状を呈することがある。

難聴は外耳と中耳の病変による伝音難聴と，内耳以降の病変による感音難聴に分けられる。Coleらの報告によると，滲出性中耳炎の43頭のCKCSのうち，31頭（72％）は飼い主が難聴と訴えた[1]。そのうち19頭（61％）は，鼓膜穿刺術と中耳内洗浄によって聴力が回復したが，12頭（39％）は戻らなかった。これは，難聴を示した滲出性中耳炎のCKCSのうち39％は感音難聴であったことを示唆する[1]。

ボクサーの滲出性中耳炎はPatersonの報告によると，頭を振る，開口時の疼痛，神経機能障害，難聴などがみられるとされている[8]。その他の犬種については，現段階では詳細な報告はされていない。

3）検査

3-1）耳鏡検査

耳鏡検査は，手持ち耳鏡よりも拡大像が得られる耳内視鏡を使用するとよい。鼓膜弛緩部が大きく膨らんで迫り出している場合（図2），診断的価値が高く，暫定的に滲出性中耳炎の診断が下せる（この場合，他の検査は必要ないとされている[1]）。しかし，実際には鼓膜弛緩部に変化がない場合が多い。

臨床症状より滲出性中耳炎を疑う場合は，CT・MRI検査を実施して診断をつけたい。また，鼓膜緊張部が不透明になる場合もあり，この場合も臨床症状

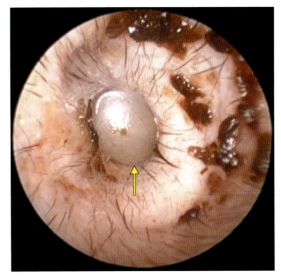

図2　耳内視鏡による鼓膜の所見

次第ではCT・MRI検査を実施したい。

なお，滲出性中耳炎により鼓膜が穿孔してしまうことは滅多にない[2]。Stern-Bertholtzらは，61症例中4例（6.5％）で鼓膜が穿孔していたと報告している[2]。

3-2）画像検査

滲出性中耳炎の診断として，中耳腔内に粘液の存在を確認すべく，CTまたはMRI検査が必要である。CT検査では，中耳腔内に軟部組織陰影を確認する[1]（図3a）。MRI検査では，T1強調画像にて中耳腔内構造物を確認後，造影増強を認めないことを確認する（図3b, c）。さらに，T2強調画像にて大脳灰白質と比較し高信号である構造を確認する[4]。

3-3）聴性脳幹誘発反応試験

滲出性中耳炎の症例は主訴として「難聴」を訴えなかったとしても，多かれ少なかれ伝音難聴をもつ可能性がある。聴性脳幹誘発反応試験は，難聴の程度と種類（伝音難聴と感音難聴）を調べるために実施される。また，両側性難聴か片側性難聴かを判断するときにも有効である。

Harcourt-Brownらの報告によると，聴性脳幹誘発反応試験で閾値の平均値を比較すると，滲出液をもつCKCSは60 dB nHLで，滲出液をもたないCKCSでは30 dB nHLと有意な差があったとしている[10]。また，潜在強度関数（Latency-Intensity Function：LIF）の解析により，滲出性中耳炎による難聴の程度は21 dB（95％信頼区間は10〜33 dB）であると示唆されている[10]。なお，興味深いことに，この研究で使用さ

Chapter 3　中耳炎

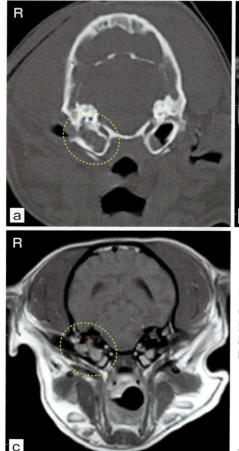
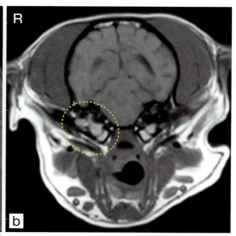

図3　CKCSの滲出性中耳炎のCT・MRI所見
CKCS，13歳齢，避妊雌。主訴：右顔面神経麻痺。右鼓室胞内に軟部組織の病変が認められる。
a：CT画像。右鼓室胞壁に骨の変化は認められない。
b，c：MRI画像(T1強調画像，b造影前，c造影後)。造影前と造影後の画像では，鼓室胞内の構造に造影増強は認められない。また，鼓室胞内粘膜面の異常な造影増強も認められない。これらの所見は偶発的鼓室胞内液体貯留と類似する所見である。CKCSであることから，CKCSの滲出性中耳炎と診断した。
破線：中耳領域

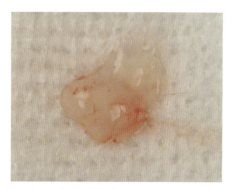

図4　中耳内の粘液

れたCKCSは，飼い主により「聴覚に問題はない」と判断された犬であった。このように，難聴を訴えられなくても，滲出性中耳炎の犬は正常と比較し，聴力が低下している可能性がある[10]。

滲出性中耳炎の犬の聴力は，伝音難聴ならば中耳腔内の粘液を取り除けば改善する可能性がある[1,11]。よって，難聴がある滲出性中耳炎の症例では，耳内視鏡処置の前後で聴性脳幹誘発反応試験を実施することをColeは推奨している[9]。この検査により，重症度だけでなく，中耳腔内の粘液貯留による伝音難聴か，滲出性中耳炎と関係のない感音難聴かを決定することができる[9]。また，治療効果を客観的に評価するためにも試験を実施するとよいかもしれない。

4) 診断

臨床症状，耳内視鏡所見，画像診断(CT・MRI検査)，聴性脳幹誘発反応試験の結果から臨床診断を下す[6,11]。確定診断は基本的には鼓膜穿刺後，中耳内から粘稠性の高い灰色～黄色の粘液(通常は無菌)を検出することで得られる[6]（**図4**）。

5) 治療

現在，最も推奨される滲出性中耳炎の治療方法は，鼓膜穿刺術と中耳内洗浄である。この処置の目的は，①粘液の除去，②培養や細胞診などのサンプル採取，③内圧の解除，④中耳腔内への薬液注入である。手順は**表**にまとめた。

滲出性中耳炎は原因不明であり，再発することが多い。そのため，定期的な再診が必要になる。また，長

表　滲出性中耳炎の治療方法

1	CT・MRI検査にて中耳内に滲出物を疑う病変を確認後，ビデオオトスコープガイド下で鼓膜緊張部の腹尾側（図5）を鋭角（約60度）にカットしたトムキャットカテーテルや半導体レーザーなどで穿孔させる
2	穿孔部に5Frのフィーディングチューブを通し，中耳腔内を生理食塩水（滅菌）で「ゆっくり，優しく」フラッシュする。すると，滲出物が穿孔部から排出されるので，培養と細胞診のサンプルとして採取する
3	状況に応じて，トムキャットカテーテルとサクションを使用して，中耳腔内をフラッシュして吸引する。この作業を繰り返す。中耳内がきれいになったら，中耳腔内の生理食塩水を抜く。細胞診の結果，感染がある場合は電解水を使用して洗浄をしてもよい
4	中耳内に1％トリアムシノロンアセトニド水性懸濁注射液を0.1mL注入する
5	処置後，中耳内洗浄によって生じる炎症を抑えるために，プレドニゾロンを0.5～1mg/kg SIDで7日間処方する。その後は，EODで2～3週間投与して休薬する。Coleの報告によると，処置後の細菌性外耳炎のために広域スペクトラムの抗菌薬を処方することを推奨している[9]
6	可能であれば，無症状の期間を少しでも長く保つために，N-アセチルシステイン（600mg/head SID）を長期的に内服させる
7	原因が解明されておらず，再発する可能性が高い。そのため，再診を定期的に組み，鼓膜などを観察することを推奨している

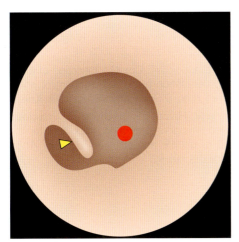

図5　鼓膜穿刺のポイント
丸印は鼓膜穿刺するベストな場所。矢頭はツチ骨。

期的に追跡した十分な研究はないが，臨床症状が解消されるまでに，複数回の鼓膜穿刺術と中耳内洗浄が必要となることもある[9,12-14]。そこで，人の滲出性中耳炎では一時的に鼓膜切開を行い，滲出液を排液させるが，鼓膜切開孔が閉鎖して再燃する場合は鼓膜チューブを留置する。鼓膜チューブにより換気や排液が可能となり，繰り返される鼓膜切開の代替法となる[15-17]。獣医学領域でもチューブの設置は可能であるが，上皮の移動により3～6ヵ月で鼓膜から脱落すると報告されている[18]。さらに，その後，聴力の低下があったとされている。よって，鼓膜チューブの設置の有効性については，今後もさらなる症例の集積が必要であると考えられる。

6）予後

予後はよいが再発に注意が必要である。Stern-Bertholzらの報告によると，CKCSの滲出性中耳炎の治療後の1回目の再診時（7～20日後），飼い主の評価においてすべての症例で症状が改善もしくは無症状になったが，すべての症例で中耳内に滲出物（粘稠性は低下）が確認された[2]。その後，中耳内の滲出物が完全に消退するまでの中耳内洗浄の回数として，2回で済んだ症例が27.5％，3回が41.2％，4回が19.6％，5回が4％，6回が8％と報告されている[2]。消退してから6～18カ月後に臨床症状と粘稠性のある中耳内滲出物が再発した症例は，23.5％と報告されている[2]。なお，鼓膜穿刺後，7日以内に鼓膜の再生が確認された症例は25％，8日以上鼓膜の再生にかかった症例は69％だった[2,9]。よって，状況に応じて，処置後も繰り返し鼓膜穿刺術が要求されるかもしれない。

インフォームド・コンセントにおける注意点

滲出性中耳炎は，予後はよいが，治りにくく，再発しやすい中耳炎である。治療には，ビデオオトスコープを用いた鼓膜穿刺術と中耳内洗浄のようなややハードルの高い耳内視鏡処置が必要である。我々は，そのような処置が繰り返し必要となる可能性やしばらく経ってから再発する可能性があることを事前に丁寧にインフォームしておくことが大切である。

参考文献

1) Cole LC, Samii VF, Wagner SO, et al. Diagnosis of primary secretory otitis media in the cavalier King Charles Spaniel. *Vet Dermatol* 2015, 26(6), 459-466, e106-107.

2) Stern-Bertholtz W, Sjöström L, Håkanson NW. Primary secretory otitis media in the Cavalier King Charles spaniel: a review of 61 cases. *J Small Anim Pract* 2003, 44(6), 253-256.

3) Harcourt-Brown TR, Parker JE, Granger N, et al. Effect of middle eareffusion on the brain-stem auditory evoked response of Cavalier King Charles Spaniels. *Vet J* 2011, 188(3), 341-345.

4) Hayes GM, Friend EJ, Jeffrey ND. Relationship between pharyngeal conformation and otitis media with effusion in CKCS. *Vet Rec* 2010, 167(2), 55-58.

5) 永井良三 監修. 耳鼻咽喉科・頭頸部外科研修ノート 改訂第2版. 診断と治療社. 2016.

6) Harvey RG, ter Haar G. Ear, nose and throat diseases of the dog and cat. CPC press. 2017.

7) Hayes GM, Friend EJ, Jeffery ND. Relationship between pharyngeal conformation and otitis media with effusion in Cavalier King Charles spaniels. *Vet Rec* 2010, 167(2), 55-58.

8) Paterson S. Otitis media with effusion in the boxer: a report of seven cases. *J Small Anim Pract* 2017, 59(10), 646-650.

9) Cole LK. Primary secretory otitis media in Cavalier King Charles Spaniels. *Vet Clin North Am Small Anim Pract* 2012, 42(6), 1137-1142.

10) Harcourt-Brown TR, Parker JE, Granger N, et al. Effect of middle ear effusion on the brain-stem auditory evoked response of Cavalier King Charles Spaniels. *Vet J* 2011, 88(3), 341-345.

11) Paterson S, Tobias K. Atlas of ear diseases of the dog and cat. Wiley-Blackwell. 2013.

12) McGuinness SJ, Friend EJ, Knowler SP, et al. Progression of otitis media with effusion in the Cavalier King Charles spaniel. *Vet Rec* 2013, 172(12), 315.

13) Stern-Bertholtz W, Sjostrom L, Hakanson NW. Primary secretory otitis media in the Cavalier King Charles spaniel: a review of 61 cases. *J Small Anim Pract* 2003, 44(6), 253-256.

14) Rusbridge C. Primary secretory otitis media in Cavalier King Charles spaniels. *J Small Anim Pract* 2004, 45(4), 222.

15) White RAS. Middle and inner ear. *In*: Veterinary Surgery Small Animal. Tobias KM, Johnston SA, eds. Elsevier Saunders. pp2078-2089, 2012.

16) Corfield GS, Burrows AK, Imani P, et al. The method of application and short term results of tympanostomy tubes for the treatment of primary secretory otitis media in three Cavalier King Charles Spaniel dogs. *Aust Vet J* 2008, 86(3), 88-94.

17) Cox CL, Slack WT, Cox GJ. Insertion of a transtympanic ventilation tube for treatment of otitis media with effusion. *J Small Anim Pract* 1989, 30(9), 517-519.

18) Guerin V, Hampel R, ter Haar G. Videootoscopy-guided tympanostomy tube placement for the treatment of middle ear effusion. *J Small Anim Pract* 2015, 56(10), 606-612.

（今井昭宏）

Chapter 3-5 猫の炎症性ポリープの診断と治療

猫の炎症性ポリープは，一次診療の現場であまり遭遇しないように感じるかもしれない。しかし，外耳でみられる猫の腫瘤病変の中で最も多く，猫の中耳疾患の中では知っておくべき重要な疾患の1つである[1]。本稿では，猫の炎症性ポリープについて精通すべく，病態，診断，治療について概説する。

1）炎症性ポリープとは

1-1）定義

猫の炎症性ポリープ（feline inflammatory polyp：FIP）は，中耳内（鼓室や耳管）の粘膜上皮から発生する有茎状の非腫瘍性病変である[2-4]（図1）。

1-2）病因と病態

FIPの病因として，1982年にBakerは鰓弓の痕跡器官が原因で異所性に生じていると推察した。一般的には，感染症（ウイルスや細菌）による慢性中耳炎が原因で後天性に生じると考えられている[5]。実際，FIPの過去の報告によると，ポリープと鼻咽頭からカリシウイルスが検出された症例もいるとされている[6-9]。しかしながら，未だFIPの詳細な原因は不明である。

FIPの病態として，中耳内（鼓室や耳管）にポリープ状粘膜変化が生じることから始まる。中耳内のポリープは徐々に発達し，鼓膜を穿孔し耳道骨部を通り抜け，水平耳道に到達する[3,10]。また，中耳に発生するFIPは耳管を下行性に進展し，鼻咽頭に到達することがある。これは，いわゆる鼻咽頭ポリープ（nasopharyngeal polyp）と呼称されている[3,10]。

FIPの発生部位は未だ明らかになっていないが，外耳や中耳にみられるポリープの多くは，上鼓室付近から発生するものであると推察されている[11]。

1-3）シグナルメント

猫では通常，2歳齢以下で好発するが，過去の報告によると数週齢〜15歳齢までと，あらゆる年齢で起こりうる[3,6,12,13]。なお，性差や猫種差について報告はない。しかしながら，ノルウェージャンフォレストキャット，スフィンクス，メインクーン，ペルシャ，ラグドール，アビシニアンなどで比較的よくみられると報告されている[6-8,12-14]。

2）臨床症状

FIP（特に初期のポリープ）は中耳内にとどまっている場合，臨床症状を示さないことが多い。FIPの進行度によっては，上部気道感染の症状（くしゃみ，逆くしゃみ，鼻漏，眼漏）を示す可能性がある。ポリープが鼓膜を穿孔し発達し外耳道に伸展すると，外耳炎の

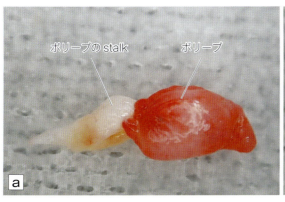 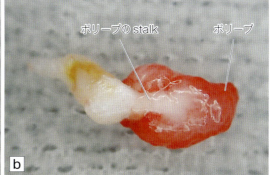

図1　FIPの肉眼像1
a：ポリープ側から撮影　b：基部（stalk）側から撮影
写真提供：東京農工大学　大隅尊史先生のご厚意による

Chapter 3 中耳炎

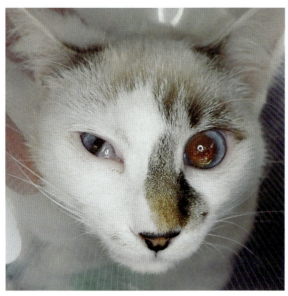

図2　ホーナー症候群
ホーナー症候群の猫では，縮瞳，眼球陥入，第三眼瞼突出，眼瞼下垂がみられる。
写真提供：東京農工大学　大隅尊史先生のご厚意による

症状（頭を振る，耳漏など）がみられる。さらに，二次感染が起こった場合は中耳炎の症状（痛み，食欲不振，ホーナー症候群［図2］，顔面神経麻痺）や，内耳炎の症状（捻転斜頸，運動失調，旋回，難聴など）がみられる可能性がある[3]。感染の発症率は13〜83％と幅がある[15-18]。FIPは通常進行性で，慢性的な臨床症状を示すことが多い[3]。

FIPが外耳に発展する場合と鼻咽頭に発展する場合では，臨床症状が異なる。外耳に発展した場合は先述の症状がみられる。ポリープが耳管に存在し鼻咽頭に伸展した場合は，鼻汁，声調の変化，咳，いびき，嚥下障害，呼吸性喘鳴，呼吸困難，くしゃみ，逆くしゃみ，むかつきなどがみられる[2,4]。

3）検査

3-1）耳鏡検査

耳垢や滲出液が多量に存在し，ポリープが十分に確認できないことがあるため，FIPを疑う場合には耳洗浄後にポリープの形態を丁寧に観察したい。ポリープは耳道深部か中耳内に，ピンク〜赤色の軟らかい可動性の結節としてみられ，形状は球状または多葉状で潰瘍を伴っている場合がある（図3）。また，図3aのように，分泌物を伴っている場合がある。ポリープを押し込むと，中耳領域から外耳に分泌物が滲出することがある[2]。

また，鼓膜が穿孔していない場合は鼓膜が不透明か外耳側に出っ張り，鼓膜越しにポリープが観察されることがある[2]。その際，全身麻酔下で鼓膜穿刺によりポリープを確認することが可能である。

3-2）画像検査

3-2-1）X線検査

X線検査所見として，外耳道内または中耳内腔の透過性低下，鼓室胞壁の肥厚（図4），外耳道内の軟部組織陰影，咽頭内の軟部組織陰影（図4b）が得られる。また，側頭骨錐体部の硬化像は内耳炎を示唆する[2]。

X線画像上でポリープによる異常所見が必ずしも得られるとは限らず，中耳が正常にみえることがある[2]。その際は，内視鏡検査かCT・MRI検査にてポリープの存在を確認するべきである。

3-2-2）CT検査

CT検査にてポリープと中耳との関連性がより正確に確認できるため，ポリープを疑う症例ではぜひ実施したい検査である。所見として，外耳道内と中耳腔内の病変・貯留液の存在，鼓室胞壁の変化，骨増殖，骨融解が得られる[19-21]（図5）。

CT検査であれば，中耳内の小さな腫瘤病変でも検出が可能となる。また，耳のポリープと同時に鼻咽頭のポリープ（図6）が発生していることもあるため，やはりCT検査での確認は必須である。

3-2-3）MRI検査

MRI検査はCT検査にくらべて骨組織や含気腔の病変の描出には劣るが，軟部組織の病変についての描出には優れている[22]。MRI検査では，ポリープと中耳との関連性だけでなく，内耳との関係性も評価することができる。よって，末梢神経または中枢神経に関する症状を合併している症例でとりわけ適応となる。MRI検査により中耳内のポリープの存在だけでなく，内耳と内耳の内容や，耳と関連の深い脳幹や小脳などの評価も可能となる[22-24]。

4）診断

臨床症状と耳鏡検査および画像検査にて臨床診断を下す。内視鏡検査にてピンク〜赤色の軟性で可動性の結節を形態的に評価できれば，FIPの診断的価値は高い。時々，垂直耳道まで伸展し，肉眼で確認できるこ

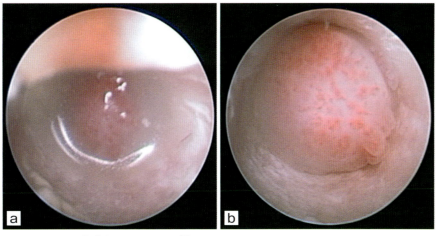

図3　FIPのビデオオトスコープ像
a：洗浄前。ポリープの一部が観察される。中耳領域～外耳に分泌物が滲出していると考えられる。
b：洗浄後。形状は主に球状だが，一部，多葉状を示す。また，一部潰瘍を伴っている。
写真提供：ばんだ動物病院　田中樹竹先生のご厚意による

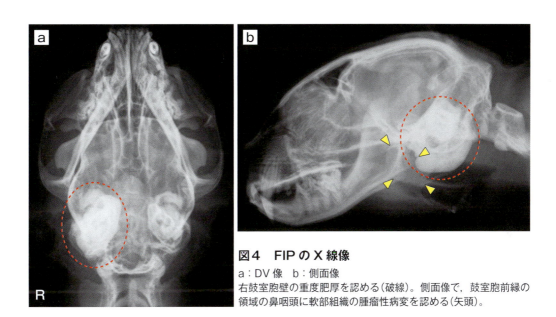

図4　FIPのX線像
a：DV像　b：側面像
右鼓室胞壁の重度肥厚を認める（破線）。側面像で，鼓室胞前縁の領域の鼻咽頭に軟部組織の腫瘤性病変を認める（矢頭）。

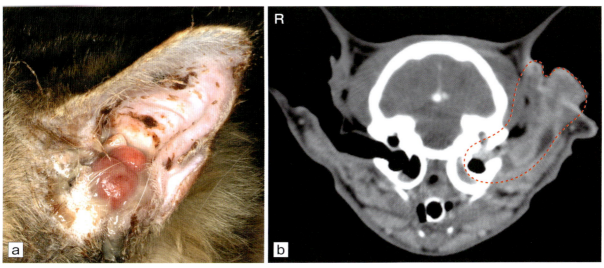

図5　FIPの肉眼像（a）およびCT像（b）
a：左耳道開口部にポリープが認められる。
b：左外耳道を鋳型とするように腫瘤形成が認められ，鼓室胞内の病変と連続している。鼓室胞壁は骨性の肥厚を認める（破線）。

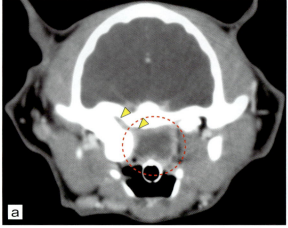
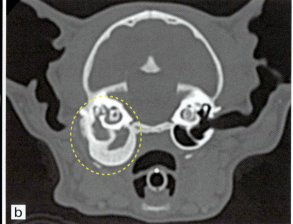
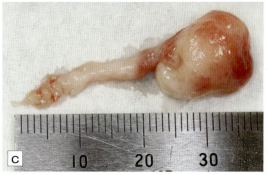

図6　FIPのCT像（a, b）および肉眼像（c）

a：造影CT像。鼻咽頭を占拠する軟部組織の塊状病変を認める。腫瘤被膜に沿うように造影され（リム所見），内部は造影がやや弱い（破線）。耳管と連続し，耳管内の構造も造影されている（矢頭）。
b：骨条件。鼓室胞の骨性の重度肥厚を認め，鼓室胞内にも占拠性病変が認められる（破線）。
c：軟口蓋から牽引性に切除された鼻咽頭ポリープ。有茎状で，耳管を通って鼓室胞内につながっていると予想される。

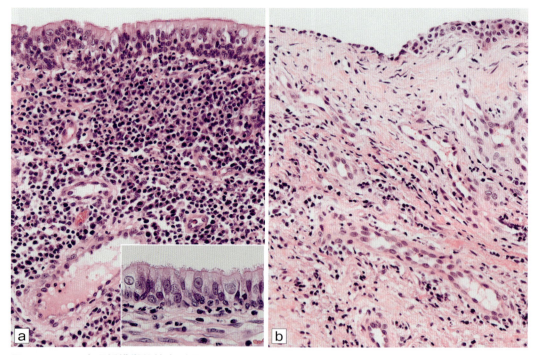

図7　FIPの病理組織学的検査所見

表層は，過形成性の耳道粘膜（重層扁平上皮）に覆われた線維性結合組織で構成される。同部位には毛細血管や小血管が多数増生し，炎症細胞はリンパ球が主体に浸潤している。aでは偽重層線毛上皮，bでは単層～重層扁平上皮が観察される。
写真提供：東京大学　内田和幸先生ならびにジェームズ・チェンバーズ・ケン先生のご厚意による

ともある。しかしながら，これでは中耳や内耳との関連性は完全には評価できない。よって，CT検査（またはMRI検査）にて，中耳内にあるポリープを確認することで臨床診断を下す。また，鼻咽頭にポリープが拡張している場合もあるので見逃さないように注意する。

確定診断には，内視鏡処置または外科手術によってポリープを切除し，病理組織学的検査にて偽重層線毛

表　ポリープ治療の比較

	メリット	デメリット	再発	合併症 ホーナー症候群	備考
単純牽引除去術	・手技がシンプル ・特殊な器具が必要ない	・再発率が高い ・合併症のリスクが高い	33〜57%[2]	43%[2]	・小さいポリープは適応外
内視鏡ガイド下牽引除去術	・可視化 ・ポリープの残基部を除去できる ・再発率が低い	・特殊な器具が必要 ・専門的知識と経験が必要 ・手技的に中耳の合併症のリスクあり	13.5%[2]	8%[2]	・中耳炎：5%[2]
内視鏡ガイド下牽引除去術およびレーザー蒸散術	・可視化 ・ポリープの残基部を除去できる ・再発率が低い	・特殊な器具が必要 ・専門的知識と経験が必要	0% (0/8例)[25]	?	・小さいポリープでも対応可能 ・筆者推奨
腹側鼓室胞切開術	・ポリープの残基部を除去できる ・外耳の状態に関係なく手術可能	・合併症のリスクが高い ・特殊な器具が必要 ・専門的知識と経験が必要	0〜33%[2]	57〜95%[2] 永続的になるリスクあり	・低侵襲処置で奏効しないときの最終手段

上皮〜重層扁平上皮で覆われた，血管に富む線維性結合組織と炎症細胞からなることを証明する[2,4]（**図7**）。

5）治療

ポリープの治療は主に切除である。その方法として，低侵襲処置と外科的治療が選択される（**表**）。多くの場合，低侵襲処置ではうまくいかない症例において外科的なポリープの切除が行われている。低侵襲処置には，単純牽引除去術，内視鏡ガイド下牽引除去術，内視鏡ガイド下牽引除去術およびレーザー蒸散術がある。また，外科的処置では，腹側鼓室胞切開術（ventral bulla osteotomy：VBO）が推奨されている。

これらの治療で起こりうる合併症は，ホーナー症候群，前庭症候群，顔面神経麻痺，中耳炎，内耳炎などが挙げられる[1,7,13,16-18,26-30]。再発は処置後19日〜46カ月後と幅がある[1,7,14,26,27]。

5-1）単純牽引除去術

この方法のメリットは，ポリープの治療の中で最も簡単であり，特殊な器具を必要としないところである。しかしながら，処置後にポリープの基部（stalk，**図1b**）が残存しやすく，再発のリスクが高い。

一般的な方法として，まず鉗子でなるべくポリープの根元側を掴む。なるべく根元でないとポリープを牽引した際にちぎれ，stalkが残る可能性が高い。次に，長軸を回転軸として90度回転させ，ゆっくりと牽引する。90度回転させることにより，中耳粘膜とポリープの付着物から捻り切れる可能性が高くなる。また，ここでゆっくり牽引しないと，ポリープが途中で変にちぎれてしまうことがある。牽引後stalkが一緒に取れていればよいが，途中でちぎれてstalkが取れていない場合は耳鏡で確認し，stalkが取れるまで牽引除去する。なお，出血がある場合は，電解水か生理食塩水でゆっくり優しく洗浄して止血している。

術後は，再発のリスクを下げるため，プレドニゾロン1〜2mg/kg SIDを2週間，さらに半量で1週間，その後，隔日投与で1週間投与し終了とする。

5-2）内視鏡ガイド下牽引除去術

内視鏡ガイド下牽引除去術[1]のメリットは，単純牽引除去術と比較して再発率が低いことである。可視化して操作ができるため，ポリープを取り残す可能性が低くなる。一方，この方法のデメリットは，ビデオオトスコープや特殊な器具などが必要になることである。

ビデオオトスコープガイド下で鉗子でポリープを掴み，長軸を回転軸として90度回転させ，ゆっくりと牽引し除去する。また，ポリペクトミースネアを使用し除去すると，より効率的である。除去後，残存したポリープやstalkがあれば，ガイド下にて中耳内からキュレットを用いてきれいに取り除く[1]。出血があれば，電解水や生理食塩水で優しくフラッシュして止める。ただし，キュレットで除去する際，中耳は内耳が隣接するだけでなく，一部神経が走行しているため，

5-3) 内視鏡ガイド下牽引除去術および
レーザー蒸散術

このテクニックのメリットは、大きなポリープでも小さなポリープでも対応可能なことである。また、再発のリスクが低く、レーザーの使用により出血のリスクも減少する。一方、デメリットはビデオオトスコープや特殊な器具などが必要になることである。また、専門的な知識と経験も必要とされる。しかし筆者は、この方法を推奨している。

まずは、ビデオオトスコープガイド下でポリープを把持鉗子で掴み、長軸を回転軸として90度回転させ、ゆっくりと牽引し除去する。ポリープは有茎状の隆起性病変であるため、ポリペクトミースネアを用い、ワイヤーを病変の根元に掛け、きつく締めて組織を切除することも可能である。また、小さい病変であれば、内視鏡用鉗子で組織を除去することもある。切除した組織は病理組織学的検査へ送る。除去後、病変残基部をビデオオトスコープで確認し、CO_2レーザーまたは半導体レーザーを用いて組織を蒸散させ、出血があれば、止血を兼ねた照射も可能である。蒸散後は鉗子、フィーディングチューブ、サクションを用い、中耳内から病変やデブリスなどを可能な限り除去する。最後に1％トリアムシノロンアセトニド水性懸濁注射液を0.1 mL注入し、終了としている。

使用する洗浄液は、電解水または生理食塩水を用いている[25]。術後は、プレドニゾロン1〜2 mg/kg SIDを2週間、さらに半量で1週間、その後、隔日投与で1週間投与し終了とする。

5-4) 外科的治療：腹側鼓室胞切開術の適応について

多くの場合、上記の低侵襲処置により解決される。しかし、低侵襲処置後に短期間に2回以上再発した場合は、腹側鼓室胞切開術の適応となる[2]。また、水平耳道の狭窄がある場合は低侵襲処置の際に制限を受ける可能性があるため、腹側鼓室胞切開術の適応となる場合がある。

6) 予後

予後は良好で、治療によって臨床症状が完治する可能性は十分にある。処置内容によっては合併症のリスクは高いが、通常は一時的である[1,2]。術後、再発するリスクがあるので定期的な再診が必要とされる。再発した場合は、再び耳内視鏡処置または外科的治療を実施し根治を目指す。

Janssensらの報告では、前庭症状がある症例は前庭症状がない症例よりもとりわけ予後不良になるということはなかった[31]。また、再発率においても前庭症状がある症例と前庭症状がない症例では、同様であったと報告している[31]。

インフォームド・コンセントにおける注意点

猫の炎症性ポリープは、基本的には適切な耳処置によって良好な経過をたどる。しかしながら、常に合併症と再発のリスクを念頭におき、丁寧にインフォームすることが大切である。再発の際には、再び耳内視鏡処置が必要になる可能性や最悪の場合には外科的治療が必要になる可能性についても事前にインフォームしたい。

◆ 参考文献 ◆

1) Greci V, Vernia E, Mortellaro CM. Per-endoscopic trans-tympanic traction for the management of feline aural inflammatory polyps: a case review of 37 cats. *J Feline Med Surg* 2014, 16 (8), 645-650.
2) Greci V, Mortellaro CM. Management of otic and nasopharyngeal, and nasal polyps in cats and dogs. *Vet Clin North Am Small Anim Pract* 2016, 46 (4), 643-661.
3) Harvey RG, ter Haar G. Ear, nose and throat diseases of the dog and cat. CRC press. 2017.
4) Paterson S, Tobias K. Atlas of ear diseases of the dog and cat. Wiley-Blackwell. 2013.
5) Baker G. Nasopharyngeal polyps in cats. *Vet Rec* 1982, 111 (2), 43.
6) Pope ER. Feline inflammatory polyps. *Semin Vet Med Surg (Small Anim)* 1995, 10 (2), 87-93.
7) Anderson DM, Robinson RK, White RA. Management of inflammatory polyps in 37 cats. *Vet Rec* 2000, 147 (24), 684-687.
8) Muilenburg RK, Fry TR. Feline nasopharyngeal polyps. *Vet Clin North Am Small Anim Pract* 2002, 32 (4), 839-849.
9) Veir JK, Lappin MR, Foley JE, et al. Feline inflammatory polyps: historical, clinical, and PCR findings for feline calici virus and feline herpes virus-1 in 28 cases. *J Feline Med Surg* 2002, 4 (4), 195-199.
10) Zachery JF. Pathologic basis of veterinary disease, 6th ed. Elsevier. 2017.
11) Imai A, Kondo H, Koyama E, et al. Anatomical distribution of aural inflammatory polyps in seven cats. 30th Proceeding of North America Veterinary Dermatology Forum, 114, 2017.
12) Harvey CE, Goldschmidt MH. Inflammatory polypoid growths in the ear canal of cats. *J Small Anim Pract* 1978, 19 (11), 669-677.
13) Davidson JR. Otopharyngeal polyps. *In*: Current techniques in small animal surgery, 4th ed. Bojrab MJ, eds. Lea & Febiger. 1998, pp147-150.
14) Fan TM, de Lorimier LP. Inflammatory polyps and aural neoplasia. *Vet Clin North Am Small Anim Pract* 2004, 34 (2), 489-509.
15) Anders BB, Hoelzler MG, Scavelli TD, et al. Analysis of auditory and neurologic effects associated with ventral bulla osteotomy for removal of inflammatory polyps or nasopharyngeal masses in cats. *J Am Vet Med Assoc* 2008, 233 (4), 580-585.
16) Faulkner JE, Budsberg SC. Results of ventral bulla osteotomy for treatment of middle ear polyps in cats. *J Am Anim Hosp Assoc* 1990, 26 (5), 496-499.
17) Kapatkin AS, Matthiesen DT, Noone KE, et al. Results of surgery and long-term follow-up in 31 cats with nasopharyngeal polyps. *J Am Anim Hosp Assoc* 1990, 26 (4), 387-392.
18) Trevor PB, Martin RA. Tympanic bulla osteotomy for treatment of middle-ear disease in cats: 19 cases (1984-1991). *J Am Vet Med Assoc* 1993, 202 (1), 123-128.
19) Garosi LS, Dennis R, Schwarz T. Review of diagnostic imaging of ear diseases in the dog and cat. *Vet Radiol Ultrasound* 2003, 44 (2), 137-146.
20) Bischoff MG, Kneller SK. Diagnostic imaging of the canine and feline ear. *Vet Clin North Am Small Anim Pract* 2004, 34 (2), 437-458.
21) Reed N, Gunn-Moore D. Nasopharyngeal disease in cats: 1. Diagnostic investigation. *J Feline Med Surg* 2012, 14 (5), 306-315.
22) 野村恭也 監修, 加我君孝 編. 新耳鼻咽喉科学, 第11版. 南山堂, 2013.
23) Fazio CG, Dennison SE, Forrest LJ. What is your diagnosis? Nasopharyngeal polyp. *J Am Vet Med Assoc* 2011, 239 (2), 187-188.
24) Cook LB, Bergman RL, Bahr A, et al. Inflammatory polyp in the middle ear with secondary suppurative meningoencephalitis in a cat. *Vet Radiol Ultrasound* 2003, 44 (6), 648-651.
25) 今井昭宏, 永田雅彦. 耳科診療におけるビデオオトスコープの利用と適用. 獣医皮膚科臨床 2018, 24 (1), 25-31.
26) Kudnig ST. Nasopharyngeal polyps in cats. *Clin Tech Small Anim Pract* 2002, 17 (4), 174-177.
27) Gotthelf LN. Small animal ear diseases, an illustrated guide. Elsevier Saunders. 2005.
28) MacPhail CM, Innocenti CM, Kudnig ST, et al. Atypical manifestations of feline inflammatory polyps in three cats. *J Feline Med Surg* 2007, 9 (3), 219-225.
29) Landsborough L. Nasopharyngeal polyp in a five-month-old Abyssinian kitten. *Can Vet J* 1994, 35 (6), 383-384.
30) Muilenburg RK, Fry TR. Feline nasopharyngeal polyps. *Vet Clin North Am Small Anim Pract* 2002, 32 (4), 839-849.
31) Janssens SD, Haagsman AN, ter Haar G. Middle ear polyps: results of traction avulsion after a lateral approach to the ear canal in 62 cats (2004-2014). *J Feline Med Surg*. 2017, 19(8), 803-808.

(今井昭宏)

# 索引

欧文・ギリシャ文字・数字

ABCB1(*MDR1*)遺伝子 100, 103
ACTH 刺激試験 101, 134-136
Actinomyces 81
Aspergillus fumigatus 92
Bacillus 314, 332
Bacteroides 337
Bordetella 337
Bordetella bronchiseptica 332
BP230 191
Branhamella 332
B 細胞 32, 68
CCR4 32, 33
CD3 228, 229
CD4 64
CD8 228
CD20 228
CD25 64
CD79a 228
Cheyletiella blakei 105
Cheyletiella parasitivorax 105, 257, 258
Cheyletiella yasuguri 105
Clostridium perfringens 332
CO_2 レーザー 342, 364
CRH 刺激試験 135
Cryptococcus 93
Cryptococcus albidus 93
Cryptococcus deneoformans 93
Cryptococcus gattii 93
Cryptococcus laurentii 93
Cryptococcus neoformans 93, 94
Ctenocephalides canis 258
Ctenocephalides felis 258
CT 検査 47, 135, 211, 268, 269, 273, 275, 276, 323, 334, 340, 344, 350, 351, 355-357, 360-362
Cuterebra cuniculi 259
C 線維 31, 33, 34, 68
Demodex canis 57, 58, 74, 78, 98, 100, 101, 308
Demodex cati 58
Demodex cuniculi 258, 259
Demodex gatoi 58, 202, 308
Demodex injai 57, 58
DNA 合成酵素阻害薬 67
DNA ポリメラーゼ 177
Dorsal fold 351
DRG 33
DTM 培地 60, 61, 92, 261
E-cadherin 抗体 243
ELISA(法) 63, 150
Enterococcus 308, 314, 332
Escherichia 81
Escherichia coli 308, 314, 332, 338
Euthyroid sick syndrome 131
Feline immunodeficiency virus：FIV(猫免疫不全ウイルス) 186, 208, 210, 308
Feline leukemia virus：FeLV(猫白血病ウイルス) 181, 208, 239, 308
Feline sarcomavirus：FeSV(猫肉腫ウイルス) 234, 239, 241
Flame figure 202
FNA(細針生検／針吸引生検) 59, 273, 275
Fusarium solani 92
Fusobacterium 337
GM-CSF(顆粒球単球コロニー刺激因子) 30, 31
Herlitz 型・非 Herlitz 型 191, 192
HE 染色 19, 22-25, 224, 251
ICAM-1 163
IgE 30-32, 63, 64, 85, 86, 104, 108, 112, 116, 122, 200, 204, 323
IgG 63, 157, 294
IPAL4 189
JAK(ヤヌスキナーゼ) 33, 34, 68
K1 189
K10 189
Klebsiella 308, 338
KOH(溶液) 55, 91, 184, 292
Leporacarus gibbus 257, 258
Listrophorus gibbus 257
Lokivetmab 33, 34
Malassezia 85, 308, 314
Malassezia pachydermatis 85, 86, 174, 180, 314, 325
mecA 遺伝子 79
MHC Ⅱ 163
Microsporum 261
Microsporum canis 54, 56, 57, 59-61, 74, 89, 91, 92, 181, 201, 261, 288, 289, 292
Microsporum gypseum 74, 75, 78, 89, 92, 261
MRI 検査 47, 135, 211, 323, 340, 341, 350, 351, 355-357, 360, 362
Mucocutaneous lupus erythematosus 156
Mycobacterium 81
Mycoplasma 337
Nannizzia gypsea 89
Nannizzia incurvata 89
Nocardia 81
Notoedres cati 257, 258, 308
N-アセチルシステイン 326, 345, 357
Pasteurella 337
Pasteurella multocida 274
PAS 染色 20, 21, 25, 94, 96, 150
PNPLA1 189
Propionibacterium 26
Proteus 308, 338
Proteus mirabilis 314
Pseudomonas 81, 308
Pseudomonas aeruginosa 256, 314, 338, 342
Psoroptes cuniculi 258
RNA ポリメラーゼ 177
Salt-split skin 155
Sarcoptes scabiei 257, 258, 308
SLC27A4 189
Sporothrix albicans 96
Sporothrix brasiliensis 96
Sporothrix globosa 95, 96
Sporothrix luriei 96
Sporothrix mexicana 96
Sporothrix pallida 96
Sporothrix schenckii sensu stricto 96
Staphylococcus 26, 307, 308, 314, 322, 325, 332
Staphylococcus aureus 72, 79, 274
Staphylococcus delphini 72, 79
Staphylococcus intermedius 72, 79
Staphylococcus pseudintermedius 60, 66, 67, 72, 79, 80, 314, 322, 337, 338
Staphylococcus schleiferi 72
STAT 蛋白質 33
Stem cell factor：SCF(幹細胞因子) 30
Streptococcus 308, 332
Supracaudal gland alopecia 39
ST 合剤 82, 162, 163, 165, 325
Th1 108
Th2 32-34, 108
Thymic stromal lymphopoietin：TSLP 32
Thymus and activation-regulated chemokine：TARC 32
TNF-α 30, 31
Toll like receptor：TLR(トール様受容体) 28, 29
Treponema pallidum 262, 263
Treponema paraluiscuniculi 262, 263
Trichophyton benhamiae 90
Trichophyton erinacei 90
Trichophyton mentagrophytes 74, 89, 90, 92, 180, 181, 261
Trichophyton rubrum 89
Tris-EDTA 315, 316, 318, 325, 343, 345, 346
T 細胞／ナイーブ T 細胞／ヘルパー T 細胞 29, 30, 32, 34, 64, 159, 163, 209
T リンパ球 67, 68, 221, 227-229
Vegetative glossitis 46
Ⅰ型アレルギー 32, 63, 116, 162, 200, 204
Ⅲ型アレルギー 116, 186
Ⅳ型アレルギー 65, 116, 125, 162, 186, 204
Ⅶ型コラーゲン 147, 191
α1 アンチトリプシン遺伝子 168
α6β4 インテグリン 191
β ラクタム(系抗菌薬) 66, 79
3β-ヒドロキシステロイド脱水素酵素 136

あ

アイランドスキン 248, 249
亜鉛欠乏症 181, 182
亜鉛反応性皮膚症 40, 46, 47, 50, 51, 174, 175, 177, 178, 186, 190, 308
悪性黒色腫 220, 234, 271, 272
悪性末梢神経鞘腫 217, 221, 224, 235, 271-273
悪性毛包上皮腫 218, 232, 272
アザチオプリン 65, 68, 153, 157, 158, 165, 169, 185, 188
アシクロビル 209
アジソン病 134, 136
アトピー性皮膚炎／犬アトピー性皮膚炎 28, 33, 39, 40, 43, 46, 47, 53, 63, 68, 81, 85-87, 108-114, 116, 118, 121, 124, 153, 176, 180, 198, 202, 204, 286-289, 293, 295, 304, 308, 321, 323, 327
アフォキソラネル 100, 105, 123, 318
アブミ骨 333
アポクリン上皮細胞 26
アポクリン腺／汗腺 18, 22-26, 217, 219, 233, 238, 307-309
アポクリン腺癌 217, 219, 233, 271
アポクリン腺腫 217, 219, 233, 272, 308
アポクリン導管腺腫 232, 238
アポトーシス／個細胞壊死 76, 147, 157, 159, 163-165, 186, 209

アミカシン　82, 318, 325, 326
アミトラズ　155
アミノグリコシド　316-318, 325, 345, 346
アミノ酸　28, 29, 83, 188
アモキシシリン・クラブラン酸　66, 325, 326
アルカリ性化剤　315, 316
アレルギー性皮膚炎(疾患)　39, 41, 51, 61, 68, 72, 81, 85, 108, 124, 176, 180, 184-186, 208, 286-289, 295, 310, 327
アレルゲン特異的免疫療法／減感作療法　63, 113, 114
アンドロゲン　26, 131, 136, 219
アンピシリン　66
硫黄(サルファ)サリチル酸　69, 101, 103, 168, 176, 199
萎縮性皮膚炎　210
イソオキサゾリン　100, 101, 103, 123
一次毛　23-25, 139
イトラコナゾール　87, 93, 95-97, 176, 201, 261, 317, 326
犬ジステンパー　46, 51, 178, 186, 308
イヌノミ　121, 258
いびき　355, 360
イベルメクチン　100-103, 105, 199, 202, 260, 269, 318, 319
イミダクロプリド　104, 204, 260
イヤークリーナー　311, 313-315, 318, 352
インターフェロンγ　113
インターフェロンω　209
インターロイキン／IL　30-34, 64, 68, 103, 108
　IL-1　30, 31
　IL-2　33, 64
　IL-4　32, 33, 108
　IL-5　32
　IL-6　30, 31, 33
　IL-13　32, 33, 108
　IL-31　33, 34, 68, 103
　IL-33　32
陰嚢の血管過誤腫　221
ウイルス性色素性局面　39
ウイルス性乳頭腫　40, 218, 232
ウイルス性プラーク　232
ウェルズ症候群　39
ウサギキュウセンヒゼンダニ　258
ウサギヒフバエ　259
薄毛　67, 128, 129, 140
ウッド灯　54, 59, 60, 78, 89, 91, 92, 288, 289, 292, 293
運動失調　134, 334, 338, 346, 349, 355, 360
運動神経　22
エーラスダンロス症候群(先天性皮膚脆弱症)　192, 193, 212
栄養失調　181, 182, 212
エクリン腺　26
エストロゲン　26, 46, 131, 136
壊疽性口内炎　46
エッセンシャルオイル　190
エピネフリン　26, 124
エラスチン　21
エリテマトーデス　46, 146, 147, 151, 155, 156, 168, 180, 181, 186, 194, 204
　亜急性皮膚エリテマトーデス　158
　円板状エリテマトーデス　46, 49, 146, 147, 150, 155-158, 178
　水疱性皮膚エリテマトーデス　46, 47, 147, 156, 158

全身性エリテマトーデス　40, 46, 47, 147, 154, 156-159, 163, 178, 181, 208-210, 294, 295
全身性円板状エリテマトーデス　156
粘膜皮膚エリテマトーデス　156
剥脱性皮膚エリテマトーデス　147, 156, 159
皮膚エリテマトーデス　156, 158, 308
円形脱毛症　39, 146, 147, 159
嚥下障害　355, 360
塩酸テルビナフィン　87, 93, 96, 97
塩酸ヒドロキシジン　103
炎症性ポリープ　332, 335, 338, 350, 359-364
炎状毛包　140
エンロフロキサシン　82, 263, 278, 318, 325, 326, 344
黄金毛症　39
横紋筋肉腫　220, 224, 234, 240, 271, 272
オキサシリン感受性検査　79, 80
オクラシチニブ　33, 34, 63, 68, 113, 114, 123, 205
オルビフロキサシン　82, 318, 326
オレイン酸　26
温度受容体　23

か

開口不全　349, 351
外耳　21, 85, 304, 332, 337, 342-345, 350-352, 355, 359, 360, 363
外耳炎　41, 46, 85, 86, 164, 267-269, 286, 293, 294, 304-317, 319, 321-323, 325-327, 334, 337, 338, 357, 359
　亜急性外耳炎　304
　過形成性外耳炎　306, 308, 326
　化膿性外耳炎　306, 312, 313, 322, 339
　急性外耳炎　304, 307, 312-319, 335
　紅斑耳垢性外耳炎　304, 306, 313, 326
　紅斑性外耳炎　304, 306, 312
　子猫の増殖性壊死性外耳炎　308
　再発性外耳炎　304, 327
　耳垢性外耳炎　40
　閉塞性外耳炎　306, 322, 326, 327
　マラセチア外耳炎　86
　慢性外耳炎　304, 307, 310, 312, 314, 321-327, 332, 335, 337, 349, 350
　慢性化膿性外耳炎　322
外耳道　85, 259-261, 268, 269, 306, 307, 312, 323, 333, 335, 341, 343, 349-352, 359-361
外耳道炎　177, 306
外傷　39, 46-51, 72, 76, 77, 81, 93, 121, 168, 180-186, 192, 198, 212, 220, 256, 265, 304, 308, 310, 332, 335-338, 348
外傷性脱毛　198, 202, 204, 205
疥癬　46, 54, 58, 91, 110, 116, 119, 121, 125, 164, 175, 257-260, 286-289, 292, 299, 308
　犬疥癬(虫)／イヌヒゼンダニ　46, 47, 54, 101-103, 198
　角化型疥癬　58, 101, 102
　耳疥癬／ミミヒゼンダニ(症)／ミミダニ(症)　46, 54, 58, 198, 199, 258-261, 267, 269, 286-289, 292, 308, 309, 313, 314, 318, 322, 335, 337
　通常疥癬　58, 101, 102, 198
　猫疥癬　46, 164, 198, 199, 208
外側鼓室胞骨切術(TECA-LBO)　351
外側耳道切除術　327

外胚葉欠損　39
外部寄生虫症　49, 51, 110, 190, 257, 269
界面活性剤　83, 86, 315, 316
外毛根鞘　25
外毛根鞘腫　218, 232
潰瘍　46-48, 51, 59, 74, 93, 96, 109, 119, 154-159, 162-165, 183, 186, 191-193, 200, 204, 208, 213, 216, 218, 222, 225, 227, 231-233, 239, 242, 252, 256, 265, 267, 271, 273, 287, 291-296, 309, 312, 315, 322, 325, 360
過角化　27, 190
蚊過敏症／蚊刺咬性過敏症　47, 186, 200, 209
蝸牛窓　332, 333, 343, 345, 352
蝸牛毒性　345
角化亢進　39, 46, 47, 51, 174, 178, 186, 209, 218
角化細胞(層)／ケラチノサイト　18-20, 22, 28-33, 50, 51, 68, 72, 75-77, 85, 91, 163, 165, 182, 184-191, 193, 206, 208, 209, 212, 220, 236
角化重層扁平上皮　348, 350-352
角化症　61, 174, 175, 178, 189
　家族性肉球角化症　178
　光線角化症／日光角化症　40, 216
　指肉球角化亢進症　47
　先天性角化症　174, 178
　先天性鼻角化症　178
　鼻・趾端の角化亢進症　46, 178
　不全角化症　46
角化上皮落屑物　348, 350, 351
顎下腺　333
角質(層)／角質細胞(層)　18-20, 28, 49-51, 57, 69, 72, 85-87, 90-93, 100-103, 139, 141, 147, 149, 176, 178, 189, 199, 202, 206, 211, 217, 220, 228, 232, 262, 315
角質下膿疱性皮膚症　46
角質細胞間脂質　20, 28, 29
角層下膿疱症　39, 49
過酸化尿素　346
過酸化ベンゾイル　68, 82, 101, 176, 199
過伸展　192, 193
下垂体性腫瘍　134-136
家族性皮膚筋炎　184, 193, 296
化膿性外傷性皮膚炎　46, 121
痂皮　20, 48, 50, 59, 90, 121, 147, 149, 156, 159, 163-165, 177, 182-187, 191-193, 198-200, 206, 208-210, 216, 236, 256, 259-263, 267-269, 280, 287, 290-296, 312
痒み／搔痒　22, 30, 31, 33, 37, 41, 50, 51, 53, 54, 58, 67, 73, 85, 87, 101-105, 108-113, 116-119, 121-125, 129, 133, 141, 147, 158, 162, 166, 174-177, 198, 205, 208-210, 241, 258-262, 289, 292, 295, 299, 304, 312, 316, 326, 334, 349, 352, 355
可溶性線維　21
カラーダイリューション脱毛症／淡色被毛脱毛症　39, 40, 56, 128, 129
カリシウイルス　209, 337, 359
顆粒球単球コロニー刺激因子(GM-CSF)　30, 31
顆粒細胞腫　221
顆粒層　19, 20, 28, 29, 189, 190
カルシウム　177, 219, 233, 254, 256
カルシトニン遺伝子関連ペプチド　22
カルバゾクロム　192
カルバゾクロムスルホン酸ナトリウム　300

367

索引

カルベニシリン 326, 344
肝炎 188, 209, 210
感音難聴 355, 356
眼球陥入 334, 338, 360
環境アレルゲン 63, 108
眼瞼下垂 334, 338, 360
眼瞼内反(症) 46, 254, 255
幹細胞因子(SCF) 30
眼脂 164, 254
カンジダ症 46, 88, 181
眼周囲白毛症 40
環状脱毛斑 201
眼振 334, 338, 345, 349
汗腺 26, 29
汗腺炎 309
肝毒性 95
顔面神経 332-334
顔面神経麻痺 327, 334, 338, 340, 343, 346, 349, 351, 355, 356, 360, 363
換毛 140, 248, 249
肝リピドーシス 212
寒冷凝集素関連性疾患 286-288, 291
寒冷凝集素試験 291, 295, 296
寒冷凝集素病 46, 286, 291, 295
眼漏 359
気管支原性癌 180, 181
基底細胞癌 217, 218, 232, 236, 237, 272
基底細胞様芽細胞 26
基底層 19, 20, 29, 51, 147, 153-155, 189, 236
基底板 20, 156, 191
基底扁平上皮癌 218, 232
キヌタ骨 333
逆くしゃみ 359, 360
休止期 25, 26, 55, 56, 131, 141, 160, 211
休止期脱毛 50, 140, 141, 211
丘疹 41, 48, 49, 51, 67, 73-75, 77, 78, 93, 101-104, 109, 119, 121, 124, 125, 135, 150, 155, 162-164, 200, 201, 235, 241-243, 292, 295, 312
　小丘疹 200
　斑点状丘疹 163
急性湿性皮膚炎 39
境界部皮膚炎 147, 157-159, 164, 180, 209
狂犬病ワクチン誘発性脱毛性血管炎 296
胸骨胼胝 39, 46
胸腺腫 209, 210, 278, 280
莢膜 93, 94, 96
棘細胞融解 216, 236
局面 48, 49, 51, 77, 119, 125, 155, 162-164, 216, 218-221, 225, 227, 231-237, 242, 294
棘融解(細胞) 20, 77, 147, 149-155, 184, 187, 206, 289, 294
棘融解性膿疱 182
虚血性皮膚症 181-186, 287, 288, 291, 296, 297
挙上 265, 271
去勢 41, 137, 139, 140, 168, 169, 198, 213, 219, 298
巨爪症 182
魚鱗癬 39, 40, 50, 189, 190
亀裂 48, 51, 177, 178
菌糸(形) 57, 61, 88, 90-92, 95, 261
菌腫 47, 93
銀染色 263
櫛検査 54, 55, 122
くしゃみ 93, 262, 338, 359, 360
駆虫薬 100, 101, 103-105, 122, 123, 260, 261, 269

クッシング症候群／副腎皮質機能亢進症 39, 40, 46, 50, 85, 131, 134-136, 142, 180, 181, 211, 212, 298, 308, 344
　医原性クッシング症候群／医原性副腎皮質機能亢進症 114, 135, 136, 153, 181, 212
グラム陰性菌／桿菌／球菌 66, 67, 81, 305, 306, 314, 318, 322, 325, 326, 342
グラム染色 59, 77, 99, 184, 313, 314, 322, 342
グラム陽性菌／桿菌／球菌 66, 67, 305, 306, 314, 318, 322, 325, 342
クリオグロブリン血症 286, 291, 295, 296
クリオフィブリノゲン血症 286, 291, 295, 296
グリコーゲン 25
クリプトコックス症 76, 93-96, 181
クリンダマイシン 82, 200, 325
グルカゴン産生腫瘍 186, 188
クロトリマゾール 86, 317, 318, 344
クロラムフェニコール 67, 82, 92, 263, 316-318, 325, 346
クロラムブシル 185, 207
クロルヘキシジン 68
経外耳道内視鏡処置(TEP) 351, 352
蛍光抗体法／直接法／間接法 147, 150, 151, 154, 155, 157, 191, 288, 290, 294, 295
形質細胞 21, 32, 160, 213
形質細胞腫 211, 217, 221, 227, 235, 242, 308
形質細胞性口内炎 46
形質細胞性肢端皮膚炎 47, 185-188, 212, 213
頸部椎間板ヘルニア 355
係留線維 191
血液の寒冷試験 288, 291, 295, 296
血管炎 39, 46, 47, 49, 51, 124, 163, 166, 168, 286-288, 291, 294-296, 299, 308
血管作動性腸管ペプチド 22
血管脂肪腫 220, 223, 234
血管腫 40, 217, 221, 235, 272
血管周皮腫／血管外膜細胞腫 221, 223, 224
血管症 46, 286, 308
血管内皮細胞 30-32, 221
血管肉腫 40, 181, 217, 221, 224, 235, 271
血管浮腫 49, 124, 163
血管平滑筋肉腫 272
結節 48, 49, 59, 74, 76, 77, 93, 94, 98, 168, 169, 199, 201, 202, 218-225, 227, 228, 232-235, 238, 241-243, 350, 352, 360
結節性筋膜炎 220
結膜炎 209, 254
乾性角結膜炎 82, 334, 338
ケトコナゾール 86, 87, 93, 176, 317, 318, 326
ケミカルメディエーター 30-32, 67
ケモカイン 29-33
ケラチン(線維) 20, 88, 182, 189, 191, 335, 349
ケラトヒアリン顆粒 20
牽引性脱毛 39
減感作療法／アレルゲン特異的免疫療法 63, 113, 114
嫌気性菌 66, 67, 78, 338
ゲンタマイシン 82, 317, 318, 325, 326, 344, 346
臀部(側腹部)脱毛症 39, 141
高エストロゲン症 46

岬角 332
抗核抗体 146, 156, 157, 159, 180
高ガンマグロブリン血症 213
抗菌ペプチド 29, 30
抗菌薬 60, 66-68, 79-83, 87, 100, 128, 150, 159, 163, 165, 168, 185, 200, 208, 210, 257, 261-263, 267, 269, 274-278, 294, 308, 313-315, 317, 318, 322-326, 336, 341, 343-345, 351, 352, 357
口腔乳頭腫症 46
高グルココルチコイド血症 211
抗原検査 94
膠原(コラーゲン)線維 21, 192, 193, 212, 220, 223, 226, 234, 251
後根神経節(DRG) 33
好酸球性局面 46, 181
好獣性菌 88, 90
甲状腺機能低下症 39, 40, 46, 50, 85-87, 101, 131-134, 137, 142, 176, 180, 181, 298, 308
　二次性(下垂体性)甲状腺機能低下症 131
　三次性(視床下部性)甲状腺機能低下症 131
　本態性甲状腺機能低下症 131, 133
甲状腺ホルモン 101, 131-134, 325
口唇間擦疹 46
抗真菌薬 86, 87, 92-96, 176, 261, 262, 269, 293, 317, 326, 344
好人性菌 88
合成抗菌物質 66
硬性内視鏡 352
鉤虫皮膚炎 46
後天性皮膚脆弱症候群 212
紅斑 30, 31, 41, 49, 53, 54, 67, 73-76, 85, 86, 88, 90, 93, 98, 101, 102, 104, 109, 119, 124, 125, 132, 137, 155-159, 162-165, 182, 186, 193, 198, 202, 210, 216, 221, 226-228, 235, 262, 265, 267, 287, 292-297, 304, 306, 312, 322, 326
　壊死性遊走性紅斑 40, 46, 47, 178, 185-188
　環状紅斑 74, 90, 162, 164
　線状包皮紅斑 46
　多形紅斑(EM) 46, 76, 124, 154, 162-164, 185-188, 209, 210, 308
紅皮症 39, 105, 163, 227
抗ヒスタミン薬 63, 64, 103, 113, 124
酵母菌 85, 308, 325, 345
酵母形 95
肛門周囲腺過形成 46
肛門周囲腺癌 219
肛門周囲腺腫 137, 219
肛門周囲腺上皮腫 219
肛門周囲膿瘍 46
肛門嚢アポクリン腺癌 219, 233
肛門嚢アポクリン腺腫 219, 233
肛門嚢疾患 46
呼吸性喘鳴 360
黒色菌糸症 46, 47
黒色被毛毛包形成異常症 39, 40, 56, 128, 129
黒色表皮腫 39, 46, 51
黒皮症 39, 46, 50, 286
個細胞壊死／アポトーシス 76, 147, 157, 159, 163-165, 186, 209
鼓索神経 332
鼓室 332-335, 342, 348, 349, 355, 359
　鼓室換気不全 348, 349

鼓室神経叢　332, 334, 352
鼓室胞　268, 269, 310, 323, 327, 332-334,
　　340, 341, 349-351, 354, 356, 361, 362
鼓室胞切開術　338
鼓室胞壁　323, 332-334, 340, 346,
　　350-352, 356, 360, 361
　上鼓室　332, 333, 359
　中鼓室　332, 333, 343
　下鼓室　332, 333, 343
骨髄抑制　67, 93, 153
骨増生　265, 266, 275, 350
骨肉腫　224, 234, 240, 271, 272
骨嚢胞　275, 276
骨破壊　265, 266, 275
骨融解　219, 275, 334, 340, 350, 360
鼓膜　37, 47, 268, 304, 309-317, 321-325,
　　332-339, 341-345, 348, 349, 352, 355, 357,
　　359, 360
鼓膜炎　332
鼓膜穿刺(術)　336, 341, 342, 355-357, 360
コラーゲン　21, 147, 191, 192, 222, 271,
　　337
コラーゲン過誤腫　271
コルチ器　345
コルチゾール　131, 135, 136
昆虫刺咬症/虫刺症　49, 51, 295
昆虫発育阻害薬　104, 105

さ

細菌培養検査　60, 66, 75, 78-81, 100, 169,
　　199, 262, 266, 267, 275, 278, 314, 322, 323,
　　325, 326, 341-343, 352
最小発育阻止濃度(MIC)　317, 344
サイトカイン　29-34, 67, 68, 85, 108
細胞性免疫　116, 125, 146, 165
細胞壁合成酵素(ペニシリン結合蛋白)　79
細胞壁合成阻害薬　66
サイログロブリン　131
酢酸　82, 316, 346
痤瘡　40, 50
サブスタンスP　22, 30, 31
サブローブドウ糖寒天培地　60, 61, 89, 90,
　　92, 95
サリチル酸　83, 316, 318
サロラネル　100, 103, 123, 319
酸性化剤　315, 316
霰粒腫　46
シードスワブ(スワブ)　60, 77, 78, 184,
　　275
ジエチルカルバマジン　162
ジオクチルソジウムスルホサクシネート
　　316, 346
ジオトリクム症　181
耳介脱毛症　39
耳介の増殖性血栓性血管性壊死(耳介血栓性
　　血管性壊死)　39, 46, 286, 287, 291, 296,
　　297
耳介辺縁皮膚症　39
耳下腺　333
耳管　332-337, 343, 344, 348, 349, 354,
　　359-362
趾間皮膚炎　39
色素異常　48, 50, 185, 186
色素性ウイルス局面　218
色素脱(失)　39, 49, 50, 86, 147, 156-158,
　　187, 221, 227, 228, 235

色素沈着　49, 50, 85, 86, 109, 119, 121, 137,
　　139, 141, 142, 159, 174, 175, 182, 183, 194,
　　218, 232, 236, 237, 287, 295-297
色素斑　98
耳鏡(検査)　47, 268, 292, 312-315, 319,
　　321, 326, 335, 338-341, 350, 355, 360, 363
シクロスポリン　63-65, 67, 68, 113, 125,
　　153, 157-160, 165-169, 185, 188, 205, 207,
　　210, 213, 326, 327
耳血腫　278, 279, 287-289, 299
耳垢(検査)　37, 54, 58, 86, 177, 199, 268,
　　287, 289, 292, 304, 306, 309, 314-316,
　　322-324, 326, 343, 344, 360
自咬症　278
耳垢除去剤　316, 323
耳垢腺　219, 233, 309, 315, 317
　耳垢腺過形成　307, 309, 327
　耳垢腺癌　219, 233
　耳垢腺腫　219, 233, 308
　耳垢腺分泌物　310, 337
耳垢溶解液(剤)　315, 316, 323, 343, 346
脂質生成異常　131
脂質代謝異常　176
耳小骨　332, 333, 343
雌性化症候群　40
脂腺(皮脂腺)　18, 22-26, 49, 101, 141, 147,
　　159, 166, 198, 210, 218, 233, 309, 315, 317
脂腺炎　39, 46, 50, 159, 166-168, 210, 308
耳洗浄(液)　310, 312, 314-316, 319,
　　323-327, 336, 338, 343-345, 351, 352, 360
脂腺上皮細胞　26
下毛　24
肢端舐性皮膚炎　39, 47, 121
肢端せつ腫症　47
肢端切断　47
湿性皮膚炎　39, 250, 252, 254-257, 261
耳道　37, 47, 58, 199, 219, 233, 267-269,
　　292-295, 304-310, 312-317, 321-327, 337,
　　344, 351, 360
　垂直耳道　269, 313, 315, 322, 327, 333,
　　351, 360
　垂直耳道切除術　327
　水平耳道　313, 315, 316, 323, 327, 333,
　　337, 339, 342, 344, 350-352, 359, 364
　耳道狭窄　307-309, 317, 323, 324, 327,
　　338, 339, 342, 351
　耳道洗浄(剤)　268, 269
　耳道閉塞　306, 349
耳軟骨炎　308
歯肉炎　46
歯肉肥大症　46
シプロフロキサシン　82, 318, 326, 344,
　　346
脂肪細胞　21, 22, 220, 222, 223, 234
脂肪酸製剤　190, 194
脂肪織炎　39, 46, 76, 77, 163, 168, 169
脂肪腫　217, 220, 222, 234, 271, 272
脂肪肉腫　217, 220, 223, 224, 234, 271, 272
若年性蜂窩織炎　39, 40, 46, 124, 308
斜頸/捻転斜頸　267, 268, 334, 338, 345,
　　346, 349, 355, 360
斜視　345
シャンプー(療法)　43, 68, 82, 86, 93, 101,
　　103, 113, 125, 140, 168, 176, 210, 248, 262,
　　299
周辺性歯肉炎　46
周辺帯　189
収斂剤　315, 316
縮瞳　334, 338, 360

樹状細胞(真皮樹状細胞)　21, 29, 30, 34,
　　221, 225, 235, 242, 243
樹状突起　29, 30
シュナウザー面皰症候群　39, 46, 50
主毛　23, 24
腫瘍壊死因子(TNF)　30, 31
主要食物アレルゲンパネル　64, 65
腫瘍随伴性脱毛(症)　40, 211
ショープ線維腫　271
ショープ乳頭腫　271
消化器症状　67, 68, 87, 93, 114, 116, 205
常染色体優性遺伝　193
常染色体劣性遺伝　159, 166, 189
小爪症　182
消毒　78, 82, 83, 87, 93, 95, 255, 257, 261,
　　267, 278, 279, 316, 325
上皮の移動　309, 332, 357
上部気道症状　208, 209
小分生子　90, 92
睫毛重生　46
睫毛乱生　46
小葉状構造　21, 22, 26
除去食アレルゲンパネル　64, 65
除去食試験　63, 65, 110, 116-119, 164, 205,
　　295, 323
褥瘡性潰瘍　47
食物アレルギー(過敏症)　39, 40, 43, 46,
　　47, 53, 63-65, 110, 116-119, 121, 122, 125,
　　180, 198, 202, 205, 286, 295
食物アレルゲン　63-65
食物不耐症　205
食物負荷試験　63, 116, 118, 119, 205, 295
食物有害反応　176, 205, 287-289, 293, 295,
　　308, 321, 323
シラミ(シラミ症)　46, 54, 55
耳輪皮膚症　286-289, 299, 300
耳漏　304-307, 315, 334, 337-339, 342, 344,
　　345, 349, 352, 360
脂漏症　39, 41, 72, 167, 181
　乾性脂漏症　174-176
　原発性脂漏症　39, 40, 50
　耳輪脂漏症　46
　特発性脂漏症　50, 85
　本態性脂漏症　46, 119, 174-176, 308
　油性脂漏症　174-176
脂漏性眼瞼炎　46
脂漏性皮膚炎　86, 174-176, 308, 310
心因性　39, 40, 46
真菌培養検査　60, 61, 75, 79, 81, 91, 92,
　　201, 262, 289, 293
神経原性炎症　30, 31
神経ペプチド　22, 30, 31
進行性組織球症　235, 242, 243
深在性細菌感染症　213
深在性真菌症　76
診察記録票　48, 52
浸潤性局面　201
伸展率　192
腎毒性　66, 82
深部血管叢　22
蕁麻疹　49, 68, 124, 163, 164
水酸化カリウム液(KOH)　55, 91, 184, 292
膵臓腫瘍　211
水疱　27, 48, 49, 51, 59, 90, 125, 146, 154,
　　155, 162, 164, 165, 191, 287, 294
　自己免疫性表皮下水疱症　146, 147, 151,
　　155, 156, 180, 181
　先天性表皮水疱症　191, 194

369

索引

表皮水疱症　39, 40, 147, 155, 156, 180, 181, 186, 191, 194, 308
髄膜炎　340, 341, 346
皺襞間擦疹　39, 40, 46
スクアレン　315, 316, 346
ズツキダニ(症)　252, 257-259
ステロイド皮膚症　287, 288, 290, 297, 298
スピノサド　100, 103, 105, 123, 204, 205
スピンドル法　61
スポロトリコーシス　46, 76, 88, 95, 96, 181
スポロトリックス　95
スルファジアジン銀　82, 316, 318, 325
成長期　25, 26, 140
　成長期脱毛　50, 140
　成長期毛　55, 56
成長ホルモン　139, 140
性ホルモン（失調）　131, 135-137, 142, 176, 199, 250, 298, 308
生理食塩水　55, 257, 278, 315, 316, 342, 343, 346, 352, 357, 363, 364
脊髄空洞症（アーノルド・キアリ症候群）　39
石灰化　218, 278, 280, 306, 309, 310, 312, 321, 323, 327
石灰症　280
せつ腫症　39, 46, 47, 73, 74, 76
接触皮膚炎　46, 47, 125, 186, 308
セファム系抗菌薬　66
セファレキシン　66, 79, 80, 82, 100, 325
セファロスポリン　80, 82, 162, 163, 165, 318, 325, 326
セフォベシン　82, 325
セフォベシンナトリウム　66
セフタジジム　318, 325, 326, 344
セラミド　20, 28, 69, 83, 140
セラメクチン　102-105, 204, 260, 319
セルトリ細胞腫　308
線維芽細胞　21, 22, 30, 90, 94, 134, 220, 224, 226, 234, 239-241, 251, 304
線維脂肪腫　223, 272
線維腫　217, 220, 221, 234, 235, 251, 272
線維症　46, 272
線維性隔壁　21
線維肉腫　180, 217, 220-223, 234, 235, 238-241, 271-273, 335
旋回運動　334, 345
潜在精巣　41
全耳道切除および鼓室胞骨切り術　327
全耳道切除術および外側鼓室骨切り術（TECA-LBO）　351
全身性アミロイド症　212
全身性組織球症　221
前庭症状　334, 345, 346, 364
前庭毒性　345
先天性皮膚脆弱症（エーラスダンロス症候群）　192, 193, 212
先天性貧毛症(貧毛症)　39, 40
浅部血管叢　22, 23
ソアホック　264
爪異栄養症　181, 182
　対称性ループス様爪異栄養症　47, 180-185
　特発性爪異栄養症　39, 180, 181
爪炎　181, 182
爪郭　180
爪鉤彎症　182
爪周囲炎　47, 86, 180-184, 186

爪床角化棘細胞腫(爪床ケラトアカントーマ)　219, 233
爪床扁平上皮癌　219, 233
爪真菌症　47, 180
爪脱落症　181-183
爪痛　182
爪軟化症　182
爪白斑症　182
爪剥離症　181, 182
掻破痕　198, 199, 204, 205, 287, 292, 293, 295, 312
層板顆粒　20
即時相　32
足底皮膚炎　250, 252, 263-267, 274
足底部角化亢進症　39
側頭骨岩様部　350
側頭骨錐体部　333, 346, 360
粟粒性皮膚炎　200, 201, 204
組織球腫　40, 225, 243, 308
組織球性肉腫　217, 221, 235, 240, 242, 243, 272
ソマトスタチン　22

た

大環状ラクトン　100
退行期　25, 140, 160, 225
第三眼瞼突出　334, 338, 360
苔癬化　20, 48, 51, 85, 109, 119, 121, 174, 175, 182, 183, 287
大分生子　61, 89-92
多飲多尿　67, 114, 134, 152, 186, 325, 326
唾液腺嚢胞　272
多汗症　72, 81, 121, 174, 175
タクロリムス　113, 114, 153, 155, 157, 158
多形肉腫／悪性線維性組織球腫　220, 224, 234, 240
多剤耐性ブドウ球菌　60, 79
多剤耐性緑膿菌　345
多食　67, 114, 153
脱顆粒　30-32, 68, 198, 202
脱色素性皮膚炎　159
脱毛期　25
脱毛斑　98, 159, 194, 201
多毛　68, 114, 153
タリウム中毒　46, 181
ダリエ徴候　226
炭酸泉浴　83, 185
淡色被毛脱毛症／カラーダイリューション脱毛症　39, 40, 56, 128, 129
弾性線維　21
胆道癌　212
蛋白質合成阻害薬　66, 67
淡明層　20
チアベンダゾール　318
知覚神経　22, 30-34
チカルシリン　344
遅発相　32
中間部血管叢　22
中耳　268, 305, 309, 323, 326, 327, 332-346, 348-352, 354-357, 359-364
中耳炎　268, 305, 308, 310, 313, 321, 323-327, 332-346, 349, 360, 363
　急性中耳炎　334, 335, 337, 338, 341
　原発性滲出性中耳炎　39
　原発性中耳炎　308, 338
　滲出性中耳炎　308, 309, 335, 354-357
　真珠腫　309, 327, 335, 348-352
　　真珠腫性中耳炎　335, 349, 350

先天性真珠腫　349
　後天性真珠腫　335, 348, 349
　一次性真珠腫　335, 348, 349
　二次性真珠腫　335, 348, 349
続発性中耳炎　338, 341
慢性中耳炎　334, 335, 337, 339, 348, 349, 359
中耳(内)洗浄　316, 338, 342-344, 355-357
注射部位肉腫　234, 238-241
注射部位反応　46
中毒性表皮壊死症(TEN)　46, 162-166, 181, 186, 192
聴覚毒性　82
聴性脳幹誘発反応試験　355, 356
チロシン血症　40, 47
ツチ骨　313, 322, 333, 339, 342, 357
ツツガムシ病　46, 47, 286
ツメダニ(症)　40, 46, 54, 55, 105, 175, 208, 250, 252, 257-261
テープ　59, 77, 99, 110, 176, 184, 292
低アルブミン血症　186, 187
ディスク拡散法　79
低ソマトトロピン症　46, 139
ディフ・クイック染色　59, 77, 94, 96, 184, 226, 241, 242
低分化円形細胞腫瘍　271
デキサメサゾン　67, 157, 210
デキサメサゾン酢酸エステル　317
デキサメサゾンリン酸エステルナトリウム　343
デスモグレイン　20, 146-148, 150, 153, 206
デスモコリン　146-148
デスモゾーム　20, 146, 148, 206
テトラサイクリン　66, 167, 185
デブリス(落屑物)　309, 337, 364
テルビナフィン　176, 317, 326
伝音難聴　355, 356
電解水　315, 316, 323, 342, 343, 346, 352, 357, 363, 364
点耳薬　63, 64, 297, 317, 318, 324, 325, 327, 339, 342-344, 346
天然保湿因子　28, 29
天疱瘡(群)　49, 90, 146, 180, 192, 208, 288, 294
　紅斑性天疱瘡　46, 146, 147, 155, 178, 286-288, 290, 294
　腫瘍随伴性天疱瘡　146, 147, 155
　尋常性天疱瘡　46, 47, 146, 147, 153-155, 180, 181, 186
　水疱性類天疱瘡　46, 47, 147, 154-156, 158, 180, 181, 286-290, 294, 308
　増殖性天疱瘡　146, 147, 155
　薬剤誘発性天疱瘡　146, 147, 155
　落葉状天疱瘡　20, 39, 46, 47, 75-77, 146-155, 157, 167, 178, 180-188, 194, 206, 210, 286-288, 290, 293, 294, 308
トール様受容体(TLR)　28
頭頸部掻破痕　198, 199, 205
凍傷　46, 286
動静脈瘻　47, 181
糖尿病　67, 93, 140, 180, 181, 212, 344
動脈炎　46
透明帯　20, 155, 156
ドキシサイクリン　66, 82, 185, 188, 200, 213, 295
特発性顔面皮膚炎　40, 46
特発性腺萎縮　131
特発性前庭症候群　334

土壌菌　88
トノフィラメント　191
トブラマイシン　318, 325, 326
ドライスキン　140
トラマドール　318, 326, 344
ドラメクチン　100, 101
トリアムシノロンアセトニド　317, 342, 343, 352, 357, 364
トリエタノールアミン　346
トリグリセリド　21
トリコグラム　54-56, 141
トリロスタン　136, 140
トルイジンブルー染色　226
トレポネーマ症　252, 253, 261-263

な

内耳炎　268, 334, 336, 338, 340, 341, 343, 346, 360, 363
内耳神経　333, 338
内耳毒性　315, 317, 318, 325, 345, 346
ナイスタチン　317
内反性乳頭腫　218
内分泌学的検査　131, 141, 288, 290
内毛根鞘　25, 218, 232
ナジフロキサシン　200
舐め壊し　202
軟骨肉腫　234, 240, 272
難聴　327, 334, 338, 345, 354-356, 360
軟毛　129, 130
ニキビダニ(症)／毛包虫(症)　39, 40, 45-47, 50, 53, 54, 57, 58, 61, 68, 69, 74, 75, 78, 81, 85, 91, 98-102, 110, 125, 131, 134, 157, 163, 166, 167, 175, 180-182, 184, 194, 199, 202, 208, 210, 258, 259, 286-289, 292, 308, 344
　局所性ニキビダニ症　98
　猫ニキビダニ症　202
　汎発性ニキビダニ症　46, 98-100, 292
肉芽腫　49, 76, 90, 93-95, 147, 159, 168, 169, 225, 235, 242, 243, 272, 275, 335, 342, 344
　異物肉芽腫　48, 76, 213
　化膿性肉芽腫　96, 98
　好酸球性肉芽腫(群)　46, 47, 201, 202, 204, 205, 209, 213, 308
　コレステリン肉芽腫　335
　肉芽腫性脂肪炎　166
　肉芽腫性ぶどう膜炎　159
　縫合糸反応性肉芽腫　168, 169
　無菌性／化膿性肉芽腫症候群　39, 46, 47, 77
　類レプラ様肉芽腫症候群　46, 286, 293
肉球　19, 20, 26, 47, 61, 76, 147, 149, 151, 154, 165, 168, 178, 180, 182, 183, 185-187, 190, 200, 208, 212, 213, 228, 250, 264
肉球亀裂症　47, 186
肉垂　250, 251, 279
ニコチン酸アミド　167, 185
ニコルスキー現象　165, 191
日光皮膚炎　40, 46
日光誘発性血管腫　40
ニューメチレンブルー染色　59, 61, 176
ニューロキニンA　22
ニューロペプチドY　22
乳酸エチル　69, 82, 83
乳頭腫状過形成　272
乳頭状腺腫　335
尿検査　67, 131, 134, 157, 323

尿焼け　254, 257, 259
二硫化セレン　176
ネオマイシン　318, 325
猫アクネ　198-200
ネコショウセンコウヒゼンダニ　257
猫伝染性腹膜炎　212
猫の蚊刺咬症　186
猫のサルコイド　234
ネコノミ　104, 121, 258
猫の無痛性潰瘍　46, 51, 201, 204
猫のレプラ病　46, 47
猫白血病　47
猫白血病ウイルス　181, 208, 239, 308
猫ヘルペスウイルス関連性皮膚炎　208, 209
猫免疫不全ウイルス(FIV)　186, 208, 210, 308
熱感　22, 74, 315, 316
粘液腫　220, 234, 272
粘液線毛クリアランス　332, 333
粘液肉腫　220, 223, 234, 240, 271, 272
膿痂疹　40, 46, 49, 73, 75, 76
嚢腫　48, 49, 136, 308
膿皮症　47, 49, 50, 51, 53, 60, 68, 69, 72-75, 78-83, 110, 119, 121, 124, 125, 128, 131, 140, 150, 157, 166, 175, 190, 194, 287-289, 293, 294
　深在性膿皮症　51, 72-83, 96, 128, 166
　粘膜皮膚膿皮症　46, 49
　表在性拡大性膿皮症　73, 75, 76
　表在性膿皮症　72-83, 164, 166, 293
　表面性膿皮症　72, 73
膿疱　20, 49, 51, 59, 60, 73-78, 90, 98, 99, 146-151, 155, 162, 182, 185-187, 206, 208, 287-294, 312, 313
膿瘍壁　274-278
ノミ　43, 46, 54, 55, 100, 101, 103-105, 110, 121-123, 204, 205, 252, 257-261, 269
ノミアレルギー(性皮膚炎)　40, 43, 104, 105, 110, 116, 119, 121-123, 198, 200, 202, 204, 205, 308
ノミ刺咬性過敏症　46
ノミ取り櫛　54, 55, 104, 105, 110, 122, 261
ノルエピネフリン　26

は

バイオフィルム　309, 322, 325, 326, 343, 345
排膿　74, 169, 182, 184, 268, 275-278, 292, 327, 341, 342
培養同定検査　184, 185
ハエウジ(症)　252, 257-259, 261, 269
剥脱性皮膚炎　163, 208-210
白斑　39, 40, 46, 47, 49, 50, 182, 186
白斑様疾患　46
麦粒腫　46
跛行　147, 157, 159, 182, 183, 185, 187, 213, 224, 265, 271, 275
ハジラミ　55
パターン脱毛症　39, 46, 129, 130, 286-290, 297
パターン認識受容体　28, 29
パチニ小体　23
麦角中毒　181
パッチテスト　125
パピローマウイルス(感染症)　178, 218, 231, 232, 234, 236
パラクロロメタキシレノール　316, 317

パルミチン酸　26
斑　48, 49
半規管　333, 345
半合成抗菌性物質　66
瘢痕　48, 51, 183
パンチ　61, 62, 79, 99, 225, 287
半導体レーザー　342, 352, 357, 364
ヒアルロン酸　21
鼻咽頭ポリープ　341, 359, 362
鼻角質増殖症　39
皮下腫瘤　96, 220, 234, 268, 275
皮下注射(投与)　100, 103, 113, 114, 124, 199, 202, 209, 212
皮下膿瘍　272, 275
皮下リンパ管嚢　22
ヒグローマ　47
鼻色素脱失　39
皮脂腺癌　217-219, 233, 271
皮脂腺腫　217, 218, 233
皮脂腺上皮腫　217, 218, 233
皮脂腺導管腺腫　218, 233
鼻汁　93, 360
ヒスタミン　30-32, 63, 64, 103, 113, 124, 226
飛節／飛節びらん　264-266, 292
尾腺過形成　46
ヒゼンダニ　54, 58, 101, 198, 199, 257, 258, 335
ビタミンA　167, 177, 178
ビタミンA反応性皮膚症　39, 46, 50, 177, 308
ビタミンC　192
ビタミンE　168, 185, 194, 296, 301
尾端外傷　46
必須脂肪酸　140, 185
ビデオオトスコープ(VO)　47, 268, 312, 323, 324, 338, 339, 341-343, 352, 357, 361, 363, 364
ヒト免疫グロブリン製剤　163, 188
皮内試験／皮内反応(試験)　49, 85, 86, 112, 122, 204, 323
避妊手術　41, 137, 198, 298
菲薄　134, 135, 211, 212, 259, 261, 262, 275
非表皮融解性　190
皮膚科問診票　41-43
皮膚筋炎　40, 46, 158, 184, 192, 193, 286, 296
皮膚筋炎様疾患　181
皮膚形質細胞腫／髄外性形質細胞腫　221, 227, 235
皮膚血管炎　180, 186, 295
皮膚糸状菌(症)／白癬菌　39, 40, 46, 47, 50, 53-61, 74-76, 78, 81, 88-92, 125, 150, 163, 164, 167, 175, 180-182, 184, 190, 194, 200, 201, 208, 210, 252, 253, 256, 261, 262, 286-289, 292, 293
皮膚糸状菌検出培地(DTM培地)　60, 61, 92, 261
皮膚生検　61, 62, 75, 77, 79, 99, 164, 166, 169, 175, 177, 178, 187, 188, 263, 286, 290, 323
皮膚石灰沈着症　46, 49
皮膚組織球腫　217, 221, 225, 242, 243, 288, 290, 298, 299
皮膚組織球症　221, 225
皮膚無力症　40
皮膚免疫　28-34, 98
皮膚薬物有害反応　76, 162, 180, 208, 209

371

索引

肥満細胞／マスト細胞　21, 22, 30-32, 34, 68, 198, 217, 221, 226, 227, 235, 241, 242
肥満細胞腫　39, 124, 180, 216, 217, 221, 226, 227, 235, 241, 242, 308
ヒメダニ　308
標的状病変　163, 164
表皮小環　48, 51, 53, 73, 77, 78, 90, 287, 293
表皮剥脱毒素　72
表皮剥離　48, 51, 162, 198, 199
表皮融解性　190
病変の形状　48
びらん　20, 46, 48, 51, 59, 74, 90, 93, 96, 147, 149, 150, 154-158, 162-165, 182, 183, 186, 187, 191, 192, 198, 200, 208, 209, 213, 219, 227, 233, 256, 262-267, 287, 292, 294, 296, 315, 316
ピリプロール　104
鼻稜／鼻梁　76, 93, 96, 131, 132, 141, 147, 157, 159, 166, 182, 186, 193, 194, 200, 206, 295
鼻涙管洗浄　256
鼻涙管閉塞　254, 256
ピレスロイド　105, 205
鼻漏　359
ファムシクロビル　209
フィーディングチューブ　315, 316, 323, 324, 342, 343, 352, 357, 364
フィプロニル　102-105, 155, 204, 260, 318
フィラグリン　20, 28, 29, 108
副交感神経　338
副腎腫瘍　134-136
副腎皮質機能亢進症／クッシング症候群　39, 40, 46, 50, 85, 131, 134-136, 142, 180, 181, 211, 212, 298, 308, 344
副腎皮質刺激ホルモン（ACTH）刺激試験　101, 134-136
副腎皮質刺激ホルモン放出ホルモン（CRH）刺激試験　134
腹側鼓室胞切開術　351, 363, 364
腹部血管の明瞭化　134, 135
副毛　24
ブクラデシンナトリウム　185, 300
フシジン酸　82, 317, 318, 325
浮腫　49, 124, 186, 187, 210, 226, 287, 299, 300, 309, 334
　末梢浮腫　288, 289, 299, 300
　末端浮腫　287
　リンパ浮腫　40, 47
不正咬合　254-256
ブドウ球菌　39, 60, 66, 72, 77, 79-81, 100, 110, 174, 176, 294, 305-307, 322, 325, 345
ぶどう膜皮膚症候群　46, 49, 146, 147, 159
不溶性線維　21
ブラストミセス症　40, 88, 181
ブラックインク法　263
ブラドフロキサシン　82, 318
フルオロキノロン　67, 82, 316-318, 323-326, 344, 346
フルコナゾール　94, 95, 318
フルララネル　100, 103, 105, 123, 318, 319
プレクチン　191
フローサイトメトリー　64
プロアクティブ療法　114
プロゲステロン／プロジェステロン　40, 136
プロスタグランジン製剤　185
プロテオグリカン　21

プロピレングリコール　168, 190, 316, 318, 346
プロフィラグリン　20, 28, 29
ブロムヘキシン　345
フロルフェニコール　317, 318, 325
ハエ刺咬性皮膚炎／ハエ刺咬症　46, 50, 286
分生子　61, 88-92, 293
分節分生子　88, 91, 293
平滑筋　26, 220, 221, 234
　平滑筋腫　217, 220, 234, 271
　平滑筋肉腫　217, 220, 224, 234, 271, 272
ペニシリン（系抗菌薬）　66, 79, 162, 163, 165, 263
ペニシリンG　344
ヘパリン類似物質　185, 300
ペルシャの特発性顔面皮膚炎（症）　46, 308
ヘルペスウイルス　163, 164, 208, 209, 337
ペルメトリン　318
ペロデラ皮膚炎　46, 47
変性性ムチン沈着性毛包上皮炎　210
片側性難聴　355
胼胝　39, 46-48, 51
　胼胝性膿皮症　47
ペントキシフィリン　125, 185, 194, 295-297, 300
扁平上皮癌　40, 158, 180, 181, 209, 216-219, 231-233, 236, 237, 271-273, 308, 335
　多中心性上皮内扁平上皮癌　236, 237
扁平上皮乳頭腫　218, 232, 271
ボーエン病様疾患／多中心性上皮内扁平上皮癌　232, 236, 237
ポートリエの微小膿瘍　228, 229
ホーナー症候群　327, 332, 334, 338, 343, 346, 360, 363
蜂窩織炎　39, 40, 46, 73, 124, 166, 308
膨疹　30, 31, 48, 49, 124, 162
墨汁　94
ポサコナゾール　317
ホスホマイシン（系抗菌薬）　66
発赤　174-177, 231, 241, 254-256, 259, 261-263, 265-268, 275, 304
発疹の組織病態　49-51
発疹の分類　37, 47, 48
ポビドンヨード　82, 278, 346
ボリコナゾール　95
ポリミキシンB　317, 318, 325

ま

マイコセル培地　92
マイコバクテリア症　46
マイボーム腺癌　219, 233
マイボーム腺腫　219, 233, 271
マイボーム腺上皮腫　219, 233
マイボーム腺導管腺腫　219, 233
マクロファージ　30, 81, 85, 90, 94, 96, 160, 169, 221, 235, 238-240, 304
マクロメラノソーム　128
マクロライド　123
マスト細胞／肥満細胞　21, 22, 30-32, 34, 68, 198, 217, 221, 226, 227, 235, 241, 242
マスト細胞前駆細胞　30
マッケンジーブラシ法　60
末梢神経鞘腫瘍　221, 235
マッソントリクローム染色　21
麻痺　93, 132, 256, 259, 267, 268, 338

マラセチア／マラセチア皮膚炎　39, 46, 47, 51, 53, 54, 59, 60, 85-88, 110-113, 119, 121, 125, 131, 132, 174, 176, 177, 180, 182-184, 190, 287, 288, 293, 306-308, 313, 314, 316, 317, 322, 326, 337, 342, 345
再発性マラセチア皮膚炎　87
マルボフロキサシン　82, 318, 325, 326, 344, 346
ミコナゾール　86, 176, 317, 318, 344
ミコフェノール酸モフェチル　153, 157, 158
密着結合　28-30
ミトタン　136, 140
ミノキシジル　297
ミノサイクリン　66, 82
未分化肉腫　224, 271
耳疥癬／ミミヒゼンダニ（症）／ミミダニ（症）　46, 54, 58, 198, 199, 258-261, 267, 269, 286-289, 292, 308, 309, 313, 314, 318, 322, 335, 337
ミリスチン酸　26
ミルベマイシン　100, 318
むかつき　360
無菌性結節性脂肪織炎　39, 77, 168, 169
無菌性好酸球性膿疱症　46, 49
無菌性脂肪織炎　46
無菌性膿疱性紅皮症　39
無菌性膿疱性疾患　53
ムコ多糖類　131
虫刺され　104
ムチン　210
無痛性潰瘍　46, 51, 201, 204
明細胞付属器癌　219
メチシリン耐性　66, 67, 79, 80, 82, 100, 322
メラトニン　128, 140, 141, 297
メラニン／メラニン色素／メラニン色素塊（メラニンクランプ）　25, 49, 50, 56, 128, 129, 131, 218, 220, 234, 238
メラノアカントーマ　220
メラノサイト　19-21, 25, 50, 147, 159, 217, 220, 234
メラノサイトーマ　217, 220, 234
メラノファージ　50, 128, 238
メルケル細胞　19, 20
メルケル細胞腫　233
メロペネム　334
免疫（組織化学）染色　206, 208, 228, 229, 288, 290
面皰　48, 50, 98, 131, 134, 135, 137, 139, 153, 199, 287, 292, 297
毛芽腫　217, 218, 222, 232, 233, 271, 272
毛幹　23-26, 50, 55, 56, 76, 128, 129, 141
毛検査　26, 37, 53-60, 75, 78, 81, 98-101, 110, 128, 140, 141, 159, 164, 199, 201, 288-292
毛孔　23, 50, 58, 73-76, 83, 90, 177
毛細血管腫　272
毛細血管ループ　22
毛細リンパ管網　22
毛周期　25, 26, 55, 129, 139, 140, 159, 211, 288-290
　毛周期異常　50, 139, 142, 159, 290
　毛周期停止　39, 40, 128, 130, 139, 140, 298
毛縦裂症　39
網状層　20
毛小皮　24, 56, 128
毛髄質　24, 25, 56

毛乳頭　23, 25
毛皮質　24, 56, 128
毛母　25, 218, 232
毛包　18, 21-26, 49, 50, 61, 68, 72, 73, 92, 98-101, 128-130, 140, 141, 147, 159, 177, 190, 193, 200, 201, 209-211, 217, 218, 227, 232, 236, 248, 271, 292
毛包炎　49, 50, 90, 128, 141, 166
　化膿性外傷性毛包炎　39
　細菌性毛包炎　46, 50, 73-75
　趾間毛包炎　39
　肉芽腫性壁性毛包炎　163
　ブドウ球菌性毛包炎　39
　無菌性好酸球性耳介毛包炎　46
毛包円柱　48, 50, 166, 287, 299
毛包下部　23-26, 218, 232
毛包峡部　23, 24, 26, 210, 217
毛包上皮　139, 141, 166, 193, 209, 228, 229, 233
毛包上皮腫　217, 218, 232, 271, 272
毛母腫　217, 218, 232
毛隆起　23, 25
毛(包)漏斗部　23, 26, 55-58, 159, 208, 217, 218, 232, 236
モキシデクチン　100, 319
もつれ毛　40
門脈体循環シャント　181

やらわ

薬剤感受性検査(試験)　60, 66, 72, 78-83, 94, 100, 184, 185, 199, 314, 322, 323, 325, 342, 344
薬疹　39, 86, 93, 154, 162, 163, 168, 178, 287-291, 294, 308, 325
薬物アレルギー　162
薬物反応　46, 49, 286
野兎病　258
ヤヌスキナーゼ(JAK)　33, 34, 68
有棘層　19, 20, 29, 189, 218, 232
ヨードカリ　96
ヨードフォル　316
ライト・ギムザ染色　59, 85, 94, 96, 241, 242
ラクトフェノールコットンブルー　61, 92
ラミニン332(laminin332)　147, 191
ランゲルハンス細胞　19, 20, 22, 29-32, 221, 225, 242, 243
卵巣　136, 137, 168
卵巣遺残　41, 45
卵巣機能異常　136
リーシュマニア症　46, 47
リジン　209
立毛筋　18, 22-26, 220, 234
流涙症　39, 255, 256
リノレン酸　26
硫酸亜鉛　177
流涎　100, 254-256, 275
流涙(症)　39, 254-256
両側性難聴　355
緑膿菌　72, 256, 305, 306, 310, 314, 318, 322, 323, 325, 326, 338, 343-345
リングワーム　90, 91, 261
リンコマイシン　82, 325

鱗屑　20, 48, 50, 51, 53, 55, 57-59, 73-78, 83, 90, 98, 99, 101-103, 105, 131, 132, 159, 162, 166, 167, 174-177, 182, 186, 187, 189, 190, 193, 198, 199, 201, 202, 208-211, 221, 227, 228, 235, 259, 280, 287, 291, 292, 295-299, 312, 313, 322
リンパ管　22, 30, 96, 221, 235
リンパ管炎　47
リンパ管腫　221, 235
リンパ管肉腫　221, 224, 235
リンパ球性甲状腺炎　131
リンパ球反応検査　63-65, 116
リンパ腫　45, 124, 163, 212, 221, 235, 242, 271, 272, 335
　上皮向性リンパ腫／非上皮向性リンパ腫　46, 154, 157, 210, 217, 221, 227-229, 235
　皮膚リンパ腫　39, 178, 186, 227
リンパ浮腫　40, 47
類皮嚢腫洞　46
類皮嚢腫／類表皮嚢腫　39, 335, 348, 350
ルフィニ小体　23
ルフェヌロン　260
レチノール　178
裂毛　56, 58, 128, 129, 288, 289
レバミゾール　162
レボチロキシン　133
瘻管　47, 74, 76, 98, 99, 169, 199, 327
漏斗部角化棘細胞腫　218, 232
ロチラネル　100, 123
ロテノン　318
ロマノフスキー染色　314
ワクチン関連性虚血性皮膚症　296
ワクチン誘発性脱毛症　39
ワセリン　125, 178

監修者

村山信雄（むらやま のぶお）

1968年東京都生まれ。1994年帯広畜産大学畜産学部獣医学科卒業。根室地区農業共済組合，寺田動物病院，めむろ動物病院勤務などを経て，2012年に犬と猫の皮膚科を東京都に開業，現在に至る。2010年アジア獣医皮膚科専門医取得。2012年岐阜大学連合大学院にて博士（獣医学）取得。所属学会は（一社）日本獣医皮膚科学会，アジア獣医皮膚科学会，アジア獣医皮膚科専門医協会など。

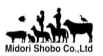

伴侶動物の皮膚科・耳科診療

2019年7月1日　第1刷発行

監修者	村山信雄
発行者	森田　猛
発行所	株式会社 緑書房
	〒103-0004
	東京都中央区東日本橋3丁目4番14号
	TEL 03-6833-0560
	http://www.pet-honpo.com
編　集	加藤友里恵，德岡愛美，池田俊之
カバーデザイン	メルシング
印刷所	アイワード

ⒸNobuo Murayama
ISBN978-4-89531-371-1 Printed in Japan
落丁，乱丁本は弊社送料負担にてお取り替えいたします。

本書の複写にかかる複製，上映，譲渡，公衆送信（送信可能化を含む）の各権利は株式会社緑書房が管理の委託を受けています。

[JCOPY] 〈（一社）出版者著作権管理機構 委託出版物〉

本書を無断で複写複製（電子化を含む）することは，著作権法上での例外を除き，禁じられています。本書を複写される場合は，そのつど事前に，（一社）出版者著作権管理機構（電話03-5244-5088，FAX03-5244-5089，e-mail：info@jcopy.or.jp）の許諾を得てください。
また本書を代行業者等の第三者に依頼してスキャンやデジタル化することは，たとえ個人や家庭内の利用であっても一切認められておりません。